·中国科学技术协会 主编·

中国麻风学学科史

中国麻风防治协会 编著

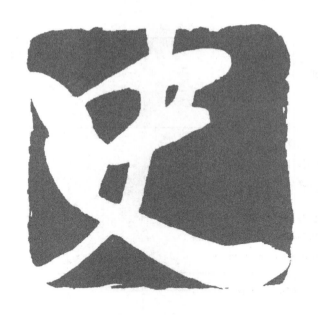

中国科学技术出版社
·北　京·

图书在版编目（CIP）数据

中国麻风学学科史 / 中国科学技术协会主编；中国麻风防治协会编著 . —北京：中国科学技术出版社，2018.5

（中国学科史研究报告系列）

ISBN 978-7-5046-7835-5

I. ①中… Ⅱ. ①中… Ⅲ. ①麻风—防治—医学史—中国 Ⅳ. ① R755-092

中国版本图书馆 CIP 数据核字（2017）第 288942 号

责任编辑	余　君
装帧设计	中文天地
责任校对	杨京华
责任印制	马宇晨

出　　版	中国科学技术出版社
发　　行	中国科学技术出版社发行部
地　　址	北京市海淀区中关村南大街 16 号
邮　　编	100081
发行电话	010-62173865
传　　真	010-62179148
网　　址	http://www.cspbooks.com.cn

开　　本	787mm×1092mm　1/16
字　　数	560 千字
印　　张	22
版　　次	2018 年 5 月第 1 版
印　　次	2018 年 5 月第 1 次印刷
印　　刷	北京盛通印刷股份有限公司
书　　号	ISBN 978-7-5046-7835-5 / R·2202
定　　价	118.00 元

《中国学科史研究报告系列》

总 主 编 沈爱民

副总主编 宋 军 刘兴平

项目策划 杨书宣 黄 钰

本 书 编 委 会

顾 问 戴志澄

主 编 中国麻风防治协会

编 委（按姓氏笔画排列）

于德宝	马振友	王荣茂	王景权	王 强	王耀斐
石洪喜	申鹏章	宁 湧	冯淑梅	吕成志	刘喜松
刘殿昌	江 澄	孙培文	严良斌	李书兰	李银才
杨德刚	吴勤学	旷燕飞	沈建平	宋顺鹏	张连华
张国成	张金卓	张锡宝	张福仁	余美文	陈树民
拉毛吉	郑金生	赵天恩	侯启年	姜伟利	格鹏飞
梁建秀	彭 玲	温 艳	谢锦华	熊 立	潘美儿
潘春枝					

秘 书 组 王 红 王江南 孙培文 旷燕飞 陈晓华 杨 京

序

　　学科史研究是科学技术史研究的一个重要领域，研究学科史会让我们对科学技术发展的认识更加深入。著名的科学史家乔治·萨顿曾经说过，科学技术史研究兼有科学与人文相互交叉、相互渗透的性质，可以在科学与人文之间起到重要的桥梁作用。尽管学科史研究有别于科学研究，但它对科学研究的裨益却是显而易见的。

　　通过学科史研究，不仅可以全面了解自然科学学科发展的历史进程，增强对学科的性质、历史定位、社会文化价值以及作用模式的认识，了解其发展规律或趋势，而且对于科技工作者开拓科研视野、增强创新能力、把握学科发展趋势、建设创新文化都有着十分重要的意义。同时，也将为从整体上拓展我国学科史研究的格局，进一步建立健全我国的现代科学技术制度提供全方位的历史参考依据。

　　中国科协于2008年启动了首批学科史研究试点，开展了中国地质学学科史研究、中国通信学科史研究、中国中西医结合学科史研究和中国化学学科史研究四个研究课题，分别由中国地质学会、中国通信学会、中国中西医结合学会与中华医学会、中国科学技术史学会承担。历时近两年时间，圆满完成了《中国地质学学科史》《中国通信学科史》《中国中西医结合学科史》和《中国化学学科史》四卷学科史的编撰工作。

　　上述学科史以考察本学科的确立和知识的发展进步为重点，同时研究本学科的发生、发展、变化及社会文化作用，与其他学科之间的关系，现代学科制度在社会、文化背景中发生、发展的过程。研究报告集中了有关史学家以及相关学科的一线专家学者的智慧，有较高的权威性和史料性，有助于科技工作者、有关决策部门领导和社会公众了解、把握这些学科的发展历史、演变过程、进展趋势以及成败得失。

研究科学史，学术团体具有很大的优势，这也是增强学会实力的重要方面。为此，我由衷地希望中国科协及其所属全国学会坚持不懈地开展学科史研究，持之以恒地出版学科史，充分发挥中国科协和全国学会在增强自主创新能力中的独特作用。

2010 年 3 月

前　言

　　在学科史著述方面，作为研究与人类文明共生共存的中国麻风学学科史目前仍处于缺位状态，这也许是由于麻风学诸多的特殊因素所造成。从古至今，普通民众对麻风的认知和理解确实不多，然而又几乎无人不知。更有甚者，谈"麻风"色变，惧而避之犹不及！罹患麻风者，因劫数难逃而累遭唾弃；执业麻风者，全凭良心操守而悬壶济世，薪尽火传。岁月沧桑，各朝各代，虽有介绍麻风的书籍刊行，但多以行医施药之经验为主。麻风学科涉及领域多、分布泛而散，故而系统地、全方位地介绍麻风的工具书为数不多，能视为经典的更是凤毛麟角。

　　为落实全国科技大会和《国家中长期科学和技术发展纲要（2006—2020）》之精神，充分发挥学会作为国家创新体系重要组成部分的作用，我会申报"中国麻风病学学科发展史"的研究项目，2014年5月获得中国科学技术协会批准，标志着中国麻风学科正统确立的花开果然和实至名归。

　　为圆满地完成该项目，遵照中国科学技术协会的要求，我会数次召开常务理事会，讨论、研究、落实相关事项，确定由马振友、王景权、沈建平分别负责组织古代、近代和现代分编学科史的编辑撰写，请申鹏章、潘春枝统筹各篇章，请原卫生部防疫司司长戴志澄教授任顾问，举全国麻风学科领域专家之力，精选、集结各地四十多位知名老中青专家组成编写组，配备秘书组，搭建成"中国麻风病学学科发展史"研究项目的组织架构。

　　2014年8月19—21日，"中国麻风病学学科发展史"在山东台儿庄开题，结合中国科学技术协会2014—2015年学科史研究项目规范，学习、领会、研究、探讨撰写学科史的要求、方法、和其他注意事项；讨论拟定学科史大纲及细目；聘请、确定章节撰写分工人员名单；同时向全国各有关省、市、自治区麻风防治协会发出通知，征集与"中国麻风病学学科发展史"相关资料的通知。

2014年9月2日，我会采纳专家的建议，向中国科学技术协会报告：根据国家质量监督检验检疫总局2001年11月2日批准，从2002年6月实施的"中华人民共和国国家标准疾病分类与代码"中关于传染病名称的规范，其中细菌性疾病中注明："代码A30，中文名称：麻风（汉森病）"，据此将原研究报告题目中"麻风病学"去掉"病"字，再去掉"发展"二字，将"中国麻风病学学科发展史"更名为"中国麻风学学科史"，予以切合"中国学科史研究报告系列"。

项目编写组坚持求真、务实、力求完善的原则，用历史的语境，对麻风学学科的发生、发展、变化的规律，结合社会、经济、文化的发展进行梳理和研究，企图反映出麻风学科孕育、创立、发展、变化的全过程。从历史的角度观察，溯麻风学科之源，了解麻风学科的社会影响与文化传承，通过研究历史重要事件和具体人物，理清、提炼、整合出学科的脉络，除详细记载麻风学科史的时代背景、学科建设、学术会议、学术组织、学科教育等活动外，还详细记载了学科里程碑事件、主要奠基者和基础贡献者以及与学科发展有巨大影响的大事，以研究学科推进演化的进程、特点和规律。编写时，力求突出重点，体现学科特色、调整好中国和世界、古代和近代，学术研究与史料的关系，侧重学科史而非知识史，侧重中国史而非世界史，侧重现代史而非古代史，侧重学术研究而不是史料堆砌。编撰者通过手边资料、图书馆、网络、通信、电话、电子邮件等多种方法，查考资料，写成初稿，再由负责古代、近代和现代分编学科史的主要责任人阅稿，分别于2015年8月14—16日、8月27—29日两次在南京组织"项目工作会议"；我会再次以（2015年）24号文，在全国范围内征集史料。在既成二稿的基础上，9月28—30日在长沙举行本学科史二稿的研讨会，分组研讨和提出具体修改意见。2015年12月21—23日在南京，2016年6月3—4日在西安分别召开"中国麻风学学科史定审稿会议"。《中国麻风学学科史》的撰写过程与我国麻风防治科研一样，充分显示了团队精神，充分体现出每一位参编者治学严谨、学术规范、直笔写信史的科学态度。

《中国麻风学学科史》是中国科协主持编写的中国科学技术史研究报告的重要组成部分，其演变过程与医学、社会学、哲学、历史学、宗教学等领域有着千丝万缕、密不可分的关系，相互交叉、相互作用、相互影响，共同发展、共同提高。《中国麻风学学科史》研究是以麻风学科科学发展的历史为主线，重点考察本学科的孕育、形成，学科知识的产生、进步，系统研究和总结本学科的萌芽、发展和社会环境，学科的认识结构，知识结构，学术建制的发展，学科的特征和学科的科技和社会功能，与其他学科的相互联系及其对社会的影响。提出本学科当前面临的科学和社会问题的挑战，展示中国麻风学科的真实发展面貌，力求对其发展历史做出较为完整、系统、令人信服的总结，以推动麻风学学科的进一步发展，引领本学科的学科知识，学科制度，学科学术共同体和研究方法上的发展方向。

　　《中国麻风学学科史》分为古代、近代和现代共三编，三编又分为多个章节，描述学科各阶段史，附有若干插图，为方便查考，书后列有中国麻风学学科史大事记，全书总计约六十万字。内容包括学科知识的进步，学科的萌芽、形成和发展，学术共同体的作用，从古代学科转变成现代学科的进程，学科的分化、整合。同时描述各史学阶段的主要问题，重要历史人物及学术团体，在重要学科成就和学科分化与整合事件发生、发展与过程中描述社会文化运作模式。

　　在本学科史编写过程中，得到中国科学技术协会学术部的具体指导和帮助；得到全国麻风防治机构及麻风防治工作者的关心和支持；得到原卫生部防疫司司长戴志澄教授对本书编撰的悉心指导；还得到原中国中医科学院中国医史文献研究所所长、现德国柏林洪堡大学 Charité 医科大学客座教授郑金生先生的鼎力相助。一并借此表示衷心、诚挚的感谢。

　　在本书编写过程中，既希冀为医学科学界率先铸就一本系统、全面的《中国麻风学学科史》，又希冀以史为鉴，为中国麻风学学科的发展提供有益的启迪和借鉴。然而，虽殚精竭虑，详考细究，精益求精，但常常事与愿违，一则研究时间紧迫，近六十万字仓促码成；二则年代久远资料佚失、查寻困难而造成误认；再因此学科牵涉面广，信息量大而纷杂致错识；又有编写人员水平局限，行文成章风格迥异，故而致史实难免疏漏，信息可能差别，甚至谬误……我们恳望读者不吝指正。

中国麻风防治协会
2018 年 1 月

目　录

绪　论

麻风（leprosy），又称汉森病（Hansen's disease），是麻风分枝杆菌感染、涉及人文的一种古老的慢性传染病。该病主要侵犯皮肤、黏膜和周围神经，表现为皮肤麻木及溃疡，重者可累及深部组织和内脏器官，重者可累及深部组织和内脏器官，主要表现皮肤麻木及溃疡，严重者毁容致残。中医古称厉（lài）、疠、癞、冥病、恶疾、大风及天刑等，认为由"风"或"虫"致病。宋太平兴国三年（978）《太平圣惠方》始称麻风，曾称癞疯、麻疯，中国台湾称癞。

作为一种古老的疾病，麻风在全球五大洲都有流行。古埃及公元前16世纪莎草纸书中记载的"Set"一词，或亦指麻风；公元前1300年，我国甲骨文中已有麻风的记载。但是，亘古至今，麻风学学科史的文献却寥寥无几。纵观中国几千年的社会文明史及麻风几千年的流行史可以发现，看似简单实则深奥的麻风，早已从单一的病种，逐步与许多人文因素、社会因素密切相关，如刑法、婚姻法、宗法、祭祀、传染病管理法等法律法规，以及道教、佛教、天主教、基督教等教派都与麻风相关联。在历史的长河中，古代麻风学已经初现雏形。随着麻风学术知识的不断深化、集结，逐渐形成了麻风学特有的科学范式和独立的理论体系及科学方法。在中国，乃至全球麻风流行国家，都产生了与麻风相关的独立的科学家群体，产生了具有独立开展科学交流的学术团体、研究机构和教学机构，拥有体现麻风知识体系的学术专著和出版物。随着麻风学的飞速发展，衍生出了麻风社会医学、伦理学、心理学、康复学等一系列分支学科，并不断与其他学科交叉融合，即麻风学学科。因此，开展中国麻风学学科史的研究，探究麻风学学科的孕育、创立、发展、变化的全过程，明确、引领今后麻风学学科发展的方向成为必然。

中国麻风学学科史是研究麻风的一门科学。本着求真、求实、力求完善的原则，中国麻风防治协会成立了专家组，由全国各地知名老中青专家以及一些历史和社会学者组成的编写组，并指定了学术秘书，共同完成《中国麻风学学科史》的编写。

用历史的语境，通过研究历史社会文化背景、重大事件、机构、人物、历史文献、著作、档案等资料的研究，逐步挖掘出体现麻风学科孕育、创立、发展的全过程，并站在学术的高度，进一步通过研究历史事件和人物，梳理、提炼、整合学科中的脉络，研究麻风学科的源流、发展、社会影响与文化传承。

《中国麻风学学科史》共分为古代、近代和现代史编，三编的学科史又分别设多个章节，详细描述各个阶段学科的创立和发展，附有若干插图和大事记，总计约六十万字。内容包括学科的建立和发展、学科知识的进步、学术共同体的形成，从古代学科转变成现代学科的进程，学科的分化和整合。同时描述各阶段主要问题，重要历史人物及学术团体，重要学科成就，学科分化与整合的事件与过程，描述学科产生、发展过程及其社会文化运作模式。编者除了详细记载麻风学科史的时代背景、学科建设、学术会议、学术组织、学科教育等活动外，还详细记叙学科里程碑事件、主要奠基者和贡献者以及学科发展有巨大影响的事件，以研究并阐述学科演化的进程、特点和规律。编写时力求突出重点、突出和体现学科特色，注意处理好中国和世界、古代和近代、学术研究与史料的关系，侧重学科史而不是知识史，侧重中国史而不是世界史，侧重现代史而不是古代史，侧重学术研究而不是史料堆砌，从而指引麻风学科的发展方向，推动学科的快速发展。

中国古代（从上古至 1840 年）麻风学科的发生发展，与劳动人民对麻风的不断认识，经验的积累息息相关。劳动人民在与麻风作斗争的过程中，经历了一个逐渐认识的过程。

在中国历史上麻风的名称众多，早在公元前 1300 年，劳动人民就在甲骨文中记载麻风称萬（厲、癘）、鳳（風），《战国策》称厉（疠），《五十二病方》称冥病，《灵枢》称疠风，《素问》称厉、大风，《神农本草经》称癞疾，《肘后救卒方》称癞病，《诸病源候论》称癞，《千金要方》称恶疾，《医学入门》称天刑，《证治要决》等明清医书称麻疯、麻疯、大麻疯、麻疯，藏医学称为灾病，龙魔症，各种病名代表不同的病因和症状，其中有些病名不全包括麻风，还包括其他许多皮肤病。宋代《太平圣惠方》中第一次使用了"麻风"名词，从而感知麻风学科孕育萌芽的发展脉络。

古代医家对麻风的病因认识，有"风说""虫说""风土说""摄生饮食说""传染说"。在春秋战国时期，约公元前 400 年，对麻风的病名、病因、症状、疗法、疗程都有记述，当时认为麻风的病因涉及"风"和"痹"。隋代医学家巢元方综合前代成就，在《诸病源候论》中提出麻风因为物理因素致病为自然的"风"和生物因素的"虫"，提出"毒虫"和"暴虫"学说，与近代发现的麻风杆菌致病有相同认识。6—7 世纪时期最伟大的医药学家、后世公认的麻风专家孙思邈，在他所著《备急千金要方》中认为："疠疾乃疠风，先侵入血脉，滞于肌肤之间，更与湿气相遇混合，引致毒虫滋生于内"。唐代继孙思邈后的又一位医学家王焘系，在麻风病因方面，承袭《诸病源候论》，认为"疾风生虫，噬已一月"、因为病患"嗜欲""极猥""不谨"等"所因而成"，属于身体"不内固"，即精神"污秽"之结果，强调了麻风属内外因综合致病。南宋名医陈言所著的《三因极一病源论粹》中，指出"麻风并非皆因风邪所致，也有传染性。"这是对本病病因、病机上认识的显著进步。明清朝对麻风研究有长足的进步，如《永乐大典》麻风医籍。薛己撰《疠疡机要》、沈之问撰《解围元薮》、萧晓亭撰《疯门全书》和释传杰撰《明医疠疡全书指掌》，形成了古代麻风的系统理论，并称麻风四大专著。薛己在《疠疡机要》中认为麻风是"感天地肃杀之气所致"。沈之问在《解围元薮》中总结前代专家麻风"患病之由"，认为："一曰风水阴阳所损；二曰源流传染所袭；三曰气秽蛊毒痊所犯；四曰保养所发；五曰感冒积郁所生。"沈之问还介绍了传染途径和传播方式，认为是空气传播，沈之问在几百年前已认识到这个问题。萧晓亭在《疯门全书》肯定麻风为传染所致，可预防发病，对于麻风中医辨证施治理论体系的形成，作出了贡献，对中医诊断和防治麻风水平又提高了一步。清代祁坤所著《外科大成》一书认为"大麻风疠风也，由水枯火盛秉天地萧杀之气所致，形虽见于皮毛，疯毒积于脏腑……因虫（病菌）蚀肝、心、脾、肺、肾而有不同症状，为之五败"。

古代医书对麻风临床表现的认识，也在不断地进步发展。如《素问》《五十二病方》《秦律》《肘后方》《诸病源候论》《千金要方》中都有麻风的典型症状的描写。随着对麻风因病机、临床症状认识的深入，古代医家开始对麻风因症分类。《诸病源候论》根据病程及病情特征，分麻风为"恶风须眉堕落候""恶风候""诸癞候""乌癞候"及"白癞候"等。《解围元薮》则将麻风分为三十六风与十四癞，归之于心肝脾肺肾胃六经论治，条理井然。《疠疡机要》将疠疡划分为本症、变症、兼症和类症，认为本症"须分经络上下，病势之虚实"，"兼症当审轻重"，"变症当察先后"，"类症当详真伪"。《医宗金鉴》将麻风总分为"癞"与"大麻风"两大类，前者又有"乌癞""白癞"之别。《疯门全书》除按病情将麻风划为三十六风外，还首创以图示病的形象辩证法，并强调麻风与瘰癞的鉴别在于瘰癞有麻木者少，而麻风却断无不麻者。

古代医家对于麻风的治疗一为针灸治疗，二为药物治疗，预防则重隔离和养生。在《山海经》中记载肥遗、珠鳖、器酸可以"食之已疠"，薰草"佩之可以已疠"。《神农本草经》记载"黄芪主大风癞疾，天雄、巴戟天、姑活，主大风，枳实，主大风，在皮肤中如麻豆苦痒，梅实，主恶疾"。汉墓医简中，"恶（病）大风方"用丹砂、矾石、磁石等药。至张仲景则创复方治麻风之先河，用侯氏黑散、五石散等治疗麻风。

明清时期，对麻风的治疗方法遍及内治、外治、针法、灸法、烧法、蒸法、熏洗法、淋浴法、涂抹法、熨法等，剂型包括丸剂、散剂、膏剂、丹剂、汤剂、油剂、饭剂、水剂、浆剂、酒剂、粉剂等。沈之问《解围元薮》首倡麻风六经辨证，开麻风辨证论治之先河。录方249首，肯定大风子可治疗麻风，并破除了久服大风子将导致双目失明的讹传；薛己《疠疡机要》则重视八纲辨证，主张补益脾肾，收方112首；萧晓亭《疯门全书》认为本病治疗原则为："总以凉血和血为主，祛风驱湿为佐，审元气之虚实，按六经以分治，斯治疠之要道也"。列方175首，并列大风子为疯门总药之首。释传杰《明医疠疡全书指掌》列方80余首，多系民间验方。释传杰不仅著书立说，还以麻风"专而有效"为主业，专治重症麻风患者。中国应用大风子治疗麻风始于南宋期间。南宋著名道士白玉蟾曾于海船上获得大风子，参照孙思邈的治癞方法，综合其他药物，配制成药丸，给麻风患者服用。明朝李时珍《本草纲目》则对大风子的性状、功用、炮制方法均有详述。随着西方医药界对大风子研究的深入，大风子油制品日臻完善，大风子治疗麻风一直被应用到20世纪50年代。

在对疾病预防方面，春秋战国时代就实行隔离治疗，从孔子探视冉伯牛，"自牖执其手"到葛洪《抱朴子》载上党赵瞿罹癞甚重将死，家人为其备粮送隐山中，以及后世设立"疠人坊"等机构收容麻风患者等，就采取了预防的策略，起到了隔离患者，阻断传染的作用。张仲景首倡麻风早发现、早治疗。沈之问在《解围元薮》中提出给接触者特别是幼童"未曾发病之先，预常服药"。

梳理古代麻风医家专著，可见历代医家对麻风认识的传承和发展。人们在中医基础理论指导下，用"风邪""虫邪"来解释麻风病因，认识到此病系外受而来，而非人体固有，且有可能传之于人，已是难能可贵。人们对于麻风地域性发病的认识，谓之好发"烟瘴之地""淮扬岭南闽间"或"东南地卑近水之处"，与后世西方医学认为麻风属"热带病"非常类似。此外，古人倡导之隔离养生、预常服药、辨证治疗，与今天认为麻风是一种传染病，发病与免疫力有关，主张预防服药，分型治疗的观念无不契合。历经千年不断深入和完善，逐渐形成了独特的中医麻风学体系，也为后世麻风研究留下了宝贵经验。

近代中国，从 1840 年到 1949 年百年之间，发生了前所未有的翻天覆地的变化，麻风学科亦是如此。

1840 年英法的大炮洞开了国门。西方传教士大量涌入，然东南沿海一带麻风的高发令其恐惧。1862 年，英国政府委托皇家医师院对于麻风问题进行深入研究。在 1873 年前，西方国家对麻风认识还是遗传观念占据上风。随着 1873 年挪威汉森发现了麻风杆菌，西方麻风传染学说逐渐深入。随着西方教会深入我国传教，在中国内地及通商口岸建立各种麻风诊所及麻风病院是西方医学传教士在中国传播麻风知识的主要途径。1863 年医疗传教士吴威廉（Dr. William Gauld）到达汕头，并最初在位于汕头的一间小屋子里开设西医诊所，1864 年，汕头福音诊所开始收治麻风患者。1887 年杭州广济麻风病院成立，1889 年，北海普仁麻风医院成立，1894 年湖北孝感乐仁麻风病院成立，这些教会所办的麻风医院的设立与运行，加速了麻风患者的隔离和管理。

随着洋务运动的兴起，中国政府逐渐成为传播西方科学知识的主体，清政府举办了一些新式的学堂，也向国外派出了中国留学生，强调学习西方先进的科学知识，其中不乏医学留学生。近代医学大家刁信德留学美国，归国后 1915 年在虹口医院建麻风科，1926 年建虹口皮肤病医院，专门诊治麻风。著名史学家陈垣曾经学习过西医，他于 19、20 世纪之交在中国通俗期刊发表文章多篇，呼吁更系统地研究麻风，他认为"然麻风乃一种传染恶病也，岂可任风人游行都市者？"如留学德国的吴绍青在 1935 年曾经出版《麻风人与麻风》，介绍西方麻风有关理念与最新知识。这些医务界精英对西方现代麻风知识的认同和接受，为西方麻风学的本土化奠定了基础。也有不少外国的麻风专家前来中国交流访问，如 1936 年 Robert Cochrane 与 H.W.Wade 两位专家曾来华考察，对中国麻风知识普及及研究工作都有所促进。

19 世纪下半叶，微生物学的产生为近代流行病学的成长提供了有利条件，19 世纪末 20 世纪初，以传染病为基础的流行病学理论系统形成，流行病学开始飞速发展。1894 年，在厦门和香港行医的康德黎运用当时流行的问卷调查的流行病学调查方法，探讨了中国的麻风发生条件，为中国麻风传染学说的进一步确立提供了依据。

1925 年，H.FOWLER 发表了中国麻风流行病学报告，这是当时十分有影响的一份全国的麻风流行病学的报告，对于了解当时中国麻风流行的情况十分重要。中国近代最著名的流行病学专家伍连德对于全国的麻风流行情况也进行了研究，1932 年伍连德发表了《中国当前麻风问题之概况》的论文，对于了解中国麻风流行病学状况有着重要的意义。1938 年马雅各牵头各地的医生联合开展调查，发表了一份全国性的麻风流行病学报告。可以说是当时中国麻风流行病学研究的权威。报告认为中国保守估计有麻风患者 100 万，从近代麻风流行的程度来看，流行最严重的可能是广东、云南、贵州，可能也包括广西，此外山东的大部分以及江苏的北部流行也较严重。

麻风传染与流行研究是近代中国麻风知识体系中极其重要的部分，为我国近代麻风流行病学知识体系的构建作出了贡献。尤其对我国源远流长的麻风传染观念，对于西方近代麻风传播学说的最终建立和巩固，发挥了积极作用。尽管这些研究多数还是以观察法进行的一些调查，很少有实验流行病学的研究，但在当时我国麻风流行病学起步阶段，能够有这些成就，殊为难得。

近代中国麻风学术共同体的成立，成为麻风学科发展的推动力。"中华麻疯救济会"于1926年2月在上海成立，当年即于广州、香港、汕头、福州、厦门等地成立分会。1927年1月成立中华麻疯救济会上海妇女分会，后又在厦门、南昌、杭州、济南、昆明、新化等地建立分会。根据救济会创立的需要和目标拟定了八项工作：给麻风患者以医药上的帮助；指点患者去最好的治疗机构；向群众宣传麻风的危险和铲除的必要；提倡新式麻风治疗法；分发安癞药和其他药品；资助麻风院；冀得政府合作，制定法律，禁止麻风人和常人杂居；宣传福音以提高麻风人的精神生活。1927年，中华麻疯救济会创办《麻疯季刊》。该季刊是当时国内唯一介绍研究麻风的专门刊物，办刊宗旨主要有两个方面：①介绍麻风病理、医理知识与防治方法，以消除错误认识，减轻患者痛苦；②呼吁社会各界共同参与麻风的救济事业。该刊采用中英文双语形式发行，图文并茂、栏目多样、体裁丰富，主要栏目有社言、论著、麻风世界、报告等，主要刊登救济会的活动信息，介绍国内外医治麻风的最新成果，登载国内外有关麻风的实际情形和铲除麻风运动的调查报告。不定期开辟医药栏、公文选录等，回答读者的咨询和问题，选登中华麻疯救济会与国民政府关于设施建设、法律法规及医疗经费等问题的往来信函。中华麻疯救济会创办的《麻疯季刊》，致使西方麻风知识及公共卫生理论得以更广泛地在中国传播，对于医疗界和社会群众认同和接受西方麻风科学知识，起到了积极作用。1928年12月26日，国民政府卫生部通过《取缔癞病患者》及《规定设立麻风院办法》，是西方公共卫生及现代麻风学知识长期传播后必然的发展结果，标志着西方麻风学知识日益被政府及社会所接受。中华麻疯救济会为推动麻风学学科的发展，作出了不可磨灭的贡献。

20世纪40年代初，抗麻风药物氨苯砜问世。由于国内战乱，氨苯砜没有被引入国内广泛使用。直到中华人民共和国成立以后，才开始大量生产氨苯砜，用于治疗麻风。

近代麻风学科发展过程中涌现了不少麻风专家，如伍连德、颜福庆、俞凤宾、刁信德、石美玉、罗爱思、陈鸿康、尤家骏等，他们为麻风学科的发展付出了心血，许多人成为麻风学科在中国的带头人，卓有建树，推动了麻风学科的发展。

值得一提的是在近代，国外麻风学者或医师嘉约翰、德贞、聂会东、司督阁、梅藤更、高似兰、马雅各二世、海深德、戴仁寿、太田正雄、海贝殖、傅瑞思、罗爱思、苏达立等，他们远涉重洋来华，发表著作和文章，广泛行医，把东、西洋医学传入中国，成为中国麻风学学科的开拓者和奠基人。他们的初衷虽为传教行医，但当面对苦难深重的劳苦大众、凶险难料的疫病、缺医少药的状况，他们认真治病，不惧传染，甚至割肤救患，变卖家产，全身心致力于治病救人和兴办医校，表现出高尚的医德和人道主义精神，为中国麻风学学科的发展作出了积极的贡献。

中华人民共和国成立之后，百废待兴，党和政府依然十分重视麻风防治工作。1950年确定了"为工农兵服务，预防为主，中西医结合"的卫生工作方针。1956年制定了"1956—1967年科学技术发展远景规划纲要"（简称"十二年规划"）。1957年卫生部召开了全国麻风防治工作会议，确定了"积极防治，控制传染"的原则，及边调查、边隔离、边治疗的工作方法。制定了"全国麻风防治规划"，特别提出了麻风科学研究方向，组织了麻风研究协作组。

为了集中全国麻风防治力量，卫生部于1954年成立了中央皮肤性病研究所，直属卫生部领导。1958年在该所成立麻风防治研究组，专门负责麻风科学研究。1959年卫生部成立了麻风性病科学研究委员会，作为卫生部医学科学研究委员会的专门委员会之一，该委员会制定了麻风三年（1960—1962）研究规划及分工协作方案。

随着国家卫生事业的发展，各省、自治区、直辖市皮肤病防治研究所（院）相继成立，地（市）、县（市）皮肤病防治所（站）也陆续成立，至20世纪60年代初，形成了从中央到地方的各级麻风科研、防治、管理的网络队伍。

1963年，全国麻风学术会议（福州会议）召开，产生了9个技术性文件，统一了全国麻风技术管理标准。1982年，卫生部在南京召开了麻风专业技术座谈会，修改了有关技术标准。

为了加强麻风防治研究工作，卫生部于1982年成立了首届全国麻风防治研究咨询组，定期召开会议，讨论研究麻风防治工作中出现的问题和解决方法，协助卫生部制定有关政策和措施，至今已连续6届。1985年，恢复成立中国麻风防治协会，卫生部顾问马海德任首届理事长。在他的号召下，全国各省、自治区、直辖市麻风防治协会相继成立，发挥了学术共同体独特的作用。

原卫生部顾问马海德通过长期实践提出了"灭病论"的概念，强调自然科学必须与社会科学相结合，对疾病开展全方位的防治，形成"社会免疫力"才能达到消除疾病的目的，以及麻风可防、可治、不可怕的科学论断。以县（市）为单位综合防治措施的研究和"四个转变"的麻风防治措施，这些科学论断的提出起到了重要的引领作用。采取多种措施为科技创新搭建麻风防治科学研究平台，如中比、中英、中荷麻风合作项目等，引进大批科学仪器设备和建立了一批不同类型和不同层次国家级及地方麻风康复中心，使麻风康复工作的研究深度和广度得到了提高，并有创新，极大地拓展了麻风科学的认识。

改革开放30多年来，我国确定了科技兴国战略和科学发展观指引下的可持续发展战略，国家科学研究新体系和机制开始运行，设立面向各大科学问题和大工程问题的科技研究攻关项目，设立国家自然科学基金，资助基础研究和应用基础研究。马海德顾问代表卫生部和中国麻风防治协会引进了大批外援，同时也引进了国外同仁在麻风学科方面的新技术、新方法、新观念。中国麻风学科的发展像雨后春笋般，走上了大发展的道路。

中华人民共和国成立至2015年，在60多年的时间里，中国已形成比较完整的麻风学科体系。在麻风防治研究资料整理的基础上，出版了大量麻风学科教材、学术论文和专著，为培养麻风防治科研人才和学术繁荣开创了良好的条件。学科的发展，使我国麻风防治工作质量明显提高，发病率、患病率也逐年下降，流行范围逐步减少，取得了显著的成果。

凡此种种，使中国麻风防治科研工作获得了大发展，形成了中国特有的麻风文化氛围，从而在国际麻风学界产生了许多有影响力的成果，如麻风易感基因的发现、麻风菌基因库的建立、DDS综合征风险位点的发现等，标志着中国麻风防治科研对国际麻风学领域的新贡献，也标志着中国麻风学科已从引进吸收，开始步入学术创新的道路，并不断汇入国际麻风学科的知识库。

在党的领导下，中华人民共和国仅用了60多年的时间，就从麻风发病大国，变成麻风防治科研大国，我国历史遗留下来的麻风，将在不久的将来被消灭。

中国麻风学学科发展史表明：

（1）我国古代麻风知识的积累未能产生近代麻风学科，但"虫说""风说""传染说""预常服药"等古训和理念，对今天麻风学科的发展仍有启示意义。

（2）学术共同体（如中华麻疯救济会、中国麻风防治协会等）倡导学术交流和争鸣，是推动麻风学科发展的基本途径，必须自觉贯彻"双百"方针和加强国际学术交流。当前麻风学科内部和外部学科之间交叉融合成为发展主流。当代相关学科和技术的发展使麻风学科的研究具备了从现场临床到实验室技术测试，分子生物学、遗传学、免疫学和康复医学等的发展，推动了麻风科学在基础理论和研究方法领域的创新。

（3）人类探索麻风奥秘的强烈愿望是永无止境的。学科发展是靠人才来推动的。高素质创新型人才的培养既需要高等教育的教学改革，也与人才成长的环境有关。麻风学科从来就是现场早期发现患者的第一手资料和实验室测试数据为基础，细致踏实的观察分析与实验的广泛联系、思考的理性分析相结合的结果。因此，麻风防治工作者必须具备艰苦奋斗的作风和求真务实的科学精神。

综上所述，中国麻风学学科的建构和发展经历了一个较为漫长的历史过程，随着20世纪上半叶中华麻疯救济会的成立以及全国性麻风救治运动的开展，中国麻风学学科在知识层面和社会层面基本完成了建制化，中华人民共和国成立以后，我国大批麻风防治科研机构的建立，及大规模麻风防治运动的开展，特别是改革开放以后，与国际同行的广泛、深入的交流，使我国麻风学科得到进一步发展。进入21世纪，随着医学的突飞猛进，麻风学科与分子生物学、免疫学、遗传学、康复学、社会学、历史学等学科的交叉融合日益加深，不断丰富发展着麻风学科的理论体系和职业化建制化进程。

中国麻风学科从孕育、引进、融合、创新，到发展成为学科齐全的知识体系，走过了漫长的历程。今天我们站在21世纪的新起点上，在中国科学技术协会的领导下，深入开展麻风学学科史研究，梳理麻风学科发展的源流与演变，进而了解学科发展动态，准确把握学科发展方向，促进学科创新发展有深远的意义。麻风学科的未来发展，需要社会大众和高等院校加盟麻风防治队伍，大力拓展麻风基础研究，加快麻风应用研究，催生新的发展领域，加速麻风学术交流国际化进程，从而促进麻风学学科可持续发展。

上编 中国古代文明对麻风的认知及贡献

第一章　麻风称谓溯源及其嬗变

麻风是古老的慢性传染病，几乎与人类的文明史共存。在中国历史上，麻风称谓众多。甲骨文有萬（厲、癘）、鳳（風）的字样，《五十二病方》称冥（螟）病，《灵枢》称疠风，《素问》称厉、大风，《战国策》曰厉（疠），《神农本草经》曰癞疾，《肘后救急方》称癞病，《诸病源候论》为癞，《千金要方》为恶疾，《医学入门》称天刑，《景岳全书》等明清医书命名大痲疯、痲疯；藏医学则称龙魔症、灾病等。各种病名的表述，展示了不同的临床表现及病因推测。其中，有些病名不仅包括现代所指的"麻风"，还可能包括其他一些皮肤病。

"麻风"一词的组合，首见于宋代《太平圣惠方》（978）。现今理解："麻"特指麻木不仁，系患者临床特征；"风"泛指病因。从繁体字中"風"字可以看出，中国人在造字时似乎意识到"虫入肌中曰风"的关系。中国近、现代多称为"麻风"。国家质量监督检验检疫总局2001年11月2日批准，从2002年6月起，开始实施《中华人民共和国标准疾病分类代码》中关于传染病的规范名称，其中"细菌性疾病"中注明："代码A30，中文名称：麻风（汉森病）"。在我国港澳台地区现仍有将其称为麻疯、癞、癞疾者。

因历史久远，加之古代书籍中存在大量的通假字，文字繁简转换，文献载体多样，原始版本多有佚失，致"麻风"一词呈现一病多名、一词多表的现象。我们首先力求比较完善地对"麻风"一词进行诠释。

第一节　萬、厲、癘

就时间而论，"萬、厲、癘"是麻风出现最早的特指名词，溯其源如下：

（一）萬：麻风（厉、疠）字源，出自甲骨文"萬"（万）[1]，是象形字"蝎"的源字，见《甲骨文合集》：（合 17914）、（合 18397）。

（二）厲（厉）：为4世纪前常用的汉字。义一："厲，疾气也，中人如磨厉伤物也。"义二：为麻风。《战国策》（前453）载箕子"漆身为厲，被发而为狂"，以避杀身之祸；豫让漆身为厲，替主复仇。《庄子·天地篇》（前343）记载"厉之人夜半生其子，遽取火而照之，汲汲然惟恐其似己也"。

（三）癘（疠）：为甲骨文"萬"嬗变而来，"萬"加偏旁"疒"，见于周代春秋战国时

---

① 马如森：《殷墟甲骨文学字典》。上海：上海大学出版社，2008年，第321页。

期的金文 （战国玺汇 1866）。《说文》："癞，恶疾也"，其义有二，一为麻风，二为传染病。

第二节 风及大风

"風"，见于商代合集收录的"鳳"甲骨文： （合 672）、（合 30261）、（合 34150）；也见于商周金文： （商代鳳母解 1）、（商代鳳母解 2）等[①]。字从鳳或从凡，凡标声。其字象鳳鸟，卜辞借鳳为风，加凡标声，为形声字，本义为鳳。从字型分析，繁体字"风"中有虫，形意字应与虫有关。在中医学史上，"风"为百病之长，列风寒暑湿燥火六淫之首，多与他邪合而犯病。明代《永乐大典》卷二百九十八至三百三十三，专著"风"。其中三百二十六为恶风和大风癞病，对明以前有关大风癞病进行了归纳。[②]

《内经·风论篇第四十二》开创大风、厉风病名之先河，曰："病大风，骨节重，须眉堕，名曰大风。"风致病，曰："风寒客于脉而不去，名曰厉风。"[③]

第三节 癞及癞疾

癞及癞疾，是《神农本草经》启用的病名。

晋代葛洪《肘后备急方》（278），用癞、癞病和白癞名。载有癞病："初觉皮肤不仁，或淫淫苦痒如虫行，或眼前见物如垂丝，或瘾疹赤黑。"[④] 该书涉癞者 113 种，单称癞者 10 种，还有癞加病、疾、疮、症组成 14 种病名。此后，癞即为麻风常用病名。

晋代巢元方《诸病源候论》（610），首将癞进行细分，癞加风、木、火、金、土、水、蟋蟀、面、雨、麻、旬、酒、白、乌癞，表示麻风的病机、症状、临床表现，组成不同的癞病[⑤]，为此后历代医家所承袭，并不断补充、完善。

第四节 恶疾

恶疾，为先秦麻风病名之一[⑥]。《公羊传》昭公二十年记载："秋，盗杀卫侯之兄辄。母兄称兄，兄何以不立，有疾也。何疾尔？恶疾也。"何休注："谓瘖、聋、盲、疠、秃、跛、伛、不逮人伦之属。"

《论语·雍也》："伯牛有疾"；《史记·仲尼弟子列传》："伯牛有恶疾"；《说文》："疠，恶疾也。"

---

① 马如森：《殷墟甲骨文学字典》。上海：上海大学出版社，2008 年，第 321 页。
② 王瑞祥：《永乐大典医方辑本（1）》。北京：中医古籍出版社，2009 年，第 1，441–486 页。
③ 山东医学院，河北医学院：黄帝内经素问校释（二版）。北京：人民卫生出版社，2009 年，第 439–441。
④ 葛洪：《肘后备急方》。天津：天津科学技术出版社，2000 年，第 154–156 页。
⑤ 曹洪欣：《海外回归中医古籍善本集粹 诸病源候论》。北京：中医古籍出版社，2005 年，第 120–124 页。
⑥ 张纲：《中医百病名源考》。北京：人民卫生出版社，1997 年，第 44–46 页。

恶疾之名，其义为丑。疠，"鼻柱坏而色败，皮肤溃疡"，耳聋眼瞎，面部狰狞，可谓丑极，如此为状，故疠疾与另六种恶疾并立。《武威出土医简》《千金方》及《本草纲目》等，将恶疾与大风相配，称之恶疾大风或大风恶疾。

恶疾还与"寝疾"同名，如《论衡·自纪篇》云："伯牛寝疾"；《三国志·魏志·王粲传》云："表以粲寝而体弱通悦，不甚重之"；《正字通》云："寝，邈不扬"，丑陋者。由可知寝疾即释为恶疾。

第五节　麻风及大麻风

《太平圣惠方》（978）首现"顽麻风"一词，其后 1481 年的《丹溪心法》、1624 年的《景岳全书》等医书均有记载。

明清时使用癞疯、大癞风等名词[1]。《证治要诀·诸中门》云："其有害大风者，古谓之癞风、俗呼为癞疯，病之至恶，无出于此。得此病而眉发髭须先落。"始用癞疯名词。

张介宾（1563—1640）撰《景岳全书·疠风》中，在"麻风"前特加"大"字，谓之大癞疯。曰："疠风，即大风也，又谓之癞风，俗又名大癞疯……诚最恶最危最丑证也。"

古医书中，"痳"（lìn）与"痲"（má）实为二字，一笔之差，捺钩之别，区分二病："痳"用于淋病，"痲"用于麻风，切不可混为一谈。

第六节　恶、冥病、天刑

恶，源于《左传》，下见第二章第一节。

冥病，源于《五十二病方》，下见第四章第一节。

天刑，是明代李梴在《医学入门》中率先使用的名词，主要论述癞风，一因风毒，二因湿毒，三因传染而得。《医学入门》曰："治失其法，以致皮死，麻木不仁；脉死，血溃成脓；肉死，割切不痛；筋死，手足缓纵；骨死，鼻梁崩塌；与夫眉落、眼昏、唇翻、声嘎，甚则蚀伤眼目、腐烂玉茎、挛拳肢体，病至于此，天刑难解。"癞风患者遭此厄运，致残惨状，如受上天惩罚，酷比天刑，天刑病成了当时的麻风代名词。

---

[1] 张玉书、陈廷敬：《康熙字典》。天津：天津古籍出版社，1995 年影印本，第 779 页。

第二章　古籍中麻风名人及典故

麻风在人类历史上肆虐数千年，不仅病名繁杂，受累者不计其数，而且也不乏名人雅士。然历史久远，麻风或真或假，个中详情，已难一一考证。现仅将我国历史上与麻风相关的名人典故辑录于此，以供读者甄别。

第一节　先秦时期疑似与麻风相关之名人

一、周夷王患愆祈身

周夷王，名姬燮，西周第九代天子。《史记》称夷王，西周青铜器铭文称㝨王。在位时间约为公元前895—前880年[①]。《左传》昭公二十七年记载："至于夷王，王愆于厥身，诸侯莫不奔走其望，以祈王身。"《竹书纪年》记载："王有疾，诸侯祈于山川，王陟。"医史学家余云岫引："杜以为恶疾。"[②]《康熙字典》亦称："恶疾曰愆。"周夷王患愆，古人认为恶疾系"天谴"，诸侯为其祈祷。

二、楚鄂王因疾去位

楚鄂王，名熊挚，又名挚红，是西周中后期楚君熊渠次子。公元前799—前791年在位。《左传》僖二十六年记载楚鄂王："夔子不祀祝融与鬻熊，楚人让之，对曰：'我先王熊挚有疾，鬼神弗赦，而自窜于夔。吾是以失楚，又何祀焉？'"《左传正义》曰："言熊挚有疾，是以失楚，明是嫡子，有疾不得嗣位。"《郑语》孔晁注云："熊绎玄孙曰熊挚，有疾，楚人废之。"熊挚本应被立为楚国的君主，因其身有疾，不能参加祭祀，故不予上位，另封其别居于夔（今湖北秭归县东），为楚之附庸国，称为夔子。

三、伯牛之疾

冉耕，字伯牛（公元前544—前478），山东郓城人。仲尼弟子，以德行著称。《史记·仲尼弟子列传》载："孔子曰：受业者七十有七人，皆异能之士也。德行：颜渊，闵子骞，冉伯牛。"《论语·雍也篇》亦载："伯牛有疾，子问之，自牖执其手，曰：'亡之，命矣夫！斯人

---

① 《辞海》（6版）。上海：上海辞书出版社，2009年，第3103页。

② 余云岫：《古代疾病名候疏义》。张苇航，王育林点校。北京：学苑出版社，2012年，第375页。

也，而有斯疾也！斯人也，而有斯疾也！'"朱熹注："有疾，先儒以为癞也。"王充《论衡》："伯牛为厉"；《淮南子》："伯牛为厉。"高诱汪曰："厉癞声近，盖癞病也。"

钱穆说："自牖执其手：古人居室，北墉而南牖，墉为墙，牖为窗。礼，病者居北墉下，君视之，则迁于南牖下，使君得以南面视之。伯牛家以此礼尊孔子，孔子不敢当，故不入其室而自牖执其手。或说：伯牛有恶疾，不欲见人，故孔子从牖执其手。或说：齐、鲁间土床皆筑于南牖下，不必引君臣之礼说之，是也。"①

我国著名医史学家王吉民在《中国麻风史中之名人》中，将伯牛列为麻风名患的第一人，重点介绍。②

《论语·雍也篇》说伯牛有"疾"，也有学者认为称此"疾"为麻风。不过尚难定论。尽管如此，两千余年来"伯牛之疾"在我国专指"麻风"，方家及坊间均业已约定俗成。

第二节　先秦以麻风作伪之名人

麻风致残者，多外形丑秽，令人生恶，常被社会所唾弃，地位低下，官府和社会不屑一顾。故有人以此作伪，形似麻风病患，任意混迹于人群中而避祸或图谋，著名的人物有箕子和豫让等。

一、箕子漆身伪厉护身避祸

箕子，名胥余。殷商末年人，商纣王的叔父，官居太师，封于箕（今山西太谷东北）。箕子与比干、微子三人，以"殷末三仁"齐名，他们常向纣王进谏，王执意不听。比干因进谏反遭剖心而死，箕子为避杀身之祸，"漆身为厉，被发而为狂"，后走之朝鲜，建立东方君子国。

《战国策·秦策》载："大王信行臣之言，死不足以为臣患，亡不足以为臣为忧，漆身而为厉，披发而发狂。"

二、豫让漆身伪厉为主报仇

豫让，姬姓，毕氏，春秋晋国人，晋卿智伯家臣。公元前453年，赵、韩、魏三家共灭智氏。赵襄子漆智伯之头为饮器，豫让欲为主报仇，漆身为厉，吞炭为哑，行乞于市，暗伏桥下，谋刺未遂，获捕。死前，豫让求得赵襄子衣服，剑斩其衣，以示为主复仇，尔后伏剑自尽。

---

① 钱穆：《论语新解》（上编）。
② 王吉民：中国麻风史中之名人。《中华医学杂志》，1946年，第243页。

第三节　汉代患麻风之名人

一、曹时病疠归国

曹时（前2世纪—前131），又名曹寿，西汉第四代平阳侯。娶汉景帝之女阳信长（平阳）公主为妻。《史记》载："子时代侯，时尚平阳公主，生子襄。时病疠，归国。立二十三年卒，谥夷侯。"《汉书》也记载："平阳侯曹寿有恶疾，就国，乃诏青尚平阳公主。"

汉时患疠，即使功高封侯，也不例外，只能回封地休养。

二、于吉传书愈疾

于吉（？—200），又名干吉，一说琅邪（今山东胶南县）人，一说北海人，东汉末期著名道士，据传是我国道教经典《太平经》的作者。

《太平经复文序》云："干君初得恶疾，殆将不救，诣帛和求医。帛君告曰：'吾传汝《太平》本文，可因易为一百七十卷，编成三百六十章，普传于天下，授有德之君，致太平，不但疾愈，兼而度世。'"

唐代王松年《仙苑编珠》卷中云："于吉，北海人也。患癞疮十年，百药不愈。见市中有卖药公，姓帛名和，因往告之。乃授以素书二卷，谓曰，此书不但愈疾，当得长生。吉受之，乃《太平》经也。行之愈疾，乃于上虞钓台乡高峰之上，演此经成一百七十卷。"

于吉传书之时依书中提到的辟谷、食气、服药、养性、返神、房中、针灸、占卜、堪舆、禁忌等方法进行修行调养，当对疗病去疾有益。汉献帝建安五年（200），于吉被孙策以"幻惑人心"的罪名斩首。

三、王粲讳疾忌医早逝

王粲（177—217），字仲宣。山阳高平人（今山东邹城西南），"建安七子"之一。

《针灸甲乙经》序中记述了张仲景诊王仲宣一事，其文曰："仲景见侍中王仲宣，时年二十余，谓曰：'君有病，四十当眉落，眉落半年而死，令服五石汤可免。'仲宣嫌其言忤，受汤而勿服。居三日，见仲宣，谓曰：'服汤乎？'仲宣答已服。仲景曰：'色候固非服汤之证，君何轻命也？'仲宣犹不言。后二十年果眉落，后一百八十七日而死，终如其言。"此医案后载于明代李濂的《医史》中。

第四节　南北朝患麻风之名人

一、拓跋焘患疠惨遭弑杀

拓跋焘（408—452），字佛狸，代（今山西外长城以南大同、左云一带）人，北魏第三位皇帝（423—452年在位），改革家，谥号太武皇帝，庙号世祖，史称魏太武帝。在拓跋焘统治期间，北魏统一了黄河流域，使西晋末年以来北方地区的割据混乱局面得以结束，为北方社会经济文化的恢复和发展提供了有利条件。

《南齐书·魏虏传》载太武帝患恶疾，曰："初，佛狸讨羯胡于长安，杀道人且尽。及元嘉南寇，获道人，以铁笼盛之。后佛狸感恶疾，自是敬畏佛教，立塔寺浮图。"《集古今佛道论衡》载："焘于是大生愧惧，遂感疠疾，通身发疮，痛苦难忍。"《佛祖统记》载："十一年，白足沙门昙始（足白于面时号白足）于元会之日杖锡宫门，帝命趣斩之（趣音促）无所伤，大怒自以佩刀击之不死，又令捕投虎槛，虎皆怖伏。帝大惊召登殿拜谢，忽身感厉疾（厉疾同癞疾也），痛不可忍，群臣皆言崔浩毁佛所致，帝惧甚。"[1] 综上，拓跋焘受疠疾之困扰。

关于拓跋焘之死，史上说法各异。《资治通鉴·宋纪》载："魏世祖追悼景穆太子不已，中常侍宗爱惧诛，二月，甲寅，弑帝，尚书左仆射兰延、侍中和疋、薛提等秘不发丧。"《佛祖历代通载》又言："魏太武以疠作，二月五日卒矣。"云："魏太武任寇谦之说，建静轮天宫，费竭人劳，终感疠疾，用武帝口服丹药，身服黄衣，热发晋阳，失音而死。"

后世有学者推断，中常侍宗爱在拓跋焘服用的治疠丹药中加大了汞的剂量，致其中毒而亡，由此认为宗爱弑帝与帝服丹药而死二者是有联系的。[2]

二、周兴嗣患疠著书

唐代李延寿《南史》载："周兴嗣两手先患风疽，十二年，又染疠疾，左目盲。帝抚其手而嗟曰：'斯人而有斯疾！'手疏疽方赐之。"周兴嗣虽患"伯牛之疾"，但梁武帝萧衍并未拒之，仍抚其手，哀惋叹惜，并赐方于他，足见武帝一片惜才之心。周兴嗣（469—521），字思纂，南梁政治家、文学家。博学善文，著作百余卷，以所撰《千字文》闻名。梁武帝萧衍为教诸王书法，让殷铁石从王羲之的作品中拓出一千个不同的字，然后把这些无次序的拓片交给周兴嗣，让他编成既有内容又有故事的韵文。周兴嗣仅用了一夜时间编成，竟须发皆白。[3]

---

① 释志磬：《佛祖统纪》。见：《大正新修大藏经：史传部一》。台北：台湾佛院教育基金会，1990年。
② 王飞：北魏太武帝拓跋焘死因新探。《中华医史杂志》，2010年第40卷4期，第254-255页。
③ 《梁史》："上以王羲之书千字，使兴嗣韵为文。奏之，称善，加赐金帛。"

三、崔谌疠家族

崔谌（550—577），《北史》有传说崔谌家族有恶疾，有眉落现象，历 200 年，世呼病瘦为崔家疾。《酉阳杂俎》记载："世呼病瘦（指消瘦的病）为崔家疾，据《北史》北齐李庶无须，时人呼为天阉，博陵（今河北安平）崔谌之兄也，尝调之曰：'何不以锥两只颐作数十孔，拔左右好须者栽之？'庶曰：'持此还施贵族，艺眉有验，然后艺须。'崔家时有恶疾，故庶以此调之。"《太平御览》有类似引文。民俗将滹沱河称为崔家的墓地，也就是"呼秃河"的意思。

第五节　唐代患麻风之名人

一、仲年德如患疠自行活葬

仲年德如，又译名勃弄若，吐蕃三十代王，执政于 6 世纪，是松赞干布的曾祖父，身患龙魔症（癞）。

据《西藏王统记》记载：王纳秦萨鲁杰为妃，妃为龙族。初始，妃容貌娇好，后日渐憔悴，王问其故，妃说："吃不到家乡的一种食物，故而生变。"王让速备办此物，妃乃命宠婢回，油炸许多蛙状食物带回，藏于内库，供取而食之。不久，妃又容光焕发，貌美如前。仲年德如心想该食物竟有如此神效，趁王妃不在府库，取之而食，犯忌而患癞。呜呼！仲年德如觉己病会影响后代和王族兴衰，决定携赞普、王妃及大臣聂塘巴亚杰走进墓穴，自行活葬。[1] 据藏文史书记载，仲年德如自葬于一个叫象达的地方，藏语曰："达日宁斯"，汉意为"圆形活葬墓。"

二、卢照邻患疠自沉颍水

卢照邻（约 630—680），字昇之，幽州范阳（今河北涿州）人，号幽忧子，初唐四杰之一，一生坎坷多舛，后染风疾。卢照邻在《释疾文》的序中记述："余羸卧不起，行已十年，宛转匡床，婆娑小室。未攀偃蹇桂，一臂连蜷；不学邯郸步，两足铺匐。寸步千里，咫尺山河。"后在《病梨树赋·序》曰："癸酉之岁，余卧病于长安光德坊之官舍。"

卢照邻因厉疾求医，孙思邈为之调治疾患，遂拜孙思邈为师，疗疾著述，参与著《千金方》，后因厉致残，自沉颍水而亡。

第六节　宋代患麻风之名人

一、苏轼戏言刘攽患疠

刘攽（1023—1089），字贡父，北宋史学家，临江新喻人（今江西新余），元祐间与苏轼同为从官。据陈师道《后山丛谈》载：贡父晚苦风疾，须眉脱落，鼻梁断坏。一日与苏轼数人各引古人一联以相戏，子瞻改汉高祖刘邦《大风歌》中诗"大风起兮守四方"与之相戏，曰：

---

[1]　索南坚赞：《西藏王统记》，刘立千译。北京：民族出版社，2002 年，第 37 页。

"大风起兮眉飞扬，安得猛士兮守鼻梁？"坐间大噱，贡父恨恨不已。

南宋范公偁《过庭录》又载：世以癞疾鼻陷为死证，刘贡父晚有此疾，又尝坐和苏子瞻诗罚金。贡父笑子瞻："贼诗不中和。"子瞻曰："孔子尝出，颜、仲二子遇其师，子路趫捷，跃而升木，颜渊濡缓，顾无所之，就市刑人经幢避之，所谓石幢子者。既去，市人以贤者所至，不可复以故名，遂共谓避孔塔（鼻孔塌）。"坐皆绝倒。

二、祖可患癞惹污名

祖可（约 1070—1150），俗姓苏，字正平，号后湖居士，丹阳人，住庐山，患有癞病，人称癞可。江西诗派大家，著有《东溪集》十二卷、《瀑泉集》十三卷、《祖可诗》十三卷等流传于世。其"清霜群木落，尽见西山秋""谷口未斜日，数峰生夕阴""怀人更作梦千里，归思欲迷云一滩""窗间一榻篆烟碧，门外四山秋叶红"皆为古今之佳句。宋代著名诗人杨万里在《过乌沙望大塘石峰》诗中有曰："山如可师癞满顶，石如陈三瘿联颈。"句中"可师"即指"癞可"。

参考文献

［1］海深德. 中国麻风史. 麻疯季刊，1937，10（4）：26-31.

［2］夏征农，陈至立. 6版. 辞海. 上海：上海辞书出版社，2009：1011，3103-3104，2810，1871，1446，1411.

［3］刘向. 战国策. 呼和浩特：内蒙古人民出版社，2009：57-58.

［4］左丘明，韩慕庐校订. 左传. 福州：集新堂藏版，1892.

［5］司马迁. 史记. 北京：万卷出版公司，2010：137.

［6］王吉民. 中国麻风史之名人. 中华医学杂志，1946：243-247.

［7］梁章池. 中国古代麻风史事考辨. 皮肤性病防治通讯，1963，2（1）：51-62.

第三章　朝廷、民间及宗教对
麻风的认知与反应

历史上，无论朝廷或是民间，对麻风患者都持极端歧视态度，在宗教、法律、礼法、民俗等方面予以诸多约束，而传统宗教则往往出于行善、救赎、修行等目的，对麻风患者进行力所能及的收容与帮助。

第一节　朝廷与麻风

一、礼法、祭祀

（一）婚姻

麻风患者的婚姻，古代有特殊的规定。解除婚姻关系的大权掌握在男子手中，称为"出妻""休妻"。《大戴礼记·本命》说："妇有七去：不顺父母，去；无子，去；淫，去；妒，去；有恶疾，去；多言，去；盗窃，去。"《公羊传》庄公二十七年云："大归者废弃来归也。妇人有七弃……无子弃，绝世也；淫泆弃，乱类也；不事舅姑弃，悖德也；口舌弃，离亲也；盗窃弃，反义也；嫉妒弃，乱家也；恶疾弃，不可奉宗庙也。"由此可见，"七去"或"七弃"中均含患有恶疾条。

女有五不娶，《大戴礼记·本命》："女有五不取（娶）：逆家子不取，乱家子不取，世有刑人不取，世有恶疾不取，丧妇长子不取。"男人对有恶疾者，可出妻，男人选择妻子时，有恶疾者不娶。律令为后世长期沿袭，《汉律》《晋律》《故唐律疏议》中的"名列"和"户婚"章，《大明律》"户令"章及《大清律例》中，均大体上按《大戴礼记·本命》。在民间患麻风也可离弃，不强调从一而终的礼制。萧晓亭主张，对于"夫妻离弃之事，切莫劝解。"

（二）祭祀

麻风患者禁止参加祭祀，绝乎庆吊。休恶疾妻，不娶恶疾女作妻，理由就是"不可奉宗庙"。

二、秦朝律法

1975 年 12 月，在湖北省云梦县睡虎地秦墓中出土了大量竹简，墓主人"喜"（前 262—前 217），曾历任安陆御史、安陆令史、鄢令史、治狱鄢等职。墓葬竹简以墨书秦篆书写，内

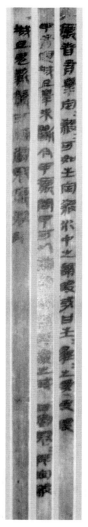

容涉及秦朝的法律制度、行政文书、医学著作及吉凶时日占书等。其中《法律答问》篇有关于"癘"的法律。曰："癘者有辠，定杀，定杀可如？生定杀水中之谓殹，或曰生埋，生埋之异事殹；甲有完城旦辠，未断，今甲癘，问甲可以论？当迁癘所处之，或曰当迁癘所定杀；城旦、鬼薪癘，可论？当迁所。"（图3-1）其大意是问：癘者（麻风患者）犯罪，应定杀，怎样定杀？答：投入水中淹死或生埋，淹死或生埋是两种不同的刑法；又问：甲犯在服城旦罪，未满期，现患癘，如何处置？答：应迁押到疠所定杀；再问：有服修城旦、鬼薪的癘者，如何处置？答：应迁押到疠所。[①]

此竹简的"癘"为"疠"和"厉"的异体字，"辠"是"罪"的本字。王洪车等多学者将"疠所"称为"疠迁所"[②]，是根据迁押麻风犯人至"疠所"的释义，而成"疠迁所"一名，并非秦简原载。

此三条疠律反映出秦代对于刑罚等级不同的癘者，其处置也是不同的。但无论是"定杀""生埋"还是迁"疠所"，都是比较严苛的。

三、收容与态度

我国秦代有记载的麻风收容场所是"疠所"。北齐天宝七至十年（556—559），北印度僧人那连提黎耶舍，于河南汲郡香泉寺建"疠人坊"，收养疠疾，"男女别坊，四事供承，务令周给"（四事供承，源于佛教传统上的供给资养佛、僧等日常生活所需之"四事"，即：衣服、饮食、卧具、医药。原多被学者们理解为是春、夏、秋、冬的"四时"，而被误用）；隋唐时期的"悲田院""养病坊"兼收疠人，"疠人坊"则专收疠人；宋元明清时的"疠村""疠坊""悲田院""养病坊""普济院""养济院""留养所""栖留所"等，不仅收养麻风患者，也收养其他无家可归的穷人、患者；明清之后，在麻风高发的粤闽地区等地，专门收治麻风患者的"癫子营""疯子院""癞民所""麻风寮""麻风院""存恤院"等陆续出现。它们多由政府或地方出资建设，偏置于城外、山区或荒岛，按名给养。

图3-1　厉律

此外，还有一种独特的居所，就是将患者放在备有一定食物和生活用品的船上，任其随船漂流，避免与健康人接触。有时外国传教士也会上船行医传教，照顾麻风患者，故又称"福音船"。

各朝各代不仅麻风收容场所有别，人们对待患者的态度也迥异。秦代麻风患者犯罪需迁"疠所"或"定杀"；汉代平阳侯曹时患疠归国；三国王粲患疠可随曹操出征；南梁周兴嗣患疠，皇帝抚手安慰，赐方疗疾；吐蕃三十代王仲年德如为保王位，自行步入墓穴；北齐以及隋唐僧人建疠人坊；宋刘攽患疠则依然与苏轼相戏、欢宴。

---

① 艾儒棣，方明，艾华：《云梦秦简及唐代以前》疠疡（麻风病）的资料记载对中医外科学的意义。《成都中医药大学学报》，2013年，第136卷，第2期：第4-5页。

② 王洪车：疠迁所的历史透视。《黑龙江史志》，2009年，第215卷，第22期：第72-73页。

第二节　民间与麻风

一、麻风患者的处境

麻风患者因病致残，形容丑陋，多为社会所不容，其地位和处境是十分低下和凄惨的。

家中有人患癞，通常被分床、分屋居住；村中有人患癞，或被赶出村外，或被放逐船上，任其自生自灭；上党人赵瞿，因患癞多年，被家人弃之于山洞；长者生癞，恐染及家人，常自遁于深山岩穴之中，自残或自缢；幼童生癞，常被家人或放于火中烧死，或投入水中淹死；此外，亦有将患癞者活埋的民俗。

1742 年左右，在江西乐平县，有村民指控麻风患者村内偷盗，水塘洗澡，污染水源，遂趁其夜间熟睡之机烧其茅棚，结果致两名行动不便之麻风患者被烧死，犯人因此获斩首和绞刑。而纵火者自认为民除害，不应获罪受罚。①

二、麻风"过癞""卖疯"

"过癞""卖疯"习俗流行于闽粤，最早见于宋代周密的《癸辛杂识·过癞》，曰："闽中有所谓过癞者，盖女子多有此疾，凡觉面色如桃花，即此证之发见也。或男子不知，而误与合，即男染其疾而女瘥。土人既皆知其说，则多方诡作，以往来之客。杭人有嵇供甲者，因往莆田，道中遇女子独行，颇有姿色，问所自来，乃言为父母所逐，无所归，因同至邸中。至夜，甫与交际，而其家声捕奸，遂急窜而免。及归，遂苦此疾，至于坠耳、塌鼻、断手足而殂。癞即大风疾。"②

清初屈大均所著《广东新语·疯人》曰："粤中多疯人，仙城之市，多有生疯男女行乞道旁。秽气所触，或小遗于道路间，最能染人成疯。高雷间，盛夏风涛蒸毒，岚瘴所乘，其人民生疯尤多，至以为祖疮，弗之怪。当垆妇女，皆系一花绣囊，多贮果物，牵人下马献之，无论老少，估人率称之为同年，与之谐笑……是中疯疾者十而五六。其疯初发，未出颜面。以烛照之，皮内赭红如茜，是则卖疯者矣。凡男疯不能卖于女，女疯则可卖于男，一卖而疯虫即去，女复无疾。自阳春至海康，六七百里板桥茅店之间，数钱妖冶，皆可怖畏，俗所谓过癞者也。"③

萧晓亭在《疯门全书》中言及卖疯之事云："言女人卖疯之说，理亦可信；又言地土所产，室女亦必卖疯，则终身不患此病，而所卖之人则生疯；若果有此，当于室女经水初至时，即用药治之，以去血热为主，以平祛肝经自生之风为佐。"④

---

① 梁其姿：《麻风：一种疾病的医疗社会史》。北京，商务印书馆，2013 年，第 105 页。
② 周密：《癸辛杂识》。北京，中华书局，1988 年，第 81 页。
③ 屈大均：《广东新语》，卷七。第 244–245 页。
④ 萧晓亭：《疯门全书》，卷一。广州，1845 年，敬业堂据五云楼本重刻，第 9 页。

三、麻风患者自暴自弃

麻风患者遭社会、家庭所歧视、遗弃，加之身体残疾，生活困顿，不免为生计所迫，混迹于市，行乞行窃，甚至作乱扰民，劣行恶为，攻击社会。

明末广东博罗县，三百余麻风患者因抢劫、奸污等罪，被县令下令围捕，结果"癞一夕遁去"。[①]1730 年左右，广东罗定县三名麻风患者轮奸了一农妇，县令派人抓捕，三名犯人受捕后，狡辩自己不是为了取乐，而是为了治病，最后被村民以石头砸死。县令不追究村民杀人之责的行为得到认可。[②]

清代屈大均《广东新语》云："或州县有司催粮，亦辄使疯人分行乡落，其人粮未尽输，则疯人相率饮食寝处于其家，日肆骂詈，以秽毒薰染之，使之亦成恶疾。盖有司以疯人为爪牙，盗贼以疯人为细作，其为无用而有用如此，疯人最为人害。家有庆吊，则疯人相率造其门，叫呼骂詈，大得财物酒肴而后去。其首者名曰亚胡，以钱先厚与之，使还分给，则亚胡以一花篮悬系门首，其曹辈见之，弗复至矣。广中丐者，惟疯人最恶，每行乞，男妇三五与俱，人不敢以疾声厉色相待。其为盗贼作耳目，山海间多倚任之，欲除其患，惟在收养园中，使毋他出，然疯人亦不欲他出也。"[③]

以上种种行径，更加重了人们对于麻风患者的厌恶之心。

第三节　宗教与麻风

一、道教与麻风

道教是我国土生的思想主流，与传统医学关系密切。魏晋以来，历代修道而兼通医术者层出不穷，如华佗、董奉、葛洪、刘涓子、陶弘景、杨上善、巢元方、孙思邈、王焘、王冰、王怀隐、刘元素、白玉蟾、沈之问等，均是著名的修道医家。他们传承道教杂而多端的个性，以形式多样的方法养生却病，包括治疗麻风。常用的方式有以下几种：

（一）修养

道教的早期经典《太平经》（约成书于东汉末年）中，有诸多关于教徒的修养方法，提出了辟谷、食气、服药、养性、返神、房中、针灸、占卜、堪舆、禁忌等方术。同时，还重视符咒，宣扬服符能驱邪求福，治病长生，要求信徒坚持斋戒、首过、祈禳、叩拜及诵经等活动。

隋唐名医孙思邈曾治疗麻风患者六百余人，愈者十分有一。他认为治疗此病不能仅靠医药，更需清心寡欲、断其嗜好，幽谷静养。云："有数十人皆因恶疾而致仙道何者？皆由割弃尘累，怀颖阳之风，所以非止瘥病，乃因祸而取福。故余所睹病者，其中颇有士大夫，乃至有异种名人，及遇斯患，皆爱恋妻孥，系着心髓不能割舍，直望药力，未肯近求诸身，若能绝其嗜欲，断其所好，非但愈疾，因兹亦可自致神仙。……余以贞观年中，将

① 《江西通志》。台北：商务印书馆，1983 年，第 60 页。
② 王植：《尝试语》，序。1762 年，第 71 页。
③ 屈大均：《广东新语》，卷七。第 245–246 页。

一病士入山，教服松脂，服至百日，须眉皆生。由此观之，唯须求之于己，不可一仰医药者也。"又云："一遇斯疾，即须断盐，常进松脂，一切公私物务释然皆弃，犹如脱屣。凡百口味，皆须断除，渐渐断谷，不交俗事，绝乎庆吊，幽隐岩谷，周年乃瘥。瘥后终身慎房事，犯之还发。兹疾有吉凶二义，得之修善即吉，若还同俗类，必是凶矣。"从孙思邈疗疾去病，处方用药的医事活动中可以知道，道教医家在行医过程中，常常融入道教修养的思想和方法。

（二）炼丹

炼丹是中国道教重要的修炼方术，分修炼外丹和内丹两种。外丹指用铅、汞等矿石药物在炉鼎中炼制而成，谓服之可长生成仙；内丹则指将人体拟作炉鼎，以修炼体内精、气、神凝结成丹。道教传统典籍中对养生导引、炼丹、药物等均有详细研究。虽说通过炼丹和服食丹药达到长生不死的目的属于一种不切实际的幻想，但不可否认的是，炼丹术的确为中国古代化学、医学、养生学积累了丰富的经验。

孙思邈在《孙真人千金方》中载调气方曰："治万病大患，百日生眉鬓也，余者不足言。凡调气之法，夜半后，日中前，气生得调；日中后，夜半前，气死不得调。调气时仰外，将铺厚软，枕高下共身平，舒手展两脚，两手握大母指节，去身四五寸，两脚相去四五寸，引气从鼻入足，即停止，有力更取，久住气闷，从口细细吐出尽，还从鼻细细引入，出气一准前法。"

众多的修道医家对炼丹都极为推崇，尤其是修炼内丹。他们将阴阳之变、五行生尅、天人合一、天人相应等道门理论与丰富的中华医学知识相结合，指导患者纳外气、养内气、和阴阳、通经络，强身健体，疗病去疾。

（三）符箓

符箓是道教中的一种法术，起源于巫觋，始见于东汉，亦称"符字""墨箓""丹书"。符箓是符和箓的合称。符箓样式千奇百怪，主要有复文、云篆、灵符、符图四类。道教符箓使用十分广泛，主要用于疗疾治病、遣神役鬼、镇魔压邪、救灾止害等方面。

道教医家葛洪、孙思邈等主张治病应以药为先，或药符相结合等。

孙思邈在《千金翼方》卷二十九《禁经》中主张治疗疾病的救急之术有五种方法，即："有汤药焉，有针灸焉，有禁咒焉，有符印焉，有导引焉。斯之五法，皆救急之术。"又载："耆婆治恶病第三，治疾风品法云：服药时先令服长寿延年符，大验，荡除身中五脏六腑游滞恶气，皆出尽，然后服药得力，其疾速验无疑。符力亦是不思议神力，先服药者，无有不效。又生造药入瓮中时，令童子小儿和合讫，即告符书镇药，符镇在瓮腹令药不坏，久久为好，一切神鬼不可近之矣。"又云："先服此符，然后服药，一服之后更不须再服书符，用六合日，勿令小儿、女子、六畜、鸡犬等见之，符成不忌。"

符箓术的思想基础是鬼神信仰，治病偶有小验者，或属患者心理作用所致。

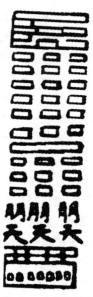

图3-2　朱书治风符
（引自《千金翼方》）

（四）积善

积善为道教的主要修为之一，其主旨在抱仁行义，积功累德，济世度人。积善者奉持敬天、祀祖、修道、行教、救人、利物、济世七大教义，鼓舞世人（包括麻风患者）布善行仁，积功累德，达到天人相应的目的。

《云笈七签》（1025—1029）是一部大型道教类书。书中记载，有患癞病者修复火毁的供奉西王母的道观后，病即得愈。另传说北宋王温，平时救危济贫，乐善好施，有仙人假扮癞者求助以验证，王温拿出家中美酒让癞者浸泡疗疾，三日后，癞者病愈，变成美少年，酒香满室，王温家人同饮后，包括鸡犬，均飞升成仙。传上清宫道士郑荣用刺血疗法治疗大风疾，效果颇佳，民多求之。

南宋洪迈（1123—1202）写的志怪小说《夷坚志》卷十三"曹三香"记载了吕洞宾为娼妓疗疾之事，曰："元祐末，安丰县娼女曹三香得恶疾，拯疗不痊，贫甚，为客邸以自给。尝有寒士来寄宿，欲得第一房，主事仆见其蓝缕甚，拒之，三香曰：'贫富何择焉！'便延入。少顷，士闻呻痛声甚苦，问其故，仆以告，士曰：'我能治此疾症。'三香大喜。士以箸针其股，曰：'回心，回心。'三香问先生高姓，亦曰：'回心，回心。'是时色未晓。门外有皂荚树甚大，久枯死，士以药粒置树窍中，命仆以泥封之。俄失士所在。是夕树生枝叶，旦而蔚然，三香疾顿愈，始悟回之为吕，遂弃家寻师。邑人于其地建吕真人祠。绍兴十四年，三香忽还乡，颜貌韶秀，邑老人犹有识者。武翼大夫于泽为郡守，召问之，不肯深言，后不知所之。"

上述故事体现出道教劝诫世人积德行善，终获福报的思想。

二、佛教与麻风

佛教为中国文化的重要组成部分，对中国古代社会历史，对哲学、文学、艺术等其他文化形态，都发生了深远的多方面的影响。隋代那连提耶舍、唐泽州羊头山道舜、唐益州福成寺道积、丹阳沙门智严、绛州沙门僧彻等，均治愈了无数麻风患者，对古代医学的发展做出了杰出贡献。

（一）业报说——因果报应

佛教多用业报之说来解释麻风，认为系患者前世或今生作恶造孽，获因果报应所致。

东汉安世高翻译的《佛说罪业应报教化地狱经》云："身体顽痹，眉须堕落，举身洪烂，鸟栖鹿宿，人迹永绝，沾污亲族，人不喜见，名之癞病。何罪致之？佛言：以前世时坐不信三尊、不孝敬父母，破坏塔寺，剥脱道人，斩射贤圣，伤害师长，常无返复，背恩忘义，常行苟且，淫匿尊卑，无所忌讳，故获斯罪。"

梁代释慧皎《高僧传·释法愍传》载："愍乃率仪至寺，厚赐酒肉，严鼓振威，斩斫形像。俄而云雾暗天，风尘四起，愍惊惧而走，后以叛逆诛灭，队人丁法成、史僧双见身癞病，余多犯法而死。愍乃著《显验论》以明因果。"

此外，如前述魏太武帝因下令关闭长安沙门，焚烧寺院，捣毁佛像，最终致身患厉疾，被弑身亡；《周书》载周武帝惑于卫元嵩而灭法，后武帝忽遇恶疾，遍体糜烂，年三十六而崩，末路丑恶，所不忍言；《南史》卷五十二《南平元襄王伟传》载萧伟取襄阳寺铜佛毁以铸钱，富僧藏锢，多加毒害，后遂恶疾；李昉《太平广记》卷第一百二十一"杜通达"条载杜通达与妻杀僧谋财，致眼鼻遽喎，眉发即落，迷惑失道，精神沮丧，未几之间遇恶疾而死，其妻岁余亦病卒。

（二）做善事，以赎罪

佛家救助麻风患者，主张其多做善事，以此赎罪。唐代《冥报记》载："冀州故观城人姜滕生，武德末年忽遇恶疾，遂入蒙山医疗数年不损，后始还家，身体疮烂手足指落。夜眠忽梦见一白石像，可长三尺许，谓之曰，但为我续手，令尔即差。至旦忽忆，于武德初年在黍地里打雀，于故村佛堂中，取维摩经，裂破用系杖头吓雀。有人见者云道，裂经大罪，滕生反更恶骂，遂入堂中打白石像，右手总落。梦中所见宛然旧像，遂往佛前头面作礼，尽心悔过，雇匠续其像手，造经四十卷，营一精舍，一年之内，病得痊愈。"

佛教的精神是广种福田，慈悲济世，利乐众生。《大智度论》曰："大慈与一切众生乐，大悲拨一切人生苦。"佛教行道，本着慈悲喜舍之心，供奉患者乃一种功德。《四分律》言："佛言，自今已去，应看患者，应作瞻病，人若欲供养我者，应先供养患者。"西晋法矩译《佛说诸德福田经》说到七法，其一曰常施医药疗救病众，行之能增功德。或许正是这种慈悲立功之想法，导致了佛教寺院中病坊的形成。

（三）疠人坊

建于河南汲郡香泉寺的"疠人坊"是目前佛教在我国救助麻风的最早记录。《续高僧传》卷二《隋西京大兴善寺北天竺沙门那连提黎耶舍传》载："那连提黎耶舍，隋言尊称，北天竺乌场国人……天保七年（556），届于京邺。文宣皇帝，极见殊礼……安置天平寺中，请为翻经……所获供禄，不专自资，好起慈惠，乐兴福业。设供饭僧，施诸贫乏，狱囚系畜，咸将济之。市廛闹所，多造义井，亲自漉水，津给众生。又于汲郡西山，建立三寺，依泉傍谷，制极山美。又收养疠疾，男女别坊，四事供承，务令周给。"

又《续高僧传》卷二十五载："释智岩，丹阳曲阿人，姓华氏……后往石头城疠人坊住，为其说法，吮脓洗濯，无所不为。永徽五年二月二十七日，终于疠所，颜色不变，伸屈如恒，室有异香经旬，年七十八矣。"

《续高僧传》的作者道宣律师（596—667）是中国佛教的高僧，南山律宗的开创者，他曾与孙思邈长期同住终南山，并成为"林下之交"[①]。他对孙思邈在终南山调治麻风患者的事实应是知晓并赞赏的，因此，在他的著作中收录、褒扬了多位高僧收养、护理麻风患者的事迹与德行。

会昌五年（845），政府派乡绅管理病坊，改名为"养病坊"。其后，又有专收麻风患者的"福田院"，其名亦出自佛家。

寺院设病坊，其目的或在于僧人传教和修行。无论怎样，在当时历史条件下的确起到了收养患者、减少传染的客观作用。从北齐开始，寺院设病坊这一慈善救济设施延续了近三百年，到会昌五年（845）唐武宗下令由地方政府接管，病坊才成为官办的救济机构。[②]

---

① 《佛祖历代通载》卷十五"南山律师道宣"，谓："处士孙思邈，尝隐南山，与宣相接，结林下之交，每一往来，议论终夕。"

② 梁章池，赵文明；关于中国"疠人坊"起源的考证及其遗址现场的考察。《中国麻风皮肤病杂志》，1985 年。

三、天主教、基督教与麻风

天主教和基督教，皆是来自西方的宗教，它们认为麻风患者是"不洁"的，代表最深重的罪，是受到上帝惩罚而致。出于救赎的原因，基督教与天主教救助麻风患者的主要目的在于"救人"和"救灵"。

新旧约中有多处关于麻风和耶稣洁净麻风患者的记载，如"天国近了，医治患者，叫死人复活，长大麻风的洁净，把鬼赶出去"[1]，"耶稣下了山，有许多人跟着他。有一外长大麻风的，来拜他说，主若肯，必能叫我洁净了。耶稣伸手摸他说，我肯，您洁净了罢，他的大麻风立刻洁净了"等[2]。

教会将麻风患者列入异教徒，视为上帝对患者罪恶的惩罚。如英国学者所言："在中世纪基督教教会传统中……麻风患者外部溃烂是内心亵渎神灵的标志。麻风患者对公众既构成道德威胁，又构成肉体威胁，因此人们不得不采用戏剧化的仪式和其他合法手段将他们与人群隔离开来。教会隔离麻风患者的仪式并无本质的区别与不同，因为隔离麻风患者将他们界定为仪式上的死人。"[3]

1054年，罗马教会第三次拉特兰会议明确要求麻风患者与世隔绝。13世纪欧洲地区建有麻风院1.9万家左右，对麻风患者进行强制隔离并按教义对麻风患者进行救治。教会通过"活死人"的方式对这一矛盾进行了牵强而又无奈的调和，正如福柯所言："遗弃就是对他的拯救，排斥给了他另一种圣餐。"对基督徒而言，"洁净麻风患者"是耶稣的善行，也是他对信徒的命令，这成为以后传教士和教会救治麻风患者最重要的信仰依据。16世纪西方传教士进入中国，带来了西方的科技和医学。他们以传教为目的，以行医为手段，给民众施医送药，得到患者的信任，使其信奉上帝，皈依天主，加入教会。新旧约中记载耶稣及其门徒经常通过医治患者来达到信徒皈依的目的，这些记载成为传教士们在华行医传教的重要依据。

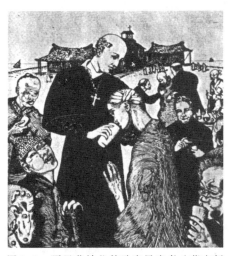

图 3-3 贾尼劳神父救助麻风患者（董少新供图）

16世纪中期，天主教传入澳门，首任主教贾尼劳（Carnceiro）神父（图3-3）于明万历六年（1568）来到澳门，并于次年在仁慈堂内建立了一所麻风院。贾尼劳神父在书信中写道："第一件事就是建立一所公共医院，并且在此内辟出一个隔间作为麻风病患的去处。"这也是中国古代第一座教会麻风院。[4] 该麻风院隶属于仁慈堂管辖，1882年迁往离岛（Ilha D.João，即小横琴），1929年环岛建成麻风

---

① 《马太福音》，10：1。

② 《马太福音》，8：3。

③ （英）布莱恩·特纳（Bryan S. Turner）：《身体与社会》，马海良，赵国新译。沈阳春风文艺出版社，2000年，第134-135页。

④ 吴玉娴：19—20世纪澳葡的拓殖工具：小横琴岛白沙栏麻风病院研究。《深圳大学学报》，2015年，32（4），第149-155页。

新院，于 1947 年再迁往路环。位于麻风院附近专为麻风患者设立的望德圣母堂，亦称圣拉匝禄堂，因毗邻麻风院，又被称为"发疯寺""疯堂庙"等，望德堂前的斜坡路有"疯堂斜巷"之称。

来澳门的教士和学生定期看望患者，带去生活用品。1726 年麻风院有患者 115 人，多数时间有六七十名患者，每年开销约白银 1000 两。《澳门仁慈堂章程》（1627）中有不少条款与麻风院相关，包括麻风患者参加宗教活动、劳动、日常行为、丧葬等都有具体规定。麻风患者受社会歧视，内心极度空虚郁闷，对社会不满，仁慈堂在照料他们的同时，让他们参加定期的宗教活动，不仅起到了传教的作用，也起到了医治患者心理疾病的作用。

宋明以来，粤闽等疯、癞高发地区，政府及民间建立了一些"养济院""存恤院""疯人院""癞子营"等收容机构。至清前期，西洋传教士常常深入这些地方，护理照顾患者，并向他们传教，为他们做弥撒。此外，也有个别传教士在福建、广东等地建立了一些小型的麻风收容所。

1633 年，多明我会士黎玉范（Juan Bautista de Morales）在闽东福安县就试图通过救助麻风患者而宣教，以后又在闽东传教区建立多个麻风院收容救治麻风患者，并为他们施洗；1637 年，方济各会士马若翰（Juan de San Marcos）等人在福建也一边救治患者一边传教；1722 年，耶稣会士储斐理（Philippe Cazier）在广州传教时，曾进入麻风院帮助患者，不幸染病而亡。[①]

传教士对麻风患者的救助，不仅体现在为他们提供物质救济、清洗溃疡等方面，更体现在精神层面。他们在麻风院和隔离区建教堂，定期对患者进行布道，给予精神上的安慰，让他们建立生活的信心，依靠天主的救援，最终脱离世间病苦，得到天堂的永福。传教士在全国多地建立麻风院和教堂的传统延续到近代，同时由广东、福建逐渐延伸至内地，为内地麻风院和教堂的建立打下了基础。

第四节　古代麻风救助机构

我国在秦代建疠所（迁疠所）对麻风患者进行隔离，这是有记载的我国最早的麻风院。北齐天宝七至十年（556—559），北印度僧人那连提黎耶舍，于河南汲县建疠人坊，收养麻风患者。隋唐时期有悲田院、养病坊兼收麻风患者，疠人坊则专门收麻风患者。宋元明清各代疠村、疠坊、悲田院、养病坊、普济院、养济院、留养所、栖留所等机构，收养有麻风患者及其他无所依靠的患者。因麻风患者受当地居民反对，逐渐专设麻风院，放逐远离城镇的地区。专门收治隔离麻风患者的为癞子营、疯子院、癞民所、麻风寮、麻风院、存恤院。收治麻风患者的院所无一例外置于城外，通常建于山区或荒岛上。由政府出资建设，供应患者日常开销。唐武宗时（684—705）置使专知，到会昌五年（845）下令将这些机构交地方接管。明清西方传教士进入中国，设立麻风院和教堂。还有一种独特方式，将患者放在船上，放有一定食物、生活用品，让麻风患者随船漂流，避免与健康人接触。传教士建立的麻风（福音）

[①] 张先清：疾病的隐喻：清前期天主教传播中的医疗文化，《中山大学学报》，2008 年，第 4 期，第 100–111 页。

船，则有基督徒照顾麻风患者。

归纳我国古代麻风救助机构，将有据可查的列表见表 3-1：

表 3-1 我国古代麻风救助机构

地名	名称及收容数量	建立时间	出处及时间
湖北云梦	疠所	公元前 210?	睡虎地秦墓竹简
河南汲郡	疠人坊	556—559?	李文忠《现代麻风病学》
陕西秦岭	200～600 名	6 世纪	孙思邈《千金方》
江苏南京	疠人坊	650 年前	李文忠《现代麻风病学》
全国各地	悲田院、养病坊、疠人坊	隋唐	李文忠《现代麻风病学》
全国各地	置使专制	684—705	李文忠《现代麻风病学》
全国各地	悲田院、养病坊、养济院	宋元	李文忠《现代麻风病学》
浙江景宁	养济院	1484 年后	《景宁县志》1872
福建闽县	养济院	1518	《福建通志》1868
广东广州	院内 174 名，省外 143 名，额外 33 名	明	《羊城古钞》1808
福建长乐	养济院	1567—1572；1638 年扩建	《福建通志》1737
澳门	麻风院	1569	《形神之间》2008
福建晋江	存恤院	明	《福建通志》1868
福建同安	存恤院	明	《福建通志》1868
福建龙溪	癞子营	16 世纪初	《福建通志》1868
福建惠安	存恤院	16 世纪初	《福建通志》1868
广东新会	贫子院	16 世纪中期	《新会县志》1690
广东南海	养济院	1609 年前	《南海县志》1609 《南海县志》1691
广东雷州	养济院	1614 年前	《雷州府志》1614
广东东莞	麻风院	1639	《东莞县志》1639
广东新兴	麻风院	1685?	《肇庆县志》1834
广东韶州	麻风院	1685	《形神之间》2008
福建南靖	普济堂	?	《福建通志》1737
广东佛山	麻风船	1692	《形神之间》2008
广东惠州	麻风院	1695	《形神之间》2008
广东肇庆	麻风院	1697	《形神之间》2008
福建南平	养济院（院内 42 名，院外 12 名）	清	《福建通志》1737 《福建通志》1868
福建沙县	养济院	清；1724 年大火后重建	《福建通志》1737 《福建通志》1868
福建建宁	养济院	清	《福建通志》1737 《福建通志》1868
广东广州城东外和城北	麻风院	1700	《形神之间》2008

续表

地名	名称及收容数量	建立时间	出处及时间
广东潮阳	癞民所（85名，新址另有65名）	1700？	《潮州府志》1762
广东石龙	麻风教堂	1723	《形神之间》2008
广东揭阳	癞民所（85名，新址另有65名）	1731年前	《潮州府志》1762《揭阳县志》1731
广东顺德	麻风院	1731	《广东通志》1864《顺德县志》1853
湖北汉阳	麻风院	1731	《续辑汉阳县志》1868
四川成都	麻风院	1773	《麻风》一种疾病的社会医疗史 2010
福建政和	麻风院	1735	《福建通志》1868
福建将乐	养济院	1735，在明代旧址上重建	《福建通志》1868
广东增城	麻风院	1736	《增城县志》1801
江西大庾	普济堂	1736	《南安府志补志》1875
福建漳州	癞子营	1737	《福建通志》1737
广东恩平	疯院	1738	《恩平县志》1934
福建连城	麻风院	1743	《连城县志》1938
江西武宁	麻风院	1743	《南昌府志》1873
广东海阳	病民所（院内128名，院外519名）	1744年前	《潮州府志》1762
广东海丰	分3处	1756	《广东通志》1864
福建邵武	养济院	1758	《重修邵武府志》1900
广东惠来	癞民所（分5处，171名）	1762年前	《潮州府志》1762
广东澄海	癞民所（分2处，66名）	1762年前	《潮州府志》1762
广东普宁	癞民所（113名）	1762年前	《潮州府志》1762
广东博罗	1764年之后140名，1864年前67名	1764年前	《潮州府志》1762
四川成都	麻风院	1773	《麻风》一种疾病的社会医疗史 2010
江西奉新	养济堂	1774	《奉新县志》1824
广东番禺	麻风院	1797	《广东通志》1864
广东高要	疯院	？	《高要县志》1826
江西南昌	40名	？	《南昌记》1920

注：此表主要根据梁其姿《麻风：一种疾病的医疗社会史》资料整理而成。

第四章　古代麻风医家及古医籍记载的麻风

在探索与认识麻风的过程中，历代医家积累了丰富的经验和知识，形成了宝贵的中医论治麻风理论，纸书笔载，留下大量的医籍专著，传承后世。我们以朝代更迭为序，将我国历代与麻风相关的主要医家、医籍及其论治麻风的经验学识分而论之。

第一节　战国时期

一、《五十二病方》记载的冥病 [①]

《五十二病方》（约公元前 4 世纪—前 3 世纪末）是 1973 年在长沙马王堆三号汉墓出土的帛书，是我国现存最古的医学方书。全书 9911 字，抄录于一高约 24 cm、长 450 cm 长卷之后。卷首列有目录，目录后有"凡五十二"，载有五十二种疾病治疗方法，整理者以之命名。

《五十二病方》对于"冥病"的描述，原文如下：冥（螟）病方，冥（螟）者，虫，所啮穿者□，其所发毋恒处，或在鼻，或在口旁，或齿龈，或在手指□□，使人鼻抉（缺）指断。治之以鲜产鱼，□而以盐财和之，以傅虫所啮□□□□□之。病已，止。尝试，毋禁。令。[②]

该书认为冥病系螟虫啮咬所致，伤人口鼻、齿龈、手指等，致人鼻缺指断。其描述的症状与麻风极为类似，后世学者认为冥病即为麻风。

二、《黄帝内经》记载的"疠风"和"大风"

《黄帝内经》分为《灵枢》《素问》两书，托名黄帝，真实作者不可考。成书年代说法不一，一说战国，一说秦汉间，一说西汉初期或中期，实非一时一人之作。《黄帝内经》是中国传统医学四大经典著作之一（其余三者为《难经》《伤寒杂病论》《神农本草经》），奠定了中医理论的基础，是中国影响最大的一部医学著作，被称为医之始祖。

《素问·风论》论"疠风"，曰："风之伤人也，或为寒热，或为热中，或为寒中，或为疠风，或为偏枯，或为风也，其病各异，其名不同。"又曰："风气与太阳俱入，行诸脉俞，散于

---

① 中医药学名词审定委员会：《中医药学名词》。北京：科学出版社，2005 年，第 3–7 页。该书由全国科学技术名词审定委员会公布，该书著作英译中名词引用于此书。

② 马继兴：《马王堆古医书考释》。长沙：湖南科学技术出版社，1992 年，第 398–401 页，第 436–439 页。马继兴（1925—），中国中医科学院研究员，著名医史学家，尤其对马王堆出土医籍有专门研究，此医书是其一部厚重、权威之作。

分肉之间，与卫气相干，其道不利。故使肌肉愤（月真）而有疡，卫气有所凝而不行，故其肉有不仁也。疬者，有荣气热腑，其气不清，故使其鼻柱坏而色败，皮肤疡溃。风寒客于脉而不去，名曰疬风。"《素问·脉要精微论》曰："脉风成为疬。"

《素问·痹论》曰："夫痹之为病，不痛何也？岐伯曰：痹在于骨则重；在于脉则血凝而不流；在于筋则屈不伸；在于肉则不仁；在于皮则寒。故具此五者，则不痛也。"《素问·长刺节论》曰："病大风，骨节重，须眉堕，名曰大风。刺肌肉，汗出百日，刺骨髓，汗出百日，凡二百日，发眉生而止针。"又《灵枢·四时气篇》曰："疬风者，素刺其肿上，已刺，以锐针针其处，按出其恶气，肿尽乃止，常食方食，无食他食。"

由上可知，《黄帝内经》对疬风、大风的病因、病机、症状、脉象、治疗、饮食等方面都进行了较详的阐述，多为后世医家所遵从。

第二节　秦汉时期

一、秦竹简记载的疬病案

1975 年 12 月，在湖北省云梦县睡虎地秦墓中出土的《封诊式》竹简中记载有麻风病案：

疬爰书：某里典甲诣里人士五（伍）丙，告曰："疑疬，来诣。"讯丙，辞曰："以三岁时病疕，麋（眉）突，不可智（知），其可（何）病，毋（无）它坐。"令医丁诊之，丁言："丙无麋（眉），艮本绝，鼻腔坏，刺其鼻不嚏（嚏）。肘䣊（膝）□□□到□足下奇（踦），溃一所，其手毋胈，令□（嚎），其音气败。疬殹（也）。"①

本段大意是：某里的里典甲送来该里人士伍丙，报告说："怀疑是麻风，将他送到。"讯问丙，供称："三岁时生疮，眉毛脱落，不知何病，无其他过犯。"命医生丁进行检验，丁报告说："丙无眉毛，鼻梁断绝，鼻腔已损，探刺鼻孔，不打喷嚏，臂肘和膝部……足跛难行，有溃疡一处，手无毫毛，令其叫喊，声嘶哑，麻风也。"

此外，在《睡虎地秦墓竹简·法律答问》中还有三条处置麻风的条款。一曰："疬者有罪，定杀。定杀何如？生定杀水中之谓也。或曰生埋，生埋之异事也。"二曰："城旦、鬼薪疬，何论？迁疬迁所。"三曰："甲有完城旦罪，未断，今甲疬，问甲何以论？当迁疬迁所处之，或曰当迁疬所定杀。"关于此三条答问的释义，前文已有，不再赘述。

从以上竹简可知，在秦代，受历史条件所限，对不同罪行的麻风患者采取了不同级别的严苛处置。从里典甲的报病和医生丁的检查诊断中，反映出人们当时对麻风比较了解，更难能可贵的是医生在检查、症状描述与诊断诸方面都比较专业，堪称我国第一医案。

二、《武威汉代医简》记载的"大风方"

《武威汉代医简》（图 4-1，图 4-2）是 1972 年 11 月在甘肃武威出土的东汉医学简牍，也是迄今所发现的汉代比较丰富而完整的医药著作的原始文物。这些出土简牍内容涉及内、外科疗法、药物及其炮制、剂型、用药方法、针灸穴位、刺疗禁忌等。其中第 68 ~ 71 号和 86

---

① 中华书局编辑部：《云梦秦简研究》。北京：中华书局，1981 年，第 171–175 页。

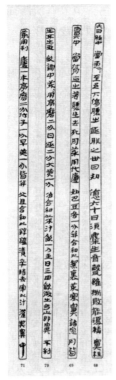

图 4-1　武威麻风木牍
（引自《武威
汉代医简》）

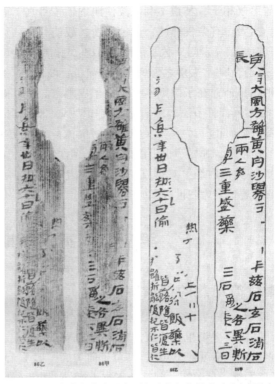

图 4-2　汉武威木牍大风方原文（左）与补文（右）（引自
《武威汉代医简》）

号为大风简牍。

68 号：六日胫中当（痛），（痛）至足下伤脓出，逐（遂）服之，日知（愈），六十日，须（眉）生，音虽（嘶）败，能复精。

69 号：鼻柱、鼻中当（腐）血出，若脓出，去死肉，药用代庐、如（茹）、巴豆各一分，并合和，以絮裹药塞鼻，诸息肉皆出。

70 号：出，不出，更饮调中药，药用亭磨（葶苈）二分、甘逐（遂）二分、大黄一分，治合，和，以米饮一刀圭，日三四饮，微出乃止。即鼻不利。

71 号：药用利庐（藜庐）一本，亭磨（葶苈）二分、付（附）子一分、早荚（皂荚）一分，皆并父且，合和，以醇醋渍卒时，去宰，以汁灌其鼻中。

86 号木牍为大风方，正反面书写，剥蚀较多。正面木牍原文：□病大风方雄黄丹沙礜石□兹石玄石消石□长一两人参□捣之各异□三重盛药□□□三石□□□三日。木牍背面原文：□热□上□□十饭药以猪肉鱼辛卅日知六十日偷（愈）皆落随皆复生　虽折能复起不仁则仁。[①]

简牍年代久远，文字多有缺失，但我们从残存的文字中，对当时麻风的诊治情况仍可窥

---

① 甘肃省博物馆、武威县文化馆：《武威汉代医简》。北京：文物出版社，1975 年，第 16-17 页。

一斑。这些简牍不仅描述了"大风"引起的胫下、足底皮肤溃疡、化脓，须眉脱落，声音嘶哑，鼻柱、鼻腔出血、腐烂、死肉，鼻塞、鼻息肉等临床症状，还记录了一些具体的治疗药物、药方以及用法功效、疗程、注意事项等。

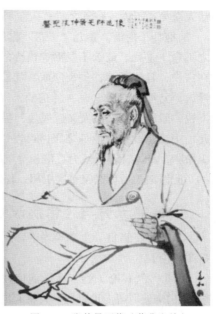

图 4-3　张仲景画像（蒋兆和绘）

三、张仲景治疠疾病案

张仲景（约 150—219）（图 4-3），名机，南阳郡涅阳（今河南南阳市）人，东汉末年著名医学家。其著作《伤寒杂病论》（约 200—210），是中医史上第一部理、法、方、药具备的经典，喻嘉言称此书："为众方之宗、群方之祖"。后世尊称其为"医圣"。

张仲景通过望诊早期诊断王粲患麻风并判断其预后的故事，前文已有叙述。张仲景《金匮要略》论风之为病曰："邪在于络，皮肤不仁；邪在于经，即重不胜。"又曰："侯氏黑散，治大风。"嘱："禁一切鱼肉大蒜，常宜冷食。"

从张仲景早期诊断王仲宣患麻风并预测其转归一事来看，张仲景堪称麻风诊疗的专家。

第三节　晋隋唐时期

一、葛洪与《肘后备急方》对防治癞的贡献

葛洪（284—364 或 343），字稚川，自号抱朴子，晋丹阳郡句容（今江苏句容）人（图 4-4），东晋道教学者、著名炼丹家、医药学家，著《神仙传》《抱朴子》《肘后备急方》等书。

葛洪《肘后备急方》称麻风为"癞"，卷五《治卒得癞皮毛变黑方第四十》描述癞病云："初觉皮肤不仁，或淫淫苦痒，如虫行；或眼前见物如垂丝，或瘾疹赤黑。"其描述了癞的早期症状，收集了治疗白癞、大风的多种方法与药物，如蛮夷酒、苦参酒、蝮蛇膏、马先蒿、侧柏叶、松脂、皂角刺、马鞭草等。此外，还介绍了治癞的食疗方法，曰："可取白蜜一斤，生姜二斤，捣取汁。先称铜铛，令知斤两，即下蜜于铛中，消之。又秤五斤两，下姜汁于蜜中。微火煎令姜汁尽，秤蜜斤两。在即休，药已成矣。患三十年癞者，平旦服枣许大一丸，一日三服。酒饮任下，忌生冷、醋、滑臭物。功用甚多，

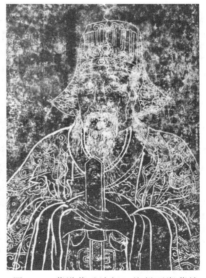

图 4-4　葛洪像（清拓，杭州西湖葛岭碑刻）

活人众矣，不能一一具之。"

《抱朴子内篇》卷九"道意"收录一则癞医案云："余又闻上党有赵瞿者，病癞历年，众治之不愈，垂死。或云不及活，流弃之，後子孙转相注易，其家乃赍粮将之，送置山穴中。瞿在穴中，自怨不幸，昼夜悲叹，涕泣经月。有仙人行经过穴，见而哀之，具问讯之。瞿知其异人，乃叩头自陈乞哀，於是仙人以一囊药赐之，教其服法。瞿服之百许日，疮都愈，颜色丰悦，肌肤玉泽。仙人又过视之，瞿谢受更生活之恩，乞丐其方。仙人告之曰，此是松脂耳，此山中更多此物，汝炼之服，可以长生不死。瞿乃归家，家人初谓之鬼也，甚惊愕。瞿遂长服松脂，身体转轻，气力百倍，登危越险，终日不极，年百七十岁，齿不堕，发不白。"

此医案被後世医家多次引用，松脂也成为麻风治疗的常用药物之一。

二、巢元方与《诸病源候论》奠定大风癞的理论基础

巢元方，籍贯、生卒年均不详，隋大业年间任太医博士，大业六年（610）奉诏编纂《诸病源候论》。

《诸病源候论》卷二《风病诸候下》之"恶风须眉堕落候""恶风候""诸癞候""乌癞候""白癞候"等专论麻风。其将麻风病因归于"风湿冷"和"五风生五虫""毒虫食人"所致，谓之："大风病，须眉堕落者，皆从风湿冷得之。或因汗出入水得之，或冷水入肌体得之；或饮酒卧湿地得之；或当风冲坐卧树下及湿草上得之；或体痒搔之，渐渐生疮，经年不瘥，即成风疾。八方之风，皆能为邪。邪客于经络，久而不去，与血气相干，则使荣卫不和，淫邪散溢，故面色败，皮肤伤，鼻柱坏，须眉落。"又云："凡风病，有四百四种。总而言之，不出五种，即是五风所摄：一曰黄风，二曰青风，三曰赤风，四曰白风，五曰黑风……诸风生害于人身，所谓五种风生五种虫，能害于人。黑风生黑虫，黄风生黄虫，青风生青虫，赤风生赤虫，白风生白虫……若食人肝，眉睫堕落；食人肺，鼻柱崩倒；食人脾，语声变散；食人肾，耳鸣啾啾，或如雷声；食人心，心不受触而死。"

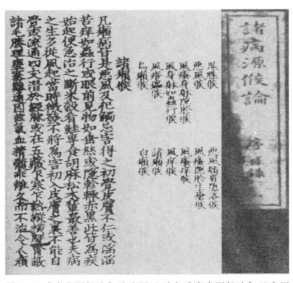

图4-5 《诸病源候论》论麻风（引自《诸病源候论》日本回归影印抄本）

在分类方面，根据病因症状不同，分为"木癞""火癞""金癞""土癞""水癞""蟋蟀癞""面癞""白癞""疥癞""风癞""麻癞""乌癞""酒癞"等。

在治疗方面，主张"疾始起，便急治之，断米谷肴，专食胡麻松术辈，最善也。"基于"毒虫食人"理论，又主张在治疗之先，先以雷丸散杀虫，云："若其欲治，先与雷丸等散，服之出虫。见其虫形，青赤黑黄白等诸色之虫，与药治者，无有不瘥。"养生禁忌云："醉酒露卧，不幸生癞。"又云："鱼无鳃，不可食。食之，令人五月发癞。"

巢元方不仅对麻风症状记载比较详

细，而且其所谓"毒虫食人"之说，与现代麻风杆菌侵犯人体致病的科学认知比较接近。

三、麻风专家孙思邈与《千金方》

孙思邈（581—682），京兆华原（今陕西耀县）人，为唐代医药学家，世称孙真人，被誉为"药王"。其幼时因病学医，少善老庄，涉经史百家，兼通佛典。编有《千金要方》和《千金翼方》两部医著，统称为《千金方》。两书详细论及麻风，列有治疗药方，注重摄生调养。

《千金要方恶疾大风第五》："恶疾大风有多种不同，初得虽遍体无异，而眉发已落。有遍体已坏，而眉须俨然。有诸处不异好人，而四肢腹背有顽处，重者手足十指已有堕落……一遇斯疾，即须断盐，常进松脂，一切公私物务释然皆弃，犹如脱屣。凡百口味，皆须断除，渐渐断谷，不交俗事，绝乎庆吊，幽隐岩谷，周年乃瘥。瘥后终身慎房事，犯之还发。兹疾有吉凶二义，得之修善即吉，若还同俗类，必是凶矣。"

该书载有"豆治恶疾方""岐伯神圣散""野狼毒散""锻石酒"等多个治疗方剂，并对治疗麻风患者的情况进行了记录："……予尝手疗六百余人，瘥者十分有一，莫不一一亲自抚养，所以深细谙委之。姑与其语，觉难与语不受入，即不须与疗，终有触损，病既不瘥，乃劳而无功也"。

《千金翼方耆婆治恶病第三》多尊崇巢元方论治麻风之理论，并吸收其他名医如耆婆、仙人黄灵先生、九霄君等人的经验，以"阿魏雷丸散方""苦参硝石酒方""大白膏方""大黑膏方""浸汤方""天真百畏丸治一切癞病方""九霄君治十种大癞不可名状者服之病无不愈方""仙人治癞病神验方""矾石酿酒方"等治疗恶病、大风。

《千金要方大医精诚》谓"凡大医治病，必当安神定志，无欲无求，先发大慈恻隐之心，誓愿普救含灵之苦。若有疾厄来求救者，不得问其贵贱贫富，长幼妍媸，怨亲善友，华夷愚智，普同一等，皆如至亲之想。"孙思邈亲手治疗六百余名麻风患者，且"莫不一一亲自抚养"，正是这种高尚医德的体现。

四、王焘与《外台秘要》集此前麻风文献之大成

王焘（约670—755），"世居郿（今陕西省郿县）"，主管弘文馆，精于医学。天宝中出守大宁，名其书为《外台秘要》，有四十卷流传后世。

《外台秘要》主要承袭巢元方和孙思邈论麻风，广闻博采，先论后方，兼收其他治疗验方。该书卷三十"近效婆罗门僧疗大风疾，并压丹石热毒，热风手脚不随方"中，记录了一种特殊的服药方法，谓之："患大风者用火为使，在室中重作小纸屋子，屋子外燃火，令病患在纸屋中发汗，日服一大合，病患力壮日二服，服之三七日，头面疮皆灭。若服诸药丹石热发，不得食热物，着浓衣，卧浓床。"此法取发汗排邪之理，与前人有所区别。

第四节　宋金元时期

宋金元时期（960—1368），尽管社会变迁，朝代几经更迭，但我国仍是世界上经济繁荣、科技发达的富庶国家。这一时期，朝廷重视医药发展，采取了建立医药管理机构，制定医事

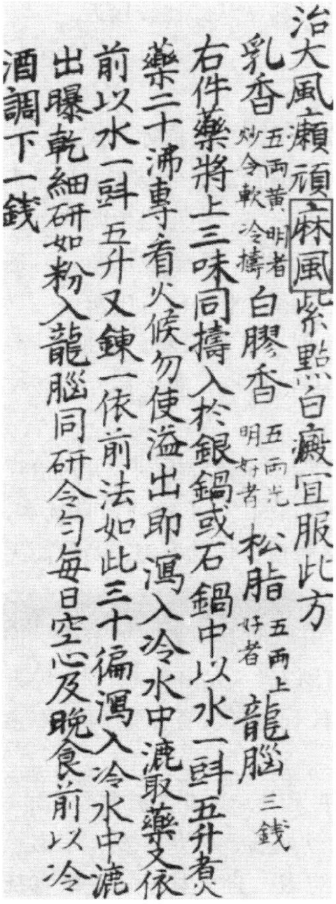
治大風癩頑麻風紫點白癜宜服此方
乳香五兩黃明者炒令軟冷擣 白膠香五兩光明好者 松脂五兩上好者 龍腦三錢
右件藥將上三味同擣入於銀鍋或石鍋中以水一㪷五升煮
藥二十沸專看火候勿使溢出即瀉入冷水中漉取藥又依
前以水一㪷五升又鍊一依前法如此三十徧瀉入冷水中漉
出曝乾細研如粉入龍腦同研令勻每日空心及晚食前以冷
酒調下一錢

图 4-6 《太平圣惠方》首用“麻风”名词（引自《诸病源候论》日本回归影印抄本）

法规制度，选拔医学人才，发展医学教育，编撰校勘医学书籍等措施，极大地促进了医学的发展。

一、《太平圣惠方》论麻风

《太平圣惠方》是宋初医官院王怀隐等奉敕于太平兴国三年（978）编修，历时 14 年，淳化三年（992）成书。全书共 1670 门，方 16834 首，内容浩繁，是反映北宋前期医学水平的书籍。

《太平圣惠方》辑录前人对麻风的记载，单就“麻风”病名而言，即有“大风”“大风疾”“顽麻风”“癞”和“大风癞”“大风恶疾”之称。值得一提的是，该书首次在“顽麻风”一词中出现了“麻风”两字的组合（图 4-6），竟成为现今国家标准名词之源流脉承。

《太平圣惠方》主要收集、检验并分门别类整理前人的医药验方，就麻风论治而言，并无多少创新之处。

二、《苏沈良方》论麻风

《苏沈良方》，又名《苏沈内翰良方》《内翰良方》，系宋末佚名编者根据沈括（1031—1095 或 1033—1097）的《良方》与苏轼（1037—1101）的《医药杂说》合编而成，共 15 卷。沈括和苏轼均为北宋著名学者，兼爱医学，广集民间验方，遂各有其医学论著。《苏沈良方》论述范围很广，包括本草学、疾病治疗学及养生保健等三方面的内容。

《苏沈良方论风病》一节曰：“钱子飞治大风方极验，尝以施人。一日梦人有云：天使以此患者，君违天怒，若施不已，君当得此病，药不能救。子飞惧，遂不施。仆以为天之所病不可疗耶，则药不应服有效。药有效者，则是天不能病。当是病之祟，畏是药而假天以禁人尔。晋侯之病为二竖子，飞赤丸亦先见于梦，盖有或使之者，子飞不察，为鬼所胁，若予则不然，苟病者得愈，愿代其苦，家有此方，能下腹中秽恶，在黄州试之，病良已，后当常以施人。”

该书仅记载了一则与麻风相关的故事，且仅有方名，而无具体药物。

三、《扁鹊心书》论麻风

《扁鹊心书》（1146），南宋窦材（约 1076—1146）托扁鹊之名所撰。

《扁鹊心书》卷中论“疠风”称“肺癞易治，脾肝肾癞难治”，曰：“此证皆因暑月仰卧湿地，或房劳后，入水冒风而中其气。令人两目壅肿，云头斑起，或肉中如针刺，或麻痹不仁，肿则如痈疽，溃烂筋骨而死。若中肺俞、心俞，名曰肺癞易治，若中脾、肝、肾俞。名曰脾肝肾癞难治。世传医法，皆无效验。”又曰：“灸五脏俞穴，先灸肺俞，次心俞脾俞，再次肝俞肾俞各五十壮，周而复始，病愈为度。”

以灸法治疗麻风是该书的特点。窦材受道家影响，主张扶阳，以灸法第一，丹药第二，附子第三，强调阳气在人体生理、病理中的作用。其所列的三例验案均采用灸法配合"换骨丹"或"胡麻散"治疗。

四、《三因极一症证方论》论麻风

陈言（1131—1189），南宋医家，字无择，号鹤溪道人，青田（今浙江青田）人。1174年撰《三因极一病证方论》18卷，简称《三因方》。该书虽属方书之类，但其将复杂的病因归纳为"内因""外因""不内外因"三类，结合病症详加论述。

该书卷之十五《大风叙论》云："《经》所载疠风者，即方论中所谓大风恶疾癞是也。虽名曰风，未必皆因风，大率多是嗜欲劳动气血，热发汗泄，不避邪风冷湿，使淫气与卫气相干，致肌肉贲，气有所凝，则肌肉不仁，荣气泣浊，则热不利，故色败，皮肤疡溃，鼻梁塌坏……然亦有传染者，又非自致，此则不谨之故……原其所因，皆不内外涉外所因而成也。"

卷之十六《大风治法》形象地描述大风症状为："大风恶疾，疮痍荼毒，脓汁淋漓，眉鬓堕落，手足指脱，顽痹痛痒，颜色枯瘁，鼻塌眼烂，齿豁唇揭，病证之恶，无越于斯。"在治疗上主张循因而治，曰："凡治大风，须推其所因，凡因风寒湿热，劳逸饮食，与夫传染，不可混滥。"并介绍了多个治疗方剂。

《三因方》在我国古医籍中，首次以"然亦有传染者"，明确记录了麻风也可以通过传染所致。

五、《儒门事亲》论麻风

张子和（约1156—1228），名从正，号戴人，金代睢州考城（今河南兰考县）人，与刘完素、李东垣、朱丹溪并称金元四大家。张子和为攻下派创始人，主张祛邪以扶正，治病善用汗、吐、下三法。他不仅医术高超，而且颇重儒学，故其医著名《儒门事亲》（1228）。

《儒门事亲》卷十五《诸风疾症第十四》记载了数个治癞方剂，比较有意思的是"治癞涂眉法"，曰："半夏（生用）、羊粪（烧，以上各等份），上为末，生姜自然汁调涂。"遗憾的是"治癞涂眉法"功效如何，书中没有记载。

该书卷六《风形》记载了两个医案。其一："朱葛解家，病癞疾，求治于戴人。戴人辞之：待五、六月间，可治之时也。今春初尚寒，未可服药，我已具行装到宛邱，待五、六月制药。朱葛解家以为托辞。后戴人果以六月间到朱葛，乃具大蒜、浮萍等药，使人召解家曰：药已成矣，可来就治。解为他药所惑，竟不至。戴人曰：向日我非托也，以春寒未可发汗，暑月易发汗。《内经》论治癞疾，自目眉毛再生，针同发汗也。但无药者，用针一汗，可抵千针。"其二："阳夏张主簿，病癞十余年，眉须皆落，皮肤皱涩如树皮。戴人断之曰：是有汗者可治之。当大发汗，其汗出当臭，其涎当腥。乃置燠室中，遍塞风隙，以三圣散吐之。汗出周身，如卧水中。其汗果粘臭不可闻，痰皆腥如鱼涎，两足心微有汗。次以舟车丸、浚川散，大下五、七行，如此数次乃瘳。"

以发汗之法，甚至汗、吐、下三法结合治疗麻风，当属张氏特色。

六、《卫生宝鉴》论麻风

罗天益（1220—1290），字谦甫，真定路嵩城（今河北嵩城县）人，金末元初医家。他幼承父训，有志经史，学医于李东垣，又向窦汉卿学针法。入元后，任御医，撰成《卫生宝鉴》

二十四卷，于 1281 年刊行。

《卫生宝鉴》卷九《疠风论》论"疠风"基本沿袭《内经》之说。记录有"桦皮散"、"凌霄散""四圣保命汤""柏叶汤""乌龙散""祛风散""如圣散""神效天麻汤""换肌散""醉仙散"等一系列口服、外用方剂。

该书"疠风刺法并治验"条，记录一则以"补气泻荣汤"治疗的医案，曰："戊寅岁正月，段库使病大风，满面连颈极痒，眉毛已脱落，须以热汤沃之则稍缓，昼夜数次沃之，或砭刺亦缓……宜以补气泻荣汤治之，此药破血散热，升阳去痒，泻荣，辛温散之，甘温升之，以行阳明之经，泻心火，补肺气，乃正治之方。"

七、《丹溪心法》论麻风

朱震亨（1281—1358），元代著名医学家，字彦修，号丹溪，金元四大医家之一。《丹溪心法》是由他的弟子、门人，根据他的学术思想、临床经验遗稿等纂辑而成，刊于 1481 年。

《丹溪心法》论治麻风，提倡根据发病部位上下不同，分而论治。在上以"醉仙散"，在下以"通天再造散"，曰："夫在上者，以醉仙散取臭涎恶血于齿缝中出；在下者，以通天再造散取恶物陈于谷道中出……看其瘩与疮，若上先见者，上体多者，在上也；若下先见者，下体多者，在下也；上下同得者在上复在下也……气受之则在上多，血受则在下多，气血俱受者甚重……夫或从上或从下，以而来者，皆是可治之病。"

该书举例说明了本病再发是患者不能"绝味色"之结果，谓："人见病势之缓多忽之，虽按此法施治，病已全然脱体。若不能绝味色，皆不免再发，再发则终不救矣。某曾治五人矣，中间唯一妇人得免，以其贫甚且寡，无物可吃也。余四人，三两年后皆再发。"

后世医者遵丹溪上下论治之法，灵活运用"醉仙散"和"通天再造散"，颇获良效。[①] 此外，朱丹溪在唯一传世的药学著作《本草衍义补遗》（1347）中，曰："粗工治大风病，佐以大枫子油，殊不知，此药性热，有燥痰之功而伤血，至有病将愈而失明者。"首次提出了大风子致失明的副作用。

八、其他论麻风医书

宋代太医院编的《圣济总录》（1117）是北宋时期收方较多的医学全书。其卷第十八"诸风门"的"恶风""大风须眉堕落""大风出虫""大风癫病""乌癞""白癞"篇均论麻风，收方数十种。此外，宋温革撰《琐碎录》、金张元素撰《洁古家珍》、元王好古撰《医垒元戎》、元罗天益整理的《东垣试效方》、杜思敬撰《济生拔粹方》、李仲南撰《永类钤方》等，都记载有与麻风相关的方剂。

第五节　明清时期

明清时期，众多医家在总结前人经验的基础上，加以完善和发展，撰写了许多有关麻风的医籍，形成较为系统的中医麻风理论。其中，影响较大的有薛己的《疠疡机要》、沈之问的

---

① 岳美中：关于祖国医学麻风史事及其著作的叙述。《上海中医药杂志》，1956 年，第 40-43 页。

《解围元薮》、释传杰的《明医诸风疬疡全书指掌》和萧晓亭的《疯门全书》，它们可称为中国古代四大麻风专著。

一、《永乐大典》集明前麻风文献之大成

《永乐大典》，由明成祖朱棣于永乐元年命解缙、姚广孝等人纂修，历时五年，于永乐六年（1408）而成书。全书228 787卷，仅目录就有60卷，分装成11 095册，引用明前医籍133种，现存109种，是世界上最大的百科全书。[①]

《永乐大典·医书》将"风"归内科。其中多卷与"风"相关的篇章，引自《素问》《诸病源候论》《外台秘要》《圣济总录》等多种经典古籍。"诸风证治第一"，"恶风""大风癫病""诸风证治三十一""白癫""乌癫""大风眉发脱落""大风出虫"等条，详细介绍了麻风及其他风证的成因、病损、分类、治则及治验等。

该书将麻风归于"风"，分篇论述了各种不同类型的风证症候，其中也包括有其他风病，如"中风""五脏风""白癜风""风瘾疹"等。为集明前麻风文献之大成之作。

二、薛己及其《疬疡机要》

薛己（1487—1559），字新甫，号立斋，吴郡（今江苏苏州）人。因其父薛铠曾为太医院医士，薛己自幼继承家训，精研医术，兼通内、外、妇、儿各科，名著一时。薛己著述颇丰，尤以外科见长。《疬疡机要》是其撰写的一本麻风专著，刊于1554年。

《疬疡机要》全书共三卷。上卷含：本症治法、兼症治法、变症治法、疬疡类症、本症治验、类症治验等，条目清晰。上卷首论疬疡的病因、病机、病位及治疗原则，次论疬疡的本

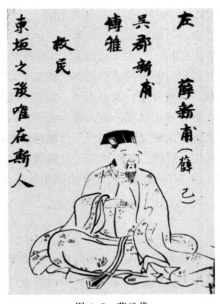

图4-7 薛己像

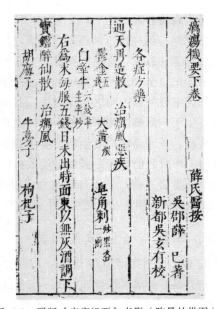

图4-8 明版《疬疡机要》书影（陈景林供图）

① 王瑞祥：《永乐大典医书辑本》。中医古籍出版社，2010年。

症治法、兼症治法、变症治法及类症；中卷包括：续治诸症，载男、妇、幼各种疠疡证治；下卷各症方药，载方109首。

薛己认为此症亦与湿热相关，首次指出本病具有一定的地域性，云："大抵此症，多有劳伤气血，腠理不密，或醉后房劳沐浴，或登山涉水，外邪所乘，卫气相搏，湿热相火，血随火化而致，故淮阳岭南闽间多患之。治当辨本症、兼症、变症、类症、阴阳虚实而治焉。若妄投燥热之类，脓水淋漓，则肝血愈燥，风热愈炽，肾水愈伤，相火愈旺，反致败症矣。"

《疠疡机要》曰："疠疡所患，非止一脏，然其气血无有弗伤，兼症无有弗杂，况积岁而发现于外，须分经络。经云：真气夺则虚，邪气胜则实。凡云病属有余，当认为不足。"

该书认为疠疡"积岁而发现于外"，与麻风具有数年潜伏期的现代医学观点较为契合。

三、沈之问及其《解围元薮》

沈之问，生卒年代、籍里、履历，俱不详，约生活于16世纪，自号花月无为道人。《解围元薮》系沈氏集祖父怡梅、父艾轩和其本人三代临证经验，于嘉靖二十九年（1550）撰成。该书当时秘藏未传，直至清代医生黄钟发现此书，于嘉庆二十一年（1816）付梓，民国时经裘吉生校勘，编入《三三医书》铅印发行。

书之所以名为《解围元薮》，沈氏释曰："所论风癞之理皆明，是书所治风癞皆备，此外更无遗隙。然用药如用兵，保黎如救命，疗人之病以复元命，能解城之围以活苍生。轻重之殊，实元元之妙法，深渊之大泽也。故曰《解围元薮》云"。

该书共四卷，前两卷详述麻风病因病机及治疗总则，后两卷列方249首，分述其调配、适应证及其禁忌等。该书将"麻风患害之由"列为以下五条："一曰风水阴阳所损……二曰源流传染所袭……三曰气秽蛊瘴所犯……四曰保养失度所发……五曰感冒积郁所生。"

沈氏将麻风分为"三十六风"与"十四癞"，首创以脏腑经络统述症状之不同，开麻风辨证论治之先河，倡施治以六经辨证，治疗则以排毒杀虫，补血壮元理气为原则。此外，其认为："若父母素患恶疾，必精血有毒，交感于胚胎，传至于儿女。"主张给幼童"预常服药"。

该书详细总结介绍了大风子的性能及治疗麻风的经验，并通过举例说明，纠正了以往所谓多服本药定致瞀目失明之错误说法。书中云："大风子即海松子，又名丢子，因其专能治风而名也，生于东海日出燥炎之地，故性大热，能直入肌骨杀虫祛湿，夷人称为丢子。当果食之以治百病，盖海岛之俗食生物者腹多蛲虫之毒，服此以荡涤之，如闽广人食槟榔以御风瘴也，其肉上白膜最能损目，其油最能败血，如生食之伤人脏腑，其性怕酱，见酱物即消之无用，故服此者必忌酱。若得麻腐与之同服则功愈胜，须专门用之，制度有法则功胜于诸药，若无传授而道听妄用，非惟无功反生他害。"

四、李梴与《医学入门》

李梴（樉），字建斋（一作楗斋），江西南丰人，明代著名儒医。其历时四年，参考诸家学说，分类编纂而成《医学入门》一书，并于万历三年（1575）刊行于世。该书将多种古人著作重新合并分类，提取精华而成，为综合性医书，系初学中医者之入门读本。

《医学入门》外集卷五外科"癞风审因分上下"云："癞，即《内经》疠风……与夫眉落、眼昏、唇翻、声嘶，甚则蚀伤眼目、腐烂玉茎、挛拳肢体，病至于此，天刑难解。"

该书论治癫风病因症状遵前人理论，并无新意，但其将"癫"喻为"天刑"，则是首次。因该书系学医者入门读物，影响广泛，致后人误以为麻风系"天刑"所致，不治难解。

五、李时珍与《本草纲目》

李时珍（1518—1593），字东璧，号濒湖，晚年自号濒湖山人，湖北蕲州（今湖北省黄冈市蕲春县蕲州镇）人，明代医药学家。其以毕生精力，广收博采，对本草学进行全面整理，于万历六年撰成《本草纲目》（1578）。

李时珍在《本草纲目》中，称麻风为"大风""大风癫疾""恶风""恶疾""风癫"等。对麻风的症状描述大抵同前。收录的治疗药物有多种，如苦参、白鲜皮、百棱藤、石松、砚穿、长松、巴戟天等（见表4-1），该书重点总结了大风子的性状、产地、功效等，云："大风子能治大风疾，因此得名。今海南诸国皆有……其中有核数十枚，中有仁白色，久则黄而油，不堪入药……大风油有杀虫、劫毒之功，不可多服，用之外涂，功不可没"，可治疗"大风诸癫"。

表 4-1　《本草纲目》主治风癫药品

部类	品　　名
草部	苦参、马矢蒿、白蒿、羌活、天雄、牛膝、何首乌、马鞭草、艾叶、防风、蓖麻子（骨疽癫病酒服）、长松、浮萍、狼毒、巴戟天、莨菪子、黄精、凌霄花、大黄、黄芪、地黄叶、草乌头、栝蒌、桑白皮、牡丹、百灵药
菜部	苦瓠藤
壳果部	胡麻油、大麻仁、亚麻、荷叶
木部	大腹子、皂荚、大风子油、松脂、桦皮、桑柴灰、松叶、桑叶、栀子、天叶、乳香、预知子、杨花
水石部	碧海水、石硫黄、古冢中水、玄精石、石灰、雄黄、禹余粮、雌黄、金星石、石油
虫鳞部	蜂蜜、乌蛇、自死蛇、鲮鲤甲、蚯、蜜蜂子、蝮蛇、鲫鱼、蛇蜕、乌蛇胆、蚺蛇胆、白花蛇、鳖胆、蝎虎
禽兽部	五灵脂、驴蹄灰

（本表整理据赖尚和著《中国癫病史》，台北：自印，1952年，第54-55页；陈胜昆著《中国疾病史》，台北：自然科学文化事业公司，1981年，第134页。）

六、陈实功与《外科正宗》

陈实功（1555—1636），字毓仁，号若虚，崇川（今江苏南通）人，明代外科学家。陈实功少年习医，从医四十余载，明万历四十五年（1617），撰成《外科正宗》四卷。

《外科正宗》卷四"杂疮毒门·大麻风第四十八"一节中，对麻风病因病机论述为："大麻风症，乃天地间异症也。但感受不同，有体虚之人因骤被阴阳暴晒、露雾风雨之气所侵，感之不觉，未经发泄，凝滞肌肤，积久必作。又有房欲后体虚为风邪所袭，或露卧当风，睡眠湿地；或洗浴乘凉，希图快意……此等相感俱能致之。"指出五死为不治之症，曰："其患先从麻木不仁，次发红斑，久则破烂，浮肿无脓。又谓皮死麻木不仁，肉死刀割不痛，血死破烂流水，筋死指节脱落，骨死鼻梁崩塌。有此五症，俱为不治。"该书提及"大麻风"一词。

此外，该书还分述了心肝脾肺肾受损的不同症状，云："心受之先损于目，肝受之面发紫泡，脾受之遍身如癣，肺受之眉毛先脱，肾受之足底先穿，又为五败症也。总皆风湿相乘，气血凝滞，表里不和，脏腑痞塞，阳火所变，此其根蒂也。"

治疗调养方面主张："初起麻木不仁，肌肉未死者，宜万灵丹洗浴发汗，以散凝滞之风；后服神应养真丹加白花蛇等分，久服自愈。年久肌破肉死者，先用必胜散疏通脏腑；次服万灵丹，每日酒化一丸，通适血脉，服至一月，换服苦参丸，轻者半年，重者一载渐愈。或兼服酒药，忌戒房事、浓味、动风等件，可保终年不发矣。"

七、张介宾及其《景岳全书》

张介宾（1563—1640），字会卿，号景岳，别号通一子，原籍四川绵竹，后徙居浙江会稽（今绍兴），明代著名医学家。其一生著述颇丰，晚年又将其毕生医疗经验撰成《景岳全书》（1624），共64卷，100多万字，将中医基本理论、诊断辨证、内外妇儿各科临床、治法方剂、本草药性等内容囊括无遗，全面而精详。书中更首创"补、和、攻、散、寒、热、固、因"的方药八阵分类新法。

《景岳全书》卷三十四"天集·杂证谟"论"疬风"依然遵从前人观点，曰："疬风，即大风也，又谓之癞风，俗又名为大麻风。此病虽名为风，而实非外感之风也。"又曰："可见此证非得出奇秘方，鲜能取效。故予逢此证，不敢强以为知，而妄施治疗，亦不敢强言治法，以惑后人。"在"疬风论列方"条，列出常用内服方二十五首，外备用方十四首。

既往医家以为张介宾始标"大麻风"一词[1]，实则非也。此前，陈实功《外科正宗》已有记载。鉴于此病之难治，张介宾诊疗麻风，态度极为慎重，不敢"妄施治疗"。

八、窦汉卿与《疮疡经验全书》

窦汉卿（1196—1280），初名杰，后更名窦默，河北邯郸人，金元代医家，长于针灸。历任元世祖时昭文馆大学士、太师等职，故又有"窦太师"之称。《疮疡经验全书》又名《窦氏外科全书》，共十三卷，旧题宋窦汉卿撰，实为1569年，其裔孙窦梦麟托其名而撰。

窦氏善以芫荑酒治"久患枯挛及诸疬风者"，对"大麻风毒气生疮，五虫食肌，痒痛如癣疥，或如鱼鳞之形，赤黑癜疹疮者"，好用"淋洗沐汤法"。

该书附有癞疮之图像，谓之"大麻风毒"，记录了"眼红眉脱""手指落""手指烂""膝烂""踵烂"等症状。

九、祁坤及其《外科大成》论麻风

祁坤，字广生、愧庵，号生阳子，山阴（今浙江绍兴）人。顺治年间为御医，于外科多有研究，又迁太医院院判。其认为外证难于内证，而医家多重内而轻外，有失偏颇，遂著《外科大成》一书。

《外科大成》卷四"不分部位小疵"之"大麻疯疬疯""癞疯""疬疯"条论治麻风，认为"夫疯之中人也，必从虚入，故须绝情欲；必壅滞经络，故须食清淡；必先麻痹，故须用疏

---

① 岳美中：关于祖国医学麻风史事及其著作的叙述。《上海中医药杂志》，1956年，第40-43页。

通，如麻黄、桂枝之类是也。今则初以绀珠丹汗之，次以芦荟丸清热杀虫，通用神应养真丹加白花蛇等分，久服可愈。然诸痹诸疮，不得舍六味丸、八味丸、六君子汤、十全大补汤、补中益气汤等，以培补之。"

十、释传杰及其《明医诸风疠疡全书指掌》

释传杰，生于 17 世纪初，字子木，俗姓成，浙江上虞兰亭人。清顺治二年（1645），子木拜澄江（今江苏江阴）释智文禅师门下，削发剃度，正式为僧，更名释传杰。师传其医及疗疠疡之方。

"好生之德，无过于医"。传杰认为，治病若博而不精，不如专而取效。疠疡一病，集诸疾之苦，故而专注。其治疠疡，用针刺以去其毒血，施汤散以导其邪风。内以拔脏腑之根源，外以敷疮疡之肿溃。直至气血通和，肤肉完好；病根尽除，不留瘢痕。是以患者皆称其医术之美善。其谓"麻风向列外科，而无专科；世有专科而未见其有专科之学"，故发愤考订，治病救人，积稿成编，历 20 余年，撰成《明医诸风疠疡全书指掌》（图 4-9），成书于康熙十四年（1675）。全书六卷，另附刻姊妹篇《内外杂症要方》二卷。

《疠疡全书》前三卷重在"列辨、列方"。首卷"论病根原"条谓"麻疯之原，则因八风之外，无论四时，有一种发厉不正之气，卒然而起。游行震荡于无形之

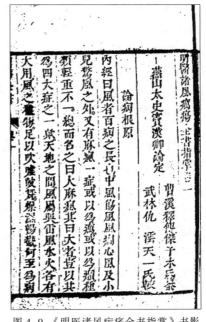

图 4-9　《明医诸风疠疡全书指掌》书影

中。草木蒙之而萎黄，果实受之而蠹腐，马牛犬豕，被之而癞发瘟染。于人虚者，则感之而成疯症。浅者袭于肌肤，深者留于脏腑。或由内而渐发于外，或由表而浸淫于中。或一肢而敷散于遍体，因循岁月，肌肉变裂，五官堕废。驯至夭札无救，由辨之不明而治之不早"，提出麻风之因为"发厉不正之气"，并言麻风"治病宜早""辨症宜详"。该书论病，除阐发己见外，亦充分汲取前人精论。

关于麻风传染问题，其曰："世俗之论，以为亲属骨肉，互相传染，或有之矣。至推咎于居室、坟墓、阴阳之事，吾不得而知之。"其虽认为麻风有传染，但对归于居处、风水之说，不甚了了。

该书将疠疡分成"重症（24 症）""轻症（23 症）""类症（16 症）"三类，类下再分若干症，所列疠疡诸名多为民间"土"名，可见该书亦吸收民间对麻风的诸多认识。疗法则着重于刺法、下法。

先师传其验方并灸刺要法，尽列于卷三，内服用方 50 余首，外敷方药 30 余首。此 80 余方多不见诸书所载，皆为治麻风所需，颇有特色。卷后有"针刺大意""制刺针式""传派异同""八邪穴法"等，多为麻风相关著作中稀见之论与为经验所得。

以上三卷，为《疠疡全书》之精华。此后三卷，则重在方、药及医案。其中卷四罗列了类症用方百余首。卷五则为药品集，按功效分类，约举药物 247 种。又有补遗药 6 种，为大风

子、罂粟壳、樟脑等。卷六为"万寿堂治验偶录"。作者寓居无锡万寿庵，故称其诊所为"万寿堂"。其每年接纳四方求治者，医案"不止盈寸"。作者自述经过遴选，于治验中十取一二，皆系重症，轻者不录，得经治获愈案例114例。此百余例案例是否皆属今日由麻风杆菌引起的麻风尚有待研究，但其中必有若干真正的麻风当属无疑。故此卷之案例，可成为考察古代治疗麻风疗效之宝贵资料。

《内外杂症要方》二卷，乃作者经过"博考群书，身亲屡试"者，选出三百余条，虽不汲于治疗麻风，然亦可资临床参考。

该书仅有孤本存世，藏日本国立公文书馆内阁文库，近年复制回归、影印出版，收入《中医孤本大全》《海外中医珍善本古籍丛刊》等丛书。《疠疡全书》的浮现及其学术价值，将部分改写麻风史，今将其与薛己撰《疠疡机要》、沈之问撰《解围元薮》及清萧晓亭撰《疯门全书》并称为古代四大麻风专著。

十一、《医宗金鉴·外科心法要诀》论麻风

吴谦（1689—1748），字六吉，安徽歙县人，宫廷御医，乾隆时为太医院院判。《医宗金鉴》（1742）是乾隆御制钦定的一部综合性医书，全书90卷，是清代中医的教科书。

《医宗金鉴·外科心法要诀》"大麻风"口诀云："麻风总属毒疠成，其因有三五损风，五死证见真恶候，初病能守或可生。"其因有三："一因风土所生，中国少有此证，惟烟瘴地面多有之；一因传染，或遇生麻风之人，或父母、夫妻、家人递相传染，或在外不谨，或粪坑、房屋、床铺、衣被不洁；一因自不调摄，洗浴乘凉，希图快意，或露卧当风，睡眠湿地，毒风袭入血脉。"

对其症候曰："形有五损：肺受病，先落眉毛；肝受病，面起紫疱；肾受病，脚底先穿；脾受病，遍身如癣；心受病，先损其目，此为险证。又有五死：证如麻木不仁者，为皮死；割切不痛者，为肉死；溃烂无脓者，为血死；手足脱落者，为筋死；鼻梁崩塌，眼弦断裂，唇翻声哑者，为骨死。若五死见一，即为败恶不治之候也。"

又附"大麻风图"："大麻风发在遍身麻木，次生白屑皮兼起红斑，须眉脱落。"

十二、《疡医大全》论麻风

顾世澄，又名澄，字练江，安徽芜湖人，三世业医，精于外科，为清代乾隆时期名医。历时三十年，广收博采，加以祖传验方，分门别类，于乾隆二十五年（1760）编成《疡医大全》四十卷。

《疡医大全》卷二十八诸风部"大麻疯门主论"将前人论大风的病因及症状归纳为"三因五死"，曰："古人谓大风疾三因五死。三因者：一曰风毒，二曰湿毒，三曰传染。五死者：一曰皮死，麻木不仁；二曰脉死，血溃成脓；三曰肉死，割切不痛；四曰筋死，手足缓纵；五曰骨死，鼻梁崩塌；与夫眉落眼盲，唇翻声噎，皆为难治。"

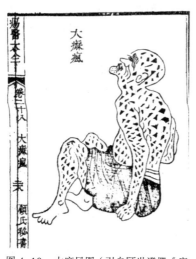

图4-10　大麻风图（引自顾世澄撰《疡医大全》）

又曰："然麻疯之始由，各有不同，有壮年而发者，有十四五岁而发者，有四五岁而发者，所感有殊。"并指出壮年发病是因为"不能节欲，致丧肾元"所致，而十四五岁和四五岁发病，则是"先天不足，气血俱亏，肤腠虚疏"引起的。

此外，该书记录了二十六种疯证歌诀及十四种癫证歌诀。"大麻疯门主方"记录了数十首内服外用治疗验方。该书"乌白癫门主论""沈紫亮十四种癫证歌诀""辨六经癫形"均论治麻风。

"沈紫亮十四种癫证歌诀"谓："心经火癫蟋蟀连，肝经木癫风厉偏，脾经上狗癫并属，肺经金癫面白兼，肾经水癫两乌共，胃经酒麻癫总言。""辨六经癫形"云："疯与癫大同小异，但癫轻而疯重，治癫之法，可于疯证门中诸方酌用。"

十三、萧晓亭及其《疯门全书》

萧晓亭（？—1801），江西卢陵人。其父醒初，通诸子百家，亦精于医。晓亭幼承庭训，酷爱岐黄之术。其于嘉庆元年（1796）撰成《疠疾辑要》《疠疾备要》各一卷，贫而未印，后经袁春台等编校，命书名为《麻疯全书》，于道光十六年（1836）付梓，但此版本迄今未见，道光二十三年后（1843）多次刊行流行版本，名为《疯门全书》。

该书分"述古八则""麻疯二十一论""麻疯三十六种辨症图说"、"五不治（轻亦可治）""五主治""内治九法""外治六法""疯门总论""疯门总药""正治诸方""变治诸方""攻下诸方""外治诸方""点痣法""瘰烂法""雷火针法""千金方"等章节，详细论述麻风的各种症状及治法。

《疯门全书·序三》描写了麻风患者的可怜处境，曰："以故患是疾者，戚里恶闻，骨肉远避，痛苦之余，求死不能，求生不得，甚至有投水悬梁，自戕其命，而衔冤地下者，则疠疯之惨酷，比之瘟疫，殆尤甚矣。"

作者并完全不认同麻风是"报应""厄运"之说，曰："或目为正报，或诿为劫运，余窃非之。夫病各有因，外而六淫，因乎天也；内而七情，因乎人也。"

作者提到本病南方多北方少的特点，曰"疠疯则地气所主，而天与人从此应之，大抵染是疾者，惟东南最盛，大河以北未有也。"

该书明确指出麻风是一种传染病：曰"若非他病只伤一人，疠实传染常见，或伤邻友，或伤一家。"发现虽同为一家人，有的被传染，有的则未被传染以及男多于女的特点，云："父精母血，交媾成形，而所生男女，或染或否，何也？病在内者无不传，病在外者间有不传；未病而先生子，能禁忌者不传；至云疯病无及子女者，则非也。精血交媾，夫妻岂有不传？男传女者少，女传男者多，何则？女人因月水下而能泄其毒，故疯病者少。"

《疯门全书》所列 36 种疯病虽并非都是麻风，但其中有关麻风的内容最多、最详尽。作者善用大风子，将"风子肉"列为"疯门总药"之首。

十四、其他有关论麻风医籍

明清时期关于麻风的专著，还有明王肯堂《证治准绳》、喻嘉言《医门法律》，清侯敬庵、郑凤山《疯门辨症》、罗豹成《疠疯秘方》等书均论及麻风，此处不再一一列之。

管窥古代医籍，可见中国不同历史时期对麻风认识之一斑。自《黄帝内经》至清代的

《疯门全书》，可知历代医家历经沧桑的传承和发展。限于当时的科学技术水平，其治疗固非理想，然从远古的乞求神灵消灾弭祸到积极求医寻药进行治疗，至少减轻了许多患者的身心之苦。（详见表4-2典籍中记载的麻风诸病名与作者①）

表4-2　典籍中记载的麻风诸病名与作者 ①

典籍名	年份	朝代与作者	病　　名
公元前			
甲骨文	约1300	－	蔍，鳳（风）
金文、竹简、帛书	约1000	－	厉，疠，疠
左传	约722	周·左丘明	悉
五十二病方	约500	－	螟病
论语	约479	孔子弟子	斯疾
战国策	约453	刘向整理	厉，恶疾
黄帝内经	约400	－	大风，厉，厉风
灵枢经	约400	－	厉风
庄子	约286	周·庄周	厉，大风，癞，厉风
睡虎地秦墓竹简	约210	秦·喜	疠
史记	91	汉·司马迁	厉
公元			
神农本草经	约1	－	癞疾，大风，恶疾，大风癞疾
汉武威医药简牍	约100	－	大风
金匮要略	196	汉·张仲景	恶疾大风
肘后救卒方	341	晋·葛　洪	癞病，癞，白癞，恶风疾
诸病源候论	610	隋·巢元方	恶风，大风病，癞，癞病，癞风，木癞，火癞，金癞，土癞，水癞，蟋蟀癞，面癞，雨癞，麻癞，风癞，蚼癞，酒癞，白癞，黑癞
备急千金要方 孙真人千金方	652	唐·孙思邈	大风恶疾，恶疾大风，大风，恶疾，蔍病

---

①　此表依据以下图书摘编而成，从中可看到麻风名词的嬗变。古代厉、疠、疠、麻风、癫疯等病名不同历史时期各有不同，抄录《诸病源候论》《外台秘要》《太平圣惠方》《永类钤方》《十便良方》中医古籍出版社2005年日本手抄影印本病名原字，抄录《解围元薮》《疯门全书》《医宗金鉴·外科心法要诀》《疡医大全》繁体字书病名原字，以示区别，因历史久远，几经变化，可能原字有误，待发现古籍后订正。

王瑞祥《永乐大典医学辑本》（1）北京：中医古籍出版社，2009年，第443-483页，该卷总结永乐朝以前有关麻风文献，从中摘其病名。

此表所涉及麻风图书的作者与麻风名词：海德深：中国麻风史，《麻疯季刊》，1936年，第27-28页；俞慎初：《中国麻风学》，上海复兴中医社，1944年，第2-8页；李经纬，林昭庚《中国医学通史（古代卷）》，北京：人民卫生出版社，2000年。梁其姿：《麻风：一种疾病的社会史》，朱慧颖译，北京：商务印书馆，2013年，第59-61页。

典籍名	年份	朝代与作者	病　　名
			公元
千金翼方	682	唐·孙思邈	大风，癞，癞病，癞风，虫癞，疥癞，金癞，木癞，水癞，火癞，土癞，酒癞，面癞
食疗本草	704	唐·孟诜	大风，癞，恶疾
外台秘要	752	唐·王焘	恶疾，大风，乌癞，白癞，癞风，木癞，火癞，金癞，土癞，水癞，蟋蟀癞，面癞，风癞，蜎癞，疥癞，酒癞，
太平圣惠方	978	宋·王怀隐	麻风，大风，大风恶疾，大风疾，大风癞，癞，木癞，火癞，金癞，土癞，水癞，蟋蟀癞，面癞，雨癞，麻癞，风癞，蜎癞，酒癞，乌癞，白癞风，白癞大风
圣济总录	1118	宋·宋徽宗	大风癞，大风疾，癞，癞病，乌癞，大风癞疾，大风恶疾，大风癞病，大风癞疾，恶风癞病，厉
苏沈良方	1118	宋·苏轼 宋·沈括	大风
扁鹊心书	1131	宋·窦材	疠风
卫生宝鉴	1143	宋·罗谦甫	疠风，癞疾，大风疾
三因极一病症方论	1174	宋·陈无择	大风恶癞，大风恶疾，大风，白癞
急救仙方	北宋	宋·赵素	大风，恶疾
杨倓家传方	1175	宋·杨倓	大风疾，大风
卫生家宝	1184	宋·朱瑞章	大风，风癞
百一选方	1196	宋·王璆	大风
普济本事方	1132	宋·许叔微	疠风，大风
十便良方	1195	宋·郭坦	恶疾大风，大风，
温隐居海上仙方	1216	宋·温大明	大风，癞风
杨仁斋直指方	–	宋·杨士瀛	大风，疠风，癞，恶疾，风癞
东垣试效方	1226	金·罗天益	疠风
儒门事亲	1228	金·张子和	癞，癞疾
御院药方	–	元·许国祯	大风，大癞病
卫生宝鉴	1281	元·罗天益	疠风，疠疾，大风，癞，疠
医垒元戎	1291	元·王好古	疠，寒热癞，大风，风癞，大风癞疾，大风疾
济生拔粹	1315	元·杜思敬	疠风，癞，大风疾，大风疠疾
永类铃方	1331	元·李仲南	大风恶疾，恶风，疠风，癞，大风
医世得效方	1345	元·危亦林	疠风，大风恶疾，癞
仙传外科秘方	1382	元·赵宜真	大风
烟霞圣效方	1408	元·韩义和	婆罗风疾，癞病
张洁古家珍	1408	金·李杲	疠风
丹溪心法	1481	朱丹溪及弟子	大风，疠风，瘤疯

续表

典籍名	年份	朝代与作者	病　　名
			公元
证治要决	1443	明·戴思恭	癞疯
疠疡机要	1529	明·薛　己	疠疡，疠风，癞病，疠风恶疮，疠风
解围元薮	1550	明·沈之问	疠疡，疠风，癞风，风癞，大麻风，蛇皮风，脱跟风，鱼鳞风，邪魅风，血风，鹅掌风，鼓槌风，血痹风，糙糕风，痛风，颠风，头风，半肢风，软瘫风，紫云风，干风，刺风，痒风，白癞风，载蚝风，历即风，壁泥风，疹风，哑风，冷麻风，漏蹄风，瘕蟆风，核桃风，水风，热风，雁来风，疙瘩风，鸡爪风，蝼蝈风，舜曳风，虫风，癞症，火癞，蟋蟀癞，木癞，风癞，土癞，旬癞，金癞，面癞，白癞，水癞，雨癞，乌癞，酒癞，麻癞
医学入门	1575	明·李　挺	天刑，癞疯
本草纲目	1578	明·李时珍	风癞，大麻疯，疠，疠风，大风，大风疠疾，大风疾，大风疮，大风病，大风白癞，大风虫疮，大风癞疮，大风癞疾，大风疠疾，大风热疾，大风恶疮，大风恶疾，大风恶癞，大风癣疮，大风疮疾，癞，癞疮，癞风虫疮，风疠，风癞癣，乌癞虫疮，乌癞风疮，白癞风疮，恶疮癞疾，恶疮癣癞
济世全书	1600	明·龚廷贤	大癞病
外科启玄	1604	明·申斗垣	大癞病，癞风疮
证治准绳	1608	明·王肯堂	癞疯，大癞疯，乌癞，白癞
外科正宗	1617	明·陈实功	大麻疯，癞疯
景岳全书	1629	明·张介宾	麻疯，大癞疯
明医诸风疠疡全书指掌	1675	清·释传杰	麻风，大麻疯，大疯
医宗金鉴	1742	清·吴　谦 清·刘裕铎	大麻疯，癞疯，疠，疠风，疠风疮，大风疮，大风疾，乌癞，白癞
疡医大全	1760	清·顾世澄	大癞疯，大风，疠风，蛇皮疯，脱根疯，鱼鳞疯，邪昧疯，血疯，鹅掌疯，鼓槌疯，痛疯，癞疯，半肢疯，软瘫疯，紫云疯，干疯，刺疯，痒疯，白癞疯，载毛疯，历节疯，壁泥疯，疹疯，痖疯，冷疯，漏蹄疯，蛤蟆疯，核桃疯，热疯，水疯，雁来疯，疙瘩疯，鸡爪疯，蝼蝈疯，舜疯，虫疯，癞，乌癞，白癞，金癞，木癞，土癞，金癞，水癞，酒癞
疯门全书	1796	清·萧晓亭	癞疯，恶疾，疠疯，癞疾，大癞疯，暑湿疯，紫瘰疯，白瘰疯，紫癜疯，白癜疯，隐疯内发，干疯，猪头疯，拔发疯，侵热疯，侵寒疯，癞癣疯，癞皮疯，牛皮疯，蛇皮疯，鸡爪疯，面游疯，金钱疯，银钱疯，胎毒疯，淫毒疯，肺毒疯，心毒疯，肝毒疯，脾毒疯，肾毒疯，血热疯，疹毒疯，痕毒疯，软脚疯，破伤疯，暗疯疯，流毒疯，感疠癞
疡科心得集	1805	清·高秉钧	癞疯，疠疯，癞疯

第五章　少数民族医学之藏医学对麻风的认识与贡献

我国少数民族医学，如藏医、蒙医、维吾尔医、苗医、傣医等民族医学和中医学一样，源远流长数千年，有着厚重的文化传承，为我国各族人民的防病治病发挥着巨大的作用，被广大各族人民普遍认同和接受。各民族医学各有特色，互相学习，取长补短，与中医一道为各族人民的健康发挥着不可替代的作用。

在与麻风病魔博弈的数千年中，亦可从各民族医学对麻风的认识、诊断、治疗、预防等方面之诸多文献记载中窥见一斑。在麻风防治方面亦各有独到见解和许多成功的经验，显现出深厚的民族特色和地域特点。下面以藏医学对麻风的认识与贡献为例，做以论述以备考察。

藏医学，是我国医学的一部分，是民族医学宝库中一颗璀璨的明珠，是世世代代生活在雪域高原上的藏族人民，治疗各种疾病的经验医学积累和总结。从以沸水消积、热酥油止血、青稞酒渣敷伤起，藏医学发展已有三千多年历史，典籍浩瀚，成为仅次于汉医学的第二大民族医药。同样，对于麻风的认识与治疗，藏医学也有自己的经验与特色。

第一节　藏医学的形成与发展

据史料记载，公元前 400 多年，藏王聂赤赞布（གཉའ་ཁྲི་བཙན་པོ་）时，就有"有毒就有药、以毒攻毒"的医学理论。7 世纪中叶，专门论述麻风的文章陆续出现。763 年，玉妥·宁玛云丹贡布撰成《四部医典》（རྒྱུད་བཞི་），对麻风的病因病机、辨证用药详细论述，是对藏王赤松德赞以前的藏医学对麻风理论和临床实践的系统总结。该书是后世藏医辨证论治麻风的基础，也是藏医麻风学形成的标志。

11 世纪，玉妥·萨玛云丹贡布继承、完善了先祖的《四部医典》（རྒྱུད་བཞི་），撰写了《十八分支》（ཆ་ལག་བཅོ་བརྒྱད་）；14 世纪，出现因南北地区气候不同，采用不同治疗方法而形成的以强巴派和苏卡派（བྱང་ལུགས་དང་ཟུར་ལུགས་）为代表的各类学派，出现了《八支集要如意宝》（ཡན་ལག་བརྒྱད་པའི་སྙིང་པོ་བསྡུས་པ་ཡིད་བཞིན་ནོར་བུ་）、《秘诀千万舍利》（མན་ངག་བྱེ་བ་རིང་བསྲེལ་）等医籍；16 世纪，第司·桑杰嘉措撰写了《蓝琉璃》（བེ་སྔོན་）、《秘诀补遗》（མན་ངག་ལྷན་ཐབས་）等；17 世纪中叶，嘎玛·俄勒丹增编成《医学利乐宝库》（གསོ་བའི་དེ་ནོར་བའི་བང་མཛོད་）；18 世纪，帝玛·丹增彭措著

《晶珠本草》（ཤེལ་གོང་ཤེལ་ཕྲེང་），被誉为藏药学中的《本草纲目》。以上著作成为历代藏医研习的基本教材和必修课本。

第二节　藏医麻风病因的探索

藏医称麻风为"灾病（མཛེ་ནད）"，古称"龙魔症（ཀླུ་གདོན）"，又称"黑色黄水病（ཆུ་སེར་ནག་པོའི་ནད）""孜得杂拉（ཚ་ཧེ་དྲ་ལ）"等。①

藏医药学的基础理论核心和体系纲要把隆（又作"龙"，藏医认为"隆"与生命活动密切相关。是人体的一种动力，与中医的"气"的概念相似，译为"风"）、赤巴（藏医认为赤巴是负责人体各内脏机能活动的一种因素。具有火热的性质，与中医的"火"的概念相似，译为"胆"）、培根（བད་ཀན་མཉིས་བད་ཀན）（藏医认为培根与人体津液、黏液等水液物质和机能关系密切。具有水和土的性质。译为"津"，有译作黏液或痰者）称之为三因素（ཉེས་པ་གསུམ）。藏医学以三因的属性和功能来解释人体生理现象、病理变化、治病机理等医学内容，因而在藏医药学中具有非常重要的学术价值和临床指导意义。

"灾病（མཛེ་ནད）"意为疫虫和黄水合并引发的皮肤溃烂病；"龙魔（ཀླུ་གདོན）"为一种毒虫，"龙魔症"即为毒虫所致人体肌肤腐烂的疾病；"黑色黄水病（ཆུ་སེར་ནག་པོའི་ནད）"则是相对而言的，人体固有的黄水因致病因素的不同可分为寒性病和热性病，"白色黄水病"是隆和培根（རླུང་དང་བད་ཀན）为主的寒性病，"黑色黄水病"是血和赤巴（མཁྲིས་པ）为主的热性病，因皮肤变黑瘙痒难忍而得名；孜得杂拉（ཚ་ཧེ་དྲ་ལ）参合印度医学，意为不忍难治。

藏医认为麻风是一种凶恶难忍、残害最烈、顽固不愈之疾，自古引起社会普遍关注。《四部医典》（རྒྱུད་བཞི）中说："见之恶心思之觉恐惧，闻之愁烦自身见自尸，此生亲属大小生别离。"②③

藏医对麻风病因和机理的论述始于《四部医典》。外因是："地煞夭折牧原掘为田，水煞搅乱草甸翻作池，木煞断截石煞连根掀。不洁炉灰屠场与妄为，险处翻搅敌对互调伏。彼时凶龙杜神罗刹纷，触观口汽思绪毒为射，麻风炽燃传播劫数兴。"④意为麻风或因翻地掘石，砍树搅水等破坏自然而滋生浊恶之邪，或因焚烧不洁之物，屠杀牲畜的污血等犯不洁而生毒虫，继而毒虫通过触观口汽而蔓延传播。可见，藏医在公元 7 世纪时已经意识到"邪毒疫虫"是麻风的外因。

《四部医典》又指出内因为："病因身体固有黄水疾，病缘前生恶业当报应。一旦相逢魔类病发生，或因食行之故乱五源，黄水呈黑浑身布满盈。性质肌肤骨节脉血脏，黄水既腐加害人身驱，难忍难医称之为癞病。"藏医认为饮食起居行为不及、过甚、颠倒是麻风的内因。上述内因致机体土、水、火、气、空五源紊乱，尤其因水源和火源偏盛，并与黄水和血胆伴行，遍及全身而发病。

---

① 宇妥·元丹贡布：《四部医典》，李永年译。人民卫生出版社，1983 年，第 295-297 页。

② 第司·桑杰嘉措：《蓝琉璃》，毛继祖、卡洛、毛韶玲译。上海科学技术出版社，2012 年，第 437 页。

③ 广曼·贡曲德勒：《藏医秘诀汇集》（藏文）。民族出版社，2005 年，第 1248 页。

④ 东噶·洛桑赤列编纂：《东噶藏学大辞典》（藏文）。中国藏学出版社，2002 年，第 1572 页。

《八支》（ཡན་ལག་བརྒྱད་པ）中说："饮食起居皆颠倒，尤其生活不卫生，辱骂圣者又杀生，抢掠别人财和物，现世前世作恶业，一旦异熟而发病；直接散布脉管中，肌肤黄水和血液，皆是容易受其害，其后外露而发病，肤色光艳后不美，不仅如此成麻风；外露之期过去后，全身上下不舒服，病伤七精遍体内，致使一切皆腐烂，汗等皆流脓水，微小之虫遍体生，毛发皮肤和韧带，筋腱大脉和骨骼，憔悴无华被腐蚀。"该书亦强调麻风属内、外合因致病。

第三节 藏医麻风分类与症状的认知

藏医对麻风的分类有36种，以部位和类型分，各18种。

以患病部位分为：外皮、真皮、精气、色泽、气力、肌肉、脂肪、韧带、脉管、血液、黄水、骨骼、关节、软骨、大脑、骨髓、精液、五脏等。这些部位是疫虫（སྲིན་ན་བརྒྱད）容易侵犯和生存的部位，其中以皮肤、黏膜、韧带、肌肉、血管等尤为常见。

以患病类型分为：额突状（隆所致）；圆球状、牛皮癣状（培根所致）；大莲花状（邬昙波罗）（赤巴所致）；山鹿舌（隆、赤巴二合所致）；单一皮癫、细疹状、白斑状、疖疮状、扩散状、皲裂状（培根、隆二合所致）；黄水疮状、多口状、白莲状、痘疮状、疥癣状、皮溃状（培根、赤巴二合所致）、桃儿七状（隆、赤巴、培根三因聚合所致）等。

藏医对麻风的诸多症情，一一罗列，生动描述疮疡之痛痒、形状、颜色等。

第四节 藏医麻风诊断与辨别

藏医认为麻风的性质是：外在肌肤，中在骨节脉血，内在脏腑，皆因全身黄水腐烂而难治。因此在临床上有个由外而内循序渐进的发病过程，所以诊断麻风，需要仔细体察、语察、意察、面察、目察、药察后才能确诊。这在《四部医典》中均有详尽记载。[①]

麻风的辨别诊断（འབྱུལ་སོ་བསལ་བ）：由于麻风的皮损易于和其他皮肤病相混淆，早期易被误诊，因此诊断时必须掌握麻风患者容颜失泽，皮肤有时绽裂、有时粗糙，有时发热有时冰寒，发痒难忍不时搔痒，发眉脱落，鼻梁陷塌，胃肝疼痛，声哑鼻塞，眼呈三角形突出变红，器官骨髓皆不舒，大多印堂、额骨、眉间出现灰白、紫、红等色等花斑；最后，病灶上痈疮突起溃烂，溃烂后四肢和分支指（趾）断落等体征特点。[②]

《四部医典》指出："此病从下偷偷侵入体，不显错乱多故慎为诊。内外隐密三象作依据，腿肚脉与风魔勿混淆，肌腋虫腋深腋勿混淆，肉泡小腿肚泡深部泡，死肉皮表死骨莫混淆，口眼外斜干湿莫混淆，病与体质病魔莫混淆。嬉戏欲望因果与仇杀，此等莫使漏网细心察。"[③]通常需与麻风进行辨别诊断的有银屑病、神经性皮炎、黄水疮、黑色赤巴恰亚病（མཁྲིས་པ་ཀུ་ཡ་ནག་པོ）、汗斑、体癣、红斑狼疮、白癜风、梅毒、面神经麻痹等。

① 玉多·云登贡布：《四部医典》（藏文）。西藏民族出版社，1982年。
② 土旦次仁：《中国医学百科全书·藏医学》。上海：上海科技出版社，1999年，第170页。
③ 嘎玛·俄勒丹增：《医学利乐宝库》（藏文）。民族出版社，2004年。

第五节 藏医麻风的治疗与方剂

《四部医典》收集了多种麻风治疗方法，篇中先论综治之法，后述分治之方，认为麻风治疗需要从饮食、起居、药物、外治（ཟས་སྤྱོད་སྨན་དཔྱད）等方面综合调治。麻风为慢性痼疾，须长期疗养，才能收功，所以除药物治疗外，还有赖于平时的调护，饮食宜清淡有营养。甜食生虫，腐烂变质之食不消化，酸食生黄水，盐生血，忌食鱼肉、猪肉和荞麦粉等发物及烟酒酸辣等刺激性食物。逾年的干燥粮食可与新鲜肉类、干肉混煮成面粥进食，饮用温茶、凉开水等。起居行为方面，禁忌房事、剧烈劳动、白昼睡眠、行止不净、阴影、凶险之地，精神务必安静，不可烦躁忧郁。

药物分汤剂、散剂、丸剂、糊剂、药酥油剂五类剂型。

治疗麻风，腹泻和脉泻（ལྟོ་སྦྱོང་དང་རྩ་སྦྱོང）疗法必不可少，该疗法适用于陈旧性疫疠、痞瘤、体腔内疮、痘疹等。腹泻疗法（ལྟོ་སྦྱོང）为：牛溲中加入白狼毒、大黄、诃子、毛诃子、余甘子、杂毛蓝钟花等煎熬后，调入乳香、决明子、黄葵子、穆库尔没药、酸藤果等，配制的腹泻药要长期服用。或内服腹硬泻药方，以三果（诃子、毛诃子、余甘子）、五热药（干姜、荜茇、胡椒、铁线莲、绢毛毛茛）、白狼毒、巴豆、腊肠果、悬钩木、兔耳草、藏菖蒲、甘青乌头、鼠曲草等，上述诸药各 6 g，漆树干脂 24 g，共同研成糊状，在酥油中煎煮，此方称腹硬泻药方。脉泻（རྩ་སྦྱོང）药以穆库尔没药、麝香、黑沉香、黄水三药（乳香、黄葵子、草决明）为基础方。对入犯肺和心、肝、脾、肾、肉、骨、脉等处的疾病，再在上述方中加入相应药物引导疏散，服药、催泻、压逆和除根等需按脉泻的要求严格执行，坚持服药一年，可致病不复发，病根净除。

治疗麻风应内服、外治兼施，有皮肤疮疡、肌肤麻木等症者，除用内治法驱湿杀虫，活血化瘀，祛邪通络，补养气血外，必须结合外治，收效才会较快。外治法在《蓝琉璃》中有较详尽的记载。①

第六节 藏医麻风的传染与预防

藏医学认为，如果发现有人得了麻风，就应该注意预防，把患者送到远离尘世的深山供养，与世隔绝，使麻风患者得到栖身之处，在客观上起到了限制传染的作用。据史料记载，第三十代吐蕃藏王仲年德如（འབྲོང་གཉན་ལྡེ་རུ）患龙魔症后，为避免传染家人，在雅砻祥达修建墓地，在墓穴中度过余生。②

藏医认为麻风是具有传染性的烈性疫病，把麻风的外因归于毒虫或疫虫的侵入。强调麻风患者禁绝房事，提出节制房事在麻风调养过程中的重要意义。藏医预防麻风，要求从饮食、

---

① 宇妥・萨玛元丹贡布：《十八分支》（藏文）。民族出版社，2005 年。

② 强巴南杰智华：《八支集要如意宝》（藏文）。民族出版社，2004 年。

起居、节欲、嗜好、情志及避忌等方面，做到保养有度，方可内养元气，外固精卫。同时指出患者不能单纯依赖药物，需融养生、方药、外治于一身。提倡常人与患者避免接触，不可同用饮食、共用床具与餐具、同住一屋、共用衣衫，远离粪便等。

综观藏医麻风学科，其对麻风的病因病机、治疗方法、处方用药、早诊早治、及时隔离、综合调养的理念，具有一定的民族特色和参考价值。

第六章　中国古代对麻风学科发展的贡献

古代中国，人们对于麻风的认识源远流长。在古医籍中，有关麻风的病名、病因病机、治疗方药、饮食调摄以及典型医案，屡见不鲜。在历史长河中，历代医家为减轻麻风患者的身心疾苦，做出的努力与探索，对麻风诊疗及其学科的发展，有着积极的意义与贡献。

第一节　古代中外麻风传统认知及经验医学之异同

一、麻风的病名

麻风在不同语言及国家中，有不同名称。古代中国有关的麻风名称见第一章。非汉语病名例如：Set（埃及莎草纸书）、Zaraath（希伯来文《旧约》）、Lepra（希腊）、Leprosy（英、美）、Aussatz（德国）、Ukede（埃及）、Judham（阿拉伯语）、Kushtha（印度梵语）、癞病、业病、例外、傍居（日本）等。所用词往往含有不洁、道德败坏、剥落的斑点、易传染的恶习、腐烂及地狱的苦闷等意思。在古罗马名医 Araetus 著作（150）中，曾称为"真性象皮病"。公元前150年《旧约全书》译为希腊文时，将"Zaraath"译为"Lepra"（意指鳞屑性皮肤病），以后译成英文时为"Leprosy"，则专指麻风，即现在世界卫生组织（WHO）所用之术语。

二、麻风历史记载及传统认知

1. 古代中国麻风的历史记载及传统认知

我国最早的麻风记载，大约可以追溯到三千多年前，《战国策》中关于殷商时箕子"漆身而为（伪）厉，被发而为狂"的故事。《论语》中"伯牛之疾"也被认为与麻风相关。

由于麻风不治而引起的可怕外观，人们对麻风患者普遍存在着恐惧、歧视、排斥甚至仇恨。《云梦秦简·法律答问》条目载患"疠"犯人送"疠所"定杀；《史记·曹相国世家》载平阳侯曹寿"病疠归国"；《礼记》规定"妇有七出"，丈夫抛弃患恶疾的妻子不受限制；《孔子家语》云"女有五不取（娶）"，其一为"世有恶疾者"；葛洪《抱朴子》中，记有"上党赵瞿，病癞历年垂死，其家弃之，送置山穴中"之史实。

宋元明清时代，人们更多地把患麻风与道德不洁联系起来。宋代陈言认为人之患"大风、恶癞"，是因为"嗜欲""极猥""不谨"等"所因而成"，属于身体"不内因"，即精神"污秽"之结果。清代萧晓亭称："染是疾者，夫妻兄弟子女离散，戚友避之，行道叱之，颠连无告至此极矣！"又云："疠疾，谚云正报，又曰现报，原非妄谈。"道光年间陈炯斋《南越游记·疠疡传染》载："是疾能传染，致伤合家，得之者人皆憎恶，见绝于伦类。"光绪年间陈子厚《岭南杂事诗钞·卖疯》称："也是贪欢留果报，迨回头已累儿孙。"广州地区甚有"粤中丐者，惟疯人最恶"之说①。

我国最早的麻风收容场所，可追溯到秦之"疠所"，继之是北齐天宝年间，河南汲郡的"疠人坊"（556—559）。隋唐时，寺院所办悲田院、养病坊、疠人坊等也常收容供养麻风患者。唐代天复二年（902），翁承赞由陕西周至县县令调任秘书郎、左拾遗。他看到社会上因患麻风沦为乞丐者甚多，力谏皇上设立"养疠院"。以后宋元明清各代的疠村、疠坊、普济院、养济院、存恤院、癞子营等，都收容麻风患者。

16世纪开始，麻风高发的闽粤地方政府或乡绅，纷纷于城外偏僻处建立居所，容留麻风患者，给以必要的生活救助，但限制他们的行动。《福建通志》载，闽县养济院中的患者，"月有米，岁有衣，禁其入城"。

入清以后，东南地区省份的麻风收容措施较前更趋完善。其麻风院有以下特点：一是有固定的政府资助或地方人士捐赠；二是将麻风患者隔离分开的做法更加普遍和强硬；三是指定患者为首领或"疯目"，协助管理，主要负责接纳、登记患者，根据官方定额，分发补助，监视其他患者的活动等。乾隆时期《潮州府志》记载，惠来县的"癞民所"按患者病情轻重，将补助分为三等："额一百七十一名，分溃烂、疲癃、残疾三项，溃烂四十一名，人日给银六厘，疲癃六十四名，人日给银五厘，残疾六十六名，人日给银四厘，共银二百九十三两三钱七分，以官租变价支给，又征收官租钱凑给。"②《广东新语》中描述："广州城北旧有发疯园，岁久颓毁，有司者倘复买田筑室，尽收生疯男女以养之。使疯人首领为主卑，毋使一人阑出，则其患渐除，此仁人百世之泽也。"③

2. 国际上麻风的历史记载及传统认知

作为一种古老的传染病，麻风流行于世界五大洲。

据考证，在非洲的埃及，公元前2400年的莎草纸书（Papyrus）中"Set"一词，极可能指的就是麻风；在埃及第四代法老王宫遗址的考古发掘中，出土的陶罐上刻绘有类似瘤形麻风的"狮面"图案，专家分析是对当时麻风的一种描绘，其年代约在公元前1411至前1314年间。

在亚洲的印度，《吠陀经》中（约成书于公元前1500至前800年间）提到的"Kushtha"一词，有学者认为即指麻风，并且出现时间约在公元前1400年。据此，他们认为麻风在印度流行至少已有3000多年的历史。但也有学者提出，印度到了公元前600年才有关于麻风的可靠记载，因为当时的《Sushruta Samhita》一书中很好地记录了麻风的临床与治疗情况。④

在西亚，人们挖掘古巴比伦王国尼尼微城一个亚述巴尼拔皇宫遗址（建于公元前7世纪）时，从出土瓦片上的楔形文字中，看到驱赶麻风患者远离城市的法律条文。成书于公元前1000年至前200年间的《旧约》，也有麻风在西亚和北非感染人们的记录。12世纪，著名的

---

① 屈大均：《广东新语》，卷七。第245—246页。

② 《潮州府志》，卷一五。第17页。

③ 屈大均：《广东新语》，卷七。第245页。

④ 霍华德·马凯尔：《瘟疫的故事：一部瘟疫改变人类命运和历史进程的悲惨史话》，罗尘译。上海社会科学院出版社，2003年。

耶路撒冷国王鲍德温四世更是一名众所周知的麻风患者。

在古代和中世纪的日本，人们对麻风的认识，受汉医学以及汉译佛经的影响较大，这种疾病常被认为是因果报应所致，并有将发病者列入"非人"身份的不成文规定。从奈良时代开始，首都就设有官方的救济机构，如悲田院、施药院等①。战国武将大谷吉继（1559—1600年）是有名的麻风患者之一。他用白色头巾包覆脸面上战场的事迹，以及因感恩石田三成在茶会上，不嫌弃自己而与之成为生死之交的故事广为流传。到了江户时代，亲人们常常会让发病的患者前往灵场朝圣，许多患者由此在这些地方乞讨定居。2012年日本研究人员报道，在江户时代的"戴锅葬"（指土葬时在死者头部像戴安全帽一样罩上钵或铁锅的独特埋葬方法）尸骨中，首次检测出麻风杆菌的DNA，说明"戴锅葬"这种日本古代埋葬方法或与麻风有关。

麻风传入欧洲，部分学者认为是公元前8世纪至公元前5世纪，由希腊人从埃及传入。但也有部分学者认为这一过程始于罗马时代，随着罗马军队的四处征战，麻风才传播到西欧并使之蔓延开来。1980年，专家们通过对在顿巴（Dunbar）意外发掘出的一具童骸进行科学检测发现，该名儿童的骨骼曾遭受麻风杆菌的严重侵蚀，断定其死于麻风，且死亡时间是在公元前2000至前1600年间②。这一发现使英国最早出现麻风的时间，比原来的说法提前了1500年。整个欧洲的麻风高峰期，是在中世纪。14世纪中期起，麻风疫情开始在欧洲中部和西部逐渐消退，以后又渐次在北欧、南欧、东欧等地逐渐消退。到17世纪末，除少数几个地方外，动辄感染麻风的现象在欧洲已很罕见。

据1975年泛美卫生组织的资料记述，美洲土生土长的印第安人，原本没有麻风流行，到了15世纪末和16世纪初，哥伦布发现"新大陆"后不久，才由西班牙人传入南美洲。1543年，哥伦比亚首先发现了麻风患者。此后欧洲殖民者贩卖非洲黑人奴隶至美洲，造成了麻风在美洲的传播和扩大。

大洋洲的澳大利亚和新西兰的麻风，可能是16世纪经由西班牙和葡萄牙人带入，也可能是由中南半岛、印度尼西亚及波利尼西亚的移民传入。此外，也有由中国移民传入的说法③。

就世界范围而言，古代社会由于医疗水平所限，人们无法科学地认知麻风，便更多地求助于宗教，用宗教的逻辑来解释这一现象，认为患麻风的人是"罪人""不洁之人"，患病是受神的惩罚。因此，人们对于麻风患者通常采用驱逐、隔离、迫害的方法。《旧约·列王纪》中就有以色列撒玛利亚城禁止麻风患者在城里生活，只能集中居住在城外山沟里忍饥挨饿的记载④。古波斯时期，麻风患者不许入城，不许与他人交往。患有此病的外国人被强制离境，甚至认为染有此"病"的动物（鸟类）也要被赶走。

中世纪的欧洲，麻风的广泛流行使得各国排斥和迫害患者的行为加剧。麻风患者被严格禁止进入酒店、教堂、磨坊、面包店，不许触摸健康人或与其共餐，不许在溪流中洗澡，不许在羊肠小道行走，甚至死后不能按宗教仪式举行葬礼或被安葬。在欧洲大陆很多地方，重

---

① 董科：近代以前日本麻风病观述论。《史林》，2014年，第73-81页。

② Sam Halstead: Grisly Secret of Leprosy Unearthed, Evening News, Tue 5 Nov 2002, Edinburgh Evening News-Top Stories, http: //edinburghnews. scotsman. com/index. cfm?id=1232372002。

③ 耿贯一：《流行病学》（第二卷）。北京：人民卫生出版社，1998年，第1092页。

④ 《新旧约全书》（简体中文版）。中国基督教协会，1998年，第356-357页。

要的社区都设有用于隔离麻风患者的禁锢所。麻风患者被关进禁锢所里，而且必须身穿具有明显标志的特殊服装，走路时手持木制响板以警示路人远离自己[①]。据马修·帕里斯（Matthew Paris，1197—1259）粗略估计，当时欧洲各地由教会管辖的禁锢所约有19000处，其中法国就有2000余处，英国则在百处以上。除禁锢隔离之外，在瘟疫流行之时，麻风患者会被看成是"瘟疫携带者"而"遭到屠杀"。正是这种限制麻风患者的严苛立法，致使麻风难以传播扩散，流行情况逐渐得到控制，欧洲各地的染病现象日渐减少[②]。

三、麻风的经验医学

（一）古代中国的麻风经验医学

1. 战国前至秦汉时期。我国现存最早的一部比较完整的医学论著《黄帝内经》曰："疠者，有荣气热腑，其气不清，故使其鼻柱坏而色败，皮肤疡溃。风寒客于脉而不去，名曰疠风。"《内经》不仅阐述了"疠"与"大风"的病因病机及其症状，而且介绍了针刺治疗的方法，并讲究饮食禁忌。如《素问·长刺节论》云："病大风，骨节重，须眉堕，名曰大风。刺肌肉为故，汗出百日，刺骨髓，汗出百日，凡二百日，须眉生而止针"。又《灵枢·四时气论》："疠风者数刺其肿上，已刺，以锐针针其处，按出恶气，肿尽乃止。常食方食，勿食他食"。我国现存最早的中药学著作《神农本草经》中，也有黄芪主"大风癞疾"的记载。1972年甘肃武威出土的汉墓医简中，有"恶（病）大风方"，用丹砂、矾石、磁石等矿物药治疗麻风。东汉著名医家张仲景所著《伤寒杂病论》开始使用复方治疗麻风。

2. 晋隋唐宋元时期。晋代葛洪《肘后备急方》中，针对"大风""癞疾"的不同症状，采取多种方法治疗。隋代巢元方《诸病源候论》对"癞疾"的病因病机及症状，论述甚详；又依临床症状之不同，将癞分为"金、木、水、火、土"五型。唐代孙思邈《备急千金要方》恶疾大风第五，《千金翼方》耆婆治恶病第三，附有很多恶疾大风治疗方剂。唐代柳宗元《捕蛇者说》记载当时太医们收集白花蛇治疗大风的情形。宋代陈无择《三因极一病证方论》中则明确提到大风、癞疾"亦有传染者"的问题。金元时代，刘完素、张从正、朱丹溪等医药名家都治疗过麻风。朱丹溪著《本草衍义补遗》中，提倡大风子治疗麻风且同时指出它"能害目"的不良反应。

3. 明清时期。明清两代是中医学发展的鼎盛时期，名家辈出，医著林立。明代沈之问《解围元薮》、薛己《疠疡机要》，清代萧晓亭《疯门全书》、清代僧医释传杰《明医诸风疠疡全书指掌》，堪可称为我国古代"四大麻风学专著"。此外，尚有较多论及麻风者，如：明代李梴《医学入门》强调麻风可因传染并提及"天刑"；李时珍《本草纲目》较强地论及大风子治麻风的效能；陈实功《外科正宗》根据大麻风不同的临床表现，各自制订了疗方；王肯堂《证治准绳》、喻昌《医门法律》对麻风也有论述；陈士铎《石室秘录》创制治麻风之和平方剂；敕修《医宗金鉴》所选治大麻风之内服方剂，后世多有沿用；顾世澄《疡医大全》亦博采治疗麻风之方；清末候敬庵、郑凤山集录编成《疯门辨症》一书，专章列有"麻风三十六

---

① CATHOLIC ENCYCLOPEDIA: Leprosy, The Catholic Encyclopedia, Volume IX, Robert Appleton Company, http://ww.newadvent.org/cathen/09182a.htm.

② 王旭东、孟庆龙：《世界瘟疫史》。北京：中国社会科学出版社，2005年，第6页。

种真假辨症图式",并指出"真者只有十种,其二十六种俱非麻风也"。[①]

(二)国际上的麻风经验医学

在国际上,尽管麻风流行广泛,但人们对于引起麻风的根本原因并不十分清楚。人们认为营养不良、卫生状况差、结核杆病菌感染、酒精中毒、或许还有遗传变异等诸多因素,可能助长了麻风的产生和传播。譬如古埃及公元前16世纪莎草纸书的作者认为,尼罗河水泛滥和人们不洁的饮食,是导致感染麻风的重要原因。也有人认为,远古人类同驯养动物密切接触,可能是感染麻风的根本原因。他们通过对北美野牛的研究指出,麻风来自人们对野牛的长期驯养。

《新约》中记载了耶稣接触麻风患者并将其治愈的事迹;在日本则流传着光明皇后建立"施药院",每年令各地收购草药,致力于预防麻风的传说;在古印度、暹罗等地,人们用草药和大风子治疗麻风已有一千多年的历史。但直至18世纪末,英国方由印度得到了大风子治疗麻风的方法。而此之前,西方社会对于麻风的治疗方法很少,多采用禁锢隔离的办法。

人类社会专用于禁锢麻风患者的隔离史,大约可以追溯到公元前570年以前,《旧约全书·利未记》中,有将麻风疑似患者以7天为周期实施隔离观察的详细记载。[②]公元300年左右,罗马教会为救济患者,建立了名为"拉撒雷特(音译)"的设施,开始收容并救济患者。此后,"拉撒雷特"随着日耳曼民族大迁徙等活动而遍布于欧洲世界。6世纪,拜占庭出现专供麻风患者居住的房屋;7世纪在法国,8世纪在德国、意大利,9—12世纪,在爱尔兰、英格兰、西班牙、苏格兰、荷兰等地,都有建立麻风患者隔离寓所的记载。在建立隔离寓所的同时,欧洲国家也通过颁布禁止麻风患者结婚、强行隔离、拘押等法令手段,来阻止麻风的传播。[③]

西方史学家多数认为麻风患者最初被隔离之原因是宗教性的,因为麻风代表了最深重的"罪孽",从而为社会恐惧而不容。大多西方传教士和医师们都认为,麻风在欧洲大陆的消逝,应该归功于中世纪黑暗时代开始普遍建立的麻风隔离院所致。

13世纪后,欧洲出现由市政管理的医院。挪威卑尔根在1400—1410年建立圣约尔根麻风病院,1702年挪威基督教会予以重建。但牛森(Danielssen)和汉森等著名医学家,曾在该院工作并先后担任院长。1839年以后,该院成为挪威制定麻风防治对策的本部,也是当时欧洲麻风科学研究的中心。

第二节　古代中医药学对麻风学科的发展

自《五十二病方》到清代的《疯门全书》,中国历代医家历经不断传承和发展,对麻风的认识日趋系统和科学。概而言之,从病因、病机到症状、分类、预防、治疗,都形成了独特的医学体系。

---

① 岳美中:关于祖国医学麻风史事及其著作的叙述。《上海中医药杂志》,1956年,第40-43页。
② 《旧约》第104-1057页。
③ 王旭东、孟庆龙:《世界瘟疫史》。北京:中国社会科学出版社,2005年。

一、病因病机

（一）风说

古人常将麻风列入风类，认为系风所致，又常与寒、湿合而致病。《内经》云："风气与太阳俱入，客于脉俞，散于分肉之间，与卫气相干"或"风寒客于脉而不去，名曰疠风。"《诸病源候论》谓麻风"皆从风湿冷得之"，"八方之风皆能为邪，邪客于经络，久而不去，与血气相干，则使荣卫不和，淫邪散溢，故面色败，皮肤伤，鼻柱坏，须眉落"，又谓"虚风因湿，和而生虫，便即为患"。

（二）虫说

《诸病源候论》云："凡风病不出五种，是五风所摄，所谓五风即五种虫，能害于人，黑风生黑虫，黄风生黄虫，赤风生赤虫，白风生白虫"，又曰"所食秽杂肉虫生，日久冷热至甚，暴虫遂多，食人五脏骨髓，及于皮肉筋节，久久皆令坏散，名曰癞风。"《医学心悟》云："湿热在内，而风鼓之，则肌肉生虫，白眉重叠，搔痒顽麻，甚则眉毛脱落，鼻柱崩坏，事不可为矣。"《医宗金鉴》云："风毒入里，化生为虫，虫蚀五脏，则形有五损。"公元 7 世纪，藏医学在《四部医典》中也指出麻风为"邪毒疫虫"所致。

（三）风土说

《医宗金鉴》谓："风土所生，中国少有，此症唯烟瘴地面多有之。"《解围元薮》曰："病有三因：一因风土所生，二因传染，三因自不调摄。"《疠疡机要》云："或登山涉水，外邪所乘，卫气相搏，湿热相火，血随火化而致，故淮扬岭南闽间多患之。"《疯门全书》"麻疯二十一论"称："或言传染，或言风水，虽非无因，然未必皆此之故也，盖东南地卑近水之处，此疾尤甚，天气较炎，地气卑湿，湿热相搏，乘人之虚，入于营卫。"

（四）摄生饮食说

《养生禁忌》曰："醉酒露卧，不幸生癞"，"鱼无鳃不可食，食之令人五月发癞。"《中藏经》云："聋声疮癞者自五味饮食冒犯禁忌而得之。"《医宗金鉴》谓："自不调摄，洗澡乘凉，希图快意，或露卧当风，睡眠湿地，毒风袭入血脉。"《三因方》云："盖此疾多由嗜欲饮食积毒之所致。"《疯门全书》则概而言之曰："房室不节，虚动劳极，汗流遍体，因此积热，风热彻五脏，饮食杂秽，虫生至多，食人五脏骨髓皮肉筋节，久久坏败。"[①]

（五）传染说

《三因方》云："然亦有传染者，又非自致，此皆不谨之故。"《医学入门》谓："一因风毒，或汗出解衣入水，或酒后当风；二因湿毒，或坐卧湿地，或冒雨露；三因传染。"《解围元薮》对麻风传染所言较为透彻，该书"源流传染所袭"云："若父母素患恶疾，必精血有毒，交感于胚胎，传至于儿女，皆有恶虫于脏腑，代相禀受，传染源流。"《疯门全书》认为夫妻间可以传染，谓："精血交媾，夫妻岂有不传。男传女者少，女传男者多，何则，女人因月水下而能泄其毒，故疯病者少。"

（六）不正之气说

吴有性《瘟疫论》将麻风病因归为"杂气"，曰："如大麻风，实非风也，皆杂气为病耳。"释传杰《明医诸风疠疡全书指掌》言"发厉不正之气"，对那些把病因归咎于居处、风水的说

---

① 萧运春：祖国医学对于麻风之认识。《中医杂志》，1956 年，第 170-173 页。

法有所怀疑。曰："麻疯之原，则因八风之外，无论四时，有一种发厉不正之气，卒然而起。"又云："世俗之论，以为亲属骨肉，互相传染，或有之矣。至推咎于居室、坟墓、阴阳之事，吾不得而知之。"

（七）报应（天谴）说

宗教及民间均以为患麻风是前世或今生作恶，受上天报应（天谴）所致（详见第三章第三、第四、第五节）。巢元方、孙思邈等认为金癞是"天所为也，负功德祟"引起，李梴称之为"天刑"，《四部医典》认为是"病缘前生恶业当报应"。

二、症状及分类

关于麻风的临床表现，在《素问》中已有"鼻柱坏而色败，皮肤疡溃""肌肉愤䐜而有疡""其肉有不仁也"以及"病大风，骨节重，须眉堕"的描述；1975年出土的竹简《秦律》中也记载有麻风患者的诊断要点。其中内容描述为：眉脱、鼻腔坏、鼻塌、刺鼻无喷嚏、两足畸形、脚底溃疡及声嘶等[1]；葛洪《肘后方》描述麻风的早期症状为："初觉皮肤不仁，淫淫苦痒如虫行，或眼前见物如垂丝，此皆为疾之始。"巢元方《诸病源候论》将麻风的病因在"风论"的基础上赋之以"虫说"，谓："五种风生五种虫，能害于人……若食人肝，眉睫坠落；食人肺，鼻柱崩倒；食人脾，语声变散；食人肾，耳鸣啾啾，或如雷声；食人心，心不受触而死"，并指出此病若久不治，则将"令人顽痹，或汗不流泄，手足酸疼，针灸不痛。"此外，该书还就该病从面目起者和自两脚起者的不同症情一一罗列，对疮疡之痛痒、形状、颜色、起灭等种种变异，均有生动翔实的描述；至《千金要方》则更加细致地甄别症情，谓："初得虽遍体无异，而眉发已落。有遍体已坏，而眉须俨然。有诸处不异好人，而四肢腹背有顽处，重者手足十指已有堕落。"《外科启玄》治大麻风神方谓："专治大风眉毛脱落，手足拳挛，皮肉溃烂，唇翻眼绽，口歪身麻，肉不痛痒，面生红紫。"可见，我国古医学对麻风症状描述详尽、用词精准。

随着对麻风病因病机、临床症状认识的深入，古代医家开始对麻风病症分类。

《诸病源候论》根据病程及病情特征，将麻风分为"恶风须眉堕落候""恶风候""诸癞候""乌癞候"及"白癞候"等。《解围元薮》则将麻风分为"三十六风"与"十四癞"，归之于心肝脾肺肾胃六经论治，条理井然。《疠疡机要》将疠疡划分为"本症""变症""兼症"和"类症"，认为本症"须分经络上下，病势之虚实"，"兼症当审轻重"，"变症当察先后"，"类症当详真伪"。《明医诸风疠疡全书指掌》则将疠疡分成"重症""轻症""类症"三大类，类下再分若干症。《医宗金鉴》将麻风总分为"癞"与"大麻风"两大类，前者又有"乌癞""白癞"之别。《疯门全书》除按病情将麻风划为"三十六风"外，还首创以图示病的形象辩证法，并强调"麻风"与"瘫痪"的鉴别在于"瘫痪"有麻木者少，而"麻风"却断无不麻者。[2]

此外，除根据临床症征诊断麻风，民间医家还相传有一些诊断方法，如：火光映脸法、手掌验痛法，举手验色法，榕树验痒法等。这些方法是否可靠，尚不能得到证实。就麻风诊

---

① 中华书局编辑部：《云梦秦简研究》。北京：中华书局，1981年，第171-175页。

② 陈道瑾：古来对麻风病的认识和研究。《江苏中医》，1996年，17卷，第43-46页。

断而言，西医的特长是辨病，中医的特长则在于辨证，即：不仅判定其疾病的性质，而且辨明患者机体生理病理活动的趋势，通过辨证施治，使机体恢复平衡，达到消除疾病，恢复健康目的。

三、治疗及预防

古代医家对于麻风的治疗，一为针灸，二为药物。预防则重隔离和养生。

（一）治疗

1. 针灸

《灵枢·四时气论》载："疠风者数刺其肿上，已刺，以锐针针其处，按出恶气，肿尽乃止"。《素问·长刺节论》云"刺肌肉为故，汗出百日，刺骨髓，汗出百日，凡二百日，须眉生而止针"。《外科启玄》载"除大风疾根灸法"："如服药毕，疾已愈，灸之则永远不复发，令出净风毒之气甚妙，于足大拇指筋骨缝间，以手指节约半寸长处艾灸三壮效"。

2. 药物

《山海经》载肥遗、珠鳖、器酸可以"食之已疠"，薰草"佩之可以已疠"。《神农本草经》载"黄芪主大风癞疾，天雄、巴戟天、姑活，主大风，枳实，主大风在皮肤中如麻豆苦痒，梅实，主恶疾"。《武威汉代医简》"恶（病）大风方"中，用丹砂、矾石、磁石等药。张仲景则用侯氏黑散治疗麻风，开复方治麻风之先河。

后世诸医家，则方更多，法更全。孙思邈《千金方》中，详细记载了麻风的诊断、治疗、典型病案等。《太平圣惠方》载方25首，剂型已有散剂、丸剂、酒剂、粥剂及膏剂，用法包括内服、汤洗、浸浴、粉身及涂抹等。金元时期，刘完素、张洁古、张子和、朱丹溪等名家无不论治过麻风。朱氏倡"疠疡须分在上在下"，曰"夫在上者，以醉仙散取涎血于齿缝中出；在下者，以通天散取恶物，陈虫于谷道中出"。朱氏此论，多为后世治风医家所引录。

明清时期，对麻风的治法遍及内治、外治、针法、灸法、烧法、蒸法、熏洗法、淋浴法、涂抹法、熨法等；剂型包括丸剂、散剂、膏剂、丹剂、饮剂、油剂、饭剂、水剂、浆剂、酒剂、粉剂等。沈之问《解围元薮》首倡麻风六经辨证论治麻风，录方249首，肯定大风子可治疗麻风，并破除了久服大风子必将导致双目失明的讹传；薛己《疠疡机要》重视八纲辨证，主张补益脾肾，收方112首；《明医诸风疠疡全书指掌》采用针刺与内服药物相结合的办法，用针刺以去其毒血，施汤散以导其邪风。萧晓亭《疯门全书》认为本病治则："总以凉血和血为主，驱风驱湿为佐，审元气之虚实，按六经以分治，斯治疠之要道也。"列方175首，把大风子肉列为疯门总药之首。

古汉医学以矿物类药治疗麻风的方剂，在《武威汉代医简》恶（病）大风方中最早记载。葛洪始用松脂、蛇类药；以苦参为主药配制内服，近、现代仍有延用；此外，以大风子内服、外用治疗麻风，在我国已有近千年历史（详见本章第三节）。

历代医家承传中医理论，在辨证论治、选方用药方面，积累了丰富的经验。现代麻风防治工作者，将麻风的中医辨证分型、治则、用药有总结以下简表：

表 6-1　麻风辨证分型总表

型别	表里	病机	虚实	邪正
实证型	病在联络表里之经络	经络受损，出现气滞血瘀	实证为主，虽可实中夹虚，但虚症不显	正盛邪实
虚证型	病在脏腑（里证）	脏腑受损，出现各脏之阴虚、气虚、阳虚等	虚证为主，虽可虚中夹实，但实证不显	正虚邪恋
虚实夹杂型	经络脏腑同病	兼有两者表现	虚证实证都较明显	正虚邪实

表 6-2　中医辨证各型的原则

分型		治疗 扶正		祛邪		活血通络
实证型		少用		多用		多用
虚实型	阴虚内热型	多用	养阴为主	较少用	不用辛温之祛邪药	少用
	气阴两虚型		益气养阴		不用苦寒之祛邪药	较少用
	阴阳两虚型		阴阳气血并补			较多用
虚实夹杂型		攻补并用				多用

表 6-3　中医辨证施治所用各类药物举例

药物种类		药　名
扶正药	养阴药	元参、何首乌、枸杞子等
	益气药	党参、黄芪、黄精等
	壮阳药	菟丝子、仙灵脾等
祛邪药		苦参、苍耳、蟾蜍、葎草、穿心莲、大枫子等
活血络药		白花蛇舌草、水蛭、鸡血藤、红藤、紫丹参、皂刺、伸筋草等

上述三表主要参考实用麻风病学编写组编《实用麻风病学》一书制成。[1]

（二）预防

在预防方面，张仲景堪称首倡麻风早发现、早治疗的医家。《甲乙经·序》称："仲景见侍中王仲宣，时年二十余，谓曰，君有疾，四十当眉落，眉落半年死，合服五石散可免。"沈之问《解围元薮》则提倡，给接触者特别是幼童"未曾发病之先，预常服药"。释传杰《明医诸风疬疡全书指掌》也提出，麻风当"治病宜早""辨症宜详"。

至于隔离，从孔子探视冉伯牛，"自牖执其手"，到葛洪《抱朴子》载上党赵瞿罹癞甚重将死，家人为其备粮送隐山中，以及后世设"疬人坊"等病坊收容麻风患者等，都能起到隔离

---

[1]　实用麻风病学编写组编：《实用麻风病学》。南京：江苏人民出版社，1976年，第281-282页。

患者、阻断传染的作用。

《内经》云："清静则肉腠闭拒，虽有大风苛毒，弗之能害。"《诸病源候论·诸癞候》云："寒热之风交过通彻，流行诸脉，急者即患，缓者稍远。"《解围元薮》："若人气血虚、脾胃弱，则发为病。"均体现了人们对于麻风之为害，与人体抵抗力强弱有关的认识。

在养生调摄方面，则多从戒酒、节欲、饮食禁忌、日常起居等方面而论。如《养生禁忌》云："醉酒露卧，不幸生癞。"又云："鱼无鳃，不可食。食之，令人五月生癞。"孙思邈认为"若能绝其嗜欲，断其所好，非但愈疾，因兹亦可自致神仙。"《千金方》曰："禁房室猪鱼鸡蒜。"又云："差后终身慎房，犯之还发。"《解围元薮》从饮食、饥饱、节欲、情志及避忌天地之六欲着眼，提倡保养有度，内养元神，外固卫气。《景岳全书》认为："治斯疾者速当断戒荤腥盐酱一切厚味，幽隐林泉，屏弃世务，早早救疗，庶几可活。"《明医诸风疠疡全书指掌》卷三专列疯门服药禁忌，简要使用。《疯门全书》言之更详："疯疾传染，事故常有，但回避可也，不共用器，不同饮食，各房各床……大小便不同器，人皆知之，外此患者吸烟，亦宜避之。"又云："发毒之物助毒，生冷之物凝血，凝滞之物固毒，煎炒之物助火，皆宜切戒二三年，若自死禽兽之肉，终生宜戒，母猪肉亦然。"

在麻风预后推测方面，《疯门全书》亦有叙述："病在外而浮者易愈，在内而沉者难痊；气血盛者易治，衰者难治。在外而浮者，麻木不久尚浅，重扭则痛，毒发在外，或癣或红堆，即遍身湿烂，亦可速愈；在内而沉者，痹肉沉内，稍稍缘开面上，手足背腿各处红紫之色，浸入肉内，不但现于皮肤，重扭不疼，针刺不知，治之必须一二年方可新人全愈。"指出：病邪轻浅，气血旺盛者易治，反之难疗。

寻源溯流，中医药家在论治麻风方面，历经了不断深入和完善的过程，逐渐形成了独特的中医麻风学体系。

第三节　大风子在古代中国应用于麻风的历史

大风子为大风子科植物大风子树的成熟种子，产于越南、柬埔寨、泰国、马来西亚、印度尼西亚等东南亚地区以及印度，在我国台湾、海南、云南、广西等地亦有栽培，古代亦称之为海松子、丢子、大枫子。从大风子种子中提炼出来的脂肪油谓之大风子油，常供药用，古代也有蕈油之称。宋代周去非于 1178 写成的地理名著《岭外代答》一书曰："人谓大风油即称蚺蛇膏，非也。"元成宗元贞元年（1295），浙江温州人周达观随使团出使真蜡（今柬埔寨），归国后写成《真腊风土记》，其中对大风子形状有描述，曰："大风子油乃大树之子，状如椰子而圆，中有子数十枚。"

大风子传入中国应始于南宋年间。杨倓（子靖）所辑录《杨氏家藏方》刊于 1178 年，该书所选多属宋以前医方，卷一"诸风"上，"大风疾"附中的"活血散"，称"治大风疾，并诸风浑身顽麻"，该方中除有白花蛇等药物外，尚有"真大风油"；此乃为编者所考之古医籍中"大风子治疗麻风第一方"。[①]　其后，王璆辑录的《是斋百一选方》（1196）方中也载有：以白

---

① 杨倓辑录：《杨氏家藏方》。北京：人民卫生出版社，1988 年，第 22–23 页。

矾、杏仁、大风子油溶成膏，再用轻粉调敷，谓"治一切恶疮、头上疮"之"治癞头疮"方。可见早在 12 世纪前，"大风油"在我国已有用于治疗麻风的记录。

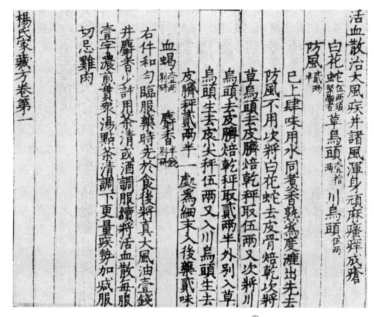

图 6-1　大风子治疗麻风疾 [1]

　　南宋时期我国对外贸易发达，与东南亚诸国都有香药贸易往来。南宋罗濬等人于 1226 至 1228 年间编订的《宝庆四明志》记载，当时从占城（今越南）输入的药物中就有大风油，只是当时使用还不甚普遍。

　　据梁章池、刘青在《岭南白玉蟾寻药治麻风》一文中介绍：南宋著名道士白玉蟾，从往返于沿海港口和东南亚之间的船商那儿获得大风子，然后运到武夷山上，带领弟子们炼制大风子油。并参照孙思邈的治癞方法，综合其他药物，配制成药丸，给建宁疠人坊，福州养济院和广州罗浮山下病村（癞寮）里的患者们服用。经过长期观察和治疗，他不断总结经验，改进方剂和用法，明确指出用大风子油治麻风须经数年服药，方才见效。主张内外兼治，交替用药。内服有煎剂、散剂、丸剂；外用有搽法、洗法、蒸气浴法。《白玉蟾治麻风方》曾流传于闽南民间，后被收录于沈氏的《解围元蔽》之中 [2]。尽管尚未见有切实可信的史料证实该《治麻风方》出自于白玉蟾之手，也可能为后人托其名而为之，但该方在民间确广泛使用。

　　元代朱丹溪《本草衍义补遗》（1347）谓："粗工治大风病，佐以大风油，殊不知此物性热，有燥痰之功而伤血，致有病将愈而先失明者。"明代朱橚等编修的大型医学方书《普济方》（1406）换肌丸载："治诸癞大风疾，苦参三两，大枫油一两。将苦参为细末，入大枫

　　① 曹洪欣主编：《海外回归中医古籍善本集萃》12，《杨氏家藏方》。北京：中医古籍出版社，2005 年，第 104–105 页。

　　② 梁章池、刘青：岭南白玉蟾寻药治麻风。《岭南皮肤性病科杂志》，1994 年，第一卷，第 54–55 页。

油及少酒糊为丸，如梧桐子大，每服五十丸，无时，用温酒送下。仍将苦参煎汤，带热洗之为佳。"

明代沈之问辑《解围元薮》谓："其肉上白膜最能损目，其油最能败血，如生食之，伤人脏腑。其性怕酱，见酱物即消之无用，故服此者必忌酱"，且"制度有法则功胜于诸药，若无传授而道听妄用，非惟无功反生他害。"又云："善长依法制度三年，共食大风子肉七十余斤，其病脱去，绝无他患……想风病损目难归咎於大风子，盖世之不食大风子而瞽者甚多，后人不可泥于纸上之语。"

明代李时珍《本草纲目》谓："大风子，今海南诸国皆有之……大如雷丸子，中有仁白色，久则黄而油，不堪入药"；"凡取大风子油法，用子三斤，去壳及黄油者，研极烂，瓷器盛之，封口，入滚汤中，盖锅密封，勿令透气，文武火煎至黑色如膏，名大风油，可以和药"；"大风油治疮，有杀虫劫毒之功，盖不可多服，用之外涂，其功不可没也"；"主治风癣疥癞，杨梅诸疮，攻毒杀虫"。

清代萧晓亭编撰的《疯门全书》中，将大风子肉列为疯门总药三十三种之首。

随着中西方医药界对大风子研究的深入，及至近代，大风子油制品渐臻完善，一段时间曾作为治疗麻风首选药物，在全球普遍使用，当是后话。

参考文献

［1］司马迁. 史记. 北京：万卷出版公司，2010：137.

［2］刘向. 战国策. 呼和浩特：内蒙古人民出版社，2009：57-58.

［3］黄胜白. 说疠. 医药学，1929：1-6.

［4］程昌明. 论语译注. 太原：山西古籍出版社，1999：57.

［5］南京中医学院医经教研组. 黄帝内经素问译释［M］. 上海：上海科学技术出版社，1959：278-288.

［6］王吉民. 中国麻疯之简史. 麻疯季刊，1930，4（4）：11-18.

［7］卢健民，叶干运. 古今中外话麻风. 1991：78，114.

［8］赵石麟. 医学史志探论. 西安：九州出版社，2002.

［9］杨永道补辑. 附广肘后方. 2009：168-170

［10］孙思邈. 备急千金要方. 北京：人民卫生出版社，1955：427.

［11］巢元方. 诸病源候论. 北京：人民军医出版社，2006：27.

［12］朱震亨. 丹溪心法. 北京：人民卫生出版社，2005：212-215.

［13］沈之问. 解围元薮. 上海：上海科学技术出版社，1959：17-18.

［14］陈实功. 外科正宗. 北京：人民卫生出版社，1956：183-185.

［15］李时珍. 本草纲目. 5 版. 西安：陕西师范大学出版社，2009：121，533.

［16］祁坤. 外科大成. 北京：科技卫生出版社，1958：314-318.

［17］萧晓亭. 疯门全书. 北京：科技卫生出版社，1959：3-20.

［18］中华麻疯救济会. 麻疯季刊，1928，2（1）：25.

［19］尤家骏. 麻风学简编. 济南：山东人民出版社，1957：1-2.

［20］梁章池. 中国古代麻风史事考辨. 皮肤性病防治通讯，1963，2（1）：51-62.

［21］萧运春. 祖国医学对于麻风之认识. 中医杂志，1956：170-171.

［22］王吉民. 中国麻风史中之名人. 中华医学杂志，1946：243-247.

［23］刘牧之．麻风在中国医学及历史上的记载．中华皮肤科杂志，1956：3-4.

［24］邓铁涛．中国防疫史．2009，80-81：181-182.

［25］萧熙．伯牛有疾考．广东中医，1958：25-28.

［26］岳美中．祖国医学对麻风的认识及其治疗．福建中医杂志，1957：158-162.

［27］岳美中．祖国医学对麻风的认识及其治疗并及现代医学对于麻风的认识．新中医药，1957：157-162.

［28］李文忠．现代麻风学．上海：上海科学技术出版社，2006：1-17.

［29］海德深．中国麻风史．麻疯季刊，1932，10（4）：25-51.

［30］曹洪欣．诸病源候论∥海外回归古籍善本集粹．北京：中医古籍出版社，2005：116-124.

［31］曹洪欣．太平圣惠方∥海外回归古籍善本集粹．北京：中医古籍出版社，2005：1631-1661.

［32］窦材．扁鹊心书．北京：中国医药科技出版社，2011：29-30，81.

［33］陈无择．三因极一病证方论．北京：中国医药科技出版社，2011：267-271.

［34］张子和．儒门事亲．北京：人民卫生出版社，2005：161-162.

［35］罗天益．卫生宝鉴．北京：中国医药科技出版社，2011：86-88.

［36］薛己．薛氏医案：疠疡机要．北京：人民卫生出版社，1983：269-329.

［37］马继兴．马王堆古医书考释．长沙：湖南科学技术出版社，1992：398-401，436-439.

［38］梁其姿．麻风：一种疾病的医疗社会史．朱慧颖译．上海：商务印书馆，2013.

［39］盖益民．道家医学．上海：宗教文化出版社，2010.

中编　近代中国麻风学学科的形成

第七章　西学东渐中近代麻风学的身影

　　从 1840 年到 1949 年，是近代中国社会、思想、文化、科技发生巨大变革的时代。鸦片战争后，西方传教士大量进入，西方医学和西方麻风学也随之传入中国。西医学的传入，除教会固有的目的外，也常被国内精英界广泛提倡，其重要原因，是强健国人体质，以抵御外侮之需要。国门洞开后，"西学东渐"亦是大势所趋，国人对外来文化从排斥到初步尝试，到逐渐接纳，再到兼收并蓄，为西医学在中国的发展奠定了基础。西方传教士得以在中国创办西医诊所和医院，诊治麻风患者，促进了近代麻风学学科在中国的形成。

第一节　西方视角中的中国麻风问题

　　19 世纪的晚清，政局动荡，经济发展缓慢，科技文化落后，传统医学在处理麻风问题时，缺乏行之有效的应对方法。清政府更自顾不暇，无力顾及麻风救治事业，对麻风患者关注较少。民众受传统观念影响，认为麻风与"天谴、不道德"有关，视其为不可饶恕之罪人，多数民众对麻风患者态度冷淡，甚至仇恨。麻风患者，不仅普遍为社会所不容，也多为家人所抛弃。时之中国是人口大国，也被世界公认为麻风流行最严重、为患者人数最多的国家之一。中国的麻风问题，成为当时全球关注的公共卫生和社会问题。

一、近代中国麻风流行的态势

　　麻风，是近代中国流行较为严重的传染病之一，尤以闽、粤等南方广大农村地区流行更甚。晚清时，中国麻风患者人数，据柯达（Edward George Horder）1899 年在医院报告中载：中国境内有 15 万人。[①]1912 年后，国家虽适时转入建设时期，可民国政府仍未能承担起社会公共卫生的责任，加之军阀混战、连年炮火，内战造成灾民、贫民的增加，经济的匮乏，以及社会对麻风漠视的态度和中国麻风从业医师的缺少等诸多原因，导致麻风问题日益严重。

　　据 1920 年统计，中国 18 个省约有 40 万名麻风患者。马雅各（又译为麦雅各、马雅谷等）（James Maxwell）（1929）及伍连德（1930）等估计，20 世纪 30 年代中国的麻风患者在 100 万人以上，这可能还是保守的估计。1932 年、1935 年、1937 年分别召开了三次全国性的麻风研讨会。会议一再被强调的是：中国境内有数目庞大的麻风病患。第一次会议中就有人提出中国

---

　　① Annual Report of the Pakhoi Leper Fund South China In Connection with the Church Missionary Society. London：C.M.S，1899：43。

有 100 万麻风病患之说，占世界总患者数额之半。① 此说法在 1927 年《麻疯季刊》就已出现。一些外国专家甚至认为中国境内有 300 万麻风病患。邬志坚认为："世界上患麻疯者为数约二百万，据调查所得，其散居我国各地者，有一百万之多。"② 马雅各 1933 年认为中国有 300 万麻风患者，占世界总数的 1/3。同时，中国过半的农村人口生活在麻风重感染区。③1937 年，岭南大学卡德布里（W. Cadbury）医生估计中国有 100 万至 150 万麻风患者，他的估计是基于大英帝国麻风救济会的一份报告。④ 由于既往患麻风后治愈率很低，因此 100 万患者的估计是有可能的。

就近代麻风流行程度而言，如按照马雅各所建议：省级水平流行率在 1/1000 为较少受累的省份，2/1000 为广泛受累的省份，（5 ~ 10）/1000 的省份则属于严重受累的省份。流行最严重的可能是广东、云南、贵州，可能还包括广西；此外，山东大部分地区及江苏北部，也较严重；四川西部及甘肃，也十分严重。流行程度次之的：福建、湖南、江西以及陕西南部，这种病也较常见。浙江、安徽、湖北，属散在分布；还有 3 个省份：河北、河南、山西，这种疾病很少，几乎没有。

1936 年，美国麻疯救济会医药顾问海深德（Lee Soerds Huizenga，1881—1945）对中国麻风流行的概况进行了粗略分析，他认为中国大概有六大麻风区域，分别是：广东福建区、云南广西区、长江流域中央区、山东区、苏北区、陕西甘肃区，另外还有一些小的区域，如绍兴宁波、西藏、上海香烟桥附近。从分布特点看，中国沿江沿海、运河湖泽之地及旅游便捷，湿气凝重之区，麻风滋蔓最甚，城市虽能诱集麻风，但不一定制造麻风。[1]

二、近代中国麻风流行对世界的影响

1840 年的鸦片战争，英法的坚船利炮洞开了中国的大门，随着西方殖民主义者的涌入，中国流行广泛的麻风引起了传教士及海关官员们的警觉与重视，他们认为西方来华人士都面临着可能被传染的风险。鉴于此，确定麻风是否有传染性，是否是一种独立的疾病，遂成为西方列强必须解决和面对的医疗问题。英国作为在海外具有大批殖民地的国家，对麻风问题极为关切。1862 年，英国政府委托皇家医师院对于麻风问题进行深入研究。中国作为麻风的重流行区，自然成了关注的重点，海关的医官和传教士成为提供相关研究观察的重要渠道。尽管后来的结论认为麻风传染的证据不足⑤，但是因此而导致的有关中国麻风的争议一直还在持续。

西方传教士进入中国以后，发现中国麻风流行类似于欧洲中世纪的情形，这加深了他们对于中国愚昧落后未开化的印象，也一定程度成为他们种族主义思想和人种优越性的谬论基础。由于西方对于建立基督教西方文明的兴趣，以及他们受到《新旧约》中与生俱来救治麻风的思想影响，开展麻风救济事业，促进中国人接受西方文明，成为许多来华传教士的任务之一。当时提出了通过开展医药事业作为重要手段来促进传教运动。如最早来华的传教士之一，东印度公司来华的医生郭雷枢（Thomas Richardson Colledge）就曾上书中国基督教医学会：

---

① Extending the fight against leprosy in China, Chinese Recorder, 1936, 67：57-58。

② 《麻疯季刊》，1927 年，第 1 卷第 2 期，第 1 页。

③ Leprosy in China. Chinese Recorder, 1933, 64：544。

④ Leper Quarterly, 1937, 11：55-58。

⑤ The Royal College of Physicians, Report on Lep rosy. London：Eyre　and　Spottiswoode, 1867：lxix。

"对救济人类痛苦，医治可怕恶疾，须有所贡献。"治疗麻风患者，并在此基础上设立麻风院，收容治疗麻风患者，也成为当时许多西方来华传教医生的工作任务和重要使命之一。

1873 年，挪威医学家汉森（Hansen）发现麻风分枝杆菌，提出麻风是一种慢性传染病的观点，并认为是可以预防的。19 世纪中叶以后，建立麻风医院收治麻风患者，成为世界各国普遍采用的隔离措施。西方麻风传染学说逐渐深入，特别是夏威夷的比利时神父达米恩（Damien）因服务麻风患者而患了麻风并在当地去世的事件，极大地刺激了西方世界，西方对于麻风病因的认识及传染可能性的兴趣大增。鉴于当时夏威夷有许多中国移民罹患麻风，导致整个西方世界对来自中国的麻风患者，产生了歇斯底里般的疯狂，他们纷纷指责中国等亚洲国家的移民对当时太平洋地区及整个世界的麻风流行应该负起责任。麻风被认为是"黄祸"的一部分。1871 年旧金山天花医院诊断出一名广州移民患有麻风，19 世纪 80 年代，此事被认为是中国麻风患者入侵美国的开始。① 自 19 世纪 70 年代开始，对麻风大流行的恐惧，成为 1882 年美国国会通过排华法案的原因之一。② 在澳大利亚，人们普遍认为是华人移民把麻风带到了澳大利亚北部。③19 世纪 80 年代，澳大利亚白人逐渐把华人和麻风的传播联系在一起，开始限制华人移民并设置种族的防疫警戒线。④ 在当时的香港，由于康德黎（James Cantline，1851—1926）的竭力建议，1949 年以前，在香港一旦发现麻风患者，则立即遣送广州治疗。[2]

中国麻风流行情势的严峻，也促进了国际社会对于麻风研究的重视，麻风的流行问题，成为拥有大量海外殖民地的西方国家不得不考虑的问题。英国威尔斯王子领衔成立了"国家麻风基金会"，来支持麻风的调查研究。⑤ 该基金会以设奖征文的形式支持开展麻风研究。当时，在香港的著名英国麻风专家康德黎的麻风获奖论文《中国，印度支那，马来群岛和大洋洲的麻风病发生条件》（*Conditions under which leprosy occurs in China，Indo-China，Malaya，the Archipelago，and Oceania*），就是在此麻风研究征文驱动下的产物。⑥ 英国牧师亨利·赖特（Henry P. Wright）竭力主张检查亚洲移民，并限制他们进入英国。他在《帝国的危险》中说：中国的麻风多到不可胜数，可以说，就麻风病患占人口的比率而言，中国和缅甸是全世界最高的。⑦ 他认为全球麻风大流行已近在眼前。对于麻风的恐惧和担忧，最终促使欧洲于 1897 年组织了第一届国际麻风大会，在会上宣布麻风无药可治，把隔离作为遏制麻风传播的最佳措施，并建议所有国家施行。由于西方麻风专家，对中国这样的麻风国家移民的风险日益鼓

---

① N.Shah, Contagious Divides: Epidemics and Race in San Francisco's Chinatown. Berkeley: University of California Press, 2001: 99。

② Z. Gussow Leprosy, Racism, Public Health: Social Policy in Chronic Disease Control. Boulder, Colo. : Westview Press, 1989: 116, 123–124。

③ S. Parry: Of Vital Importance to the Community: The Control of Leprosy in the Northern Territory, Health and History5, 2003, 1: 2。

④ A. Bashford, Imperial Hygiene: A critical History of Colonialism, Nationalism and Public Health. New York: Palgrave Macmillan, 2004: 88–89, 103, 143。

⑤ Gussow, Leprosy: Racism and Public Health: Social Policy in Chronic Disease Control: 103–113。

⑥ J.Cantlie: Report on the conditions under which leprosy occurs in China, Indo-China, Malaya, the Archipelago, and Oceania: Compiled Chiefly during 1894 in Prize Essays on Leprosy. London: New Sydenham Society, 1897: 269。

⑦ Henry P.Wright, Leprosy: An Imperial Danger. London: J.&A.Churchill, 1889: 8。

吹放大——比如法国的戈德施密特（Jules Goldschmidt），特别关注华人移民劳工的危险性，他认为"华人永远不会接受现代文明"。美国人阿什米德（Albert Ashmead）坚持必须防止麻风"通过移民被带进来"，① 最终于 1923 年在法国斯特拉斯堡举办的第三届国际麻风会议上，将预防和禁止外国麻风患者入境作为首个提议，并获得一致赞成。中国麻风移民问题终于成为 20 世纪初期的国际性问题，并导致了国际麻风学术界对于麻风移民问题的正式结论性意见。

　　事实上，根据现在的研究，19 世纪末的麻风大流行并不存在。在过去 500 年间，其实是两方人发动的战争和对外的殖民统治，欧洲人和北非人将麻风传到了他们所到的国度。换言之，19 世纪末、20 世纪初的麻风流行，实际上是几千年来人类不断迁徙的结果，将其归结于中国劳工的输出并不正确。② 人们对于麻风的非理性恐惧以及西方殖民主义者强烈的种族主义意识，在特定历史条件下对于世界历史的走向发生了一定的影响。

第二节　近代麻风知识在中国的传播与确立

　　15 世纪欧洲的麻风基本消除，19 世纪中叶麻风学科知识体系的专科化。1873 年麻风分枝杆菌的发现及西方对大风子油的化学改造与重新认识，使西方麻风科学获得了对于中国传统医学的麻风知识系统的优势。随着传教士海外医学传教运动的兴起，西方麻风科学知识开始系统向中国广泛传入。这个过程的初期，西方医学传教士承担了主力军的作用，严格的麻风隔离政策成为早期麻风救治的主要政策。1926 年成立的中华麻疯救济会，承担起西方麻风科学在中国的传播和本土化研究的重任。通过以上海为中心、各地分会为网络的传播方式，近代麻风科学为中国被政府、知识界精英和普通百姓所接受，隔离与治疗并重的救治策略得以建立，中国近代麻风救治活动增添了科学的动力，中国麻风学科雏形初见端倪。

一、医学传教士与西方麻风知识传入

　　西方医学知识传入中国，最早可追溯到明朝隆庆三年（1569）的澳门，葡萄牙人贾尼劳神父（D.Belchior Carneiro Leitào）在澳门成立仁慈会，创办贫民医院（麻风院），不久搬迁到望德圣母堂（圣拉匝禄麻风病院），西方关于麻风的有关知识开始传入中国，这是在中国创办的第一所教会麻风院，收容麻风患者。1726 年住院患者 115 人，远超过正常的 60～70 人。1878 年，"远东第一所接受麻风患者的已有三百年历史的医疗机构圣拉匝禄医院，将麻风患者转移到葡萄牙行政管辖下的舵尾岛白沙栏。1878 年，共有 62 名麻风患者入驻，其中有 46 名男性、14 名女性和两名儿童。麻风病院共由 16 间篷寮组成，最初，女麻风病院占用了其中的 5 间篷寮，排成一排。1885 年，所有的女麻风患者被搬迁至九澳麻风病院。当时西方对麻风认识还是以遗传观念占据上风，但也认识到麻风有传染性。澳门麻风病院 1627 年制定的院章中规定："凡麻疯患者所植之蔬菜，所养之家禽，不准在街市出售。"[3] 尽管有些许残忍，但这可算是麻风防治方面最早之公共卫生意识的萌芽。

　　19 世纪初，海外传教运动兴起，欧美基督新教（又称基督教）传教士开始进入中国，基

---

① S Pandya, The First International Leprosy Conference, Berlin, 1897.

② M.Monot, et al. On the Origin of Leprosy, Science, 2005: 1040-1042.

督教在中国传播过程中，十分重视以帮助百姓治疗疾病的办法，把医疗活动作为重要的传教方法和辅助手段，感化人们信奉基督。特别在东南沿海和西南地区开设了不少麻风病院，为患者治疗，并向他们宣传福音，帮助鼓励他们信仰基督，依靠上帝的救援。传教医生的医学活动，促进了近代中国西医事业的兴起。1827 年，东印度公司的医生郭雷枢（T.R.Colledge）在中国设立药局，并呼吁"利用医生在中国传教"。1834 年，美国第一位传教士医生伯驾（Peter Parker，1804—1888）来到广州，次年即开办一家眼科医院和药局。1838 年 2 月 21 日在广州成立由郭雷枢任会长、伯驾、裨治文（Elijah Coleman Bridgman，1801—1861）为副会长的中国医务传道会（Medical Missionary Society in China），在社会下层群体开展广泛的医药救济。在医学传教活动中，由于华南地区麻风广泛流行，传教士在中国华南地区接触到大量的麻风患者。麻风患者成为传教士们关注的目标，他们仔细观察、调查并记录中国人对麻风病因的解释及处理方法。一位传教士曾经为了判断中国人对麻风治疗的效果，带了 3 个患者到家里进行观察①。中国医务传道会成立之初，郭雷枢曾上书该会，列举七端，其一云："对救济人类痛苦，医治可怕恶疾，须有所贡献。"麻风无疑是西方最应救治的恶疾。合信（Benjamin Hobson，1816—1873）在近代早期麻风医学知识传播方面也作出了贡献，他 1839 年受伦敦会委派来华，先后在澳门、香港、广州等地从事医疗诊治活动，曾使用大风子油治疗麻风并取得很好效果，影响遍及全国，有利促进了国人重新接受使用大风子油治疗麻风；他在麻风流行病学研究方面也取得了不错成绩，他翻译的《西医五种》对西方医学知识在中国的传播作出了重大贡献。[4]合信曾于 1852 年，为英国亚洲协会华北分会作中国麻风论文一篇，复于 1860 年 6 月 2 日，在医学时报及新闻报发表一篇同一之论题。1860 年，合信指出：麻风是一个"特殊的，与体质有关的遗传性疾病，为炎热的国家所特有"。②19 世纪上半叶医学传教士对于医学和麻风知识的观察，研究与传播，为日后西医及麻风知识的广泛快速传播奠定了良好的基础。

1840 年鸦片战争的爆发，导致香港被割让以及香港、澳门、广州、宁波等一些通商口岸的开放，西方的科学文化包括医学及麻风知识在中国的传播加速，1874 年，韦尔斯利·贝利（Wellesley Bailey）在爱尔兰设立英国麻疯救济会（Mission to Lepers），不久更名为国际麻风救济会，在世界各地开展麻风救济活动。这为西方医学传教士在中国的麻风科学知识宣传与救治活动提供了巨大的动力和可能。这期间，西方麻风医学开始成为一门专门的学科，1847 年，挪威医学家丹尼尔逊（Danielssen，1815—1894）和波克（Boeak）在大量尸体检验和临床观察的基础上，出版了划时代的麻风著作《论麻风》（*Om Spedalskhed*）及《麻风图谱》（*Atlas Colorie de Spedalskhed*），此成为近代西方麻风生物医学标志性开端，西方麻风医学知识已经相对系统化。

1897 年，在柏林召开的第一届国际麻风大会上，提出要强制隔离患者，认为这是当前与麻风作斗争的唯一手段。欧洲麻风隔离的理念结合中国既往的传统，强制隔离成为当时国人普遍的共识。1908 年，拜耳公司制造出精制的大风子油，把含有恶味的成分全部去掉。得益

---

① City of Canton. Chinese Repository，1833，2：364。

② B. Hobson：On the leprosy of the Chinese：Letter from Dr. Hobson. Medical Times and Gazette（London），18601，（2）：558–559。

于大风子油的化学改造成功，在传教士的努力下，20 世纪 20 年代末，注射大风子油的方法在中国已普遍应用，改变了麻风不可治的传统观念，隔离与治疗并重的理念逐渐成为国人麻风认识的主流。20 世纪 30 年代中期，在中国麻风医疗界，基本实现从重隔离到以治疗为主的策略转变。

值得一提的是，当时作为热带医学的重要组成部分的麻风学，在相关的研究与学术活动方面相当活跃，不少著名的医学传教士的行动和努力，对于中国麻风救治思想产生一定的影响。如当时在香港的著名麻风专家、孙中山的老师康德黎，就麻风问题曾撰写大量著作。他认为，中国苦力是太平洋地区麻风流行的最主要原因。[5]英国传教士医师马雅各二世 1911 年编著《中国的疾病》(*The Diseases of China*)，全书 716 页，详细介绍肺结核、梅毒、痢疾、鼠疫、霍乱、口炎性腹泻、麻风等中国当时的一些疾病情况，插图较多，极具历史研究价值；他还出版《中国实用麻风教程》(*Leprosy: A practical Textbook for Use China*)，成为国人学习麻风的很好教材。1928 年，美国传教士医生海贝殖 (L. F. Heimburger) 出版《皮肤病汇编》，其中也有麻风的有关章节，普及近代西方麻风知识。中华医学会未成立之前，西方医学传教士成立的博医会承担着传播西方医学知识的责任，1887 年出版的《博医会杂志》(*China Medical Missionary Journal*)，其中就有不少介绍麻风的文章。[6]

在中国内地及通商口岸建立各种麻风院及诊所，是西方麻风学在中国传播与本地化的重要途径。1863 年 9 月，医疗传教士吴威廉 (Dr. William Gauld) 到达汕头，并最初在位于汕头茭萣地的本地人的一间小屋子里开设西医诊所，汕头福音医院的创办就此开始。1864 年（同治三年），汕头福音诊所开始收治麻风患者。1867 年，汕头福音医院院长吴威廉开设专门的麻风患者收容所治疗麻风患者，①1887 年，英国麻疯救济会资助英国圣公会在杭州成立广济麻风病院；1886 年，英国伦敦会立项在北海建麻风医院，1889 年在北海建立普仁麻风医院；1894 年资助伦敦会在湖北孝感成立乐仁麻风院。1901 年，美国美以美会创办福建兴华麻风院。1905 年，德国礼贤会在东莞城郊创办稍潭麻风院。1907 年，天主教康神父创办广州石龙麻风院。1912 年法籍神甫周怀仁 (Heraud) 在南宁建成一座麻风收容所。1938 年，南宁法国天主教传教士李玛诺 (Maillot) 报经广西省政府批准，在绥禄亭凉山场建立麻风患者疗养所，位于今扶绥县柳桥乡西面的山弄里，距柳桥镇 7 千米。院里有法籍神甫李玛诺、苏仁民，桂籍修女范玉琼、黄若珊等工作人员共 10 人。李玛诺为筹措本院经费而四处奔走，院内宗教事务均由中国籍神父谭赓荣负责。该院共收容了七八十名患者。麻风院是集治疗与做工一体，"常人需要运动，麻风人更为需要，人们以为他们习工艺，是为经济问题，但是照结果看来，倒是治麻风的一种要素。"

从当时社会各方麻风救济事业中"救助中国患麻风之人，而确有成效者，当推欧美各传道会所设立之麻风院，其办法则仿西国之成规，其经费则为英国麻疯救济会所捐助。院中办事人有时且赴各麻风村，召集病者或为之疗治躯体上之痛苦，或为之祈求灵魂上之幸福。凡在教会麻风院之患者，皆受仁慈之待遇。衣食居住清洁安适；设有因疾逝世者，亦必礼葬于院旁茔地，而不是暴尸原野。"②

---

① J. L. Maxwell, Leprosy: A Practical Text-book for Use in China. Shanghai, 1937: 3.
② 傅乐仁：论麻风症。见：《中华基督教会年鉴（一）》。1995 年，第 138 页。同引董纯金：《近代广西教会慈善事业》。

即使天主教和基督教以传播福音为目的，但在旧中国政府对麻风患者缺少救助的情况下，教会几乎成为麻风患者的主要救助者，为中国麻风救济事业的发展提供了重要的经验。

根据 1940 年发表的一个统计，全国共有各类麻风院和麻风诊疗所 51 处，大部分由来华差会①创办，多数都直接或间接接受英美麻疯救济会的资助，完全由地方政府举办的仅有 5 处，私人举办的只有 1 处。②这些麻风医院的设立与运行，加速近代西方麻风科学知识在中国的传播。在这些医院工作的西方医学传教士著书立说，带教中国学徒，设立各种医学院校，成立医学社团，传播西方近代麻风科学知识，促进了中国民众对于西方麻风学知识的接受。1932 年（民国二十一年），汕头福音医院实行的治疗麻风的方案曾被作为中国的一项治疗标准，向全国推广。

二、政府及社会对西方麻风知识的认同过程

19 世纪 60 年代，随着中国民族危亡状况的加深，晚清政府开展以"求富"和"自强"为主导的洋务运动，对于促进西方麻风科学知识的传播起到了一定的作用。中体西用成为当时的政府及社会的主流意识。洋务教育启动，中国政府逐渐成为传播西方医学的主体，清政府举办一些新式的学堂，也向国外派出一些中国留学生，开始学习西方先进的科学知识。中国自办的西医学校，始自 1865 年同文馆附设的医学科，其后又有北洋医学堂、北洋军医学堂等医学专科学校。甲午战争之后，中国兴起留日浪潮，官方资助和自行前往的留日学生大量出现。1900 年以后，由于美国归还部分庚子赔款作为留美的经费，使留美的留学生人数大为增加。留学法国则在 1912 年左右，由李石曾、蔡元培等人发起勤工俭学运动，使许多人得以留法。留学生运动的兴起，能更直接地将西学传入中国。近代最早去西方学医的黄宽（1829—1878），同时也是一名麻风专家。1865 年，中国海关医务处成立，黄宽被聘为首批 17 名医务官之一，在粤海关处工作。1871 年 8 月，贾米森主编的《海关医报》出版第 1 集，持续到 1904 年 3 月共计 67 集。它刊载了海关医务官及医学传教士收集的大量中国各地疾病材料和分析报告，真实记录了西方流行病学在中国的早期发展状况，其中就有不少黄宽观察到的中国麻风流行的报告文章。[7]著名历史学家陈垣也学过西医，他于 19、20 世纪之交，在中国通俗期刊发表文章多篇，呼吁更系统地控制研究麻风，他认为"然，麻风乃一种传染恶病也，岂可任疯人游行都市者？"③留学德国的吴绍青 1935 年出版《麻疯人与麻疯》，介绍西方麻风有关理念与最新知识。云南全省卫生实验处处长姚寻源氏为留学归来人员，其所著《麻风防治问题》一书，颇多现代麻风学理念。云南组织农村救癞团，以宣传、调查及治疗为职责，他参照经英国麻风权威默尔博士（E. Muir）提议，在印度早已实行并卓有成效的麻风防治计划在云南施行。[8]"前粤政府以为麻疯乃不可救之症，其唯一办法，将病者逮捕后，为一劳永逸计送入救济院，任其自然灭亡，近经本会医药顾问麦雅谷君，在粤竭力宣传，并向当局献议办法后，广东省政府已改变从前之政策，通令所属各地方政府，以后在市上遇有患麻疯者，不得施以威胁或逮捕之手段，并且劝导病者毋须避匿，自赴各公私立医院免费医治，故最近

---

① 差会，西方各国基督教新教派遣传教士对外进行活动的组织。
② List of Leprosaria and Clinics in China. The Chinese Recorder, 1940, 71（7）: 465–471。
③ 陈垣：《陈垣早年文集》.《中央研究院中国文哲所专刊》，第 301，322，323 页。

香港政府亦不再如前将麻疯人驱至广州，且拟设立医院予以收容云"。[9]这些医务界精英对西方现代麻风知识的认同和接受，为西方麻风学的本土化奠定了基础。也有不少外国的麻风专家前来中国交流访问，如 Robert Cochrane 与 H. W. Wade 两位麻风专家曾来华考察，对中国麻风知识普及和研究工作都起了促进作用。

西方麻风学的传入与中国传统中医麻风学也经历过一个同化融合的过程，19 世纪开始的西方现代医学给中国中医带来的冲击是前所未有的。由于中国 16 世纪以来，就普遍接受麻风传染的观念，1873 年汉森氏发现的麻风分枝杆菌为中国人接受麻风传染的学说又提供了更为丰富的证据，加之西方列强的所谓为控制中国麻风传染危及全球之说所采取的举措，晚清政府及当时的社会各界也不断地接受和强化了麻风传染控制的理念。西方 20 世纪初发明的麻风大风子油注射疗法，其药物来源是来自中国宋代开始使用的大风子，中国医学界接受这一新的治疗方法相对比较顺畅，文化抵抗性很小。到了 20 世纪 20 年代末，中国各地的麻风院普遍接受使用大风子油的皮下及肌肉注射疗法。民国时期，西方医学知识大量传入中国，各种医学期刊、报纸大量涌现，对西方麻风知识及公共卫生理论在中国的传播及医疗界和社会群众对西方麻风科学的接受，起到了积极作用。如：1917 年，广学会出版的顾秉臣翻译的《初级卫生学》，介绍天花、霍乱、结核、麻风等传染病的防治方法及公共卫生常识；时逸人 1934 年出版的《中国急性传染病学》也涵盖麻风的有关内容；《新医医报》第二卷第五期刊登的罗广庭所写《患麻疯者之合理处置法》提出：①注重宣传麻风常识，及多设诊疗所；②患者可在家居住，惟须遵守卫生条例及依照规定时间至诊疗所诊治；③病者如迁移地址，须通知卫生当局；④设立暂时留医处，以收容暂时入院之患者；⑤将不愿或不能遵照各种卫生规则之患者，送入麻风院疗养，以免危害他人。[10]1941 年，著名中医俞慎初还出版麻风专著《中国麻疯病学》[11]民国十七年 12 月 26 日，国民政府卫生部在南京召集五省卫生行政会议，会上，《取缔癞病患者》及《规定设立麻疯院办法》两条决议案与麻风有关。[12]1933 年，国民政府教育部采纳中华麻疯救济会关于在教科书中编写麻风有关内容的建议，通令各省教育厅训令各书局遵办，1935 年上海商务印书馆出版的课本，两种添加了麻风相关知识。这些都是西方公共卫生及现代麻风学知识长期传播后的发展成果，标志着西方麻风学知识，日益被中国政府和社会所接受。正如海深德所言："比年以来，新派中医，受西学熏陶，对公共卫生之各方面，渐感兴趣，故解决研究麻风之问题，将必属此辈。"

三、中华麻疯救济会成立后，西方麻风科学传播大发展时期

1926 年 2 月 1 日，中华麻疯救济会在上海成立，西方麻风科学在中国的传播，进入飞速发展的时期。中华麻疯救济会成立之初就提出本会的八项事工（工作），其中第三项任务是要做文字宣传，使群众明了麻风的危险和铲除的必要。第 4 项任务是提倡最新式、最灵验的麻风疗治法。[13]麻疯救济会还设立了机关刊物《麻疯季刊》，介绍西方最新麻风科学进展。《麻疯季刊》的使命是："介绍医治麻风的最新学理和方法，使国内一切麻疯救济事业，有说借鉴，有说遵循""登载各种忠实的报告，使社会人士明了国内外麻疯的实际情形，和铲除麻风运动的成绩。"[13]该季刊是国内唯一介绍研究麻风的专门刊物，设立了社言、论著、医药栏，麻疯世界、分会消息、来函选录、报告、患者园地等栏目，主要刊登救济会的活动讯息，介绍国内外医治麻风的最新成果，登载国内外有关麻风的实际情形，和铲除麻风

运动的调查报告。《麻疯季刊》一出版,销数即达 2000 份,发行至 5 卷 4 期(1931 年 12 月)时,增至 4000 份。国际麻风会议于 1931 年 1 月 9 日在菲律宾马尼拉举行,中华麻疯救济会曾在刊物上介绍该次会议报告中关于医治一节的内容。[14] 余炯焕翻译 R. G. Cochrane 的原著《麻风传染及其预防问题》发表在 1935 年第 3 期《麻疯季刊》上。[15] 让国人学习现代麻风预防知识。《麻疯季刊》建有《麻风世界》栏目,专门介绍中国及世界各地麻风防治动态。如 1936 年第 2 期《麻疯季刊》介绍美国麻疯疗养院概况,"查联邦政府接办迄今,经十四年,前后收容患者,共八百零一名。麻风遏止,不复妨害公共卫生,因而出院者,一百七十九名。病症复发,再入院疗养者,计十四名。"[16] 对于国人了解国外麻风科学发展情况,助益良多。除《麻疯季刊》外,中华麻疯救济会还出版了三十多种出版物,包括中英两种文字,有的定价出售,有的免费赠送,如麻疯救济会曾刊发无数《麻疯》小册子用于宣传,国内江苏、广东、福建等 20 多个省份的许多读者来信索取。该会还出版过西方治麻风新法书《麻风的病象诊断和治疗》。该书认为:"麻风加重的原因一为种族的易感性,二为个人的易感性。"[17] 该书为近世麻风专家高克瑞博士所著,[18] 通过这些形式,很好地普及了麻风科学知识。

开展各种宣传活动、普及现代麻风知识,是中华麻疯救济会的重要任务。1931 年,为普及麻疯知识,中华麻疯救济会向山东齐鲁大学广智院订购泥制麻疯模型,共计 83 件,陈列于麻疯救济会附设诊所,供人参观。1932 年 10 月 5—6 日,第一届全国麻疯大会在上海李斯德研究院新厦举行,中华麻疯救济会同时举办麻风教育展览会,"结果之圆满,殊出吾人之意料也";[19] 1933 年 6 月 1—3 日,上海市卫生,教育两局为灌输健康知识,促进卫生运动组织上海市卫生教育展览会,邀请中华麻疯救济会参加,在社会组传染股设立麻疯专部,陈列宣传品,这些展览起到了很好的教育与宣传作用。[20] 在民国 19 年 10 月,民国 22 年 10 月举行全国铲除麻疯论文竞赛,1930 年的征文比赛题目为"铲除中国麻疯之方案",由潘光旦、王志仁、朱少屏担任评判员,共收到 21 篇文章。在民国二十二年的中华麻疯救济会举办的铲除麻疯悬奖征文启事中设定四方面内容:①麻风为公共卫生问题;②文化与麻风;③我国救济麻风运动与各国之比较;④吾乡之麻风状况及应救济之方法。第一名奖大洋五十元,第二名三十元,第三名十五元,第四名十元,第五名五元。凡中国籍之中等以上学生及其他各界人士均得应征。征文提供了详细章程及参考书目单,[21] 由于筹备与宣传充分,稿件众多,取得了很好宣传效果。

演讲也是救济会经常采用的宣传方法,在中华麻疯救济会的本部上海,邬志坚经常应各社团之请,先后到沪江大学,上海扶轮社,国立上海医学院,新民中学,沪江商学院,麦伦中学,美国学堂,上海教士公会,中华麻疯救济会妇女后援会,福音广播电台等处演讲。1933 年 3 月 26 日,《时事新报》报道:沪江大学请新自湖南考察麻风回沪的中华麻疯救济会总干事邬志坚硕士演说湖南麻风问题,以增广见闻。[22] 1933 年 5 月 14 日下午三时,邬志坚在中西大药房播音宣传现代麻风知识。[23] 罗爱思医师是中华麻疯救济会成员,也是国立上海医学院皮肤病学之讲师也,"罗氏并非教徒,对于御制麻风之问题,有不少实贵之专著与演讲",促进了现代麻风学在中国的传播。1937 年 12 月底,罗四维医师应粤籍难民收容所之邀,到该所作卫生播音,演讲题目为《粤人因误解麻疯所养成之罪恶》,包括①辟麻疯由淫孽而来,②辟麻疯有三代之说,③辟麻疯可以出卖,④辟麻疯为不治之症,对民间流传的麻疯传说和错误观念作了清楚明白的解说，演讲长达两个多小时，听众多达四千余人。中华麻疯救济会上海妇女后援会的每月例会，邀请社会名士演讲麻疯，所请者对麻疯都有相当的研究和经验，使听众获益匪浅。中华麻疯救济会在麻疯宣传上善于创新方式，成立之初，仿照国外麻风募捐方式，开展了领养三种铜猪披达运动，"足迹所至，遍于全球，统计其数，何止四五万头。"[24] 中华麻疯救济会妇女后援会定期举办舞会，门票作救济麻风之用。[25]

　　总之，中华麻疯救济会在普及传播近代麻风科学知识方面成绩显著，以李元信、邝富灼、刁信德、邬志坚等人为首的中华麻疯救济会上海总部，将讯息迅速传达到围绕在他们周围的拥护者和支持者，再由这些拥护者和支持者通过交流、演讲、播音及日常的人际交往等形式，将讯息传播给社会大众；作为一个整体，上海地区又成为其他地方的讯息源头：中华麻疯救济会在各地设立分会，上海总部将讯息传播到各分会，然后通过分会，通过这些意见领袖传播到当地士绅商学各界领袖各机关团体，然后再由他们传播给社会大众，借助人际网络与共同体，成倍扩大了麻风知识宣传的成果，最终促成政府和社会，对麻风认识和态度的很大改变，为近代麻风救治事业开展和麻风学科的本土化都创造了良好的发展环境。

第三节　西学麻风观念与本土传统认知的融合

　　1847 年，挪威医学家丹尼尔森（Daniellssen）和波克（Boeck）在大量临床观察和尸体解剖的基础上出版了《论麻风》的著作，麻风的理论知识体系基本构建基本完善，麻风学成为西方一门独立的学科知识体系。西方医学传教士在 19 世纪中后期大量来到中国以后，面对中国的麻风问题，凭着西方在 16 世纪基本解决了欧洲麻风问题的自信，也开始向中国宣传和传播西方麻风科学的有关知识，但是在这个文化技术交流过程中，中国古代构建的东方麻风知识体系发生了对话，最终，两种知识体系互相借鉴融合，各自相应得到了发展和完善，中国近代麻风学科得以孕育、构建，其中中国古代的麻风学的知识也是一个重要的知识来源。

　　中国是世界上很早就认识麻风的国家之一。在祖国的医史文献中，曾经有过"疠""疬""大风""恶疾""癞""天刑""疬疡"等不同病名[26]。在久远的年代，当时能考虑到麻风系由虫引起，与 1873 年汉森发现的麻风杆菌一致。"只是受历史条件限制，尚不能明确虫为何种微生物而已。"[27]"恶疾"之恶，本谓丑者，则殆以疬风为病，疮痍遍体，眉秃鼻塌，实丑陋无比。故由此直观之丑陋，而遂以义谓丑陋之恶称，此恶疾一名之由来。恶疾多指麻风，但也包括其他面容丑陋残疾的疾病。"麻风"首见于 978 年《太平圣惠方》。麻者，即临床表现为麻木不仁也；风者，病因为中医"风"也，致病者[28]。我国是世界上麻风防治的最早探索者，秦朝时设"疠人坊"（即麻风院）集中收治，这或许是世界上最早的隔离措施；北齐天保年间，河南汲郡西山寺院中建立"疠人坊"，唐朝时石头城（南京清凉山）亦有"疠人坊"，以后又有养病坊、悲田坊诸种机构收容麻风或其他病的患者[29, 30]。早在武则天时代朝廷就设立专门职位"悲田使"管理有关寺庙收容麻风事宜，唐会昌五年（845）朝廷下令由地方政府接收佛教寺庙等处的病坊，使之成为官办机构，使到处流浪的麻风患者得到栖身之处。①。我国自 16 世纪开始，闽粤地区开始有类似麻风院的建设，收容麻风患者成为国

---

① 张世政等.《河南中医学院学报》，1975（2）：63.

家基本政策。其中最早有准确成立日期的是福建闽县的养济院，始于正德十三年（1518），"以处恶疾"。同时，住在其中的病患"月有米，岁有衣，禁其入城"[31]。入清，麻风院受到清政府的重视。雍正年以后，东南省份的癞病收容政策，已显得比以前更系统，并一直维持至民国初年。① 对于麻风隔离的传统，与欧洲宗教仪式中规定的麻风驱逐仪式有异曲同工之妙，所以，对于西方麻风科学的麻风隔离措施，中国政府与社会是欣然接受。某种程度上，中国特别是南方的隔离传统，对于欧洲麻风学中遗传与传染的长久的争论提供了一个鲜活的佐证。

欧洲麻风学在传入中国之时，对于麻风的治疗方面并没有特异的表现。欧洲麻风学当时也普遍认为麻风是一个不治之症，控制的唯一办法就是隔离。我国在麻风治疗方面，有着中国特殊的知识积累，这成了在华医学传教士感兴趣的地方，如《内经》对病因主风说，治疗用针刺放血，即中医的针灸疗法；晋唐以来对病因主毒虫说，习惯使用各种凶猛剧烈的药物治疗麻风。元代《丹溪纂要》记载已经在使用大风子治疗麻风。明清以来传染学说的盛行，治疗上形成辨证论治的不同学派，在麻风治疗上处于古代的顶峰。这些都为西方传教士们所热衷观察使用，也对西方麻风学科也产生了重大影响。传教士合信（Hobson）即是受中国麻风知识的影响，在广州使用大风子油治疗麻风，取得较好疗效，对于重新优化使用大风子起到了推动作用。在济南麻风院，西方医学传教士海贝殖对于中医治疗麻风也极有兴趣，并在日常医学实践中予以使用，还在其国内大力提倡。西方麻风科学受到了中国古代知识影响。

总之，西方生物医学的传入和麻风学科知识的引进，在中国呈现出一种相互交叉、相互影响的状态，中国麻风学在了解、理解西方麻风学知识基础上，不断消化吸收，最终形成了具有中国特色的近代麻风科学知识体系。来源于中国古老知识体系的麻风学知识，对新的麻风科学的产生和建立影响重大，成了整个麻风学科中最具特点和积淀的成分。

参考文献

［1］海深德. 中国麻疯史. 麻疯季刊，1936，10（4）：25–51.

［2］梁其姿. 麻风：一种疾病的医疗社会史. 朱慧颖译. 北京：商务印书馆. 2013：172.

［3］摩拉. 澳门之麻疯. 麻疯季刊，1936，10（3）：17–21.

［4］赵璞珊. 合信《西医五种》及在华影响. 近代史研究，1991（2）：67–83，100.

［5］梁其姿. 麻风：一种疾病的医疗社会史. 朱慧颖译. 北京：商务印书馆. 2013：160.

［6］陈胜昆. 中国西化医学史（二）：中国近代第一位传教士医师——伯嘉. 当代医学，1975（18）：51–53.

［7］伯英. 中外医学文化交流史. 上海：文汇出版社，1993：348.

［8］志. 本刊对于吾国铲癞运动的贡献. 麻疯季刊，1939，13（2）：1–2.

［9］邬志坚. 本会一年来工作之回顾. 麻疯季刊，1935，9（1）：24.

［10］罗广庭. 患麻疯者之合理处置法. 麻疯季刊，1933，7（3）：27–29.

［11］俞慎初主编. 中国麻疯病学. 上海：上海复兴中医出版社. 1941：1–66.

［12］邬志坚. 卫生行政会议. 麻疯季刊，1928，2（4）：1–2.

［13］柏年. 社言. 麻疯季刊，1927，1（1）：1–5.

［14］高安若译. 麻疯之医治. 麻疯季刊，1933，7（4）：8–10.

---

① 徐珂辑：《清稗类钞》。北京：中华书局，1984 年，第 5476 页。

［15］R. G. Cochrane. 麻风传染及其预防问题. 余炯焕译. 麻疯季刊, 1935, 9（3）: 14-23.

［16］但尼. 美国国立麻疯疗养院之概况. 麻疯季刊, 1936, 10（2）: 32-37.

［17］Robert G. Cockrane. 麻疯的病象诊断和治疗. 麻疯季刊, 1928, 2（4）: 2-13.

［18］匿名. 赠书. 麻疯季刊. 1928, 2（3）: 33.

［19］邬志坚. 近年来吾国铲除麻疯运动之进展. 麻疯季刊, 1933, 7（4）: 6-8.

［20］于玲玲. 作为社会行动者的中华麻疯救济会. 历史教学, 2010（4）: 17-26.

［21］匿名. 民国二十二年度铲除麻疯悬奖征文启事. 麻疯季刊, 1933, 7（3）: 3.

［22］沪大之麻风演讲. 麻疯季刊, 1933, 7（2）: 41.

［23］邬志坚演讲. 基督与麻疯. 沈金莫笔录. 麻疯季刊, 1933, 7（3）: 4-7.

［24］中华麻疯救济会. 你愿豢养这只猪猡吗? 麻疯季刊, 1927, 1（1）: 32.

［25］华乔超. 中华麻风救济会妇女后援会慈善茶舞会记盛. 麻疯季刊, 1933, 7（1）: 30-33.

［26］李文忠. 现代麻风学. 上海: 上海科学技术出版社, 2006: 1-17.

［27］马毳毳, 赵天恩等. 中国典籍中“麻风”一词的演变与典故. 中国科技术语, 2013, 5: 59.

［28］曹洪欣. 太平圣惠方. 海外回归古籍善本集粹. 北京: 中医古籍出版社, 2005: 1631-1661.

［29］梁章池. 皮肤性病防治通信, 1963, 2（1）: 51.

［30］王福生等. 中国麻风杂志, 1986, 2（2）: 55.

［31］李俊昌. 中国的麻风问题. 麻疯季刊, 1927（3）: 3.

第八章　近代麻风学术共同体的孕育与创建

　　麻风在全世界五大洲有几千年的流行史，直到 20 世纪 30 年代，研究麻风的医学界人士依然寥寥无几。有些医生出于人道，为麻风患者提供一些服务，但将研究麻风学当作终身事业者极少，更谈不上学术共同体的建立。

　　麻风学术共同体的孕育、发展，当在科学防治麻风的时代，即 1847 年挪威医生 Daniellssen 和 Boeck 出版《论麻风》，1873 年挪威科学家汉森发现麻风的致病菌，1897 年年底，第一届国际麻风会议在德国柏林举行，180 名代表出席了会议。在这次会议上，麻风杆菌被公认为麻风的病原菌。会议决定建立一个国际性的防治麻风团体，随后又于 1909 年和 1923 年分别在贝尔根和斯特拉斯堡（今法国）举行第二和第三次会议，参加者绝大多数是皮肤科医生。1931 年美国 Wood 氏基金会在马尼拉召开一次麻风专家会议，会上，根据该基金会的提议成立了国际麻风协会（ILA）。其宗旨是鼓励世界各国从事麻风工作的人士进行合作，促进有关麻风及其防治的知识传播，以一切可行的方式为全世界的麻风防治运动提供帮助，出版麻风杂志，以及同一切与麻风有关的组织和机构合作。协会成立后，由当时在菲律宾为 Wood 基金会工作的麻风病理学家 Wade 提议，并得到著名麻风专家 Cochrane Muir 和 Binford 等的支持，决定将麻风置于科学的基础上，致力研究其各种未解决的问题。1933 年，Wade 主持创办《国际麻风杂志》、1938 恢复召开第四次国际麻风会议（开罗）。会议第一次改由国际麻风协会（ILA）承担主办任务，并决定以后每 5 年开一次。对麻风的科学研究促进了对它的科学防治，终于导致世界性消除麻风伟大运动的兴起，国际麻风协会的功绩应列首位。

　　1926 年，中华麻疯救济会的成立，标志着我国麻风学术共同体的孕育、诞生。各地分会的成立、其机关刊物《麻疯季刊》的发行、其主导的虹口皮肤病诊所及中华麻疯疗养院，江西南昌、湖南新化、海南琼崖麻风院的成立，辅之以各类教会举办的麻风院与诊所的构建，近代中国麻风学术共同体基本成形。

第一节　中华麻疯救济会的建立及其工作

一、中华麻疯救济会的孕育与建立

　　1840 年，英国用炮舰打开中国闭锁百年的大门，使中国由封建社会开始向半殖民地半封建社会转化。西方资本主义的近代科学技术以及社会文化的书籍和新产品也逐步输入。一批思想先进的中国人开始睁眼看世界，出现了探求西方知识、学习西方军事技术以御外侮的新思潮。清政府对国外传教士的禁教政策有所放松，教会为了推进在华传教事业，开始把医疗活动作为重要的传教方法，1838 年美国新教传教士在广州成立中国医务传道会，并相继在浙江、广州、上海等地设立规模不一的慈善医疗机构，在社会下层群体中，开展广泛的医药救济。华南地区广为流行的麻风，也成为医务传道会关注的目标。刚开始，传教士并没有对麻风患者采取实际的救治活动，他们只是观察、调查并记录了中国人对麻风病因的解释以及处理方法。传教士注意到中国人把麻风当成一种恶病，不可治愈，认为麻风系菩萨降于罪恶之人，故对待及处理麻风患者的态度冷漠而残酷——抛弃、活埋、烧死或杀戮。国外传教士把麻风看作是殖民种族落后的标志，国际医学界普遍认为中国是世界麻风传播的主要病源。康德利在 1897 年的医学报告中指出，当时太平洋地区麻风传播的主要因素是中国人[1]。这种来自外界的看法让中国的政治与医学精英感到极大的压力，要尽快消灭这个让中国蒙羞的疾病。

1874 年，英国人韦尔斯利·贝利（Wellesley C.Bailey）在爱尔兰组织成立英国麻疯救济会，后更名为国际麻疯救济会。1880 年，该组织积极推动在印度、中国等地建立麻风隔离院。1887 年资助英国圣公会在浙江杭州、湖北孝感、广东北海设立麻风院，对中国麻风患者开展大规模的收容和救治活动。在麻疯救济会的倡导资助下，一些在华差会（包括天主教）在广东、福建一带纷纷设立麻风病院。[2]

1920 年之前，中国几乎所有麻风救治机关都是由传教士主持设立，大部分资金也来自西方教会（包括英国和美国的麻疯救济会），可以说麻风救治，基本被西方人所垄断。随着民族主义思潮在中国崛起，受到西方先进教育的社会精英们认为，麻风问题已不是单纯的疾病问题，而是关系到民族健康、国家大业，对待麻风的冷漠态度就是民族的耻辱、国家的落后。中国信徒对传教士所举办的麻风救济事业一方面深感佩服，另一方面又颇为惭愧，因为这也应是中国信徒的责任，让传教士担负起救济全中国麻风患者的重大责任是不合理的，中国人应该学习传教士的经验，自己努力去推进这项事工。

1925 年底，美国麻疯救济会总干事谭纳（William M.Danner）来华宣传麻风救济事业，在上海、南京等地作大规模演讲，引起国人广泛注意。一批热心人士"感于中国麻风病者之多，而无任何救济组织以资救济，各地虽有少数麻风病院，但各自为政，绝无统一机构"。借此机会，基督教全国青年会协会会长邝富灼于 1926 年 1 月 15 日，在上海邀集各界名流20 余人，讨论中国能否组织一个类似美国麻疯救济会这样的机关，以在中国开展麻风救济事业，"专以救济麻风患者，推广麻风病院，提倡新法治疗及预防传染为宗旨"。会上提议并推举 9 个委员，分别是：邝富灼、李元信、程联、刁信德、石美玉、牛惠生夫人、王志仁、朱少屏、朱博泉。1 月 18 日，在召开的第一次委员会上，讨论麻疯救济会是作为美国麻疯救济会的一个分会，还是作为独立的中国麻疯救济会，多数人认为"本会既为中华人士所创设，受其利益的又为我国同胞，当然须由华人负责，以图博得国人的同情和赞助"，因此决定成立独立的"中华麻疯救济会"，推举唐绍仪为名誉会长，福建的萨镇冰、哈尔滨的伍连德、美国的谭纳为名誉副会长，李元信为会长，沪江大学前教授、浸信会牧师邬志坚为总干事，并成立一个 14 人的理事会。至此，中华麻疯救济会正式成立。邬志坚强调中华麻疯救济会是一个"全国的、本色的、独立组织；既无教派之区别，又乏政治之臭味，盖一纯粹慈善机关。"

二、中华麻疯救济会的救治与工作

中华麻疯救济会成立之初，就根据救济会创立的需要和目标拟定了八项工作：①给麻风患者以医药上的帮助；②指点患者去最好的疗治机构；③向群众宣传麻风的危险和铲除的必要；④提倡新式麻风治疗法；⑤分发安癞药和其他药品；⑥资助麻风院；⑦冀得政府合作，制定法律，禁止麻风人和常人杂居；⑧宣传福音以提高麻风人的精神生活。围绕这些目标，中华麻疯救济会有条不紊地开展各项工作。

（一）争取政府支持

中华麻疯救济会在 1928 年提出"厘订严律实行隔离"的建议，同年 12 月 26 日国民政府卫生部召集的五省卫生会议中通过两条议决案："取缔癞病患者""规定设立麻风院办法"。1932 年 10 月 18 日，中华麻疯救济会再次向国民政府卫生署重申前请，同月 27 日国民政府批复照准，并批示"本署对于该项法规，正在研讨编订中，该会有何意见拟议，均可随时送陈以备采择"。中华麻疯救济会召集该会医药委员会全体委员，起草对于麻风法令之意见书全份，并附中西文麻风问题名著，于同年 12 月 16 日备文呈送国民政府卫生当局，请求采纳。据称卫生署官员已将法律草案拟定，但是因为政府财政匮乏，一直没有呈请立法院审定公布。1932 年 10 月 16 日和 1933 年 5 月 9 日中华麻疯救济会两次上呈请求将麻风编入教材，"欲铲除麻风，非使全国民众对于麻风有相当注意不可，欲引起民众注意，非先将全国儿童对于麻风原因及预防等，一切智识灌输不可"。这项建议得到教育部的采纳，通令各省教育厅训令各书局遵办，1935 年，上海商务印书馆出版的课本，已经有两种添加麻风相关知识。民国以后新建的麻风病院许多得到地方政府的支持，或捐钱或捐地皮，如广东大衾麻风院，院址由伍廷芳捐赠，蒋介石、孙科赞助经费 10 万元；江西南昌麻风院，得市长伍毓瑞赞助地皮费 600 元，琼崖麻风院院址同样是得政府之力方才得以确定，上海虹口麻风诊疗所的设立有市卫生局的协助，中华麻风疗养院的院址与建设也得到中央卫生署和上海市政府的多方协助。中央政府时虽财政拮据，仍于 1939 年拨给中华麻疯救济会 3000 元特别赈济费，这是中央政府第一次为中华麻疯救济会拨款，"虽为数不巨，但其含意深长"，足见政府对于麻风防治事业、对于中华麻风风济会都已有相当关注。1937 年 4 月，广州军警当局在白云山横枝岗，集体屠杀 300 多麻风患者，激起全国公愤和谴责，中华麻疯救济会牵头与政府交涉，维护麻风患者权益。

（二）募集经费

1927 年中华麻疯救济会成立之初，最大的困难就是经费问题，中华麻疯救济会作为民间社会团体，所有的活动经费都需自募，但是"盖国人初尚不知救癞事业之重要，每多观望迟疑，所有捐款，非出之教会中之团体，即募之西侨中之士女，本国捐款，寥寥无几，所赖为经常之需者，幸蒙美国麻疯救济会之津贴，以为一大挹注耳"。经过广泛宣传，社会慈善人士也逐渐开始关注麻风救济工作，到 1934 年中华麻风疗养院筹备时，所需建筑预算费 6 万元竟一举募得。同时，如福建厦门的林秉祥资助厦门麻风院的建设；江西南昌的余建臣、王鉴吾资助麻风病院；胡文虎义赈石龙麻风院、捐助琼崖麻风院、厦门麻风院改建、资助中华麻风疗养院的建设等。中华麻疯救济会每年圣诞节前，以大批礼物和现金赠送全国各麻疯医院、居留地，1930年向公平铁厂定制铁床40只，全新棉衣40套，送给南昌新建的麻疯院；衣服鞋帽等63件，赠送杭州麻疯医院；现款4600余元，分送广东、福建、山东、湖北、浙江、江西、云南、甘肃、上海等9省市的22个麻疯病患居留地、诊疗所。1931年，赠送现款5000余元给广东、海南、福建、山东、江苏、湖北、浙江、江西、云南、上海等10省市的26个居留地、诊疗所，1931年、1932年共分拨全国各处的麻疯医院、麻疯收容所和麻疯诊疗所圣诞礼金7838.41元。1933年，除赠送无线电收音机、幻灯机等实用品外，分赠各处现金约有2000元。即使在战争爆发以后，中华麻疯救济会仍坚持向全国各地赠送圣诞礼金，如1937年赠送约1600元，受惠者达31处；1938年赠送达1750元，受惠者33处；1939年分送全国59处麻疯院、麻疯诊疗所及麻疯教会等现金约3000元。这些都得益于中华麻疯救济会强大的筹款能力。

（三）机构建设

中华麻疯救济会意识到倡建铲癞机构，普及医药治疗是最根本的任务。1928年，中华麻疯救济会在五省卫生行政会议上提出广建麻风医院案，在1930年，又提出铲除麻风的"五年计划"，并将工作重点逐步转移到建设行动上。如组织捐赠活动，所捐现金和物品，在每年圣诞节赠送给全国各麻风院及麻风患者居留地，并积极倡建、援建麻风院，曾获得中华麻疯救济会援建的麻风院，有江西南昌麻风院、湖南新化麻风院、江苏如皋麻风院、福建延平麻风村及麻风院、广东北海、罗定麻风院、海南麻风院、厦门麻风院等。1935年，筹资建立全国规模最大、设备最为完善的麻风机构——中华麻风疗养院。总干事邬志坚，几乎每年都前往麻风高发区了解麻风流行和救济情况，足迹遍及华南、西南、华东、华北以及华中流域的30多个城市。每到一地，即拜访当地社会的领袖人物，宣传麻风知识，唤起他们对于麻风的注意，并依托这些当地名流，陆续在香港、厦门、福州、汕头、南昌、新化等地建立分会。通过对分会的指导与协作，中华麻疯救济会在全国范围内逐步推进麻风救济运动。此外，中华麻疯救济会还大力推动与其他社团合作，促进麻风救济工作。如1937年，中华医学会麻风救济委员会（China Leprosy Relief Association was established）在上海成立，李元信首任会长。

（四）社会宣传

中华麻疯救济会十分注重开展宣传工作，将之列为救济会重要工作。

（1）文字宣传，1927年创办《麻疯季刊》。该季刊是当时国内唯一介绍研究麻风的专门刊物，《麻疯季刊》不仅刊登大量释疑文章，还转译了大量国外治疗麻风先进诊疗方法、临床经验和预防问题的文章，如：《麻风治法述要》《麻风疗治新法》（第1卷第2期），《医治麻风的最新经验》（第1卷第3期），《麻风和它的治法》（第2卷第1期），《麻风的病象诊断和治疗》（第2卷第4期），等等。《麻风治疗新法》《麻风金剂治疗法》（第1卷第2期）、《医治麻风的最新经验》《医治麻风的新见》《咳逆苏根治疗麻风论》（第1卷第3期）、《麻风和它的治法》（第2卷第1期）、《麻风的病象诊断和治疗》（第2卷第4期）、《麻风之防御法》（第7卷第1期）、《麻风之预防》《麻风之诊愈性及其复发问题》（第9卷第2期）等。《麻疯季刊》还关注麻风及其治疗的相关理论问题，探究麻风病理、医理。如《麻风之医治问题》（第7卷第2期），《表皮注射之优劣观》（第7卷第4期），《一烷困麻黄素在大风子注射剂中免痛之效用》《麻风病与性别之研究》（第8卷第3期），《关于一烷困麻黄素之质疑》（第8

卷第 4 期），《大风子油的研究》（第 9 卷第 1 期），《扑灭麻风运动中传染病之研究》（第 9 卷第 2 期），《类似结节型之麻风》（第 10 卷第 1 期），《发明用大热熏汗术佐疗麻风之实验与理论》（第 11 卷第 2 期）等，这些文章都是具有较高学术价值的科研论文。如主编邬志坚所说："本刊所载论文，大半由各地多年从事麻风工作之专家所著，故不惟应为对于麻风问题欲求可靠新知识之一般读者所欢迎，即少数关于麻风研究有素养之医学界人员，亦不可不一读也。"

（2）举办参与各种展览会。根据麻风的病态、传染途径、麻风患者的医治、预防以及治愈麻风人应有的生活等内容订制泥质模型，陈列于麻疯救济会附设诊所，供人参观。1932 年 10 月 5—6 日，与在上海李斯德研究院新厦举行的第一届全国麻风大会同时举办麻风教育展览会收效甚丰，"结果之圆满，殊出吾人之意料也"。1933 年上海市卫生、教育两局为灌输健康知识、促进卫生运动举行的上海市健康教育展览会，中华麻疯救济会获邀参加，在社会组传染股设立麻风专部，陈列宣传品，包括 85 件展示皮肤性和神经性麻风的模型，15 幅麻风教育画，8 幅全国各地麻风院的照片，24 种印刷品，还有上海麻风分布图，全世界麻风人口比较表、中国与全世界麻风人口比较表，治疗麻风药物大风子油的果实大风子等。因为形象生动直观，观点深入浅出，含义明显易懂，这些展览起到了很好的教育、宣传作用。[3]

（3）其他方式：分别于 1930 年和 1933 年，两次举行铲除麻风有奖论文活动。题目为《铲除中国麻风之方案》，第一次征文由于"吾国人士对麻风尚无相当的认识和研究"，仅收到 21 篇文章。第二次征文的筹备与宣传都比较充分，投稿者极为踊跃，材料多是来自作者亲身经历与观察，观点也多有独到之处，与第一次征文相比不啻天壤之别，由此也可见中华麻疯救济会宣传的成效。除此之外，在地方举行救济麻风的公开演讲，直接面对社会大众，宣传麻风知识与麻风救济运动。1938 年 11—12 月间，中华麻疯救济会以"麻风乃一公共卫生问题"为主旨在上海的教会学校，如沪江大学、圣约翰大学、上海女子医学院、中西女塾等进行演讲，讲授内容依据学生班级而有所区别，目的在于使学生脑海中印有麻风印象，从而养成预防的意识。

通过中华麻疯救济会坚持不懈的努力，社会公众和政府对待麻风的态度均发生转变，全国范围内麻风救济运动逐步推进，麻疯救济会规化救治、组织捐赠、施送药品、发放补助金等救助麻风患者职能也得到充分的发挥，成为 20 世纪 20 年代以后中国麻风救治的主导力量。这个民间组织，在公共卫生历史上缔造了一个奇迹。

第二节　近代中国的麻风救助及治疗机构

近代中国麻风的救治机构，主要有政府建立的新式麻风病院、教会系设立的麻风诊疗机构、中华麻疯救济会建立的麻风院以及社会力量和私人办的诊所和救治机构等。

一、政府主办的麻风院和诊所

据不完全统计，抗日战争前全国有麻风村、隔离所或养济院等 77 所，收容 2763 名患者。其中云南 60 所、福建 10 所、广东 3 所、广西 2 所、江西 2 所。除 4 所属教会外，多为地方政府所办，较著名者如下。

（一）汕头麻风院

"我国麻风院政府主办者，惟汕头麻风院而已。"[1] 汕头作为通商口岸，内地许多麻风患者来寻找生活出路，"一时狮面鸷爪，混迹市尘。陈列坏疽肢体，以为谋生方法，每遇庆悼，受抚尤觉不堪，市民为息事自卫，辄以钱米与之而求其速去。"民国十二年（1923），汕头市长陈友云，考虑前几次汕头建设麻风院的失误，选择潮阳港口蜈蚣头，俗名拐头山，作为麻风院建设地址，这山三面环海，西接陆地，离汕二十里，实际是一半岛，并非孤地，风景颇佳，地价费一千二百元，建成可容患者八十人的病室两栋，药房，食堂，餐厅，厕所全部修好。其左为警察室及职员住房办公室，建筑费花费一万三千元，民国十三年落成，委任林良智为院长，郑起恒为医生，开始强制收容麻风患者。后来因战争和市长变更等原因，两年之间，仅收容患者三十名，而逃逸死亡，时有所闻。改委任蔡荣燊为院长，林增祺为医生，立即注意改良，妥善处理好工务卫生各科长职员关系，并完善了医疗物资管理办法，增加了注射治疗药物，申令各医认真强制收容，七月之间，共收患者33人。累计院内收容男62名，女11名，合计73名。该院建成后，"昔日狮面鸷爪，露宿风餐，惨而无告者，及人入院之后，衣食有着，医疗有所，结节消退，溃疡愈合，而患者对于该院之观念，非复从前之视若监狱，然故昔之，必用强制收容者，今欣然来归，甚有要求警察解区转送者。"

（二）青岛市癞病疗养所

据青岛市卫生局史志办公室编印的《青岛市解放前医药卫生概况（1897.11—1949.6）》记载：1922年12月，胶澳商埠当局接受设立在嘉祥路的传染病防疫机构，命名为胶澳商埠传染病院（附设癞病疗养所，疫病停留所）。1923年4月，制定《胶澳商埠传染病院暂行规定》。医院全年经费2万元。1923年7月在贵州路附设癞病疗养所一处，是年，有4名癞病（麻风）患者转往治疗。1922年12月，中国政府收回胶澳后，设在安徽路的专为欧美人治疗的福柏医院，也属于同善教会。1928年，由于侨居胶澳地区的英、美侨民捐助六千元（银圆），赠与福柏医院，建立隔离病室，收治传染病患者。1929年7月，青岛特别市指令卫生局接管设立在嘉祥路1号的传染病院，负责全市传染病患者的医疗预防工作。1936年，青岛市癞病院成立后，附属该院的癞病疗养所遂并至癞病院。1929年青岛特别市卫生局接管传染病院及其附属癞病疗养所，继续开办，收治癞患者。同年8月、9月收治患者分别为8名和9名，1930年9月为15名。1934年鉴于青岛市麻风患者增多，青岛市政府指令社会局筹备设癞病院。原勘定在团岛南山半岛兴建，后勘定在黄岛黑山，但均因不适宜而作罢。

1935年11月，第二届全国麻风会议在广州召开，议决各省市应加强麻风的收治工作以免蔓延。1936年3月青岛市政府转发行政院卫生署关于广州会议精神，指令社会局收治麻风患者。1936年，贺书年任院长。为解决麻风日益增多的治疗问题，社会局于1936年8月1日，选定青岛市郊女姑山村旁海地方，建立青岛市癞病院一处，建筑面积540平方米。该病院设有病室四间，可收容40名患者。据10月份调查隔离治疗麻风患者30余名。入院患者实施免费治疗。该院建成后，传染病院附属癞病疗养所的患者都转入该癞病院治疗。

---

[1]　《麻疯季刊》，1927年，第1卷，第4期，第5页。

（三）昆明麻风院

民国八年（1919年），是公认的云南防治麻风工作元年。是时唐继尧督政云南，全省卫生行政由省警察厅负责，警察厅在省城昆明筹设一所麻风医院来收容麻风患者，即昆明麻风院。在离昆明城约有五里多路的东南郊金马寺狗饭田，由上海来滇的教士华僧博士和勃拉莱博士，考察昆明麻风院后写道："那里共有麻风患者三十六名——男二十三人，女十三人。院子里的四周，有高高的墙垣围着，也没有什么空地，可供种植之用。麻风患者每天吃些白饭，也不做事情。我们很想教他们做些工作，可是筑起墙来开个菜园，未免太费了些；没有围墙，恐怕又要溜之大吉，真是无法可施。""患者伙食由院供给，每名按日由养济院取米，并月给杂用洋三元……院之四围，有公置土地，使患者病轻者，自植菜蔬……周围筑以土墙，植有加利树数十株，疯人在内，可无风袭之感。"他们与当局接洽要求每星期去昆明麻风院施行两次注射治疗，政府同意了他们这一善行，住院的患者都积极配合治疗，注射的效果还是不错。

（四）昭通麻风院

1934年7月，中华麻疯救济会收到云南昭通麻风院筹备处主任李岳汉的来函，报告云南省准备设立昭通麻风院的情况："故昭通县现已首先举办，县长李竹村委李岳汉为筹备处主任，筹备处地点在春和乡公所内，业于六月四日开成立会，并由县府函请地方建委会提拨开办费三千元，一切办法参照本会方针，正在积极进行中云。"并附有成立宣言一份。两年后的1936年，《麻疯季刊》跟踪报道昭通麻风院建设的进度："进行以来，颇见迅速，现该院工程大体已告完成，故春和乡公所之筹备处，也已结束。""自一九四一年起石门麻风院之一切医务工作亦归吾人办理之，现两院合计共有患者百名。本年度内拟推广采用白喉类毒素以治疗麻风之实验，希望明年能有一详细有趣之报告。"[①]

（五）广州东郊麻风院

1931年，广州市政府建成东郊麻风院，可收容60～80例，一旦收满之后，就解送至东莞石龙或稍潭麻风院。据统计，1933年，广州东郊麻风院分批解送上述两院安置者达228例。

二、外国教会主办的麻风救治机构

教会和来华传教士，在近代中国麻风的救治事业中扮演了极为重要的角色。[②]教会创办麻风院的最初目的就是给被家庭和社会放逐的流浪患者提供避难所，让他们能吃饱穿暖，减轻疾病的痛苦，带有明显的慈善救济性质。比较著名的机构有：

（一）汕头癞病收容所

"至1863年，高尔德（Gauld）医师（即吴威廉），在广东汕头医疯。时疯人拥至，乃于1867年，另设一癞病收容所。迨1874年，约有患者一百名。大枫子油自治已采用。"[4]不少学者认为由基督教英格兰长老会传教士吴威廉创办的汕头麻风院是中国大陆最早的西方教会设立的麻风院。

---

① 云南基督教麻疯院医药事业的合并。《麻疯季刊》，1941，15（1）：26-27。

② List of Leprosaria and Clinics in China. The Chinese Recorder，1940，7/（7）：465-471。

（二）广济麻风院

1887 年，英国医学传教士梅藤根在杭州创办了一个小规模的麻风院——广济麻风院。1914 年松木场分院成立，设立男、女麻风院等院，收治麻风患者多至 200 人，是当时全国医疗条件最好、技术水平最高的麻风院。

（三）北海普仁麻风院

1886 年，英国伦敦会立项在北海建麻风医院，1889 年，柯达用从英国募集的资金在北海的普仁医院左则买地 30 亩建院舍收容麻风患者，建立普仁麻风医院，1890 年即收治 77 名麻风患者。

（四）孝感麻风院

光绪十八年（1892），伦敦传道会在湖北孝感城内东北角创办麻风收容所，为长江以北首次建成的麻风院，最初由杨格非（Rev Griffith John）牧师开办，仅有患者 16 名，后由傅乐仁医师主持，到 1920 年时，麻风患者数目已经增加至 150 名。以后，麻风院由汪汉池、陈稚甫主持。

（五）广东石龙麻风院

1907 年，天主教会法国巴黎外方传教会（the French Missions Etrangeres de Paris）的成员康拉迪神父（P. Conrardy，1841—1914）在东莞石龙镇创办广东石龙麻风院，医院分男女两部，初始规模狭小，仅有患者六七十名，到了 1915 年，省政府予以津贴，规模得以扩大，增收患者 700 多名，有大小房屋 30 多幢，但是宗教色彩浓厚，注射治疗不规则。1927—1933 年年平均收留麻风患者 250 例左右。1914 年康拉迪神父死于麻风。

（六）石门坎麻风院

1914 年，在贵州石门坎的柏格理牧师（S. Pollard，1864—1915）萌生创办麻风院的想法，他从英国国际麻疯救济会争取资金，1919 年时由英国传教士张道惠牧师等在贵州石门坎创建了麻风院，开始时收治患者 40 多人，最多时收治 100 多麻风患者，为乌蒙山区及附近几个省份麻风患者提供收容治疗的去处。[5]

（七）滕县麻风院

1918 年，美基督教美以美会传教士兼护士道德贞女士（Alma Dodds，1881—1978）利用从美国教会美以美会筹集的善款，创办了滕县麻风院，占地 50 亩，其中 4.14 亩是滕县士绅徐文湧所捐赠。先后有于道荣、何学曾、徐寅亮、刘振东等给患者治病，每周打针一次。从1918—1951 年，该院共收容麻风患者 1400 多人，为山东省规模最大、收容患者最多的麻风院。1923 年以后，该院业务由滕县基督教华北医院监管。1941 年道德贞女士被拘进日军集中营，同年回国，时年 60 岁，一直未婚。[6]

（八）大衾岛麻风院

1919 年，美国南浸信会宣讲师力约翰（John Lake）创办大衾岛麻风院。当时伍廷芳捐献大洋 5000 元，以作购地之用。蒋介石、孙科赞助经费 10 万元。1928—1936 年每年收留麻风患者约 103 例。[7]

（九）兰州麻风院

1914 年由美国实业家博德恩捐款，中国内地会传教士苏格兰人金品三创建。当时建立的兰州麻风院内收留着 30 多名麻风患者。到了 1926 年，医院兴建了更多隔离病房，收容了 40 余名患者，其中有汉族、回族、藏族和鞑靼人。戴乐仁（A. G. Talor）在民国二十一年

（1932）在甘肃兰州市黄河北岸庙滩子福音医院内建立兰州麻风院，院址是现在兰州市第二人民医院，时称博德恩福音医院，由德国传教士创办。民国三十六年（1947）甘肃省卫生处曾责令各县卫生院进行麻风调查，当年兰州福音医院收治 77 名麻风患者。[①]

（十）云南九龙江癞人拘留所

1928 年 1 月，美国基督教长老会葛尔脱医师（Curtjo M. Galt）在云南九龙江创办癞人拘留所，为云南三大麻风院之一，1931 年由奈尔生医师继续领导。院中常住患者有 140 人左右，最多时收容患者达到 300 多人，医院奉行拯救患者的身体与拯救患者的灵魂结合，经费得到美国麻疯救济会的资助，中华麻疯救济会对其工作评价甚高。[②]

表 8-1　近代外国教会主办的部分麻风救治机构表

地址	机构名称	成立年	床位	负责人	隶属	资料来源
广东汕头	汕头癞病收容所	1867		高尔德	教会	汕头卫生志
广东北海	普仁麻风院	1889	200	柯达、沈永年等	英教会	麻疯季刊
浙江杭州	杭州麻风院	1887		梅藤更、苏达立、马雅各	英教会	中国医学通史
福建古田	古田济生堂	1890			英教会	梁其姿《麻风：一种疾病的医疗社会史》
湖北孝感	孝感麻风收容所	1892		杨格非	英国教会	孝感大事记
陕西南郑	南郑天主堂癞病院	1893		李开鳌、康乐尧等	意教会	陕西省卫生志
湖北孝感	孝感乐仁麻风院	1893	150	约翰、博拉、博乐仁、杨格非等	英国教会	麻疯季刊
福建建宁	建宁麻风拘留所	1894			教会	麻疯季刊
四川昭化	麻风病院	1899			教会	四川省卫生志
福建	光华麻风院	1901			美教会	福建师范大学 2012 年刘影博士论文
广州石龙	石龙麻风院	1905			法天主教会	广东麻防
广东东莞	稍潭麻风院	1905	264		德教会	广东省卫生志
福建莆田	城郊麻风院	1906		蒲星氏	美教会	福建医学史略
福建莆田	黄石东井麻风院	1906		蒲星氏	美教会	福建医学史略
广东东莞	若瑟洲麻风院	1907	524		法教会	广东省卫生志
浙江杭州	麻风救济所	1915			教会	中国医学通史

---

① 《医药卫生志（卫生）》。甘肃文化出版社，1999 年，第 464-465 页。
② 刘少航：《麻疯季刊》中反映的民国云南麻风病史料及其防治状况。《保山学院学报》，2014（4）：1-10。

续表

地址	机构名称	成立年	床位	负责人	隶属	资料来源
上海	同仁医院麻风科	1915		刁信德等		中国医学通史
广州	博济医院麻风诊所	1916				百年博济
山东滕县	滕县麻风院	1918	60	道德贞女士	美教会	山东省皮防所志
贵州石门坎	石门坎麻风院	1919	30	张道惠等	教会	贵州大学 2010 年吴汉男硕士论文
云南昆明	昆明市麻风院	1921	200		教会	麻疯季刊
广东罗定	博爱麻风院	1924	25		美教会	广东省卫生志
广东汕头	汕头麻风院	1924	200		教会	梁其姿《麻风：一种疾病的医疗社会史》
广东赤溪	大衾麻风院	1924	15		美教会	广东省卫生志
江苏如皋	如皋圣教医院麻风所	1924	400	海深德	美国教会	江苏省卫生志
山东济南	济南麻风院	1926		海贝殖、司美礼等	英教会	山东省卫生志
湖北武汉	汉口协和医院麻风科	1928			中华麻疯救济会	武汉市卫生志
山东兖州	兖州圣若瑟癞病院	1928		安子太等	德教会	山东省皮防所志
云南九龙江	九龙江麻风居留所	1928		高尔脱等	美国长老会	麻疯季刊
江苏南通	基督医院麻风所	193?		哈格曼等	美国联合基督会教会	江苏省卫生志
江苏泰州	福音医院麻风所	193?		贝礼士等	教会	江苏省卫生志
江苏清江浦	仁慈医院麻风所	193?		钟仁浦等	教会	江苏省卫生志
山东泰安	泰安麻风所	193?			教会	山东省皮防所志
山东烟台	烟台麻风所	193?			教会	山东省皮防所志
山东潍县	潍县基督教医院麻风所	193?		巴路德等	美教会	山东省皮防所志
四川泸定	磨西麻风院	1930		彭神甫等	教会	四川省卫生志
贵州毕节	撒拉溪麻风病医院	1931	270	费济华等	教会	梁其姿《麻风：一种疾病的医疗社会史》
甘肃兰州	兰州麻风病院	1932	77		教会	甘肃卫生志
广东新会	天门麻风院	1933	240		德教会	广东省卫生志
山东青岛	青岛麻风院	1933			德教会	山东省皮所志

续表

地址	机构名称	成立年	床位	负责人	隶属	资料来源
湖南新化	新化麻风院	1934		摩坦森医生（Drr. MargitMortensen）	挪威教会	梁其姿《麻风：一种疾病的医疗社会史》
山东青州	青州府麻风病院	1936		Mr.chung、Hsiao Wu	英教会	山东省皮防所志
广西亭凉	亭凉麻风院	1939			教会	广西卫生志
山东青岛	青岛麻风所	1939		库尔德	中华基督教	山东省皮防所志
广东湛江	西营麻风院	1940	65		美教会	广东省卫生志

三、中华麻疯救济会主办的麻风救治机构

1926年中华麻疯救济会成立后，发起成立以下麻风救治机构及麻风院。

（一）中华麻疯疗养院

中华麻疯疗养院，由中华麻疯救济会倡导并一手建立，是时国内规模最大、最为完善的麻疯机构。该院前身是美国女医师雪伯莱在闸北区开设的慈和医院，1929年由中华麻疯救济会接办，改名为虹口皮肤病医院，开支费用全部由中华麻疯救济会承担。随着就诊患者日益增多，救济会有意在上海建立一个规模宏大的麻疯医院。在得到国民政府卫生署和上海市卫生局的支持并征募到建筑所需的8万元后，1935年3月兴工建筑，12月14日正式开幕。在中华麻疯救济会绘制的蓝图中，中华麻疯疗养院不仅仅是救济上海及其邻近地区麻风患者的机关，还是全国麻疯疗养院的样板。可惜疗养院甫一建成，即遭上海淞沪事变，疗养院位于战区之内，数次搬迁，生存尚且困难，那些还留在纸上的美好设想更无法实施。

（二）海南琼崖麻风院

1933年，海口市各界人士发起筹建琼崖麻风院，上海中华麻疯救济会津贴建筑费5000元，对每县征款100银元。1934年12月建成海南麻疯医院。在海口秀英坡建起琼崖麻风疗治所，分男女病室各1间，始将社会上的麻风患者收容治疗。后又获新加坡华侨胡文虎捐款2万银元，为建麻风院资金。委员会规划建成钢筋水泥结构的病室6幢，计1562平方米。民国二十六年（1937），琼山县国民政府县长陈明栋报告，广东省国民政府批准征地秀英坡2000多亩，将麻风院址确定。1934年麻风疗治所建成后，卢松鹰医生到该院任管理员兼医疗工作。1934年收容40多名患者，其生活费，全赖海口各商号捐献。1939—1945年，日军侵琼，派员接管，医疗工作由冯策医生负责。1945—1950年，抗日战争胜利后，院长由海口福音医院院长陈大业（美籍）全权负责。

（三）江西南昌麻风院

1929年，吴绍青发起成立江西麻疯救济会，募捐创建麻风院；中华麻疯救济会拨助建筑费5000元，以及常年经费的大部分，1936年9月建成。邓述垫等在建院中发挥作用，留德博士吴绍青医师任院长。

（四）湖南新化麻风院

湖南的新化麻疯院因邬志坚前往视察后发起，获得中华麻疯救济会经济援助，1934 年 1 月建成。

四、地方或社团主办的麻风救治机构

中国社会贤达和医学界知名人士，也对防治麻风给予特别关注。特别是有感于外国教会所办麻风医院宗教色彩太浓，医治不足，要建立中国独有的麻风防治机构。如：1931 年厦门救济麻风委员会建立福建厦门闽南麻风诊疗所，1939 年政府、士绅和差会联合委员会建成福建长乐麻风院，四川华西协和医科大学 1939 年建成有 60 张病床的麻风医院等。

五、个体办麻风救助及治疗机构

（一）福建石码麻风诊疗所

福建石码麻风诊疗所由林秉祥先生创办。他是龙溪闻名遐迩的大华侨（民国时期，原中央交通部顾问）。投巨资创办独办"采蘩善社"："采蘩医局"为贫苦人民免费施医赠药，聘请两位医生，并备有两班轿夫，如遇急症则抬大夫赴患者家诊治。"采蘩慈善会"，全岛的孤贫寡，不分姓氏，每人每月供给三斗大米、两圆大洋。对穷苦死者，无法收殓，则施棺施赈。每年岁暮，发渡岁金予穷苦人，每年受惠者约两千人。

（二）罗四维医务所麻风诊疗

罗四维医务所位于香港湾仔道，开展麻风诊疗。1937 年 12 月底，罗四维医师应粤籍难民收容所之邀，到该所作卫生播音，演讲题目："粤人因误解麻疯所养成之罪恶"，包括 "①辟麻疯由淫孽而来；②辟麻疯有三代之说；③辟麻疯可以出卖；④辟麻疯为不治之症"，对民间流传的麻疯传说和错误观念作了清楚明白的解说，演讲长达两个小时，听众多达四千余人。

（三）广东广州何可医院麻风诊疗室

广东广州何可医院麻风诊疗室，成立于 1930 年左右。

第三节　学科人才的教育与培养

一、留学运动及留学生的作用

1872 年 8 月 11 日，三十名幼童自上海登船，驶往美国旧金山，幼童留美作为中国近代留学教育的发端，被誉为"中华创始之举，亦古来未有之事"，在我国留学教育发展过程中具有较强的标志性。

从晚清到 20 世纪末，约有过十代留学生。中国赴海外的留学生，学成归来，传播新思潮，开启新风气，为促进中国的科学技术发展，发挥了重要作用，奠定了我国科学技术发展的基石，并使其蓬勃发展。在包括麻风学科发展在内的现代医学科学史上，留学先辈中涌现出一批泰斗级前贤，为中国现代医学包括麻风学科在内的发展呕心沥血，卓有建树。如：黄宽（1829—1878），任博济医院代理院长，1850 年赴英国爱丁堡大学留学。郑豪（1878—1942），参加第二届国际麻风学术会议。为美国的中国籍医学博士，1904 年毕业于旧金山市内外科医学院。颜福庆（1882—1970），任中华麻疯救济会会长（1933—1939），1906—1909 年赴美国耶鲁大学医学院深造并获医学博士学位、1914 年再次赴美国哈佛大学公共卫生学院留学深造，获公共卫生学证书。石美玉（Shi Meiyu，Mary Stone，1873—1954），参与组建中华麻疯救济会，1892 年留学美国密歇根大学医学院。刁信德（1878—1958），1915 年在虹口医院创立专门的麻风病科，1911 年留学美国，获宾夕法尼亚大学卫生学博士和热带病学博士双学位。陈鸿康（1894—？），创建上海虹口皮肤病医院（麻风病医院），1921 年毕业于英国爱丁堡大学，后又到德国进修皮肤病，任中华医学会中华皮肤性病科学会首任会长。尤家骏（1898—1969），1932—1933 年赴奥地利维也纳大学主攻病理学学，1948 年代表中国出席在哈瓦那举行的第五次国际麻风会议。李家耿（1913—1993），1956 年始任上海麻风医院院长及名誉院长，领导、指导和参与上海麻风防治工作，1947—1948 年赴美国纽约市孟山勒医院研修皮肤科。丁福保（1874—1952），为麻风患者自办的麻风专刊《晨风季刊》题词，1909 年参加两江总督举办的医科考试获优等内科医士证书，被派往日本留学考察。这些留学精英们通过他们在国外的经历，用学到的现代医学相关知识，为我国麻风防治做出积极的努力和贡献。

二、国外学者在中国开办的相关教育

近代中国西医学科发展与国外传教医师活动密切相关。传教医师早期主要是全科医师，诊治范围包括眼科、外科、皮肤花柳科和麻风等，19 世纪末、20 世纪初开始设皮肤花柳科及麻风疗养院。1929—1941 年，中华民国卫生部颁发外籍医师登记的医师执照 400 多人；在中国近代，对皮肤性病学包括麻风在内的贡献较大的医师有罗爱思、嘉约翰、德贞、聂会东、司督阁、梅藤更、高似兰、马雅各二世、海深德、戴仁寿、太田正雄、海贝殖、傅瑞思、苏达立等。

罗爱思（Frederick Reiss，1892—1982），1929 年创建中国红十字总医院（上海华山医院前身）皮肤性病科并担任主任，在中国从事包括麻风在内的皮肤性病诊疗、教学近 20 年。在上海开设麻风诊所义务诊治麻风患者、带教麻风诊疗人员，1937 年协助陈鸿康创建中华医学会皮肤病学会并任副会长，编写多部皮肤科教材。

嘉约翰（John Glasgow Kerr，1824—1901），美国传教医师，医学博士。1854 年 3 月在广州行医传教，1859 年创办了博济医院，1866 年附设博济医学院，黄宽等在此任教，孙中山和康广仁等 150 人在此学习。

德贞（John Dudgeon，1837—1901），1864 年来北京，接管北京施医院（协和医院前身）；首任同文馆医学与生理学教习，任职计 23 年。1867 年在《万国公报》系统讲授梅毒学和皮肤病学，1877 年在《格拉斯哥医学杂志》发表《中国的麻风》论文。

梅藤更（David Duncan Main，1856—1934），1881 年在杭州传医办学，1885 年创建浙江私立广济医学各科专门学校（广济医校）并任校长；1887 年，创建杭州麻风院（收住男麻风患者），免费治疗麻风患者，培养麻风诊疗医护人员。1918 年广济医校在教育部立案，是全国闻名私立医学院校，培养了包括麻风诊疗在内的大量医疗人才；梅藤更学生沈永年，1917 年毕业于广济医校，由梅藤更推荐，1927 年赴广东北海麻风院任首位华人院长。

高似兰（Philip Brunelleschi Cousland，1860—1930），1883 年，赴广东潮州调查华南麻风；

1891 年在伦敦举行的医学大会上介绍中国麻风流行和防治概况。编辑《高氏医学词典》，统一医学名词，成为学科统一标准并多次再版，为包括麻风学科在内的医学教育和人才培养做出贡献。

马雅各 1901 年起在台、浙、鄂、沪、鲁、闽、川等地从事麻风、花柳病防治研究，1947 年在广济医院诊治麻风。1934—1937 年任中华医学会副理事长和副会长，任中华麻疯救济会医学顾问、英文版《麻疯季刊》主编。著有《实用麻风病教程》（1936）。

海深德（Lee Sjoers Huizenga，1881—1945），1923 年在江苏如皋设立长老会医院并任院长，1933 年医院附设麻风诊疗所，1935 年在上海成立中华麻风疗养院，海深德任院长多年，支持出版患者自办的麻风教育刊物《晨光季刊》；1938 年，中国委派其代表参加在开罗召开的第四届国际麻风大会。

戴仁寿（George Gushue Taylor，1883—1954），1911—1918 年服务于台南新楼医院，1917 年著第一部台湾土著语《内外科看护学》，其中包括专门的麻风章节。1923 年任台湾马偕医院院长，免费诊治麻风患者；1926 年建立麻风特别门诊与住院部；1928 年，创建台湾麻疯救济会。1931—1934 年在台北八里庄创办麻风疗养院乐山园，改善麻风患者生存状况并培养麻风诊疗人员。

苏达立（Stephen Doulas Sturton，1896—1970），1921 年赴杭州广济医院和广济麻风院，连续担任院长直至 1951 年。1933 年在《中华医学杂志》发表《杭州的麻风问题》，1937 年在中华皮肤病大会上发表《麻风病之血液类脂质》和《麻风之康氏试验法》。

上述外国医师远涉重洋来华，把东、西洋医学传入中国，成为中国西医学及麻风学科的开拓者和奠基人。他们的初衷虽为传教行医，但当面对苦难深重的劳苦大众，凶险难料的疫病，缺医少药的状况的时候，他们认真诊治，不惧传染，甚至割肤救患，变卖家产，全身心致力于治病救人和兴办医校，表现出高尚的医德和人道主义精神，为近代麻风学科建设与人才培养做出了不可磨灭的贡献。

三、麻风救治机构在人才培养与教育上的作用

前述诸多来华行医的国外学者，通常在设立的机构内从事麻风诊疗、人才培养和教育工作，相应的著名麻风诊疗和人才培养机构已经多次提及。据不完全统计，1905 年前后在中国 20 多个省市的教会医院达 166 所、诊所 241 个、教会医生 301 人，1915 年教会医生达 383 人，1936 年教会医院 420 所[8]。多数教会医院招收中国青年进行了学徒式教育，此后，普遍进行院校医学教育。1915 年以前共开创了 23 所教会医学院校，开始进行正规医学教育，传授先进的西方医学知识，普遍开设皮肤花柳病学课程，包括麻风相关诊疗知识。

早期进入中国的教会医师以诊治麻风为主要慈善的医事活动，至 1948 年全国共有 40 所麻风院，共计病床 2391 张，其中 38 所为外国教会所办，参与中国防治麻风的教会医师达数百人[9]。这些教会主办的麻风院在救治实践中均注意培养麻风人才，如北海普仁麻风医院的培训人才内容：解剖生理学、护理常识、急救措施、外科疾病和产科学知识。采用"小班、个体化、手把手"教学方法。医生和药剂人员轮流给护士生授课，讲授医学知识，护士长负责教护理操作技能。在护士生完成每天护理工作以后的早晨或晚间进行。医生是护理教育和护理实践的直接监督者。护士学生的工作以服务患者为核心，以服从医生为天职。在 20 世纪

20 年代，出现新的磺酰胺疗法，麻风病治愈率达到 95%，早期麻风患者在 12 个月内被治愈。北海普仁麻风医院把这种当时国际先进的并被规定强制推行的治疗麻风新方法引进北海，每周要给 100 名麻风患者进行肌肉注射治疗。在有 7 名麻风患者助手的情况下，训练出通英文的麻风患者李俊昌和凌马可及两位文化素质好的女患者等 4 人协助工作，传授治疗麻风治疗新方法。1925 年，每周两次给麻风患者注射治疗，护士们一共为麻风患者打了 7685 针，新疗法得到广泛推行，有 6 名麻风患者治愈出院。1926 年大革命爆发，北海普仁麻风医院在没有医生和外籍护士的情况下，在李俊昌的管理和协助下注射量达 5537 针。

近代教会和传教医师本着宗教活动目的，为包括麻风患者在内的民众缓解了病痛，设立专门诊疗机构、培养相应学科人才，留下了学科专著和培训体系，成为现代中国麻风学科建设和人才教育的基础。

第四节　学术交流合作及其影响

一、全国麻风大会

（一）第一次全国麻风大会

中华医学会第九次大会（即中华医学会与中国博医会宣告两会合并后的第一次大会），1932 年 9 月 29 日至 10 月 5 日在上海召开。会后，1932 年 10 月 5—6 日在上海雷氏德医学研究所，中华麻疯救济会、中华医学会与美国麻疯救济会联合举办麻风学会议（中华医学会另有一与中国生理学会联合举办的生理学会议），此即第一次全国麻风大会。①

中华麻疯救济会召开的第一次全国麻风大会，讨论了中国麻风的现状、麻风法律的厘定、麻风医院的建立、扩大宣传、统一麻风病历格式等事项，并讨论了麻风的防治及早期诊断治疗问题。估计当时中国有麻风患者 100 万人，占世界麻风人口的三分之一②。该会邀请朝鲜、菲律宾等国家的知名麻风专家参加。

会上，国民政府全国海港检疫处处长的伍连德博士，在大会做《中国当前麻风问题之概况》报告；肯定教会麻风院，对当时麻风的贡献；提出应该将"麻风病是可治愈的"的理念在民众中广泛宣传，且当务之急是培训普通医生诊疗麻风；呈请国民政府从速制定最新的人道的麻风法令，从法律上保护麻风患者的合法权益。会议就教育、记录、医治、建设麻风院方面进行分别讨论。在教育宣传方面，报纸宣传（新闻、广告）、无线电广播、商店橱窗展示、广泛印制宣传画（建议政府将麻风诊断、防治等项目及纳入卫生教科书）等方面均有教育价值；在记录方面，因缺乏统一的关于麻风患者的病状及发展情况的记录格式和通用名词，往往引起混乱，所以会议决定并督促全国各地统一采用 1931 年在伍连德纪念麻风大会（Leonard Wood Memorial Conference）上确定的麻风分类及名词，记录格式交由专家组拟定；在治疗方面，推荐采用大枫子油为标准治疗方案；在建设麻风院方面，建议应遵循与当地经济力量相适应的原则，重点建设 3 类麻风院，即麻风院（收容晚期肢体残疾的麻风患者）、麻

---

① 中华麻疯救济会消息一束。《中华医学杂志》，1934 年，二十卷第九期，第 1218 页。
② 《麻疯季刊》，六卷，第四期，第 32—43 页。

风医院（收容有传染性且能医治痊愈的麻风患者）、麻风诊所（在经济不发达地区以治疗初期无传染性的患者）。现场演示了正在虹口皮肤病医院治疗的晚期结痂性麻风患者进行表皮注射法（Intradermal Infiltration Method），注射药剂为碘化之摩克劳（Iodised Moogrol）。

中华麻疯救济会医药顾问、中国红十字会总医院皮肤病科主任罗爱思，在中华麻疯救济会第七届年会（1933）上讲演时认为："这次大会，可算中国新医历上最光荣的一页。"这种成绩的取得，都是中华麻疯救济会邬志坚的努力，以及马雅各、颜福庆、伍连德、陈鸿康等共同合作的结果。罗爱思又指出："该大会的最大意义，就是用联合的科学的力量，来解决这个麻风问题。"①

（二）第二次全国麻风大会

1935 年 11 月 1—8 日，中华医学会第十一次大会在广州召开，这次大会由中华麻疯救济会与中华医学会联合举办。大会开幕前，在中山大学举行了博济医院创立（西医传入中国）百周年暨孙中山总理开始学医及革命运动五十周年纪念大会。大会举行全体会员大会，报告内科、外科论文各 5 篇；分 10 组举行专科会议，共报告论文 199 篇。大会选择学会主席朱恒璧，副主席金宝善、嘉惠霖。参会人员有政府代表、香港及澳门卫生处长，专家有包立基、蒲大寿、白可慕等。追溯第一届大会以后的成果，消极方面是中央卫生当局对于麻风问题仍然不重视，麻风消除运动仍不被公众所接受，麻风歧视严重。积极方面是麻风医疗及药品的普及；教育部采用麻风教材并发至麻风机构，以规范麻风诊治；广东政府撤销了针对麻风治疗的禁令；上海中华麻疯疗养院的建立，标志着新型麻风医院的建立。会上，大会主席颜福庆致开幕词，他提到现阶段中国有约一百万麻风患者，居世界麻风人口的三分之一，统制、预防、治疗等工作需要进一步开展。强调麻风是可防可治的，要加强教育宣传，以达到唤醒公众对麻风的重视；政府应重视麻风防治，立法以支持麻风防治工作的开展。会议代表就麻风患者的分布、治疗和政策，以及麻风疗养院的行政问题、门诊工作等问题展开了专题汇报和广泛讨论。广东、江西、汕头等地专家介绍当地的防治情况和问题。

会上提出八大议案，即呈请政府出资派送医生赴国外学习最新的麻风医药；呈请中央卫生署兹令各省设立麻风医院及诊所扶助金；呈请中央政府通令各地医院不得拒收麻风患者，给予治疗，以防疾病蔓延；由中华医学会尽快建立"麻疯研究委员会"，统一研究麻风问题；呈请中央政府要求各地卫生署设立麻风专科，处理麻风行政问题；呈请中央政府颁布麻风法令，不准歧视麻风患者；呈请教育部规定"全国防癞日"，每年定时集中开展麻风宣传，引起公众注意；呈请教育部要求各医学专校增设麻风课程，理论与实践并重。②

（三）第三次全国麻风大会

1937 年 4 月 1—8 日，中华医学会第十二次大会在上海枫林桥国立上海医学院召开。这次大会由中华麻疯救济会与中华医学会联合举办。大会按公共卫生、内科、外科、妇产科、小儿科、眼科、耳鼻喉科、皮肤科、结核病、放射学、医史、医院管理及麻风等专科分 13 个组进行学术交流，共报告论文 239 篇。其中前 12 个专科，除医史已于 1936 年 12 月成立学会

① 罗爱思：中国产除麻风运动的前瞻。《麻疯季刊》，1933 年，第七卷第一期，第 3 页。
② 《麻疯季刊》，九卷，第四期。

外，其余在大会期间宣布成立学会（研究会），隶属于中华医学会。各学会会长为：医史王吉民、公共卫生伍连德、内科戚寿南、外科牛惠生、妇产科马士敦（马雅各之兄）、小儿科祝慎之、眼科周诚浒、耳鼻喉科邓乐普、皮肤病陈鸿康、结核病吴达表、放射学谢志光、医院管理颜福庆。

参加麻风学科会议的专家有伍连德、陈玉林等，也有当时警署、卫生署的官员到场。本次会议由颜福庆主席致开幕词，结束时由中华麻疯救济会总干事陈椿葆主持并报告。本次会议主要内容为通报广东军阀残杀麻风患者并捣毁麻风病院一事并商定解决方法、通函全国教会规定"主日"为宣传麻风日并设计编印相应宣传教材、在麻风高流行区设立麻风诊疗所、为非残疾麻风患者提供工作、讨论修改会章及细则、选举新一届代表等。会议结束后，与会代表们赴中华麻风疗养院参观。

二、山东省麻风大会

"抗战"期间，在国事蜩螗情况下，地处沦陷区上海租界的中华麻疯救济会，已难以组织举办全国性麻风救济大会。而在抗战的前几年，凭借西方教会背景暂得苟安的山东省麻风工作人员，在日占区的济南，举行过两次全省麻风救济大会。会议虽召集于仓卒之间，其收获之宏，"惟在华北麻风最为猖獗的鲁省为一空前的盛举，即在吾国产癞历史中亦占一重要地位"。大会"所明确表显之一种进取及合作精神，能予国内同志相当的刺激"。①

（一）第一次山东麻风大会

山东省第一次麻风大会于1940年5月10日，在留驻济南的齐鲁大学（以下简称"齐大"）医学院举行。到会者有在山东各麻风院中工作的中西传教士、医师、护士及技术人员等25人，莅临者百余人。上午，首由大会主席齐鲁大学济南麻风院院长司美礼（Dr.Smyly）报告山东麻风救济事宜现状，继由会员共同讨论会务，下午会议由齐大赖校长主持，延请中华麻疯救济会邬志坚作公开演讲②。济南麻风院的张月文等三名治愈者，应邀参加会议现身说法，治愈后在院内服务的张月文，代表病患在会上发了言。最后由山东圣公会施各脱神父祝福散会。③

会议通过重要之议决案：①调查全省之麻风病案；②每年举行大会一次；③统一购买大风子油；④创办中华麻疯救济会山东分会；⑤聘请干事；⑥除扩充麻风诊疗所外，筹备建造一所可容四千人的大规模麻风院。④

（二）第二次山东麻风大会

山东省第二次麻风大会于1941年5月10—12日，由中华麻疯救济会山东分会在济南的齐大医学院举行。到会代表有齐大医学院尤家骏、蒲斯高；济南麻风院司美礼、齐长春（载阳）及刘世平（副院长）；滕县麻风院亚历山大；青州麻风院路威斯；潍县麻风诊疗所梅里；泰安麻风诊疗所罗懿碧；青岛高克瑞及胶县麻风诊疗所丁峻甫及济南青年会郑仿侨；以及应邀由上海辗转赴会的中华麻疯救济会邬志坚等十余名中外人士。⑤

① 志：对于鲁省第一届麻风大会的感想。《麻疯季刊》，1940年，第14卷第2期，第1页。
② 蒲斯高：山东第一次麻风大会记。《麻疯季刊》，1940年，第14卷第2期，第21页。
③ 月文：出席山东麻风讨论大会记。《晨光季刊》，1940年，第1卷第4期，第29–31页。
④ 邬志坚：山东之麻风。《麻疯季刊》，1940年，第14卷第2期，第3–9页。
⑤ 邬志坚：产癞事业在山东。《麻疯季刊》，1941年，第15卷第2期，第3页。

5月10日上午，为让本地50余名麻风患者能参会，开幕式及欢迎仪式在济南麻风院杏林举行。院长司美礼会长在露天树阴下主持会议，病员代表张月文致欢迎辞，邬总干事受邀作了简短演讲。① 患者们作精彩文娱表演。上午九时三刻在齐大医学院举行讨论会，有各麻风医院、诊疗所代表，各县教会代表，齐鲁医院大夫、护士，以及应邀的张月友等三名治愈及临愈病友，计60余人出席。各代表先报告各区麻风工作概况。大会考虑聘请全日或半日的干事，从事促成各地麻风材料之收集与整理，新会员的征求与旧会员之训练，麻风教育小册之分送，麻风诊所之创办以及协同董事会等事宜。会上济南麻风院主任医师齐长春呈上了一幅山东省108县麻风之分布形势图，此系根据该院过去15年中曾经其治疗之517例麻风病案记录绘成。济南齐医师、潍县梅医师等均报告了他们以泰国其美麻风院的柯律尔（D. R. Collier）及麦开（J. A. Mckean）医师1939年10月起应用之新药"白喉抗毒素"，试治麻风的结果，未能予以确定的评判。② 下午的演讲会聘有邬志坚等四人讲述各种麻风问题。

5月11日，在济南青年会会议室召开山东分会董事会。讨论征求会员及募捐运动之具体计划。募捐运动之目的在于：一为启迪人民关于麻风之常识，一为藉得经费以便聘请干事。选举分会会长司美礼（济南麻风院院长），副会长郑仿侨（济南青年会总干事），秘书尤家骏（齐鲁医院皮肤科主任），会计兼调查科长齐长春（济南麻风院主任医师）。职员任期一年。[10] 下午4时，中华麻疯救济会邬志坚举行"麻风问题讲演"，他强调"吾人对麻风人的责任不但为与之隔离，并当竭力使彼等恢复健康重新创造其新生命也"。③

会后，《麻疯季刊》以"有志者事竟成"为题发表社论，高度赞扬山东同志在战时以百折不回的精神、坚强的意志，及以救济鲁省麻风为己任的心理，实在值得称道。④

1941年12月7日太平洋战争爆发，"就麻风院而论，最大的困难莫如经济，盖吾国所有的麻风院的经济，除本会津贴外，强半仰给外国，溯日战事爆发，交通断绝，国外的款项从此无法汇寄，此事影响之巨，吾们不难想见，现在已有若干麻风院宣告解散，其余的在挣扎中。""不惟国内外合作团体的援助无法汇来，即国内的捐款亦一落千丈。"⑤ 此后，本原拟一年一度的山东省麻风大会，即宣告停顿。

三、中华医学会全国大会

民国时期，中华麻疯救济会与中华医学会则共同位于上海（时属江苏省），因而有着悠久的历史渊源。中华麻疯救济会骨干成员的学术渊源基本是来自留学英美的医学生，其主导人物如颜福庆、伍连德、牛惠生、牛惠霖、石美玉等，多是中华医学会领导骨干或会员，有多年合署办公，或总干事兼任。中华麻疯救济会一直受到中华医学会的关心、呵护与支持。两个学会联合召开了1932年、1935年和1937年的三次全国麻风大会。

1937年12月，南京沦陷，全国麻风大会因日军侵华而中断。1937年11月19日，南京国民政府迁往重庆，将重庆成为战时陪都（直至1946年5月5日迁回南京）。中华麻疯救济

① 张月文：山东第二次麻风大会记。《晨光季刊》，1941年，第2卷第2期，第33页。
② 邬志坚：产癞事业在山东。《麻疯季刊》，1941年，第15卷第2期，第8-9页。
③ 邬志坚：产癞事业在山东。《麻疯季刊》，1941年，第15卷第2期，第9-10页。
④ 社论：有志事竟成。《麻疯季刊》，1941年，第15卷第2期，第1页。
⑤ 志：社言。《麻疯季刊》，1942年，第16卷第1期，第1-2页。

会初因有英美背景，乃在上海公共租界区苦苦坚持。

1943 年 5 月 11—15 日，中华医学会第十四次大会（即合并后第六次大会）在重庆歌乐山中央卫生实验院礼堂召开。与会会员 385 人，列席旁听 177 人。大会开幕会，宣读国民政府主席林森的致辞及各方贺电，闭幕会宣读国民政府委员长蒋介石的致词、大会宣言及大会致国民政府、前方将士致敬电。

大会举行代表大会、学术讨论会和专题讨论会。决议有：成立学会基金筹募委员会，并组设防治麻风、防痨和防癌三个专门委员会，开展有关疾病防治工作。会议选举沈克非任理事长。大会还选举防治麻风、出版、防痨、医院标准、医学研究、业务保障、医学教育、防癌、教会医事委员会委员及主席。[①]

中华人民共和国成立后，中华医学会会址由 1950 年 8 月起改设在北京，中华麻疯救济会曾更名中华麻风协会，但会址迁京未果。两会间仍保持优良的合作传统。

四、出席国际麻风大会

（一）第二次国际麻风会议

1909 年 11 月，第二次国际麻风会议在挪威卑尔根市举行，中国学者郑豪出席该会。据了解，当时欧洲诸国麻风防治法出台已久并显成效，麻风患者已经锐减；当时的理论是麻风菌可藏于患者的眼、鼻、口等处的皮肤组织液中并传染至他人；认为麻风是人与人之间直接或间接接触导致的传染病；各国应各自立法以防止麻风在国际间的蔓延；鉴于德国等国因隔离麻风患者的防控策略卓有成效，故请各国效仿；禁止麻风患者从事可能导致疾病传播的行业；对贫困无依的麻风患者均予以圈禁，不允许其自由活动而造成疾病扩散，其他患者在医生看护下可在家封闭治疗；初生患者子女康健者应尽早与患者隔离并由专业医生时时检查，与患者有过密切接触的其子女也应隔离观察，与患者有过接触的工作人员应定期接受医生检查以防止传染麻风；麻风是否有蚊蝇或其他动物传播有待作进一步的研究；在小鼠上接种麻风菌尚未成功；目前尚无良法根治麻风。

（二）第四次国际麻风大会

1938 年 3 月 21—27 日，因伍连德医师回故里槟榔屿休假，临聘美籍荷兰人、国际著名麻风专家海深德，代表中国出席在埃及开罗举行的第四次国际麻风大会[②]，该会为埃及政府主办，盛况空前。本次会议的特色有：在治疗上，虽然大枫子油治疗法仍被公认为第一位有效治疗麻风药物，但也有医生建议用碘化物、李恩斯旦拿之血清等其他药物或试剂治疗；在细菌培养方面，一直未有突破性的成果；在动物实验方面，耶路撒冷希腊大学的亚特勒医师现场演示在裸鼠上接种麻风菌；探讨麻风最早起源地未果；研讨动物（水牛和鼠）感染麻风的可能；麻风管理及研究指南。会上，特邀嘉宾赖戈大蓝医师——为研究麻风而将麻风病菌注射入自己体内且不幸染病，受到与会代表的一致称颂。

（三）第五次国际麻风会议

1948 年 4 月，在古巴首都哈瓦市那举行的第五次国际麻风会议是第一次由国际麻风学会

---

① 小虎：中华医学会历次大会。http://blog.sina.com.cn/s/blog_4a627af7010007cf.html.
② 《麻疯季刊》，二十卷第二期，第 57–62 页。

（ILA）主办的国际麻风大会，会期13天，尤家骏代表中国出席会议。在就麻风的分型所作的学术报告中，尤教授以丰富的实践经验，说明麻风并非不治之病，驳斥了英国传教士把中国描绘成麻风之国的无稽之谈，引起与会专家的强烈反响。

五、其他国内外学术交流与合作

（一）远东热带医学会大会（麻风部分）

1. 第六届远东热带医学会大会

1925年10月13—17日，第六次远东热带医学会大会在日本东京召开，中华医学会派牛惠林、俞凤宾二人出席，并在会上宣读论文。上海的中华民国医药学会二名，此外，内务部派出的十名代表中，有三名来自上海，他们是汪企张、余云岫、杨兰国。

2. 第七届远东热带医学会大会

未见具体报道。

3. 第八届远东热带医学会大会

1930年11月，在暹罗召开。我国卫生部呈准行政院，邀请第九次大会在我国南京举行，经大会通过接受。①

4. 承办第九届远东热带医学会大会

1934年10月2—8日，第九届远东热带医学会大会在时中国首都南京举行（原定1933年召开，因中国国难正殷，延期1年举行）。会议由内政部卫生署负责筹备。"此项国际科学会议由吾国政府正式邀请，尚为首次。"②出席有中国、澳大利亚、印度、香港、檀香山、安南（今越南）、日本、澳门、美国、菲律宾、马来西亚、暹罗（今泰国）、荷兰、东印度群岛等国家和地区14个单位，326人。上海中西医学研究会代理理事长刘恒瑞和金宝善，以政府代表身份出席。上海医学院院长颜福庆也出席大会。国民政府行政院院长汪精卫、内政部部长黄绍竑为大会正副会长，聘伍连德、牛惠生、褚民谊为名誉顾问。会议由卫生署长刘瑞恒代会长。大会以促进远东医学科技之发达，并联络远东医学家，使成一密切组织为宗旨。刘瑞恒致开幕词谓："不得不承认，现时敝国已在实施之预防及治疗疾病之各种工作，距标准尚觉相差甚远"，"中国以前政府咸忽略充分利用近代发明，及理科之发现，而近代医学及公共卫生事业，在国内实行更属无几"。"迄最近数年间，国内建设尚无整个计划，即至今日各种进步，亦尚未能一如吾人之所希冀"。汪精卫致词则强调："自国民政府成立以来，对于卫生事业建设特别注重，开拓推进，不遗余力。"③

5. 国际热带医学及疟疾大会

1948年，侯祥川出席华盛顿国际热带医学及疟疾大会，其为中国代表团团长并任该大会营养组主席。

（二）其他

王昌来获美国麻风基金会的资助，1937年10月18日前往菲律宾等国研究麻风诊断、治

---

① 《中华医学杂志》，1934年，二十卷第十一期，第1357–1369页。
② 《中华医学杂志》，1934年，二十卷第十一期，第1357–1369页。
③ 《中国二十世纪通鉴：第二册》，1921–1940年，第2190页。

疗及手术方法。① 回国后，他提出改良意见有：麻风病历应该记录详细的病史、精密的身体检查、细菌及病理检查、患者照片、详细的诊疗过程记录等；需查找病源，做家内密切接触者调查，以期早期发现患者。

参考文献

[1] 梁其姿. 麻风隔离与近代中国. 历史研究, 2003（5）：3-14.

[2] 刘家峰. 福音、医学与政治：近代中国的策略政策. 中山大学学报（社会科学版），2008, 48（4）：90-99.

[3] 于玲玲. 作为社会行动者的中华麻疯救济会. 历史教学, 2010（4）：17-26.

[4] 海深德. 中国麻疯史. 麻疯季刊, 1936, 10（4）：25-51.

[5]《西部地区新农村建设中的宗教问题研究》课题组. 石门坎上的柳树村. 贵州大学学报（社会科学版），2009, 27（6）：116-124.

[6] 李海流. 是她，牵动了我的心. 文史月刊, 2012（6）：35-37.

[7] 唐富满. 清末民初粤省的麻风救济活动. 中国麻风皮肤病杂志, 2008, 24（10）：848-849.

[8] 邓铁涛, 程之范. 中国医学通史·近代卷. 北京：人民卫生出版社，2000：314-327, 434-440.

[9] 王建安, 张苏展. 百年名院百年品质：从广济医院到浙医二院. 北京：中国美术学院出版社，2009：7-11, 28-35, 151-154.

[10] 张月文. 山东第二次麻风大会记. 晨光季刊, 1941, 2（2）：36.

---

① 《麻疯季刊》，十二卷第二期，第64-68页。

第九章　近代中国麻风知识体系的构建

近代中国麻风学科的建立，离不开广大中西麻风防治工作者对于麻风科学知识的探索总结，在西方19世纪中期麻风学科知识的启发以及中国本土麻风认知的基础上，中国近代麻风知识体系不断完善、丰富，最终形成了完整的麻风学科知识体系，指引着麻风防治的实践，特别在麻风流行病学、临床、治疗、护理、预防控制方面都取得了一定的成果，诸如合信、伍连德、傅乐仁、邬志坚、马雅各、伊博恩、俞慎初等一批麻风防治专家在麻风知识构建方面都做出了重要贡献。

第一节　近代中国麻风传染与流行方面的认识与贡献

19世纪下半叶，微生物学的产生为近代流行病学的成长提供了有利条件，19世纪末20世纪初，以传染病为基础的流行病学理论系统的形成，流行病学开始飞速的发展，随着西方流行病学思想的涌入以及我国近代科学的流行病学在伍连德的领导下通过1910—1911年和1920—1921年两次鼠疫大流行的防治实践工作，流行病学的思想也渐渐深入中国。近代中国最早研究麻风传染流行问题的当属西方来华的传教医生合信。1842年，合信医生虽然认为麻风主要是遗传的，但是他对于中国人提及的麻风传染观点在其关于澳门麻风病情的报告中也进行了记述，颇感兴趣。[①]1852年，合信应邀为英国亚洲协会华北分会做中国麻风论文之交流一篇。合信认为麻风在广东广西福建三省，到处流行；而且麻风高处较少，而河口三角洲及躁湿沼泽之地，则易于蔓延。[②] 他的这些研究与看法尽管现在看来还不十分正确，但是对于西方世界及中国更深刻地认识麻风的病因与传播的规律有一定的作用。

关于麻风的传染问题，我国也走在世界的前列。中医对于麻风传染的观念认识较早，南宋医家陈言在其1174年撰写完成的《三因极一病证方论》中首次提出麻风传染的观念，明白无误指出麻风传染是由于患者的不谨慎，称："然亦有传染者，又非自致，此则不谨之故，气血相传，岂宿业缘会之所为也。"[③] 后来明代沈之问又利用虫的概念来解释麻风的传染方式，他认为麻风之所以可以从一个患者传染到另一个患者，除了父母精气血传至子女外，主要的

---

① Hobson：Chinese repository（Canton：printed for the proprietors，1832–1851）. 1842（11）：664。

② 海深德：中国麻疯史. 麻疯季刊. 1936；10（4）：25–51。

③ 陈言：《三因极一病证方论》，卷十五。见《文渊阁四库全书. 子部. 医家类》。台北：商务印书馆，1983年册743，第21页。

是经由体内的毒虫传染。[1] 清代的肖晓亭则认为麻风的传染系通过精血交媾的性途径传染，是通过男人的精子与女人的血传染。[2] 1873 年在海关工作的黄宽将中国的麻风性交传染学说介绍给西方世界，[3] 中国人的这些看法，对于丰富麻风传染与流行学说起到了一定的佐证作用。

严格意义上来说，近代真正最终确立麻风传染与流行观念的麻风流行病学专家当数康德黎。1894 年在厦门和香港工作的康德黎，运用当时流行的问卷调查的流行病学的调查方法完成了中国、印度支那、马来群岛和大洋洲的麻风发生条件（Conditions under which leprosy occurs in China, Indo-China, Malaya, the Archipelago, and Oceania），并获得了英国设立的麻风研究奖，为进一步巩固确立中国麻风传染的学说做出了贡献。[4] 19 世纪末期，中国在麻风流行病学研究方面基本确立了麻风的传染学说的主导地位。不过，在近代中国，虽然已经承认了麻风传染的可能，但是先天遗传的病因学说还是占有一定的市场，直到 1941 年俞慎初在其《中国麻风病学》中还是认为麻风的原因有三点：一是先天遗传，二是共处一室，三是性交感染。[1]

进入民国以后，近代中国在麻风学科领域研究传染与流行方面，做出颇多努力。当时在湖北孝感麻风院工作的傅立仁（H. FOWLER）在这方面做出了不少探索，1925 年傅立仁在《中华医学杂志》[5] 发表中国的麻风流行病学报告，是中国当时十分有影响的一份全国的麻风流行病学的报告，对于了解当时中国麻风流行的情况十分重要。伍连德对于全国的麻风流行情况也进行了研究，1932 年伍连德发表了《中国当前麻疯问题之概况》的论文，对于了解中国麻风流行病学状况有着重要的意义。[2] 1938 年马雅各牵头各地的医生联合开展调查，发表一份全国性的麻风流行病学报告[6]，可以说是当时中国麻风流行病学研究权威。当时报告认为中国保守估计有麻风患者 100 万，从近代麻风流行的程度来看，流行最严重的可能是广东、云南、贵州，可能也包括广西，此外山东的大部分以及江苏的北部流行也较严重。在四川的西部以及甘肃流行也十分严重。流行程度次之的是福建、湖南、江西，以及陕西南部，这种病也比较常见。在浙江、安徽、湖北这种病是散在分布，有 3 个省如河北、河南、山西，这种疾病很少，几乎没有。这对于当时制定针对性的控制策略很有帮助。此外，在北京协和医院皮肤科工作的美国人傅瑞思教授（C.N. FRAZIER）1943 年发表中国麻风流行病学学报告[7]也颇有价值。

研究麻风在人群间的分布特征是近代流行病学的重要任务之一，这方面各地麻风诊疗的医生都不同程度提供了研究报告，较大样本的一份报告是 1937 年在汉口工作的马雅各

---

① 沈之问：《解围元薮》，卷一，第 7，9 页。

② 肖晓亭：《疯门全书》，卷上，第 9 上页。

③ Wong Foon: Dr F Wong's Memorandum on Leprosy. 1873：45-46。

④ J. Cantlie: Report on the conditions under which leprosy occurs in China, Indo-China, Malaya, the Archipelago, and Oceania: Compiled Chiefly during 1894" in Prize Essays on Leprosy. London: New Sydenham Society, 1897：269。

⑤ H.A. FOWLER: survey of leprosy in China. China M.J., 1925，39：584。

⑥ L. MAXWELL: The public health problem of leprosy and its solution. China Year Book. Leper Quart., 1938，12：156-160。

⑦ C.N. FRAZIER, Leprosy. Epidemiology, and natural history. J.A.M.A., 1943，123：466-468。

在《国际麻风杂志》所作的一篇《中国1379例麻风统计分析》[①]。统计标明，中国的麻风男女比例3.8：1，88%是农民、工人、牧民、渔民、小贩、水手等下层劳动者。发病年龄以10—40岁的青壮年为多，10岁以下及40岁以上发病者明显减少。有18.8%的患者治疗延迟期在1年之内，有45%达到5年以上，其中有19.2%的患者得病10年以上才求医。症状首发部位以臀部和下肢最多，占34.9%，其次为面部25.4%，手臂23.7%。约1/3患者有家族史，1338例中有897例没有家族史，有家族史患者中，父亲得病是母亲的两倍。1379例中，446例承认与其他麻风患者有过接触，711例明确否认有这样的接触，有222例不清楚是否与麻风患者有过接触。有712例曾经进行过麻风查菌，其中523例阳性，187例阴性，2例可疑。患者分型以神经型N最多，其次为皮肤C型，再次为混合型。从这份报告基本反应了当时中国麻风患者的人群分布特征。马雅各还就麻风与移民问题进行了探讨，1930年，马雅各在《麻疯季刊》发表论文《中国麻疯与移民问题》，对于移民在麻风中作用进行分析。[②]

　　近代，除了这几份重要的全国性的麻风流行病学研究之外，各个地方的麻风流行病学研究也陆续开展，这些丰富了麻风流行病学的认识。如1890年康德黎发表了香港的麻风流行病学报告；[③]1929年Gushue Taylor G在《中华医学杂志》发表的《台湾的麻风》[④]；1933年苏达立发表的《杭州的麻风问题》[3]；赖斗岩1934年在《麻疯季刊》上发表的《上海麻疯问题》[⑤]；1935年吴绍青在《麻疯季刊》发表的《江西麻疯的现状及其实施工作》[4]；上海李斯特氏研究院的马雅各1936年发表在《广州卫生》的《粤省麻风状况报告书》[⑥]；1936年澳门的Mora在《中国医学杂志》发表的《澳门的麻风》[⑦]；1940年Yutaka Kamikawa在《国际麻风杂志》发表的台湾麻风流行病学报告《台湾麻风的历史和分布》[⑧]；孙继中等在调查麻风流行病学时使用了现代细菌染色法，是当时为数不多的实验流行病学研究。[5]值得注意的是R.PEARCE，在麻风评论发表中国西北麻风疫情报告。[⑨]麦雅谷的东三省麻风流行病学调查也颇有特点，作者认为东三省以前没有麻风，目前麻风主要为山东和苏北移民流入所致。[6]这是两篇比较少的区域麻风流行的报告。邬志坚可以说是近代中国对于各地麻风流行情况最为深入研究了解之专家，发表了大量各地麻风流行病学状况的调查和报告，为近代中国的铲癞运动提供了基础性资料和依据，居功至伟。[⑩]

　　对于麻风流行相关环节和因素的探讨，是流行病学研究的重要内容。这方面的研究如：传播途径方面，1934年陈文英认为麻风感染但没有症状可以视为健康人，则不具有传染性。[⑪]

---

　　① JAMES L. MAXWELL：A STATISTICAL REVIEW OF 1, 379 CASES OF LEPROSY IN CHINA. International Journal of Leprosy，1937，5（2）：151-157。

　　② 麦雅谷：中国麻疯与移民问题。《麻疯季刊》，1930，4（2）：2-7。

　　③ James Cantlie：Leprosy in Hongkong. Hongkong：Kelly and Walsh，1890。

　　④ Gushue Taylor G：Leprosy in Formosa. China Med Journal，1929，43：6。

　　⑤ 赖斗岩：上海麻疯问题。《麻疯季刊》，1934，8（4）：35-40。

　　⑥ 马雅各：粤省麻风状况报告书。《广州卫生》，1936（2）：155-174。

　　⑦ A. Damas Mora，J. C. Soares：Leprosy in Macao. Chinese Medical Journal，1936，50：721-725。

　　⑧ Yutaka Kamikawa：The history and distribution of leprosy in Formosa. International Journal of Leprosy，1940，8（3）：345-352。

　　⑨ R. PEARCE：The dist. ribution of leprosy in northwest China. Leprosy Rev.，1939. 10：201。

　　⑩ 邬志坚：视察华南麻疯观感录。《麻疯季刊》，1932，6（3）：4-11。

　　⑪ 陈文英：乳娘之丈夫患麻疯应如何处置。《麻疯季刊》，1934，8（2）：44-45。

西康省立医院院长谭祖烈医生用科学的方法解释鸡蛋与麻风传染不存在关系，普及了麻风传播途径知识，澄清了病因认识的错误观念。[7] 在麻风流行因素方面，1935 年温泰华认为麻疯流行与一个国家的制度及卫生的设施和卫生知识的普及密不可分。[8] 1937 年在上海工作的马雅各多次在《国际麻风杂志》发文讨论中国的麻风与气候环境关系① 在麻风的易感人群方面，当时认为人们多数对于麻风还是有一定程度抵抗力的，但是，中国人与其他种族相比，还是容易感染。在 1860 年，合信认为麻风为炎热国家所特有，是一个特殊的，与体质有关的遗传性疾病。② 1911 年，时任博医会（China Medical Missionary Association）主席的马雅谷与杰弗利斯就认为"麻风病在有色人种的发生比在白种人中更频繁。"③ 1934 年于光元发表满洲土著麻风报告，认为满洲的地方居民对麻风也有一定的易感性。[9] 这些对于麻风传染流行的认知对于麻风流行病学知识体系的构建都有重要的意义。

总之，近代中国在麻风传染与流行研究方面的成绩，是近代中国麻风知识体系中极其重要的部分，为我国近代麻风流行病学知识体系的构建做出了贡献。尤其我国源远流长的麻风传染观念，对于西方近代麻风传播学说的最终建立和巩固，发挥了一定的积极作用。总体来看，这些研究多数还是以观察法进行的一些调查，很少实验流行病学的研究，但是在当时我国麻风流行病学起步阶段，能够有这些成就，殊为难得。

第二节　近代中国麻风诊断及分类方面的认识与贡献

自古以来，因我国麻风流行历史悠久，中医对麻风的临床诊断积累了丰富的经验，特别对于麻木在麻风诊断中的地位认识十分深刻，如《巢氏病源》中就指出：麻痹不仁，汗不流泄，眉发脱落，眼目流肿，语声变散，肢节坠落，鼻柱崩倒，身体溃疡。此种病象，固属麻疯之表征也。此种麻风诊断的传统，一直深深烙印在近代对于麻风的诊断实践中，对此洪中道、赖斗岩等都有详细观察描述。[10] 如在时逸人主编的《中国传染病学》中结合近代新的理念，除了强调麻木及感觉异常等诊断的重要性外，还进一步提出了"神经传导能力之消失"的诊断观念，这是对既往麻木在麻风诊断观念上的进一步继承和发展。④ 对于麻风会导致神经的粗大，近代麻风诊断也逐渐有所认识，如海贝殖认为"麻木性麻风之要点，为神经变粗，有麻木区，麻木区之冷，热，痛，诸感觉皆丧失，且不出汗。"⑤ 而马雅各对此的认识更加深入，早在 1929 年马雅各在《中国人的疾病》一书中提出麻风诊断的 5 个要点：发现麻风杆菌，神经粗大，麻木，毛发缺失和闭汗，对药物的反应。将神经粗大列为麻风诊断的 5 个要点之

---

① JAMES L. MAXWELL：LEPROSY AND CLIMATE IN CHINA. International Journal of Leprosy，1937：95-96。

② B. Hobson：On the leprosy of the Chineses：Letter from Dr. Hobson. Medical Times and Gazette 1860：558-559。

③ W. H. Jefferys，J. L. Maxwell：The disease of China：Including Formosa and Korea. Philadelphia：Blakiston，1911：96。

④ 时逸人：《时氏医书丛刊·中国传染病学》。上海千顷堂书局，1952 年，第 162-170 页。

⑤ 海贝殖、杨傅炳：《皮肤病汇编（2）》。中国博医会出版，1932 年，第 103-111 页。

一，[①] 这为当时国际麻风界先进认知。在这些学者的影响下，国内麻风界也逐渐接受了神经粗大作为麻风诊断重要依据的观念。[11]

　　近代随着麻风杆菌的发现，1879 年德国的奈瑟（Albert Ludwig Sigesmund Neisser）又染色确认了汉森的发现，随后在 1882 年由埃利希（F. Ehrlich）首创并经齐尔（F. Ziehl）改进而创造出的抗酸染色法，都为麻风杆菌的检查创造了条件。1929 年刘伯唐等提出的麻风诊断标准中即将检查患者鼻涕痰涎血液等有无麻风菌作为诊断的 4 个要点。[②] 罗爱思也认为诊断麻风两个最重要的要素是麻木和麻风菌。[12] 值得注意的是，在麻风细菌的检查上，民国三十八年（1949）1 月，国立上海医学院郑子颖的《Pooman 氏结核杆菌、麻风杆菌染色法之试验及其应用》在《中华医学杂志》上发表，影响较大。[③] 随后，徐承荫等也在福州的麻风患者检查中探讨了不同抗酸染色方法的染色效力，做出了中国人在麻风菌检查方面的贡献。[④] 到了新中国成立初期，皮肤切刮查菌和鼻腔取材查菌已经成为麻风诊断的常规，染色的方法主要采用 Ziehl-Neelson 染色法或 Castro 氏法染色，查取抗酸杆菌。

　　1914 年，丁福保译著《临床病理学》问世，我国的临床病理学逐渐得到发展。20 世纪 30 年代著名病理学家梁伯强就提出："广东要与肿瘤、结核病和麻风三大疾病作斗争。"要求我国麻风的病理研究团队结合我国实际需求，开展麻风病理研究。1937 年梁伯强、陈祖荫在《同济医学季刊》发表了《麻风之病理诊断》《病理解剖上麻风症的概要》文章，对于麻风病理诊断作了初步的阐述。[13, 14] 以中山医科大学的梁伯强等人为代表的一些留学归来人员长期致力于麻风病理的研究，对于病理在我国麻风诊断上的应用做出了杰出的贡献。罗爱思认为病理在协助麻风诊断上有重要价值，在遇到疑难病例时，可以借助病理的手段来明确诊断。他也认为，由于病理当时在国内开展很少，其作用很少发挥。麻风诊断主要还是依靠临床和查菌。[⑤]

　　近代在麻风诊断方面，对麻风传染史在麻风诊断上作用的认识也有所加强，如海贝殖等提出"对于有无曾与此患此病者接触之历史，亦为紧要。"[⑥] 这是麻风传染观念确立对于麻风诊断带来的直接影响。在麻风早期诊断方面，罗爱思认为"麻风的早期诊断，必须视临床病状较重于细菌或组织学上之发现也。"[⑦] 这种学术思想对于麻风诊断至今仍有指导意义。

　　对麻风进行分类，是临床处置及判断预后的重要依据，我国 16 世纪杰出的麻风专家沈之问在我国第一部中医麻风专书《解围元薮》中就将麻风有三十六风十四癞的分类，认为麻风有各种不同类型。自从 1847 年由 Danielssen 和 Boeck 创立了西方近代麻风学以来，西方以临床症状和病变部位分类的方法也逐渐传入国内，如 1903 年 Neisser 将麻风分为三型，即结节型麻风，皮肤型麻风及神经型麻风。国内则将麻风分为斑纹癞、结节癞、神经癞三大类。[⑧]　俞

---

　　① 马雅各：《中国人的疾病》。上海，1929（2）：80-83。

　　② 刘伯唐、刘仲儒：麻疯症概论（续）。《广东医药旬刊》，1929，1（2）：4-10。

　　③ 郑子颖：Pooman 氏结核杆菌，麻风杆菌染色法之试验及其应用。《中华医学杂志》，1949，35（1）：583-589。

　　④ 徐承荫，池玉英，高秀惠，等. 福州市麻疯之调查。《中华医学杂志》，1949，35（4）：173-181。

　　⑤ 罗爱思：麻疯之诊断及诊断问题。《麻疯季刊》，1936，10（2）：3-9。

　　⑥ 海贝殖、杨傅炳：《皮肤病汇编（2）》。中国博医会出版，1932 年，第 103-111 页。

　　⑦ 罗爱思：麻疯早期之症候。《麻疯季刊》，1933，7（3）：7-9。

　　⑧ 丁惠康：麻疯。《德华医学杂志》，1928，1（4）：23-25。

慎初则将麻风分为斑纹性麻风、结节性麻风、神经性麻风、混合性麻风四种类型用于临床实践。[①] 1905 年亚达松氏（Jadossohn）从组织病理中观察到某些麻风患者皮损出现与狼疮相似的病理结构，从而提出了结核型的概念。1925 年罗吉（Roger）和穆尔（Muir）首先将麻风杆菌的检查作为分类的依据之一。1938 年在开罗召开的第 4 届国际麻风会议又采用了勒贝尔（Rabell）将皮肤型改为瘤型麻风的建议，并确定以查菌作为麻风分类的主要依据，查菌阳性者列为瘤型麻风，查菌阴性列为结核样型麻风，我国的海深德也参加了这次会议并参与了分类的讨论，为这种分类方法贡献了自己的智慧。[②] 这种以查菌为重要依据的分类方法由于国内抗日战争的影响，作用并不大。在分类方面，国内马雅各曾进行了探索研究，他认为神经型是麻风的重要类型，几乎所有的麻风都以神经型的初期表现发病，但是结核样型的概念不能运用到所有神经型麻风的分类中去。[③]

随着 1919 年麻风免疫学研究的开始，特别是光田氏使用麻风菌素试验观察人群对其的不同反应的研究成果的逐渐普及，中国的不少学者也逐渐认识到麻风患者免疫力有高低之分[④]，加之国内麻风细菌学及病理学的逐渐发展，对于麻风疾病本质及分类的认识日渐深入。1948 年，国内学者尤家骏应邀参加 1948 年在古巴哈瓦那召开的第 5 届国际麻风大会，并作为专家参与了麻风分类标准的制定，[⑤] 将麻风分类为：①瘤型。其中再分斑疹亚型、浸润亚型、弥漫浸润亚型、结节亚型、多发神经炎亚型；②结核样型。其中再分高起损害亚型、斑疹麻木亚型、多发神经炎亚型；③未定类麻风。其中再分斑疹亚型、多发神经炎亚型。这次会议还确定了临床、细菌、病理、免疫学作为麻风分类学的基础，使麻风分类学进入了更科学合理的阶段。会议后随着我国麻风学者的介绍与宣传，我国近代的麻风分类方法开始与国际接轨，全面采用了哈瓦那国际分类的方法，我国麻风分类进入了一个新的阶段。

总之，近代我国麻风界在麻风诊断和分类方面也做出了一定的努力和贡献，其中海深德和尤家骏关于麻风诊断分类的思想，在国际上亦产生了一定影响。

第三节 近代麻风治疗康复方面的认识与贡献

在近代中国，麻风治疗学上的显著成就无疑是大风子油治疗方法的改进和发展。我国为世界上较早使用大风子治疗麻风的国家之一。[⑥] 但因其口服治疗具有严重的胃肠道反应等副作用，影响了其广泛的使用和治疗的效果，限制了该药在麻风治疗上发挥更大的作用。1854 年在印度工作的孟加拉医科大学的 F. J. Mouat 在《印度医学年鉴》第 1 卷 646-652 页上发表了论文《Notes on native remedies：No 1.The Chaulmoogra》，介绍了他在两个麻风患者身上口服和局部使用大风子油所取得的显著疗效，由此大风子对麻风的治疗作用开始得到西方的关

---

① 俞慎初：《中国麻疯病学》。上海复兴中医出版社，1941 年，第 19-22 页。

② LEE S. HUIZENGA. International Journal of Leprosy，1946：136。

③ JAMES L. MAXWELL, LUKE Kao：THE CLASSIFICATION OF LEPROSY IN EASTERN CHINA. International Journal of Leprosy，1952，20（1）：39-45。

④ 赵子秋：读《麻疯之诊愈性及其复发问题》后。《麻疯季刊》，1936，10（1）：15。

⑤ 尤家骏：现代麻疯分类与治疗。《中华医学杂志》，1950，36（10）：447-456。

⑥ 梁章池：大风子油何时始用于中国。《中国麻风杂志》，1988，4（3）：169-170。

注。①1839 年，被伦敦布道会以医学传教士的身份派往中国的英国传教士合信，与 Mouat 同为伦敦大学医科毕业，且同在 1838 年取得 M.R.C.S（皇家外科学院成员）的资格，平时互通书信。合信在 1853 至 1854 年的惠爱医馆报告中提到 Mouat 曾寄赠治麻风的草药给他②。1855 年，合信在中国成功使用大风子油治疗麻风，成效卓著，广为人知③。成为近代中国麻疯治疗研究的先驱，也是近代世界范围内较早证实大风子油治疗麻风效果的科学研究，其使用大风子油口服进行治疗的结果对于促进大风子油治疗的国际化做出了贡献。合信的贡献也促使中国的医疗界重新思考大风子油对于麻疯的治疗作用，大风子油治疗麻风逐渐成为当时中国麻风治疗的主要方法。④1868 年印度药方书正式登载此药，1914 年英国药方书正式登载此药。1936 年在埃及开罗召开的国际麻风大会交流的 160 篇科学论文中，一致认为关于大风子油作为治疗麻风的特效药的报告是会议最精华的科学论文。⑤ 大风子油作为治疗麻风主体药物的地位正式确立。

1899 年，埃及的医生 Tourtoulis Bey 首先在开罗使用大风子油皮下和肌肉注射治疗麻风，取得了一定成效。⑥ 注射大风子油治疗麻风可以避免口服治疗的一些副作用，但由于这种粗制大风子油注射后往往难以吸收，且有局部疼痛等副作用，由此全球的科学家开始加入到对大风子油注射治疗方法的改进与发展之中。1907 年，Hoffmann u.Taub 氏首先制出大风子油之乙酯，无臭无刺激性，几尽去大风子油之劣点。⑦ 尔后安格尔教授（prof.Engel）将之引入医界，德国拜耳公司依安教授建议，在 1908 年造出一种精制的大风子油——安癞露（Antileporl）。[15]安癞露可内服，可注射，性状为透明液体，并无传统大风子油之恶臭，且入水不溶，反应中性，逐渐成为治疗麻风之要药。⑧ 墨西哥麻风院里的医生认为安癞露治疗初期麻风几乎百发百中，且能阻止病势的进展。同时，对于老麻风，安癞露治疗效果也令人满意。他们认为血管注射安癞露治疗麻风效验迅速而明显。⑨ 此后，大风子油的使用日渐普遍且应用方法不断得到改进。1916 年，杭州的梅腾根就注意到菲律宾古岭麻风村把樟脑油、间苯二酚配合大风子油使用，并成功治愈两人。⑩ 在传教士医生等的努力下，注射用大风子油治疗麻风的方法到 20 世纪 20 年代末已普遍应用在中国的麻风院，取得了不错的效果，改变了世界上传统认为麻风不可治的观念。英国药物学家伊博恩（Bernard E.Read）多年来在北平协和医学院的药物系深入地研究大风子油钠盐这种药物的药理学，1933 年在《国际麻风杂志》上发表

① F. J. Mouat, J Walker Tomb: Notes on native remedies: No 1. The Chaulmoogra. International Journal of Leprosy. 1935, 3（2）: 219–222.

② Hobson B. A Report of the Missionary Hospital in Canton（1853—1854）. Morrison-Hobson Archive, Wellcome Library: MS 5852/44（2）.

③ Successful use of chaulmoogra oil in china（Hobson）. International Journal of Leprosy: Centennial Festskrift, 1873–1973.

④ 海深德：中国麻疯史.《麻疯季刊》, 1936, 10（4）: 25–51, 157–183.

⑤ 俞慎初：《中国麻疯病学》. 上海复兴中医出版社，1941 年，第 62–65 页.

⑥ Chaulmoogra Oil Therapy in Leprosy. California State Journal of Medicine, 1922, 10（2）: 64–65.

⑦ 赵师震编：《近世内科学》上册。第四版。北京：中华书局，1952 年.

⑧ 《拜耳新药大全》. 拜耳医药公司，1937 年.

⑨ 温子茂：医治麻风的最新经验.《麻疯季刊》1927, 1（3）: 21–25.

⑩ D. Duncan Main: New C. M. S. Leper Hostipal, Hangchow. The Chinese Record, 1916, 47: 133–134.

了论文《THE TOXICITY OF SODIUM HYDNOCARPATE》，该研究发现高浓度大剂量的大风子酸钠盐可以导致实验的兔与狗产生蛋白尿，血尿和消瘦等副作用，人类在治疗时应该选择合适的浓度与剂量，保证安全。该研究对于深入了解该药的药效学研究做出了贡献，从科学实验的角度促进了药物的临床使用。① 我国学者陈鸿康 1930 年发表《静脉注射大风子油对家兔肺组织的影响》论文，随后将大风子油增大 16mL 注射取得很好疗效，并推广至全国，为我国麻风防治工作做出了巨大贡献。② 南京中央卫生实验处制药室冯志东主任，从 1929 年开始即进行无痛大风子油注射剂的研制，研制出一烷困麻黄素与大风子油的合剂，无毒、无瘾、无痛，能够长期保存而不变坏，可以用于肌肉注射。其配合成分为：大风子油八百公撮橄榄油二百公撮一烷困麻黄素（本素）一公分③，先后在上海虹口皮肤病医院、南京中央医院、如皋教会医院等地麻风患者中进行试验治疗，患者大多不觉疼痛，副作用轻微，为改进大风子制剂做出了中国人的贡献。[16] 该研究成果曾经在 1934 年 10 月 2—8 日在南京召开的远东热带医学第 9 次会议上进行交流，引起了中外专家的高度关注和热烈讨论。④ 作为当时麻风治疗的主要药物，以大风子油所含脂肪酸之酯为主要成分制成的药品，种类颇多，最常用的有：Antileprol（德国）、Moogrol（英国）、Alepol（英国）、Hyrganol（法国）、Chaulmestrol（美国）、Miur 氏 E.C.O 混合液等。尽管各药用法、用量各不相同，但都有初始计量较小，以后逐渐增量，需长时间持续用药的特点。⑤ 如果说以上药物多为国外公司开发生产，那么，由北平协和医学校和北平药物研究所配制供给，大汉药厂制成出售的碘化大风子油，则为中国大风子油剂公开制售之首创者。⑥

1915 年，刁信德在上海虹口同仁医院创立麻风科，为近代中国人自己开办的麻风科。[17] 1921 年伯驾在北京麻风会议上宣读"大风子油乙酯的新药源"，并号召中国全体医生应熟习认识麻风，此会结束后又与协和医学院联合召开会议，由傅乐仁介绍麻风的最新治疗法及供给大风子油乙酯的问题。在全球使用大风子油注射治疗麻风的浪潮中，当时中国的中华麻风疗养院、杭州广济麻风院及山东济南麻风院在注射治疗麻风非常有名，与菲律宾的古岭麻风病院同属于当时远东著名的麻风院，[18] 中国的麻风医生如麦雅谷、刁信德、傅乐仁、伯驾、陈鸿康、陈文英、海深德、海贝殖等在治疗麻风上积累了丰富的经验，其治疗的认识在当时全球麻风治疗中处于比较先进的水平，如傅乐仁博士在 1927 年《麻疯治法述要》中对于大风子油注射治疗麻风的剂量、部位、副作用及处理方法等均进行了详细阐述，指导了麻风治疗的实践。[19] 麻风专家麦雅谷认为：医治麻风中有三大要素即医治伴随疾病，处理注射疼痛问

---

① BERNARD E. READ：THE TOXICITY OF SODIUM HYDNOCARPATE. International Journal of Leprosy，1933，1（3）：293–307。

② Chen H K：Effect of intravenous injections of ethyl esters of chaulmoogra oil on the pulmonary tissues of the rabbit. Philip.J. Science. 1930，42：269–277。

③ 冯志东："一烷困麻黄素"在大风子注射剂中免痛之效用。《卫生半月刊》，1934，1（12）：5–20。冯志东："一烷困麻黄素"在大风子注射剂中免痛之效用（续）。《卫生半月刊》，1935，2（1）：13–20。

④ Reports of meetings：Far eastern Association of tropical medicine，Ninth congress，leprosy section. International Journal of Leprosy，1935，3（1）：99–102。

⑤ 赵师震编：《近世内科学》上册。第四版。北京：中华书局，1952 年。

⑥ 李荣：碘化大风子油。《麻疯季刊》，1937，14（3）：135。

题，采用皮内浸润注射法。① 中国近代虽然以大风子治疗麻风的方法作为主流，但是由于长期受中医整体治疗的影响，在个别麻风院也使用中药进行治疗麻风，如海贝殖和尤家俊在济南麻风院就采用中西医结合的方法治疗麻风，取得了较好的效果。② 近代在麻风治疗上还比较强调身体的摄生，俞慎初在民国三十年六月出版的《中国麻疯病学》中对于麻风的之摄生进行了总结：饮食宜淡食并富于营养，室内空气务使流通，不可污浊，每日应作数分钟之日光浴，运动为麻风患者应实行之要件，洗澡以保持皮肤清洁，性交要绝对禁止，通便，精神之休养。③ 赵子秋也认为大风子治疗仅有一定疗效，复发也是比较常见的。为了治愈麻风，增强患者的抵抗力，加强摄生及治疗其他杂病是十分重要的。④ 这种注重整体系统治疗麻风的理念在当时世界上还是具有领先的成分。当时中国丁福保提倡的自然疗法在近代对于麻风治疗也产生影响，⑤ 我国罗四维发明的大热熏汗术用来辅助治疗麻风，也取得一定的效果，⑥ 在当时全球寻找各种方法改进探索麻风治疗的浪潮中，作出了中国人的独特贡献。

近代中国麻风科学治疗尽管围绕着大风子油注射治疗展开，但是也没有忽视中医中药的作用。海贝殖及尤家俊对麻风用中西药进行的实验性研究，也获得显著疗效，据 1926—1941 年报告称，住院 169 例，出院 115 例，治愈 60 例，显效 37 例，这在当时麻风无特效药治疗的情况下，具有世界意义的成果，⑦ 有关促进麻风患者整体康复的思想亦开始萌芽，如在杭州麻风院里就提倡适当劳作与身心娱乐两件具体事务。[20] 高尔脱在云南九龙江麻风院发动村民开展职业劳动，促进了患者自给自足，全面康复。⑧ 中华麻疯疗养院也开始在麻风中进行职业劳动，促进患者安心治疗，同时也可以自给自足。⑨ 施美礼探讨了职业与麻风治疗的关系⑩ 伊博恩对于麻风的职业治疗内容，进行了系统论述。⑪ 当时对于麻风外科也开始重视，麻风的护士和患者护工普遍承担了对患者溃疡换药的任务，麻风残疾外科治疗的思想也开始在中国出现萌芽，在 1936 年的《麻疯季刊》发表了《麻疯与外科治疗》的论文，介绍了保罗（Milroy Paul）根据对斯里兰卡格伦坡汉特拉麻风院的观察的体会，对麻风院外科医生的地位作用和面临的主要工作进行了系统地阐述，为当时麻风外科工作的开展提供了一定的指导。[21] 这无疑是值得重视的重要的学术思想。

总之，近代中国麻风治疗学，是一个西方现代麻风科学治疗思想在中国逐步确立的过程，也是一个围绕着大风子油的科学研究和实践探索的曲折的历程，更是一个近代西方医学与中国传统医学相互作用融合的过程，伴随着 1941 年 Faget 等人在美国卡维尔麻风中心使用砜类

---

① 麦雅谷：医治麻疯之三大要素。《麻疯季刊》，1933，7（3）：22-23。

② 李耀曦：齐鲁大学麻风病疗养院旧影。《春秋》，2009（6）：33-34。

③ 俞慎初：《中国麻疯病学》。上海复兴中医出版社，1941 年，第 33-35 页。

④ 赵子秋：读"麻疯之诊愈性及其复发问题"后。《麻疯季刊》，1936，10（1）：15-19。

⑤ 丁福保：自然疗法大纲。《麻疯季刊》，1934，8（4）：4-10。

⑥ 罗四维：发明大热熏汗术佐疗麻疯之实验与理论。《麻疯季刊》，1937，11（2）：3-24。

⑦ 张建中：《皮肤科的那些人那些事》。天津科学技术出版社，2015 年，第 050-051 页。

⑧ Curtis M. Galt: Kiulungkiang married lepers' settlement. International J of Leprosy, 1934, 2（3）：315-317。

⑨ 中华麻疯疗养院计划职业治疗。《麻疯季刊》，1936，10（2）：40。

⑩ 施美礼：职业与麻疯治疗。《麻疯季刊》，1941，15（1）：15-17。

⑪ 伊博恩：麻疯病职业治疗。《麻疯季刊》，1941，15（4）：4-9。

药物普洛明治疗麻风，1946 年 Cochrane 在印度使用氨苯砜油悬液肌肉注射治疗麻风，1947 年 Lowe 等在尼日利亚用使氨苯砜口服治疗麻风。麻风治疗的一个新的时代开始，大风子油治疗麻风的时代相对淡出历史，麻风日渐进入了砜类药物化学治疗的进程。

第四节　近代中国麻风护理方面的认识与贡献

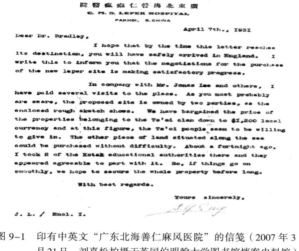

图 9-1　印有中英文"广东北海善仁麻风医院"的信笺（2007 年 3 月 21 日，刘喜松拍摄于英国伯明翰大学图书馆档案史料馆）

欧美近代护理学及护士教育创始于 19 世纪中期，英国是最早认识到需要有较好护士的国家。19 世纪中叶，以英国护士弗洛伦斯·南丁格尔（Florence Nightingale）为代表，开创科学护理事业先河，使护理工作发展成为专门的学科。1884 年 3 月，美国护士麦克奇尼（Eliza beth M Mckechine）来到中国上海，在教会办的妇孺医院担负护理工作，麦克奇尼被后人称为"中国近代护理的先驱"。

1897 年 11 月 8 日，英籍专业护士波顿（Amy Agnes.Bolton）来到 1886 年英籍柯达医生创建的中国广东北海普仁医院和 1889 年开办的普仁麻风医院，担负护理工作。当年麻风医院拥有 100 张男床和 20 张女床，是中国较早的麻风医院。[1] 她的护理实践使南丁格尔的护理理念在中国偏远的沿海城镇得到了最大程度的传播。[2]

中国近代麻风护理的发展历程，主要经历了以下几个阶段：

1. "助手式"护理

早期的麻风医院初期的护理工作，主要靠外籍医生培养的中国助手还有医生夫人、传教士和传教士夫人帮忙照顾患者。比如，1896 年时，北海普仁医院有 96 张床位，附属普仁麻风医院有 120 张床位（女床位 20 张），年门诊量 15000 人次，住院 547 人次。对这些患者的大量护理工作均靠柯达夫人（Horder，Mrs.Eliza- Caroline Stubbs）和陂箴牧师夫人（Beauchamp，Mrs.Fanny Esther），北海本地助手等"助手"完成；[3] 1897 年时，杭州广济医院

---

① Hewilt Gordan. The South China Mission. The Problems of Success. A History of LTO C. M.S.Vol. Ⅱ. Pub.. SCM Press Ltd 1977：237. UNIVERSITY OF BIRMINGHAM Academic Services Special Collections Cadbury Research Library. Director of Special。

② Church Missionary Society. Church Missionary Society Register of Missionaries（Clerical，Lay & Female），and Native Clergy from 1804 to 1905（Two parts）. London：Church Missionary Society，1897：442。

③ Church Missionary Society. Church Missionary Society. Extracts from the Annual Letters of the Missionaries for 1892-18. London：Church Missionary House，1893：82.18。

有 200 张床位，门诊患者 43000 人次，住院患者 927 人次，除了普通病房，还有妇女病房，有男女麻风病院，其护理工作同样依靠医院培训的本地助手和女传教士来完成。这些"助手"也就是护士的雏形。在麻风病院，一些有条件的麻风患者经常被培养来充当助手和护士的工作。①

2. 专业护士护理

1897 年 11 月，英籍波顿护士来到中国北海，她的到来结束了北海"普仁"麻风医院没有专业护士的历史。1898 年初，波顿护士使用氯仿（三氯甲烷）麻醉技术为患者麻醉，配合郝来医生（Dr.Leopold G.Hill）做手术。术后护理、指导患者康复训练，并承担起医学护理之外的精神及心理护理任务。每周教麻风患者唱歌、教女麻风患者钩织花边，花边缎带经处理后还销往英国。在这过程中带来西方护理学理念和麻醉、手术室、外科、产科、康复、心理疏导等专科护理技术。② 护理人员在护理患者的同时，还同医生一起肩负起治疗任务并承担保健康复工作。英籍专业护士寇蒂斯夫人（Curtis, Sarah E），1918 年 10 月，来到浙江杭州广济医院从事护理工作。③ 这些护理先驱开创了近代中国麻风病护理的新境界。

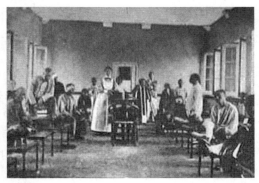

图 9-2　波顿（Bolton, Amy Agnes. 中，在北海普仁麻风医院男病房。刘喜松 2007 年 3 月 21 日摄于英国伯明翰大学图书馆档案史料馆）

3. 建立护理团队

1900 年 10 月，澳大利亚 25 岁的专业护士史密斯（Amy.Smith）被派到北海，波顿有了专业伙伴。④ 从此，建立起专业护理团队，并有了分工：史密斯负责女病房，波顿负责门诊、手术室和男病房护理。通过团队护理，医院"病房发生了可喜变化，护理人员定期向患者进行心理护理和健康教育，答复患者咨询……波顿用双手为患者洗脚的时候，被其妻子看到。"⑤ 根据患者特殊需要提供不同的护理措施，使护理质量和患者满意度提高。

---

① Church Missionary Society. The Mission Hospital: A Record of Medical Missions of the C.M.S. 1927, Vol. XXXI. London: Church Missionary Society, 1927: 211–212。

② Church Missionary Society. Annual Report of the Pakhoi Leper Fund, South China: in Connection With Church Missionary Society, Heal the Sick and Cleanse the Lepers August 1899. London: Church Missionary Society, 1899: 4–5。

③ Church Missionary Society Archive Section I: East Asia Missions Part. 20. Part 20: East Asia General, 1935–1949 and Annual Letters for Japan, China and Canada, 1917–1949 A Listing and Guide to Section I: Parts 20. Adam Matthew Publications. Collected in Special Collections of General Library of Birmingham University. 80。

④ Church Missionary Society. Church Missionary Society Register of Missionaries（Clerical, Lay & Female）, and Native Clergy from 1804 to 1905（Two parts）. London: Church Missionary Society, 1898: 447。

⑤ Church Missionary Society. Church Missionary Society. Extracts from the Annual Letters of the Missionaries For the Year 1902. London: Church Missionary House, 1903: 535。

4. 护理管理制度化

随着麻风护理实践的增多，麻风护理管理进入常规化和制度化阶段，如北海普仁麻风医院当时有 49 位女麻风患者、94 位男麻风患者，护士去麻风病房，先给女麻风患者看病，每周给换衣服。医生每天都去探视男麻风患者。下午 1 时吃中饭。学习或休息片刻后探视有特殊要求的患者。晚上跟患者沟通，还组织他们学习、写信、读书。遇做手术时，通常是上午 11 时做手术，下午管理医疗器材，清洗消毒床单。"[1] 杭州广济医院护士长巴格罗（Bargrove，Violet T）对于护理制度的检查管理尤其严格，经常深夜检查护理工作，为护士们所害怕。[22]

5. 强制注射麻风专科护理

1917 年，罗杰斯（Leonard Rogers）治疗麻风方法问世。北海普仁麻风医院以这种新方法治疗麻风患者，每周两次给麻风患者打针治疗。新方法、新药物取得不错的效果，解除了患者因麻风引起的疼痛和高烧，并成功治愈 10 个麻风患者，使困扰人类数千年的麻风成了"可治之症"，这是当时北海普仁麻风医院最重要的医疗成果。[2]1922 年 9 月，英籍裨大（Sister S. Beattie）护士长和 Wallback 护士给麻风患者打麻风治疗针剂 976 针。1923 年 1 月 4 日，英籍护士翠丝（Miss Tracy）来到北海，这年收治 117 位麻风患者，每个月打 1000 针，并做护理观察记录。裨大写道："现在整个麻风患者症状控制得很好，有一个麻风患者叫苏阿宾的皮肤现在很正常，知觉、呼吸道也正常了，其他的一些麻风患者也看到了疗效。一年前送来麻风医院的叫王大嫂的患者，现在身上红肿的地方都消退了，听力也恢复正常，浮肿的地方也消退了。3 位年轻的女孩因为药物治疗，现在都长得很好看，脸上的皮肤恢复了光泽。还有一位从海口来的刘姓患者，打了针之后骨头就不痛了。"这期间没有出现一次医疗差错事故。由于采用了这种新方法，整年做到不使用手术治疗麻风患者，治愈患者。彰显麻风专科护理卓有成效。[3]1928 年，杭州广济医院在护士长毛礼斯（Miss S Morris）带领下，训练护士，包括对一些患者护士进行大风子油注射工作，满足日常麻风患者大量的注射治疗需要。[4]

6. 麻风病房护理管理

在北海普仁麻风医院中"所有病房都是整整齐齐的，床上被单褥子被服定时清洗，最热的天也不允许麻风患者光膀子。每一个麻风病患只要能工作，就不允许偷懒。除了户外工作，还做院内工作，如铺路、维修病房、清洗青柠檬果、画画等，有些生活事务都帮患者安排好，做得好的有奖励。麻风病收容所整体面貌干净，患者有一种自豪感。"[5] 西方护理学的基本概念"人、环境、健康、护理"和护理学强调"内部环境清洁、轻松、明亮、安静和有序"的理念在北海普仁麻风医院得到了体现。

中国北海普仁麻风医院和杭州广济麻风医院等的麻风专科护理的一系列做法，对近代中

---

① Church Missionary Society. Church Missionary Society. Extracts From the Annual Letters of the Missionaries for the Year 1910. London: Church Missionary House，1911：348。

② Mercy and Truth：A Record of C.M.S.Medical Missions，1919，XXIII：213。

③ Church Missionary Society. The Mission Hospital：A Record of Medical Missions of the C.M.S. Church Missionary Society，1922，XXVII：81、83、212-213。

④ 王景权、高鲁、王江南：献身浙江麻风防治事业的英国苏达立博士。《中国麻风皮肤病杂志》，2008，24（1）：86。

⑤ The Mission Hospital：A Record of Medical Missions of the C.M.S. Church Missionary Society，1924，XXVIII：214。

国麻风的护理有深远意义，在国内各省市麻风医院得到仿效，始终引领近代中国麻风护理事业的发展趋势。

第五节　近代中国预防与控制方面的认识与贡献

随着西方公共卫生观念逐渐传入中国，在麻风预防与控制方面，以邬志坚、麦雅谷、海深德、陈鸿康、罗爱思、戴兆镛等为代表的国内外专家，结合铲除麻风运动的实际，在这方面进行了积极的探索与研究，中国近代麻风预防控制的知识体系逐步形成，不少防治思想至今仍有借鉴意义。

一、防治目标与规划研究

麻风，尽管在治疗上面疗效还不够理想，但是在中华麻疯救济会成立之初，就明确提出奋斗的目标：本会以铲除国内麻风，予麻风者和他们子女身灵上的救济，及与国内外同样机关合作为目的。[1] 随后不少专家投入到完善该项目标与规划的研究中去，特别是海深德、麦雅谷、邬志坚、伍连德等人就其可行性进行了深入的研究，鼓舞全国同仁的信心，[2][3] 并对完善规划做出了贡献。1927 年，邬志坚就认为："安知不能在五十年中，扫除国内之麻风。"并提出具体计划：本会今后尽医药上劝导之责，指示患者以最好之疗治所，作有力之宣传，提倡最灵验最新式之疗治方法，分发安癞药与其他药品，补助经济不充裕之麻风院，谋与政府合做出法令以禁患者与常人杂处，宣传福音以提高麻风人之精神生活等八项任务。[23] 1930 年 7 月 12 日在中华麻疯救济会第四届大会通过中华麻疯救济会之"五年计划"，包括 11 项内容：①作以翔实的麻风调查；②将麻风的事实，编为各校的教材；③参与各处城市卫生运动；④组织中央麻风协会；⑤召集全国麻风会议；⑥督促政府颁布麻风法令；⑦凡被沾染各省，至少建设一个麻风院；⑧各大城市，至少有一麻风诊所；⑨每年举行全国学生之铲除麻风论文竞赛；⑩设法保护及栽培麻风人之儿童；⑪安插已经治愈的麻风人。[4] 1935 年温泰华在广州的第二届全国麻疯救济会议上也提出了铲除麻风的目标，他认为：麻风铲除的方法，不外隔离，治疗，启蒙（宣传），必须三方面同时进行，才能达到我们所希求的目的。[5] 此外在 1937 年高明强提出了防御麻风的治本和治标之法。治本之法包括：增强机体抵抗力，及早医治麻风患者，向民众普及麻风常识，培养麻风医师；治标之法包括：麻风患者家庭分居，定期检查接触者，科学适度宣传，禁止结婚性交，管理严重传染患者，适当隔离管理，保护儿童。[6] 这些对于麻风控制策略目标的思考与探索，对于近代麻风控制发挥了重要指导作用。

---

① 中华麻疯救济会简章。《麻疯季刊》，1927，1（1）：47。
② 麦雅谷：铲除中国麻风。《麻疯季刊》，1930，4（3）：8-12。
③ 伍连德：我国麻风问题之商榷。《麻疯季刊》，1930，4（4）：3-10。
④ 邬志坚：近年来吾国铲除麻风运动之进展。《麻疯季刊》，1933，7（4）：3-8。
⑤ 温泰华：扑灭麻风的基本方法。《麻疯季刊》，1935，9（4）：8-15。
⑥ 高明强：麻风之防御法。《麻疯季刊》，1937，7（1）：16-18。

二、政府社会动员及法制管理研究

近代中国的麻风控制活动尽管主要由中华麻疯救济会等民间慈善组织和教会医院具体在组织实施，但是防治实践中也深感政府主导的重要性。如 1925 年，傅乐仁认为中国急需实行公共卫生法律才能消灭麻风。①

1928 年，邬志坚向政府建议五条：调查麻风户口，厘定严律实行隔离，建设麻风医院，设立麻风专科学校及麻风试验所，津贴私立麻风院。② 民国十七年（1928）12 月 26 日国民政府卫生部在南京召开五省卫生行政会议，议决案中有《取缔癞病患者》《规定设立麻风院办法》。海深德 1936 年提出了麻风立法之原则，认为"目前麻风立法，正以预防传染病之普通律令为范畴，仿行修正。认麻风患者为患者，而非有罪行之监犯。若果宜于家庭疗养，即无须强制隔离。""今向卫生署报告病状，乃侍从医生之责任，患者无复受此项之限制。""社会深觉麻风患者，磨折已甚，乃竭力援助，保护之，救济之，此亦社会自救之道也"。[24] 1935 年广州市卫生局局长邓真德提出了麻风的社会控制观点："麻风问题，不单独对于卫生上，有密切关系，且于医学上，社会治安卫生上，人道主义上，市容上，均有相当之影响。"因此，"对于麻风各种问题，自有相当解决""希望各位尽力与政府合作，使麻风救济及处置各种计划，早日实现，是所厚望。"③ 1936 年苏轫轩提出：麻风之各种事业，应全归纳于国家政治法律之内，然后方可言其彻底解决。若不经卫生部辅助救济，统一方针，提倡实践施行，则麻风大患，卫生问题，永无彻底解决之希望。④ 对于麻风控制中发挥基督徒的作用，罗四维也做了精彩论述，他提出："我辈基督徒，居先知先觉地位，事事不肯让人，今在国内以少量之基督徒，尚能为国家先一步创办数十处之麻风院，引起政府注意，及可为政府将来借鉴取法，是则我辈信徒可为告慰者也。"⑤ 尽管民国时期政府在麻风救治方面作用令人失望，但是这些防治的先进思想对于促进当时的铲除麻风运动都发挥了积极的影响。

三、开展麻风预防研究

近代西方麻风隔离传染观念，对于中国麻风控制产生了较大影响，最终成为共识。早在 1925 年医生朱兆槐就提出："预防之法，首先拒绝风人，父不能爱其子，兄不能顾其弟。一有风疾，即送麻风院安置。"[25] 与此同时，预防中人道思想也受到重视，如戴永和提出："扑灭乃将风人收养以终其生之谓。""如是，既可杜免传染，而患者又得医治，是一举而两善备矣。"[26] 陈鸿康也认为要避免或减少与麻风患者的接触防止得病。[27] 邬志坚提出了预防麻风的 5 条方法，即：医治麻风诚属难事，但极易预防。预防之方法有五：一良好习惯，二优美食物，三按时运动，四大便流畅，五免除其他疾病。⑥ 这些预防麻风的思想很有学术意义。

---

① Henry Fowler: The world's leper problem and how it is being met. Health, 1925, 2（2）: 24–30.
② 邬志坚：铲除中国麻风之刍议。《麻疯季刊》，1928, 2（3）: 1–7。
③ 邓真德：解决广东麻风问题的策略。《麻疯季刊》，1935, 9（4）: 16–19。
④ 苏轫轩：麻风为公众卫生问题。《麻疯季刊》，1936, 10（3）: 21–29。
⑤ 罗四维：基督徒与铲风责任。《麻疯季刊》，1936, 11（1）: 27–35。
⑥ 邬志坚：麻风十事。《麻疯季刊》，1939, 13（2）: 19–21。

四、麻风控制体系研究

中华麻疯救济会成立以来，甫及一年，各地分会之业已组织者，计有香港、汕头、福州、厦门四处。[28] 其发挥了麻风控制的主力军作用。邱玉方 1929 年认为："吾国麻风蔓延之广，甲于全球，已为世界所公认"，因此，他针对中国麻风控制提出了"麻风院之设立""麻风病之禁令""经济之援助""灌输医学常识"等对策。① 1934 年赖斗岩对于刚建立的中华麻风疗养院之使命进行了阐述。[29] 邬志坚认为：麻风院有麻风疗养区、麻风疗养院、麻风医院、麻风诊所四类，麻风之能治，已成事实，故完成洁癞使命之唯一方法，首在多建麻风病院。② 1935 年苏曼德结合杭州广济麻风医院行政管理经验认为麻风疗养院外观务求朴丽，伙食由患者自行办理，训练患者看护，职业训练，房屋分类，职员适当，注射治疗，收费，基督教徒信仰。③ 吴绍青也交流了南昌麻风院行政管理的经验，提出了教育患者，分类管理及统一病案记录系统等建设性意见与建议。④ 1941 年邬志坚对于现代麻风院的建设标准进行了系统阐述，深化了对于麻风院建设实践。⑤ 尽管近代不少麻风专家也认识到麻风诊所在麻风控制中的重要作用，但是由于客观条件所限，麻风诊所设立工作不够理想，影响了控制效果。

五、人才培养

近代中国麻风专门人才缺乏，陈伯希建议广大医师积极投入到扑灭麻风活动中来。⑥ 1933 年罗爱思提出：根据现在的环境，第一要广设皮肤病诊所，其次训练全国医师，第三劝导患者医治。⑦ 盛彤笙根据麻风控制需要提出了筹集经费，训练人才，调查全国分布情形，麻风之治疗，解决风人生活问题，处理风人之子女的对策。⑧ 这些思想对于麻风人才培养也有启发性意义。

六、宣传教育

在近代，对于普通民众的宣传教育，作为麻风预防控制策略被重点强调。邬志坚、戴兆镛针对这方面均进行了系统阐述⑨ 中华麻疯救济会曾经牵头举办过铲除麻风悬奖征文，在当时发挥了极大的影响，效果良好。此外，《麻疯季刊》在麻风宣传教育中也发挥了重要作用，邬志坚认为：麻疯季刊不但是中华麻疯救济会的喉舌，且为推动吾国铲癞运动的利器。中华麻风救济会还举办各种麻风展览以及进行各种演讲普及麻风知识，对于动员政府和社会负起相应责任起到了一定作用。这些对于麻风宣教的探索可以说是开近代麻风健康

---

① 邱玉方：中国之麻风及今后预防之吾见。《东南医刊》，1929，1（1）：71-74。
② 邬志坚：中国麻风病院之沿革。《麻疯季刊》，1936，10（2）：9-18。
③ 苏曼德：麻风疗养院的行政问题。《麻疯季刊》，1935，9（4）：19-22。
④ 吴绍青：麻风疗养院的行政问题。《麻疯季刊》，1935，9（4）：22-24。
⑤ 邬志坚：现代麻风院的建设。《麻疯季刊》，1941，15（3）：3-12。
⑥ 陈伯希：医师对于扑灭麻风的责任。《麻疯季刊》，1929，3（2，3）：31-32。
⑦ 罗爱思：中国铲除麻风运动的前瞻。《麻疯季刊》，1933，7（1）：3-4。
⑧ 盛彤笙：麻风为公共卫生问题。《麻疯季刊》，1934，8（3）：20-32。
⑨ 邬志坚：教育与麻风统制。《麻疯季刊》，1938，12（4）：1-2；戴兆镛：舆论在铲除麻风运动上之重要性。《麻疯季刊》，1938，12（4）：3-5。

教育之先河。

七、麻风查治研究

近代中国，麻风主要由警察和卫生当局将发现的麻风患者强制送麻风，使用大风子油注射治疗。开展麻风调查的主要任务由麻风诊所承担，但是由于实施强制隔离的政策，反而造成患者的躲藏，致查治不够理想。对于这个弊端，前来中国考察的菲律宾专家海塞门就指出："约束麻风，必以多发见初期患者为主旨。""必有赖于皮肤病医院及麻风诊所之设立。此项办法，与强迫隔离相比较，不但费用简省，且收效较宏。""关于住院已经治愈之患者……当长时期继续检验患者与其家属，庶于公众卫生及铲除麻风前途，均受裨益。"[30]麦雅谷则对于将来中国麻风治疗应对的要点总结为以下 5 点：①麻风为无力医治穷苦者之病症；②医生为数至少，增加非常迟缓；③治疗业经制定，应用极为简便；④政府须认有将麻风与普通民众隔绝之责任；⑤吾人须负医治麻风之责任。① 对于麻风医治责任提出了自己的观点。

八、患者管理与救济研究

在 20 世纪 30 年代，中国麻风界基本完成了只隔离重度传染患者的思想转变，不再像早期仅实施强制隔离的策略，而改为隔离与治疗并重的措施，这一定程度上促进了患者的主动就医治疗和患者的管理工作。1930 年麦雅谷提出："适当的处置是什么？即为富于传染性的设立麻风医院以医治之；无传染性的，设立诊疗所为之医治；形状凶恶的，则设立麻风院以收容之；又当设立学校与教养院，以教育未经沾染麻风的麻风人子女"。② 罗广庭认为处置麻风患者的合理法则为：①注重宣传麻风常识及多设诊疗所；②患者可在家居住，唯须遵守卫生条例，及依照规定时间，至诊疗所诊治；③病者如迁移地址，须通知卫生当局；④设立暂时留医处，以收容暂时入院之患者；⑤将不能或不愿遵照各种卫生规则之患者，送入麻风院疗养，以免危害他人。[31]此外，针对近代战争情形下麻风患者救治问题，戴兆镛也提出了切合实际的做法。③

九、麻风科研的作用

1935 年，应元岳特别强调了开展麻风科研活动对于扑灭麻风的重大作用和意义，他对于研究麻风的组织、方法、价值进行了系统阐述。④ 这在近代科学思想萌芽发展的情况下非常难得。

总之，近代麻风预防控制的知识体系随着公共卫生观念的传入以及铲除麻风运动的深入开展逐步在中国成形，为近代麻风控制发挥了重要的指导作用，麦雅谷、邬志坚、傅乐仁、罗爱思等一些国内外的专家在其中都发挥了重要的启蒙作用。

---

① 麦雅谷：中国麻风之治疗。《麻疯季刊》，1928，2（2）：6–14。
② 麦雅谷：为中国麻风人谋出路。《麻疯季刊》，1930，4（4）：23–26。
③ 戴兆镛：非常时期的上海救癞问题。《麻疯季刊》，1937，11（3）：1–3。
④ 应元岳：扑灭麻风运动中传染病之研究。《麻疯季刊》，1935，9（2）：8–11。

参考文献

[1] 俞慎初. 中国麻疯病学. 上海复兴中医出版社. 1941, 13.

[2] 伍连德. 中国当前麻疯问题之概况. 麻疯季刊. 1932, 6（4）: 7–9.

[3] 苏达立. 杭州的麻风问题. 中华医学杂志（上海）. 1933, 19（7）: 263–269.

[4] 吴绍青. 江西麻疯的现状及其实施工作. 1935, 9（4）: 32–44.

[5] 孙继中. 新兴县检验麻疯的报告. 广东军医杂志. 1937, 1（3）: 32–35.

[6] 麦雅谷. 东三省麻疯势焰之威吓. 医药学. 1931, 8（1）: 16.

[7] 谭祖烈. 鸡蛋与麻疯. 康导月刊. 1939, 1（6）: 98–99.

[8] 温泰华. 扑灭麻风的基本方法. 麻疯季刊. 1935, 9（4）: 8–15.

[9] 于光元. 满州土著之麻疯病. 中华医学杂志. 1934, 20（4）: 596.

[10] 赖斗岩. 麻疯概论. 麻疯季刊. 1939, 13（3）: 3–11.

[11] 于光元. 大麻疯. 大众医学. 1950, 3（6）: 215–219.

[12] 罗爱思. 麻疯之诊断及诊断问题. 麻疯季刊. 1936, 10（2）: 3–8.

[13] 梁伯强. 病理解剖上麻风症的概要. 同济医学季刊. 1937, 7（1）: 1–5.

[14] 陈祖荫. 同济医学季刊. 1937, 7（1）: 130–133.

[15] 温子茂. 医治麻风的最新经验. 麻疯季刊. 1927, 1（3）21–25.

[16] 冯志东. 大风子免痛注射剂之麻风治疗. 麻疯季刊. 1935, 9（1）: 202–211.

[17] 陈鸿康. 麻疯预防. 麻疯季刊. 1935, 9（2）: 5–8.

[18] 陈文英. 关于医治麻疯之问题数则. 麻疯季刊. 1934, 8（4）: 42–44.

[19] 傅乐仁. 麻疯治法述要. 麻疯季刊. 1927, 1（2）: 18–27.

[20] 周东华. 公共领域中的慈善福音与民族主义. —以近代杭州麻疯病救治为例. 社会学研究. 114–135.

[21] 保罗（Milroy Paul）. 麻疯与外科治疗. 麻疯季刊. 1936, 10（3）: 105–111.

[22] 马伟杭, 杨泉森主编. 医脉相承. 浙江现代医院百年史话. 杭州: 西泠印社. 2015: 93.

[23] 邬志坚. 中国的麻风问题与本会今后之计划. 麻疯季刊. 1927, 1（2）: 1–6.

[24] 海深德. 麻风立法之历史观. 麻疯季刊. 1936, 10（2）: 23–32.

[25] 朱兆槐. 麻风与卫生之关系. 卫生杂志. 1925, 28–29.

[26] 戴永和. 以人道灭绝麻风. 麻疯季刊. 1927, 1（4）: 7–9.

[27] 陈鸿康. 麻风之预防. 麻疯季刊. 1935, 9（2）: 5–8.

[28] 邬志坚. 二十五年来之救济麻风运动. 麻疯季刊. 1927, 1（4）: 1–7.

[29] 赖斗岩. 中华麻风疗养院之使命. 麻疯季刊. 1934, 8（1）: 3–6.

[30] 海塞门. 麻风人的隔离及医愈者的管理. 麻疯季刊. 1933, 7（1）: 18–19.

[31] 罗广庭. 患麻风者之合理处置法. 麻疯季刊. 1937, 7（3）: 27–29.

第十章　近代中国的麻风防控、救治事业的形成与发展

鸦片战争后，中国麻风救治的实践主体上基本延续着明清以来设立麻风收容所，松散隔离麻风患者的国家政策，但西方近代麻风学科的思想也日渐影响到清末麻风救治的实践。中国近代公共卫生的观念在民国初年也基本在政府和社会层面得到了萌芽和普及，到了20世纪20年代，西方大风子油注射疗法以及隔离与治疗并重的思想基本成为当时麻风救治的主导思想。1926年中华麻疯救济会成立以后，更是难得出现了中国麻风救治事业的黄金时光。然而，随着1937年日本侵华战争的全面爆发，中国麻风救治事业的迅猛发展严重受挫，中国麻风救治事业处于惨淡维持阶段，所取得的成就也较为有限，以近代西方麻风学科理论指导中国麻风救治事业的实践时断时续。

第一节　清末民初

中国清代，南方地区长久以来延续着隔离麻风的习惯，从国家级的层面强化了麻风收容制度，雍正以后，东南省份的癞病收容政策已显得比以前更系统。不单福建与广东地区的机构多重建，江西地区也建了不少同类的麻风院。许多地方的麻风院进一步得到扩大或改建，不少机构离县城更远了，或者迁徙到了更偏远的地方。各地的官方历史、地方志，记载了这种机构的记忆，揭示了人们的态度。这些机构的名称，或癞子营，或麻风寮，或癞民所。通常在遥远的山区或岛上，它们接受国家提供的资金，作为收助人员的生活费。清乾隆年间，福清县就有养济院（即麻风院），设在城关南门外的霞楼乡，群众称为"霞楼院"。强迫患者入院，与外界隔绝，没有医疗设备。[①]据《陆丰文史》第六辑记载：陆丰县设有鲤鱼潭、碣石、甲子、大安以及河田之大浦尾等处麻风寮五所，鲤鱼潭麻风寮在县城新圩鲤鱼潭至望绕村左手畔路边，距鲤鱼潭约一华里，里面男女老幼都有，人数流动很大，50～80人。清光绪四年（1878）九月，徐赓陛任陆丰知县，至光绪七年（1881）四月离任。他到任后，颁发《清查疯民谕》，强调对过去所设鲤鱼潭、碣石、甲子、大安以及河田之大浦尾等处麻风寮五所，除附城鲤鱼潭一寮，造册给牌登记，定于每季首亲自坐大堂表明外，所有在乡四寮，自应列具清

---

① 福清市编纂委员会编：《福清市志》，卷三十三，《医药卫生》，第三章医疗第一节：机构县属医疗机构。厦门大学出版社，1994年。

册，专差赍缴赴县，以凭编定印牌，逐季凭牌验明表散，永为定章，沿至民国以后（1912），陆丰县公署对麻风患者口粮始被废弃。在福建省漳州市辖诏安县，地处福建南端、闽粤交界处，麻风分布区域以接近粤辖洸平西南路和沿海附近为最多，县城次之。内山三都更次之。在距城十余里的地方，就有"乞丐营"，名曰"新寨"。可住 100 以下，50 人以上麻风患者。所住的建筑物由来已久，患者也耕种，也结婚，也过年过节，和正常人一样。这些患者的费用除直接由官厅支给外，地方人士为谋公共之安全计，不但对麻风患者让出土地，还要负担赡养费。① 明清时期建立的麻风院许多维持至民国初年，如《清稗类钞》记载，广州"城外有院，为疯人聚居之所，曰麻疯院"，这就是明清时传下的机构。② 总体来看，清末时期的这种收容场所没有治疗措施，加之隔离又不严格，患者依然到处流动，对于控制麻风流行的成效打了很大折扣，影响了总体效果。

除了在各地建立国家资助的麻风院外，清代南方还习惯使用将麻风患者赶到船上在河海漂泊流荡。传教士格雷（J. Gray）亲自目睹了 19 世纪 70 年代广州的这种风俗："因为广州的麻风院不够大，接收不了那么多的麻风患者，河上建了几个停泊点，供麻风患者容身的麻风船停靠……他们不得不在河上四处漂泊，向来来往往的大小船只上的船民乞讨。麻风船通常十只或二十只为一队。钱，差不多是从船民那里强夺来的。麻风患者经常靠剥搜漂浮的尸体身上的衣物财物苟延残喘……我在广东的……几乎每个镇，每条溪流，都发现了麻风船的停泊点。"③ 此外，也有不少地方采取将麻风患者活埋，或者火烧，或者淹死等方式，尤家骏在《麻风病学讲义》中曾记载：清代广东地区出现驱逐患者逮到孤岛饿死的事情。这是既往人们对于麻风无形的恐惧或者道德败坏观念下习惯反应在近代的自然延伸。

19 世纪中期开始，欧美前来中国的医学传教士逐渐增多，他们在医疗实践中积极救治麻风患者，也设立一些诊所和收容场所，但是他们还是主要基于救助麻风患者的宗教观念，当时，在这些传教士心中，错误地认为麻风病因还是遗传性的，他们认为麻风主要还是遗传基础上感染的疾病。1862—1863 年，英国皇家医学会曾经做出错误结论，认为麻风是遗传病而非传染病，并因此建议取消源自中古对麻风患者的各种法律限制。④ 欧洲同样有设立麻风院及驱逐麻风患者到村外居住的传统及最终成功控制麻风的经验。欧洲的隔离麻风主要原因还是宗教上的原因，认为麻风是罪的终极象征，是已丧失活人所有权利与自由的"活死人"，必须被彻底隔离，也不认为麻风是传染性的，所以最初来华传教士对于麻风彻底隔离并不热心。随着在夏威夷开展麻风防治工作的达米恩神父患上了麻风，他的伙伴，开创广东石龙麻风医院的康神父也患上了麻风而死去，在华教会方始承认麻风是一种传染性疾病，才开始深入地投入到建立麻风院的活动中去。如：1887 年，杭州广济麻风病院成立，1889 年，广东北海普仁麻风病院成立，1898 年，福州柴井基督医院设麻风科收治麻风患者。1906 年英国格兰丁（1876—1924）女医生受教会委派在云南昭通开设诊所和建立麻风村，为当地患者和麻风患者

---

① 沈兆熙：不幸的诏安。《麻疯季刊》. 1927；1（4）：15-19。

② 徐珂辑：《清稗类钞》。北京：中华书局，1984：5476。

③ J.Gray, China: A History of the Laws, Manners and Customs of the People（London: Macmillan, 1878; repr., New York: AMS Press, 1974）：52-53。

④ M.Worboy s, Spreading Germs. Disease Theories and Medical Practice in Britain, 1865-1900. Cambridge UniversityPress, 2000：42。

服务，由于这些传教士在中国政治话语中具有特殊的地位，对于晚清和民国麻风的救治活动产生了积极的影响。麻风院，在清末普遍被认为是一个科学的防疫策略，这个趋势从 1880 年代开始明显，到了 20 世纪初期更甚。

进入民国，中国的社会精英对于麻风关注的程度日益增强。传教士康德利曾经在 1897 年发出一份医学报告，认为当时太平洋地区的麻风传播主要因素，是麻风中国人[①]。这种外界的看法，让中国的政治与医学精英感到极大的压力，要尽快消灭这个让中国蒙羞的疾病，强势隔离麻风患者，以达到消灭麻风的目标，成为社会的普遍共识。清乾隆十年（1745）福建闽清县知县姚循义所建的西门山麓收养麻风患者的养济院，到了 1914 年即由知县杨宗彩发起，黄乃裳、陈榕官协助，募银元 1300 元，移建县城溪口。民国六年（1917），福州养济院划归闽侯县政府管理，改称"东、西院"，一所在西门外鸡角洞坑口乡（今洪山镇坑口村），即西院；一所建于东门外三角池院前街（今车门塔头街），即东院。1931 年，东、西院与福州残疾收容所、孤贫院、敬节堂、育婴堂合并，名为麻风收容疗养所。麻风患者与残疾人混居。政府及慈善机构不定期施赈部分口粮和衣服。[1]广东作为麻风流行最重的省份，在民国初年政局稳定以后，政府的责任意识逐渐彰显，先后建立了有名的广州东郊麻风院和汕头麻风院。[2]尽管有所重视，但整体成效并不显著，如中华麻疯救济会邬志坚，在 1930 年曾经到福州东西麻风院考察，发现：福州东西门外之二麻风村，奇形怪状，简陋污秽，不改三年前之旧态，而当局及地方人士亦未闻有若何改良之计划，"政府经费支绌"，"救济金杯水车薪"，无济于事。在管理上存在"健康人与患者；男患者与女患者；患者与健康儿童三混合的现象"。[3]总之，清末民初，我国麻风救治总体，还是延续着长期以来的传统的收容政策，随着世界医学的进步及后期传教士来到中国，建立新式的带有治疗性质的麻风院成为政府和社会的共识，但是由于当时政局动荡，人民生活和卫生条件低劣，系统性的长期有效的控制计划和防治措施难以实施，即使一些地方政府在麻风救治方面做出了一些成绩，传教士建立的麻风院和诊所，在这段时间也发挥了重要作用，但是，难以从根本上对麻风起到有效的抑制和防治作用，更不可能从根本上解决麻风患者的痛苦。中国近代麻风救治的事业在艰难地前行之中。

第二节　北洋政府时期至"七七事变"

北洋政府时期到"七七事变"，是近代中国医疗保健制度和卫生服务制度的框架基本形成的时期，民国元年八月（1912），中华民国政府公布设内务部卫生司，总理全国卫生行政事宜。1916 年 3 月，内政部颁布《传染病防治条例》，这是北洋政府制定的最主要的防疫法规，标志着卫生防疫立法走出了重要一步。民国十六年四月（1927）设置内政部卫生司，其组织与内务部卫生司略同。民国十七年十一月（1928）组成卫生部。国民政府奠都南京后，于民国十八年，卫生部正式成立，隶属国民政府，并置中央委员会、中央卫生实验所及卫生行政人员训练所。卫生部内设总务、医政、保健、防疫、统计等五司。同年十二月，公布《卫生行政系统大纲》，规定省设卫生处，特别市设卫生局，各大海港及国境重要地设海陆检疫所，

---

① 李尚仁：19 世纪后期英国医学界对中国麻风病情的调查研究。《（台北）中央研究院历史语言所集刊》，第 74 辑，第一分册，2003 年，第 18 页。

受卫生部之指挥监督。民国二十四年（1935），国民政府明令卫生部裁并于内政部，改称卫生署。下设总务、医政、保健三科。次年九月设中央卫生实验处，为全国最高卫生技术机关。民国二十五年（1936），卫生署改隶行政院。内部组织比隶属于内政部时略增。民国二十七年（1938）一月，卫生署再次隶属于内政部。民国时期卫生体系的初步建立和完善为当时传染病救治工作提供了有利的环境基础，这段时间也是近代中国麻风控制发展最为迅速和富有成效的时期。

中央防疫处是民国时期传染病的主管机构。1918 年北洋政府内务部下令："查疫症传染为害于民生者至烈，东西各国对于一切传染病症，莫不专设机关，随时研制防治之法，以为有备无患之计。吾国自昔年东三省发生鼠疫，国人生命财产损失甚巨。去冬归绥一带鼠疫猝发，传至腹地，经多方防范，幸早敉平。惩前毖后，应亟筹设中央防疫处，预筹防范。"1928 年，中央防疫处由南京政府接管，隶属国民政府内政部。卫生部成立后又划归卫生部直属机关，此时的主要职责是"掌理全国关于传染病之研究、讲习及生物学制品及制造、检查、鉴定事项"。1931 年 4 月，卫生部改为卫生署后，该处又隶属卫生署指挥监督。"九一八"事变后，中央防疫处决定迁离北平，先在南京设立制造所，逐步转移到南京，北平原址改为北平制造所。1933 年 12 月改隶全国经济委员会实验处。1935 年 12 月，中央防疫处全部迁到南京。1937 年 8 月，日军进攻上海，威逼南京，防疫处奉命疏散，迁往长沙。抗战爆发前，中央防疫处的技术力量和实验设备都已经初具规模，在预防和控制各种疾病中发挥了重要作用。

北洋政府时期，各省、市、县均无卫生专管机构的设立，大量的卫生工作由地方各级警察负责。至于专门的防疫机构，在中央有中央防疫处的设置，在地方，只有在疫病袭来之时，政府才会设置一些临时性的防疫机关。1929 年 2 月，南京政府颁布的卫生系统大纲规定，为开展日常防疫，预防时疫流行，保护民众身体健康，各省应在民政厅下设立卫生处，各市、县政府下设立卫生局。[①] 照卫生行政方案，添设防疫一股。防疫股专掌关于各种传染病院之设立及患者之调查、预防、扑灭，媒介传染病各项物品之检查、限制输入及消毒，收养癞、疯、肺结核、花柳、梅毒等病之预防、消毒及设医院治疗，狂犬、野犬、蝇蚊、死鼠之扑杀掩埋，强迫民众种痘事项。[②]

北洋和南京政府时期，全国各地对于麻风患者的管理，均以强迫隔离患者为唯一的预防办法。[③]1928 年 12 月国民政府卫生部在南京召集五省行政会议上，通过《取缔癞患者》及《规定设立麻风院办法》两个议决案。广东作为麻风高发区，政府在 1920 年中后期，先后在广州及汕头等地设立麻风院。广东省政府在麻风救济方面的积极态度，也曾得到了社会的好评。中华麻疯救济会名誉医学顾问麦雅谷在《中国麻疯与移民问题》一文中说，广东省政府在救济麻风问题上，虽然是"不彻底的"，但"其工作量胜过各省所做的总和"[④]。20 世纪 30 年代主政广东的陈济棠曾主张防治麻风，曾指示"饬即物色具有麻风经验之外籍顾问，以为负责省内各地麻风事业之助。"聘马雅各来粤任顾问防治麻风，马雅各遍访、调研全省麻风病院，于 1935 年撰写了"粤省麻风状况报告书"，估计广东省麻风患者有 20 万，作了防治计划，在全省设立乡村麻风诊疗所，死亡率控制在 5% 以下。

---

① 《民国医药卫生法规选编 1912—1948》。

② 云南省志编纂委员会办公室：《续云南通志长编》，中册。1986 年，第 168 页。

③ 《麻风：一种疾病的医疗社会史》。179 页。

④ 中华麻疯救济会。《麻疯季刊》，1930，4（2，4）：5—6，15，17，47。

云南在省政府主席龙云当政时期，因云南省各县、区时有麻风患者发现，极为社会仇视，致酿出种种自杀、不合人道之惨剧者。爱提经省府会议决议，饬民政厅拟具《云南取缔麻疯办法》及《补充简则》，通令实行。其中规定："省会公安局长暨各县、区行政长官，应会同当地士绅，于距离城市较远之处，设立麻疯院或麻疯隔离所，俾足敷收容各该县、区现有麻疯人数。""各麻疯医院至少设医员一人，应与省会医院或其他医院、药厂，接洽购办治疗麻疯有效药品，以便医治。其不能设医院者，则设隔离所以收容之。""省会及各县、区所需关于麻疯一切费用，应由省会公安局及各该县、区就地自筹，如遇必要时，呈请政府酌量补助之。"云南还出台了《云南各县卫生专员简章》，第二条第三点规定：负责"调查麻疯，并筹办隔离、预防及医疗等事项。"在民国十年（1921），云南省会东关外狗饭田侧山地建盖平瓦房一院麻风院，专收容麻风患者。十四年复与英国基督教会商定，关于治疗此病之注射新药及内服外搽之剂，均由惠滇医院取用，行之颇有效，至今相沿照办。

在华传教士和教会，在这一时期的中国麻风救济中也扮演近乎中坚的力量。因为，从本质上讲他们的麻风救治是基于宗教信仰的慈善事业，从一开始就有救人与救灵两个明确的目标，同时传教士医生能追踪到当时最先进的治疗方法。传教士开办了一些麻风院、麻风村、麻风居留区、收容所、救济院等，以收治麻风患者。这些机构多数由外国基督教会的麻风会提供资助，散布于广东、福建、山东、江苏、浙江、江西、湖北、云南等省区。各教会医院把诊断出的麻风患者送到上述机构隔离治疗，减轻了他们的身心痛苦。[1] 至1926年，据不完全统计他们建有麻风院12所、麻风诊疗所及麻风礼拜堂10余处。教会办的麻风院在救济实践中体现出以下一些特点：①它拥有较好的设施，并且采用新药给患者进行诊治，"乃用英美各国新发明之药注射，历年成绩斐然可观"；②它还比较注重患者劳动能力之培养，注重教养兼施；③传教士所办的麻风院内总是弥漫着较浓的宗教气息，传教士在带来西方近代先进的治疗方法与救济理念的同时，也时时不忘传播上帝的"福音"。

北洋政府和南京政府时期，中国麻风救治事业上最值得大书特书的事情是1926年成立中华麻疯救济会。当时，民国政府整体政治实力比较弱小，面临的各种公共卫生问题较多，从大的方面来讲，对于麻风救治方面力所不及，作为不大，1926年初，在美国麻疯救济会谭纳来华访华的推动下，"中华麻疯救济会"在上海成立，"专以救济麻风患者，推广麻风病院，提倡新法治疗及预防传染为宗旨"。任中华麻疯救济会医学顾问在华工作50多年的马雅各，曾走遍中国许多麻风流行区进行流行病学调查，基于他对欧洲消灭麻风的解释和国际上的新经验，对中国处理麻风提出"重视疗治"的新观念，强调开放方式以医疗手段治疗麻风，他认为"这是铲除麻疯的唯一利器"，他还亲自为广东、浙江、东北等地规划铲癞的行动计划，促进了当地政府对于麻风工作的重视。中华麻疯救济会的总干事邬志坚更是以惊人的才华和巨大的毅力与热情投身中国麻风救治事业，推广科学的治疗麻风的新方法，并组织召开过3次全国麻风大会，宣传和发动麻风救济事业，交流各地发病情况和治疗方法。当时国际已经发明大风子油注射疗法，在20世纪20年代末，中国新式麻风治疗方法已经得到普及，治愈了不少麻风患者，中华麻疯救济会的推进之功，不可泯灭。

尽管这一时期麻风治疗已经取得了历史性进展，但对麻风巨大的恐惧以及急于消灭中国

---

① 田涛：清末民初在华基督教医疗卫生事业及其专业化。《近代史研究》，1995 第 5 期，178 页。

的麻风，在这一时期，还是不时有悲惨的事情发生。1934年3月，广东省新兴、四会两县驻军下令拒捕麻风患者（仅新兴县就100余人），将所拘捕患者枪杀后深埋。1935年清明节后，广州军警当局在白云山横枝岗的紫薇庙一代，就集体屠杀了300多名麻风患者。同年8月，广东驻军捕捉广宁县麻风患者49人，并将之活埋。1936年5月，广东高要县县长马炳乾奉指示，派员率兵捆绑麻风患者，在肇城、大湾乡及六步乡等地执行枪决、活埋达200多人。1937年，三水、阳江等县驻军又有捕、诱杀麻风患者事件发生。同年，澄海县有20～30名麻风患者被当地民团勒令出境。① 这些集体肉体消灭的办法，一定程度反应了当时社会急于解决麻风问题的巨大焦虑感。

在这一时期，中国共产党人在麻风救治方面亦有传奇。1934年，红一方面军某部由肖克率领，途经湖南省新化县城区北塔村北面的麻风院。此乃当时湖南省内唯一的麻风院，肖克亲自前往看望、慰问生活窘迫的住院患者。在当时战事紧张、生活条件十分艰苦的境遇下，部队向该院患者赠送七担谷子、八只水桶和一担盐，为我国麻风史上留下了"七担谷子一担盐，寄托红军一片情"的佳话。②

第三节　抗日战争期间

1937年，日本帝国主义悍然挑起"七七战火"，中国军民奋起抵抗，正式开始八年之久艰苦卓绝的全面抗战。日寇侵华，使十年惨淡经营的我国麻风救济事业，遭遇极大的挫折，幸而有识之士奋起抗争，方使这项事业得以延续。

抗战前，除台湾、香港、澳门、广州湾及东北外，全国麻风院有30所，收容患者3486人（1935年建立的广西龙州麻风院，于1935年为大水冲毁，不计），其中22所为外国教会主办。患者最多的8个省（山东、湖北、湖南、江西、江苏、浙江、福建、广东）的22所均处在沦陷区，工作备受阻碍。据不完全统计，战前全国的麻风村、养济院、隔离所等在抗战期间停办40%，全国的麻风诊所，在战争期间停办了60%左右，麻风救治事业严重停顿。[4]

上海中华麻风疗养院1935年12月14日开幕，堪为当时国内麻风院之楷模。时隔年余，1937年8月13日，日军进攻上海，大场位于战区，院内工作人员多数转移，患者有的自行避离，医疗活动难以维继；经中华医学会施思明等多方努力，借枫林桥中山医院4间余屋，冒险将所剩33名病员迁往。上海失陷后，该院又迁至小沙渡路救世军办的国际第四难民所，历时半年多。1938年5月，日伪当局令限期迁出，几经周折，蒙前驻英美大使施肇基借给位于租界、邻近五角场的白利南路16号之五、六亩空地，搭建竹篷草舍20余间，每室可容29人，充作临时麻风院。1941年5月，日伪市政府又限令一个月内迁走，但因多种方案均难实施，一直搁置下来，亦有记载1943年仍在该处，后方迁返大场原址。1937年"八一三"淞沪战事发生，上海中华麻风院10名病员相伴，逃离位于战区的医院，到南泉，过九江，抵南昌；翌年10月赣北战局紧张，剩下8人又流亡至湖北孝感，不久又遭遣返回南昌；后有6人在红万字会南昌分会资助下，又返回上海麻风院。1942年起，上海麻风院改为每日两餐白糙米和红粮。

---

① 尤家骏：《麻风病学讲义》。

② 《古今中外话麻风》。

浙江广济麻风院，在 1937 年 12 月杭州失陷后，经济来源断绝，赖中方董事借贷劝募，勉力维持。1942 年 5 月，杭州广济麻风病院遣 50 余名病员回家，80 余名无家可归者赖美国红十字会捐助面粉，后又改玉米粉，砍伐多年培植之树木当燃料。遣返的七八个无家者沿途乞讨，终至饿死街头。

山东滕县北坛院，遣散 80 多名患者后，所余年老病者 20 余人，1942 年底曾断炊三日，1943 年初也只每日一餐，以豆饼、麦皮度日。山东滕县麻风院，患者白天流落街头乞讨，夜晚回院栖宿。滕县麻风院战前有住院患者 129 名，1943 年只剩 40 名。济南麻风院 1943 年 8 月被日伪当局改为救济院，配给之赈粮味霉多砂，食之常腹痛如绞。

广东大衾岛麻风院，孤悬海峡，1937 年日军侵占该岛。工作人员相继离去，岛上 120 余名患者接济困难，每月赖小舟运一、二次粮。1939 年汕头麻风院住院患者有 179 名；1939 年 6 月 21 日汕头失陷前夕，日本飞机狂轰滥炸，该院大部被毁，炸死患者 24 名、炸伤 29 名，余者四处逃散，就此停闭。据《麻疯季刊》载，1938 年华南战事紧张，广东的石龙、四水、清远、广州、河南等处，麻风患者惨遭炸毙者至少在 200 名以上。广东稍潭、石龙等麻风院时有患者自杀。

湖南省新化麻风院，1934 年举办，因院长挪威信义会的 Ninsen 医师因战于 1937 年返回后，医院难以维持，病入终日不得一饱，1946 年不得不停办。

其他麻风院，因战事和经济拮据，大多规模缩小或挣扎。

在战争期间麻风的救济经费大受影响，战前我国麻风院经费大概有下列 8 种来源：万国麻疯救济会、美国麻疯救济会、中华麻疯救济会、外国差会、本地教会、政府津贴、当地捐资、患者缴费。战时，沦陷区政府津贴中止，外国来源经费也时有断绝，加剧中国麻风救济事业的困境。当时麻风救治药物大风子油多数依赖教会从国外进口，因为战争原因国外来源困难，国内生产数量很少，许多麻风病院和诊所被迫中止麻风治疗工作。

战时有关麻风的宣传教育，包括在中小学的教育及中华麻疯救济会发行的各种丛书均减少。1938—1940 年只有上海福音电台仍每周或隔周由专家宣讲麻风专题，发布关于麻风的消息。1927 年 1 月起，中华麻疯救济会在上海发行《麻疯季刊》，后来在沦陷区的困境中仍坚持出版到 1942 年（第 16 卷），终因洛阳纸贵及英美撤退，将英文版停刊；自 1943 年（共 17 卷）中文版又由四期改为两期，到 1944 年也被迫停刊。1940 年 4 月，上海中华麻风院的病员庄剑雄等铅印出版《晨光季刊》，虽克服众多难关，但也在 1946 年前后停刊。

抗战期间，外国医学传教士的命运也发生了改变，严重影响了麻风救治事业。太平洋战争爆发后，教会主办的麻风院或诊所的负责人及传教医师或遭拘禁（如孝感麻风院英籍医师 Entrican 女士、南昌麻风院代理院长 Hollard 牧师及山东滕县麻风院美籍院长 Doodds 修女）或被遣送、撤走（如北海普仁麻风院英籍院长 Wright、杭州广济医院英籍院长 Sturton、广东大衾岛麻风院美籍负责人 Iake 牧师及海口琼崖麻风院美籍医务主任 Bercovitz 医师），院务多交当地教会（医院）、政府，由中国管理人员或患者代理。麻风院医师原本多由当地教会医院的医师兼任，广东东莞、北海麻风院的医师辞职后，迟迟聘不到医生。这样，大多麻风院不仅经济拮据，治疗停顿，管理十分紊乱。

在抗战的艰难条件下，地方政府、中华麻疯救济会和各地麻风机构以及社会各界等还在英勇抗争，为麻风事业贡献力量。在抗战期间，各地又新建了广西亭凉（1938）、陕砥第六区（南郊，1938）、福建长乐（1939）、广东新会天门（1939）、云南威宁（今属贵州）石门坎（1940）等麻风院；扩建了福建延原麻风院（1941），调整了福州养济院（1940）和昆明麻风院（1944）等。这些大多地处非沦陷区。中华麻疯救济会邬志坚先后于1939年前往云贵，1940年前往山东，1941年前往华北开展麻风调查和推进救济事业。1940年10月湖南新化麻风院患者组织自治会，以图通过生产减少医院开支。山东滕县和济南、福建古田、上海、北海等地的麻风院亦组织垦荒，种植粮食和蔬菜。兰州麻风院添置纺织机，训练患者纺纱。上海麻风院增添织布机，自制纱布及其他棉织品。东莞稍潭和南昌麻风院建窑烧砖。北海普仁麻风院组织患者编织竹篮。各地纷纷生产自救。济南麻风院因日军断绝了该院的水源，工作人员带领病员掘井取水，建成后还刻石碑以纪念，碑文由青岛黄医师撰，尤家骏书（该碑于"文革"中遭毁）。殊为可贵的是，在抗战期间，济南麻风病院 Smyly 于1940年10月、1941年5月在济南举办两次山东省麻风大会。1939年12月，中华麻疯救济会妇女后援会募集寒衣援助上海麻风院102名患者之急需。1941年11月，华北神学院布道会发起代募生活费运动，筹资70余元。就这样，中国近代的麻风救济事业筚路蓝缕，在困境中坚持下来。

　　总之，抗日战争对近代中国麻风事业的冲击前所未有，彻底打乱了我国麻风救治事业正常的脚步，虽经政府、救济会及社会各界的费心努力，但也只能是勉励挣扎，艰难度日。

参考文献

［1］刘影. 福建：公共卫生与麻风病防治（1912—2010）. 福州：福建师范大学博士论文，2012：41-57.

［2］唐富满. 清末民初粤省的麻风救济活动. 中国麻风皮肤病杂志. 2008，24（10）：848-849.

［3］邬志坚. 华南及非列宾游记. 麻疯季刊. 1930，4（2）：21-22.

［4］江澄. 战前和抗战期间我国的麻风救济事业. 中国麻风杂志. 1996，12（3）：195-198.

第十一章　近代中国麻风学重要人物及主要出版物

近代中国麻风学科的构建过程，有赖于许多麻风专家在麻风救治实践中的探索和总结，《中国实用麻风病手册》《中国麻疯病学》《麻疯季刊》为代表的麻风专著、期刊的出版发行，对中国近代麻风学科发展的意义重大。

第一节　近代中国麻风学重要人物传略

一、国外重要人物传略

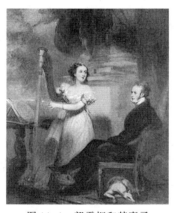

图 11-1　郭雷枢和其妻子

郭雷枢（Thomas Richardson Colledge，1796—1879），英国传教的先驱人物。1827 年郭雷枢在广州创办医院，1837 年任中国医学传教会会长。郭雷枢在中国居住多年后，向他的西方同道者发出呼吁："首先必须使中国人相信你的东西有用，然后才能谈到使他们理解基督教义的博大和崇高；再没有一种造福人类的方法比解除人身体的痛苦更能收到直接效果的了……我希望看到那些有医学专长的人在这项伟大的工作中充当先遣队，通过赢得中国人的信任，使牧师们在向他们弘传我们宗教的伟大真理时不用那么吃力。"他提出："对救济人类痛苦，医治可怕恶疾，须有所贡献。"[1] 在他的呼吁下，投身于中国麻风救治事业的医学传教士日益增多。

伯驾（Peter Parker 1804—1888），美国人，1827 年就读阿美士德学院（Amherst College），1831 年毕业于耶鲁大学，随后进入神学院，此期间得到中国传教的委派。1834 年获得医学博士学位，并获得牧师资格，同年 10 月 6 日到达广州，后到澳门，同年 12 月 12 日到新加坡学习华文和设立诊所。1835 年，伯驾在广州十三行内新豆栏街成立了广州眼科医局，被称为"新豆栏医局"，是中国境内较早的教会医院，免费为患者治病。伯驾专长本为眼科，所以开始主要诊治眼科患者，后应患者的要求，也开始诊治其他科的疾病。从麻风病、象皮病

---

① 海深德：中国麻疯史。《麻疯季刊》，1936，10（4）：25-51，157-183。

到疝气、肿瘤，无所不诊治，终成为一名"全科医师"。其在华约 20 年行医，诊治约 5.3 万患者。[①]1844 年，作为美国特使的助手和翻译，参与《望厦条约》的谈判。1847 年成为美国政府驻华代办，与此同时，仍然坚持行医活动，直到 1855 年美国政府正式委任他为驻华全权公使。1857 年伯驾回国，结束在中国外交官和医生传教生涯。

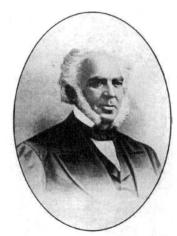

图 11-2　伯驾

合信（Benjamin Hobson，1816—1873），英国传教士。合信毕业于伦敦的大学学院医科，取得医生开业资格。1839 年，受伦敦布道会派遣，携眷来华在澳门主持医师布道会的澳门医院，并训练了两名中国助手。1843 年 6 月到香港主持医师布道会医院。1848 年，合信在广州西关外金利埠开设了惠爱医馆。他在行医的同时，向中国人介绍西医知识，出版《全体新论》《博物新编》《西医略论》《妇婴新说》和《内科新说》《医学新语》等著作，在中国早期西医传播中起到重要作用。[②] 合信为近代研究中国麻风之先驱，对于麻风传染和大风子油治疗麻风效果进行过观察。

康德黎（James Cantline，1851—1926），英国人。阿伯丁大学毕业。任外科医生。1889—1896 年任香港西医书院教务长。赏识该书院优秀学生孙中山。1896 年 10 月 17 日，获悉孙中山被清驻英使馆绑架的消息后，立即全力营救。近代著名的热带病专家，曾经与孙中山一起调查麻风，在麻风问题上撰述较多，其最有名的麻风报告为：1894 年撰写的《中国、印度支那、马来群岛和大洋洲的麻风病发生条件（Conditions under Which Leprosy Occurs in China，Indo-China，Malaya，the Archipelago，and Oceania）》。

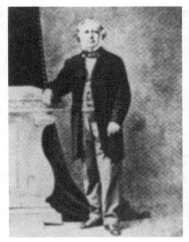
图 11-3　合信

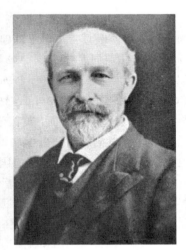
图 11-4　康德黎

---

① 彭建平：《私立岭南大学医学院简史》。中山大学档案馆，2006：11。内部刊物。
② 彭建平：《私立岭南大学医学院简史》。中山大学档案馆，2006：7。内部刊物。

吴威凛（Dr.William Gauld B.A，1840—1922），英格兰长老会医学传教士，第一位将西方医学传入汕头的人，1863 年来到汕头，在茭萣地租了一间小小的房屋作为诊所，免费为汕头人民服务，曾一天内诊治 101 个门诊患者及 58 个住院患者。因其积极筹备，短短四年后，粤东地区第一家西医综合医院——福音医院在汕头成立，吴威廉为首任院长。1864 年，吴威廉开始收治麻风患者，任福音医院院长期间，又在院内开设了麻风收容诊所（1867），1878 年，教会又在汕头建成一座福音医院附属麻风病院。①

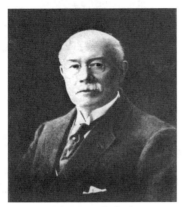

图 11-5　梅藤更

梅藤更（David Duncan Main，1856—1934），英国人，医学博士，1877 年通过了格拉斯哥大学医预科考试，其后接受爱丁堡医学传教团专门训练，1881 年取得医学学历，当年来杭州行医办学，1926 年退休回国。梅藤更 1881—1926 年担任广济医院院长，使广济医院得到空前发展。1883 年，门诊患者 13000 人，住院患者 600 人，戒毒所收容 97 人。1885 年 5 月 14 日，新建的广济总院落成，这家医院是当时中国最好的教会医院。1887 年麻风分院建立，1885 年广济医校建成招生，培训了 8 名中国籍医学生。1893 年，开始在西湖宝椒山附近购地建立新的独立麻风医院，女病房同时建成。②该院麻风患者终生留养，隔离居住，或暂或久，患者自愿，先只收保挂号 5 元，衣被药食全部免费，患者小衫裤每三日一换，病故备棺安葬。1914 年麻风病院搬迁到松木场成立，设立男、女麻风院等分院，收治麻风患者多至 200 人，是当时全国条件最好的麻风院。沈永年为梅藤更学生，1917 年毕业于广济医校。

高似兰（P.B.Cousland，1860—1930），生于苏格兰的工业重镇格拉斯哥，1910 年，在汉口举行的三年一度的博医会大会上，高似兰被选为中国博医会会长，任职 3 年。他翻译的医学教科书为我国早期西医教育奠定了基础，其中最著名的有《体学图谱》（*Cunningham's Atlas of Anatomy*，附有中英词汇对照表，432 幅图，240 幅彩图。）、《哈氏生理学》（*Hallibuton's Physiology*）以及《欧氏内科学》（*Osler's Principle and Practice of Medicine*）。他编撰的《高氏医学辞汇》（*Cousland's English-Chinese Medical Lexicon*）是我国近代重要的医学工具书，是 20 世纪 50 年代以前的标准中英医学辞典，为我国西医的引入和传播做出重要贡献，并为以后的医学辞典的编辑和医学名词统一奠定基础。1891 年高似兰利用回国休假的机会，在伦敦举行的医学大会上介绍中国麻风流行和防治的概况。

傅乐仁（Henry Fowler），1893 年（光绪十九年），英国伦敦基督教会派杨格非在县城东门内建筑教堂一座和仁济医院一所。同年，派傅乐仁同杨格非一起，用伦敦麻风患者救济款，在孝感县城北池东购地 15 亩，1894 年建成麻风病院，是首任仁济医院和麻风院院长。1925

<hr />

① 海深德：中国麻疯史。《麻疯季刊》，1936，10（4）：25-51，157-183。

② The History Le of The Church Missionary Society Its Environmet，Its Men And Its Work By Eugene Stock London 1899 Vol. I. Part V. China：Onward，Inward，–And Upward（1882—1895）Part IX. Chap.96：573。

年在《中华医学杂志》发表《中国麻风的调查》之著名报告。[①]1926年中华麻疯救济会成立，傅乐仁为首任名誉医药顾问，不仅为中华麻疯救济会的发展出谋划策，还亲自诊疗麻疯患者，并在《麻疯季刊》开设医药栏，亲自撰写文章，启迪民智。

康拉迪（P. Conrardy，1841—1914），天主教会法国巴黎外方传教会（the French Missions Etrangeres de Paris）的成员，曾经在夏威夷与达米恩神父一起救治麻风患者。1907年，康拉迪神父在广东东莞石龙镇创办广东石龙麻风病院，医院分男女两部，初始规模狭小，仅有患者六七十名，到了1915年，省政府予以津贴，规模得以扩大，增收患者700多名，有大小房屋30多幢，但是宗教色彩浓厚，注射治疗不规则。1927—1933年年平均收留麻风患者250例左右。1914年康神父染麻风而逝。

力约翰（John Lake，大衾岛），美国南方浸信会之传教士，夫妇二人在中国致力于麻风救治事业。1924年，力约翰和华侨梁耀东开始筹建大衾医院，该岛原由伍廷芳博士购得，后免费赠送于力约翰。[②]1929年，医院建成并且开始接收麻风患者。从开院至今，共接收麻风患者1200多人。

海贝殖（Leroy Francis Heimburger，1889—1960），美国密苏里州人。在美国医学院毕业后，于1913年来到中国潍县行医，1922年赴齐鲁医院工作，建立皮肤花柳科，任主任教授，诊治皮肤性病；并于1929—1934年担任齐鲁医院第四任院长，在山东从事皮肤、花柳、麻风防治21年。1925年建立济南麻风医院，兼任院长，从1926—1932年间，齐大麻风院先后收治患者169名，用中西医结合方法治疗。在华期间于1928年编译《皮肤病汇编》，该书是民国时期较重要的皮肤科图书，为当时皮肤病教科书之一。还撰写其他有关皮肤病、麻风方面的5部著作，发表中英文论文近30篇，并培养大量优秀医学人才，包括尤家骏、张耀德等。因日军侵华占领医院于1934年卸任回国，但仍然与中国保持联系。

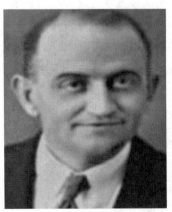

图 11-6　海贝殖

道德贞（Alma Dodds，1881—1978），女，生在美国伊利诺伊州。北长老会女医士，1910年秋以护士身份来到中国，到山东登州，用中文名道阿玛。1912年来滕县，1918年左右，她从大洋彼岸的教会组织"美以美会"筹得善款，建起鲁南、苏北地区第一所麻风病医院——滕州北坦麻风村，是山东当时规模最大、收治患者最多的麻风院。在此后的30年间，她秉持基督之爱，历经艰难，扶弱济困，先后创办孤儿院、福音医院、麻风病院等医疗慈善机构，并为此日夜操劳，终生未婚。1942年她被日本人赶出中国，乘瑞士客船返回美国。1956年退休。

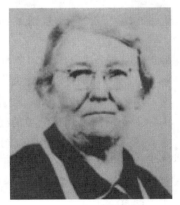

图 11-7　道德贞

① H. FOWLER：A survey of leprosy in China. China M. J.，1925，39：584。
② 海深德：中国麻疯史.《麻疯季刊》，1936，10（4）：25-51。

谭纳（William M.Danner），美国麻疯救济会总干事，1917 年在他的推动下，美国参议院通过了在美国路易斯安那州卡维尔建立国家麻风病院的法案。1925 年底，谭纳来中国，在上海、福州、南京等处作大规模演讲，引起社会舆论的注意，中华麻疯救济会乘此机缘酝酿成立。曾任中华麻疯救济会首任名誉副会长。

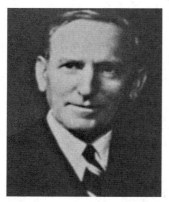

图 11-8　罗爱思

罗爱思（Dr.Frederick Reiss，1892—1982），祖籍奥地利，入籍美国。1914 年，毕业于奥地利皇家医学院。20 世纪 20 年代初到中国上海行医，1929 年创建中国红十字总医院（上海华山医院前身）皮肤性病科，首任科主任，1931 年获中华民国政府卫生署登记医师证书，在中国从事皮肤性病诊疗、教学、研究近 20 年。1930 年撰写"深在性皮肤念珠菌病"，在 1930 年伦敦国际皮肤病会议上宣读。同时在上海开设麻风诊所，义务诊治麻风患者，1936 年报告"麻风结节性红斑"。1937 年，与陈鸿康创建中华医学会皮肤性病科学会，任副会长。第二次世界大战前，离沪赴美，在贝尔维尤医院工作，且在纽约大学医学院任副教授，最后在蒙蒂菲奥里医院（Montefiore Hospital）任皮肤科主任，1959 年创建国际皮肤科学会，首任总秘书长。

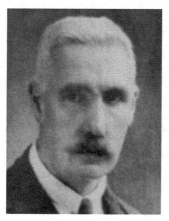

图 11-9　马雅各

马雅各（又译麦雅各、马雅谷等，James Laidlw Maxwell，1873—1951），英国苏格兰人。1900 年毕业于伦敦大学，获医学博士学位。1901 年来中国，先后在台湾、厦门、上海、成都、汉口、济南、杭州等地从事麻风和花柳病研究和防治。1925 年，任中国博医会执行干事，1934—1937 年任中华医学会副理事长及医学教育委员会主席，1937—1943 年任中华医学会副会长（第四届），《中华医学杂志》英文编辑，国际红十字华中区执行干事，中华麻风协会永久会员，中国红十字会总干事，中国麻疯救济会医学顾问，1934—1937 年任 The Chinese Medical Journal 总编辑，《麻疯季刊》英文版主编，《国际麻风杂志》编委。1947 年任广济麻风医院主任医师，1949 年春任杭州广济麻风医院医务主任，1950 年任浙江医学院名誉教授。1904 年起，发表医学论文近百篇，其中有 55 篇刊登于《中华医学杂志英文版》、19 篇译为中文刊登于《中华麻疯季刊》，最后一篇论文"华东麻风分类"刊载于《国际麻风杂志》第 21 卷第一期（1953），此为 1949 年后较早在国际上介绍我国麻风分类情况的文献；主要著作有英文版《华人之疾病》《中国实用麻风病学》等。在中国行医期间，同情麻风患者的疾苦，用简单的中国话亲自询问，亲手触摸，热情为麻风患者服务，积极从事麻风学的临床研究，推广先进的砜类药物疗法和建立麻风村，促进麻风防治事业的发展。1951 年 8 月 10 日，因病在浙江杭州逝世，为中国麻防事业辛勤工作了近 50 年。

海深德（Lee Soerds Huizenga，1881—1945），1881 年生于荷兰，1883 年移居美国，先后在密歇根州凯尔文学院（著名教会大学）和纽约眼科学院等学校学习。1921 年春，海深德和哈利乘船横渡长江，第一次到达到如皋，并进行考察。从此，海深德与如皋结下了不解之缘。

从 1923 年至 1937 年，他长期生活在如皋，并致力
于救治如皋麻风患者，贡献良多。1926 年，在如
皋城西大街创办"长老医院"，海深德任院长。海
深德离开如皋后去上海。时为抗战年代，上海沦
陷，海深德留守沪上一家医院，他借助自己的美国
身份与日军"悄悄斗争"，保护了不少中国患者的
战时权益。"海深德一家五口最后全部关在上海的
日军集中营里。1945 年抗战胜利日前夕，海深德
因为胃、腹部癌症，病发离世。"海深德在华具有
双重身份，一是美国归正会成员，二是美国麻疯救
济会医药顾问。他曾作为美国和中国的"双重代
表"出席世界麻风大会。

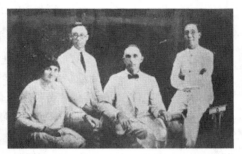

图 11-10　海深德夫妇与友人合影（右二为海深德医师，左一为其夫人）

戴仁寿（George Gushue-Taylor，1883—1954），
加拿大纽芬兰籍，在英国伦敦完成外科医生教育、
传教士。《内外科看护学》（*Lāi-goā-kho Khàn-hō·-hak*）这本白话字教科书的作者之一。1910 年，戴
仁寿医生毕业于英国伦敦大学医学院，同年，与担
任护士的米勒小姐（Miss Margery Miller，1882—

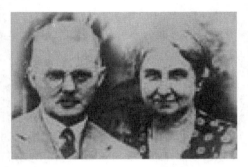

图 11-11　戴仁寿和其妻子

1953）结婚。他与妻子为了助贫的共同理想，于 1911 年来到台湾展开他们的医疗宣教之旅。
先后获聘首任台南新楼医院长及沪尾马偕医院院长。1923 年他到印度加尔各答拜访麻风专家
密勒博士（Dr. Ernest Muir）获赠大风子油药物用于治疗麻风，1924 年他担任台北马偕医院院
长后，在马偕医院看到许多人为麻风所苦，1925 年在马偕医院开设麻风门诊，1926 年又设立
"麻风病专科诊疗所"，1927 年正式启用。随着麻风求诊人数日渐增加，1931 年开始筹建麻风
疗养院。戴仁寿医生成立的癞病疗养院乐山园，于 1934 年 3 月于台北州淡水郡八里庄启用，
强调"自治"与"自养"的癞病园生活型态。他终身致力于台湾麻风的救治工作，被称为台
湾癞病患者的守护天使。逝后，戴医师夫妇骨灰归葬该园（麻风疗养院的乐山园已于 1971 年
转为儿童智障服务中心。）。

斐义礼（Dr. Neil Duncan Fraser，1900—1969），英国
医学传教士，远东防治麻风专家。他对于麻风的兴趣源于
1924 年在汕头从事麻风工作的经历，任汕头福音医院第四
任院长，有杰出的管理才能。他虚心向当时 Culion 麻风村
的知名麻风专家 H. W. Wade 学习，在汕头地区设立一系列
乡村麻风诊所并取得成功，1932 年，斐医生应邀在中华医
学会麻风分会组织的第一次全国会议上发表演讲，会议决
定将斐医生的门诊治疗麻风方案作为中国的一项治疗标准，
向全国推广。1946 年他加入国际麻疯救济会，成为兼职人
员，4 年后成为全职工作人员，并负责香港麻风病院的创建
工作。1951 年夏天，香港政府给予国际麻疯救济会一个离

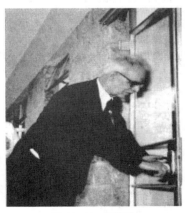

图 11-12　斐义礼

香港 9 英里的一个小岛尼姑岛，2 年半内，一个包括马雅各纪念医学中心、患者区、工作间、商店和办公室的建筑全部完工，在斐义礼的带领下，喜灵州麻风病院变成了一个具有世界声誉的模范麻风病院。1960 年斐义礼任国际麻疯救济会医学秘书，他长期的麻风防治经验和广博的知识基础，对于指导救济会和各国政府麻风救治事业发挥了重要作用，曾经指导台湾乐生麻风院救治工作。1966 年他在苏格兰退休，1969 年 8 月 3 日病逝于苏格兰 Perth 的一家医院。[①]

苏达立（Dr. Sturton），医学博士，原先为英国海军军医，1921 年受教会派遣至杭州广济医院和广济麻风医院，从事 X 线摄片及麻风治疗工作，随后兼任广济医院院长和广济麻风医院院长。苏达立医生积极争取英国国际麻疯救济会的援助，于 1930 年新建立砖木结构的男女病房、圣约翰堂、诊疗室，成为当时国内硬件设备最好的麻风病院之一。1928 年他聘请赫特医生（Dr. Phyllis Haddow），负责治疗工作，使用口服大风子油及肌肉注射大风子油乙酯两种方法，约近 40% 患者治疗有效。1947 年请世界著名麻风专家马雅各医生来院工作，其使用砜类药治疗麻风的成熟经验使广济麻风病院的麻风治疗水平与国际麻风治疗水平接轨。1941 年，日本侵略者将苏达立等人送往战俘集中营，1945 年抗日战争胜利后，麻风病院仍然由英国人接管，苏达立医生兼任麻风病院院长，并恢复与英国国际麻疯救济会的联系，麻风病院逐渐恢复原状。1948 年，苏达立与医务部主任马雅各一起筹划麻风病院扩大事宜。1951 年苏达立等外籍医生回国。著有《杭州的麻风问题》发表于 1933 年《中华医学杂志》（英文版）19 卷 7 期，里面介绍了杭州的麻风防治历史，流行病学情况及大枫子油治疗麻风的效果等。[②]

傅瑞思（Chester North Frazier，1892—1973），美国人，1917 年获印第安那州大学医学博士学位，1918—1919 年，任美国军医医疗队官员，战争结束后，即开始从事皮肤科工作。1919—1922 年，在印第安那州大学担任皮肤病学和梅毒学助教。后来到北京协和医学院开创皮肤科，1924 年建立皮肤梅毒科，诊疗梅毒、麻风等皮肤患者，发表麻风论文《麻风：流行病学和自然史》。[③] 教学工作尤其成功，培养穆瑞五、胡传揆、秦作梁、李洪迥、曹松年、卞学鉴、李家耿、王光超等后来人，对中国皮肤科学产生深远影响。

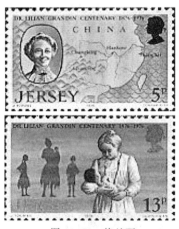

图 11-13 格兰丁

莉莲·格兰丁（1876—1924），1876 年 11 月 25 日生于英属英吉利海峡群岛中最大的泽西岛圣赫里埃教区，1899 年进了爱丁堡金巴拉大学医学部学医，1904 年获得英国皇家学院内科和外科医生开业资格，成为泽西的第一位女医生。毕业后，又继续学习牙科，并在爱尔兰都柏林学习妇产科，在伦敦医学院学习眼科和热带病学。1906 年 5 月 22 日抵达上海。后又决定将云南的昭通作为医疗中心，在昭通先后度过了整整 10 年岁月。其间，她在多处设立民众诊所，创建了云南第一所麻风病院；遇难在昭通去世，年仅 48 岁。

① W. Fancut: Neil Duncan Fraser（1900—1969）. International Journal of Leprosy, 1969, 37（3）: 319-320。

② 王景权、高鲁、王江南：献身浙江麻风防治事业的英国苏达立博士.《中国麻风皮肤病杂志》, 2008, 24（1）: 86。

③ C. N. FRAZIER: Leprosy: Epidemiology, and natural history. J. A.M.A., 1943, 123: 466-468。

遗体葬于昭通郊区的凤凰山基督徒墓地，墓碑上镌刻着"人们爱戴的医生（A Physician Beloved）"几个大字。

伊博恩（Bernard Emms Read），英国伦敦会传教士，1909 年来华，在北京传教，1925 年任北京协和医学院药物学系副教授。1935 年任上海雷士德药物研究所病理科主任及亚洲学会华北分会副会长。曾研究大风子油的毒副作用。伊博恩对于麻风病的职业治疗较有研究[1]，担任中华麻疯救济会董事。1937 年发起成立医史委员会，任秘书。

倪安耐（挪威国人），基督教徒。原在长沙信义医院任医生。民国十九年（1930），随该院由长沙迁至新化县城。民国二十年，倪安耐在医院门诊，发现 3 例麻风患者，即将情况向上海中华麻疯救济总会报告，该会派干事邬志坚至县调查核实后，即委托倪安耐筹建新化麻风医院。邬志坚回上海，即汇寄 2000 银元作为建院经费。倪安耐从此四处奔波，在新化县城北门外北台上购买土地，地方人士反对在该地建传染病院。倪安耐乃聘湖南省府主席何键担任该院名誉董事长，聘当时的新化县长梅尉南为董事长，并请各慈善士绅多方劝导，始破土动工。民国二十二年，新化县麻风医院建成，二层楼房，病房 200 多平方米。医院有院长、医师、护士、干事，多由信义医院人员兼任。是年，接收麻风患者 17 人住院治疗，另设门诊，每周诊视两次。患者用药大部分免费。倪安耐成为新化麻风医院的创始人。民国二十六年倪安耐为医院筹款返国，旋以抗日战争爆发，交通阻塞，再没能返县，后卒于原籍。

伯格里（Samuel Pollard，1864—1915），生于英国的西南部康沃尔郡卡米尔福特。1887 年，伯格里受基督教"西差会"派遣来到中国，成为中华基督教循道公会西南教区牧师。1904 年伯格里穿上中国服装、戴上假辫子，从云南"昭通布道所"来到了地处川、滇、黔三省交界属贵州省威宁彝族回族苗族自治县的一个叫作石门坎的小村落。循道公会传教士伯格里在威宁石门坎传教时，关注麻风问题，并与国际麻疯救济会（Mission to Lepers）联系，争取捐款，筹建麻风病院，因选址困难，遂将此款购买粮食布匹，逐月发给麻风病患者。1915 年，可怕的伤寒病席卷了石门坎地区，伯格里坚守救护，不幸感染沙门氏菌属伤寒，于当年 9 月 16 日病逝。

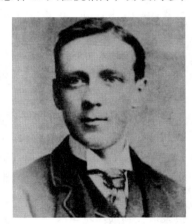

图 11-14　伯格里

张道惠（Harry Parsons），英国传教士，伯格里病逝后的继任人，1919 年和苗族、汉族传教士杨雅各、张武、钟焕然等在石门坎建成贵州境内第一所麻风病院（共 8 间房屋），两年后开始收治患者，首批为 30 多人，由石门坎教会（初为福滇医院，后为石门坎平民医院）提供医疗服务，外国传教士、苗族和汉族传教人员张夏禹（苗族）、周汉章到病院担任护理工作，石门坎的中、小学生也常到麻风病院

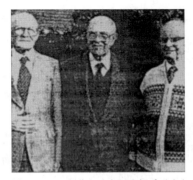

图 11-15　张道惠（中）张绍乔（左）与张继乔（右）

---

① 伊博恩：麻疯病职业治疗．《麻疯季刊》，1941，15（4）：4-9．

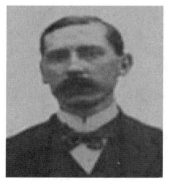

图 11-16 柯达

进行慰问演出。20 世纪 30 年代后，因治疗水平提高，不少患者病愈回家。1951 年 12 月，卫生部门接管该院，尚有病员 51 人、职工 2 人。后与毕节撒拉溪麻风病院合并，1956 年恢复。

柯达（Edward George Horder，1852—1908），英国人，英国皇家外科医学院院士，爱丁堡内、外科执业医师。中国广东北海普仁医院和普仁麻风医院创始人、院长（1886—1906）。1883 年 3 月 20 日加入大英传教会（Church Missionary Society）1886 年 4 月，在包尔腾和威廉·查尔斯·琼斯基金会（Williams Charles Jones Found）的资助下，买地 60 亩创建北海普仁医院（又称英国医院）。因麻风患者求医，柯达写信给英国麻疯救济会（The Missions to Lepers，又称万国麻疯救济会）创办人裴雷氏（历史译名，WELLESLEY C. Bailey）请求资助办麻风医院。1888 年秋，柯达回国结婚并筹款建麻风医院。1889 年 11 月 3 日，柯达偕夫人和陂箴牧师（Rev. E. B. Beauchamp.）抵北海，用募集的资金在普仁医院左邻买地 30 亩建院舍收容麻风患者，普仁麻风医院由此成立。1890 年收治 77 名患者。1891 年柯达第二次呼吁北海麻风工作并写信向"医疗援助协会"（Medical Missions Aid Society）求助。1892 年在英国伦敦建立了"北海麻风基金会"（Pakhoi Leper Fund），筹款最高达 13500 英镑。此后，每年拨款 6 千元港币（3 千元药费）给北海麻风医院。1895 年麻风医院收治 2 名来自香港女患者。1896 年麻风医院可收治 95 个男患者，30 个女患者。1903 年，收容 150 麻风患者。柯达创建有医护人员、实验室、手术室、解剖室，床位 120 张的麻风医院，引进隔离、大风子油口服剂、截肢、抗结核等手段治疗麻风病。培训本地 3 名助手、创立"麻风院自治"管理模式和身心疗法（学文化与劳动：训练患者印刷、编织等手艺）。

谭信（Hubert Gordon Thompson，1878—1953），英国人，英国利物浦大学外科医学士、医学博士、外科医师、英国皇家外科医学院院士。利物浦大学解剖学助理教授。北海普仁医院、普仁麻风医院代理院长（1914）。1906 年报考 C. M. S. 海外医学传教士因身体偏瘦未被录取，到远洋轮当医生，此后，得知好友李惠来在北海的普仁医院服务。1906 年 6 月 5 日只身来到北海，在北海普仁医院和普仁麻风医院工作。1909 年 6 月 1 日正式成为 C. M. S. 海外医生编内人员。在北海配合李惠来培训医务人员，出诊廉州、灵山等地，获患者赠送"恩若慈父""中英一家"锦旗牌匾，得到当地官员支持，以优惠价买地 3 块建 15 间房屋的麻风村。1915 年到昆明筹建惠滇医院，并任院长。1925 年 11 月到杭州接替梅腾更（Duncan Main）任广济院校校长、院长。北伐战争，暴徒强占广济，他不顾安危，奔走领事馆、国民政府之间，请求归还院校，为广济院校物归原主立下功劳。1928 年辞职。此后，谭信的行医足迹遍及湖南、宁夏、福建、四川、西藏、上海、香港等地，为患者解除疾苦。抗战时期，积极筹款与参加国际红十字会医疗队，在英国首相丘吉尔的夫人的领导下，1940 年，在湖南长沙建立了红十字医院。1941 年，中国政府授予他"采玉大勋章"。1948 年，任四川绵竹教会医院院长。1949 年返回英国，1953 年病逝。

波顿（Amy Agnes Bolton），女，英国人，1861 年生于英国中部拉格比市（Rugby），伦敦纽因顿斯托克（Stoke Newington）受训护士。终生未婚。广东北海普仁医院、普仁麻风医院任首任护士长（1897—1920）。近代中国护理学先行者之一，麻风病护理实践人。开展早期一对一护士培训，将女性护士职业引入中国北海。1920 年 6 月赴昆明惠滇医院从事护理，把西方护理学传播到中国内陆。她的医学文章"护理工作报告""护士日记"发表在《仁慈与真理》《治疗之道》《北海教会医院与麻风院报告》等出版物上。

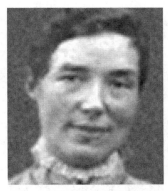

图 11-17　波顿

二、国内重要人物传略

黄宽，字绰卿，号杰臣，(1829—1878)，生于广东香山县东岸乡，中国第一批出国留学生之一，第一位留英学习西医并获医学博士学位的学者。1858 年回到广州，先在广州学府东街开办一所医药局，随后又接办英国人合信在广州创办的惠爱医局。在其经营医局的头 4 个月，诊治 3300 名患者，同时，他带 4 名生徒。[①] 1860 年辞惠爱医馆职，自设诊所，暇时协助博济医局诊务，同年施行胚胎截开术，为中国施行此种手术的第一例。1862 年初，李鸿章聘至幕府任医官，未及半载即辞去。返广州再自设诊所行医，并参与博济医院的诊务及该院培养中国医生的教学工作。1863 年，聘为广州海关医务处医官，在此期间对于麻风问题深入观察研究。1866 年被聘至博济医院创设的华南医学校执教解剖学、生理学、化学和外科、内科学。1867 年任博济医院代理院长。是年该院首次进行尸体解剖，由黄宽执刀剖验。1873 年广州霍乱流行，著文论真假霍乱之区别。1875 年兼任西南施医局主任。1878 年 10 月 12 日因患项疽逝世。

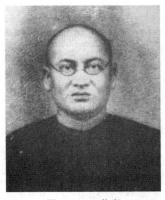

图 11-18　黄宽

郑豪（1878—1942），生于广东香山县乌石村，1893 年 7 月 17 日偷渡夏威夷。1900 年 6 月 30 日夏威夷成为美国的领土。同年 7 月，郑豪赴旧金山学医。1903 年秘密加入中华革命军。1905 年，归国实践科学救国的理想追求。1908 年初，广东光华医社成立，郑豪任光华医社主办的西医学校首任校长，义务任职 21 年，从未支取薪酬，直到 1929 年因患肝病卸任。1909 年受清政府委派，出席第二届国际麻风大会。1942 年，因缺乏医药，病逝于广西贵县，享年 65 岁。

陈垣，字援庵（1880—1971），广东新会人。自幼好学，无师承，靠自学闯出一条广深的治学途径。在宗教史、元史、考据学、校勘学等方面，成绩卓著，受到国内外学者的推重。重视教育事业，在大学和科研机构任教四五十年间，对广大青年学者热心传授，影响深远，造就了众多的人才。任国立北京大学、北平师范大学、辅仁大学的教授、导师。1926—1952 年任辅仁大学校长；1952—1971 年任北京师范大学校长。1949 年后，任中国科学院历史研究所第二所所长。历任第一、二、三届全国人民代表大会常务委员会委员。在"文化大革命"时期，他被软禁，到 1971 年 6 月，饮恨以殁。为我国近代早期医学科普大师，曾经记录广东等地有关麻风的社会状况，是我国麻风健康教育的先驱。

唐绍仪，字少川（1862—1938），生于广东香山县，1874 年成为第三批留美幼童，赴美

[①]　彭建平：《私立岭南大学医学院简史》。中山大学档案馆，2006：7。内部刊物。

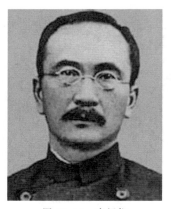

图 11-19　唐绍仪

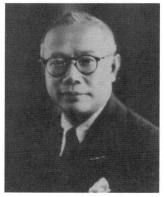

图 11-20　伍连德

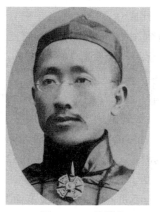

图 11-21　施肇基

留学，后进入哥伦比亚大学学习，1881 年归国。曾任驻朝鲜汉城领事、驻朝鲜总领事、清末南北议和北方代表、民国第一任内阁总理等，为中国主权、外交权益及推进民主共和做出重要贡献。与孙中山政见分歧后，政治消沉，后任中山县县长。1926 年，中华麻疯救济会成立，任名誉会长长达 12 年，热心支持麻风救治事业。1938 年 9 月 30 日死于特务暗杀。清末民初著名政治活动家、外交家、清政府总理总办、山东大学第一任校长，北洋大学校长。

伍连德（1879—1960），马来西亚华侨，生于马来亚槟榔屿。1896—1899 年留学英国剑桥大学伊曼纽尔学院（Emmanuel College，Cambridge），1904 年在马来亚槟榔屿开设私人诊所。1907 年应邀赴英国伦敦参加由神学博士文英兰主持的禁鸦片烟会议。后接受清政府邀聘回国任教，担任天津陆军军医学堂副监督（副校长职）。1910 年 12 月东北发生鼠疫大流行，清政府任命伍连德为东三省防鼠疫全权总医官，到哈尔滨进行调查、防治。1926 年中华麻疯救济会成立，任名誉副会长。伍连德为世界知名流行病学专家，他对于全国的麻风流行情况也进行了研究，1930 年，发表《我国麻风问题之商榷》；1932 年，伍连德发表《中国当前麻疯问题之概况》的论文，对于中国麻风流行的控制做出了贡献。[①]1927 年国际联盟卫生处聘伍连德为该处中国委员，并授予鼠疫专家称号。出席国际联盟在印度召开的第七次远东热带病学会，被选为副主席。1930 年任上海全国海港检疫管理处处长、技监，兼任上海海港检疫所所长。1931 年，代表南京国民政府卫生署刘瑞恒署长出席国际联盟卫生会议。1937 年 4 月任中华医学会公共卫生学会会长。是公共卫生学家，医学博士，中华医学会首任会长，北京协和医学院及北京协和医院的主要筹办者。1960 年 1 月 21 日病逝于马来西亚槟榔屿。

施肇基（英文名 Alfred Sao-ke Sze），字植之，祖籍浙江省杭州府余杭县，1877 年 4 月 10 日生于苏州府吴江县（今江苏省苏州市吴江区震泽镇），施氏元代已居震泽，震泽是祖居地。1958 年 1 月 3 日病逝于美国哥伦比亚特区华盛顿市。施肇基是康奈尔大学第一位中国留学生，也是第一位在美国获得硕士学位的中国学生。回国后，历任邮传部、哈尔滨关道、吉林省、外务部各职。施肇基是中国第一任驻美国大使。热心麻风救治事业，曾任中华麻疯救济会名誉会长。

---

① 伍连德：中国当前麻疯问题之概况。《麻疯季刊》，1932，6（4）：7-9。

吴铁城，号子增，广东香山县三乡平湖村人（今中山市三乡镇平湖村人）。吴铁城 1888 年生于江西九江。早年在江西九江同文书院读书，1909 年加入同盟会。早年追随孙中山先生，参加过辛亥革命、护国、护法斗争。北伐后曾任国民党中央海外部部长、国民党中央秘书长、立法院副院长、行政院副院长兼外交部部长等职。长期负责国民党的海外任务工作。大陆解放后赴台湾。1953 年 11 月 19 日在台北病逝，享年 65 岁。平常一贯热心支持麻风救治事业。

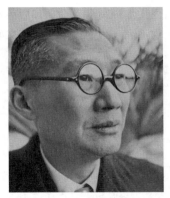

图 11-22　吴铁城

刁信德，原名庆湘，又名振谦，字信德，以字闻世（1880—1958），广东兴宁人。1903 年上海圣约翰大学医学士；后获圣约翰大学医学（1909）、美国宾夕法尼亚大学公共卫生学（1913）及热带病学（1914）三博士。1915 年回国行医从教，历任上海同仁医院主任医师及化验所所长（1915—1925）、中国红十字总会医院院长（1927—1928）及大上海疗养院院长（1940 年起）等职。在圣约翰大学曾任热带病及皮肤病两科教授、教务长（1928—1931）、医学院院长（1941—1946）及代理校长（1946）等职。1915 年与伍连德等发起创建中华医学会，历任会计、副会长及会长。1915 年春，在同仁医院皮肤科开设上海首家麻风诊疗所；1926 年，参与创建中华麻疯救济会，任副会长、会长达 19 年（1926—1944）；同年创建主治麻风的上海虹口皮肤病诊所，支持创办《麻疯季刊》；1935 年创建上海中华麻风疗养院；1940 年赞助麻风患者创办《晨光季刊》。著

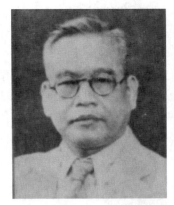

图 11-23　刁信德

作有：《中国医士人名录》（1915）以及《上海之麻风》（1931）、《上海设立麻风疗养院的需要》（1933）等论文。

李元信（Li Yuan-Hsin，William Yinson Lee，1884—?）原籍广东中山，生于澳洲悉尼，毕业于当地的 Stott 商学院（Stott's Business College），1903 年赴香港从事法律及私人秘书工作，1910—1922 年在澳洲从事商业工作，1923 年起在上海等地从事实业、贸易、出版等事业，1926—1933 年，担任中华麻疯救济会会长，连任该会会长及董事十年余，并续任名誉副会长，1944 年复被选为救济会董事，对于中华麻疯救济会各项会务具有很大贡献。一生乐于慈善事业，好旅行，参加多个社会团体，曾任李元记贸易行主人、环球出版公司股东兼总经理、《环球中国名人传略》总编撰兼出版人。[①]

邝富灼，字耀西（1869—1931），广东台山人。生于世代务农的家庭，8 岁进村塾，12 岁随乡人到美国谋生。1889 年进入庞蒙纳学校就读，1902 年考入加利福尼亚大学，边打工边求学，1905 年获文学学士学位，同时获得奖学金，又入哥伦比亚大学，取得文学、教育双硕士学位。回国后，历任广州方言学堂及两广高等学堂英文教师，1907 年秋赴北京参加留学生考试，获文学进士衔。1908 年 4 月，应张元济之邀，进上海商务印书馆编译所任英文部总编辑、

---

① 李元信编纂：《环球中国名人传略·上海工商各界之部》。环球出版社，1944 年，第 132-133 页。

主任。1926 年前后，出版英文著作《远东的国际关系》，对当时初成立的国民党政府的外交表示不满。为中国早期的英文教育，邝富灼一生编写了大量英文教科书。中华麻疯救济会成立时，担任副会长，1931 年在上海去世。

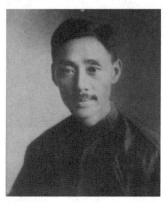
图 11-24　颜福庆

颜福庆（1882—1970），生于上海江湾。1904 年毕业于上海圣约翰大学医学院。1906—1909 年赴美国耶鲁大学医学院深造，获医学博士学位。1909 年赴英国利物浦热带病学院研读，获热带病学学位证书。1914 年赴美国哈佛大学公共卫生学院攻读，获公共卫生学证书。他先后创办湖南湘雅医学专门学校（中南大学湘雅医学院前身）、国立第四中山大学医学院（上海医科大学前身）、中山医院、澄衷肺病疗养院（上海第一肺科医院前身）并与中国红十字会订约合作，接办该会总医院（复旦大学附属华山医院前身）等医学教育和医疗机构。他非常重视预防医学，1927 年创建第四中山大学医学院伊始，便亲自组建公共卫生科，并创建吴淞卫生公所，作为公共卫生实验区，积极开展城市和农村卫生工作，且坚持始终。他是中华医学会创始人之一，1915 年学会成立后，当选为第一届会长。1933—1939 年，任中华麻疯救济会会长。一生治学谨严，医德高尚，言传身教，门墙桃李，服务人群。1970 年 11 月 29 日在上海逝世。

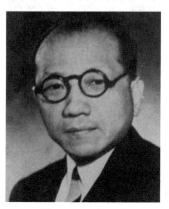
图 11-25　朱少屏

朱少屏（Mr. P. K. Chu，1882—1942），原名朱葆康，字少屏，以字行，别号天一、屏子、朱三，上海市人。中华麻疯救济会创始者之一。1882 年 12 月 2 日出生，幼时就读于南洋中学前身的育材书塾（南洋公学）学习，与外交家顾维钧等为该校首届毕业生，毕业后即在母校任教，旋赴日本留学。1905 年加入孙中山先生组织的中国同盟会。1906 年冬，朱少屏在秋瑾、陈天华等的倡导下回国，在上海组织中国公学。1907 年因叛徒告密，清政府查封了健行公学，朱少屏亦遭通缉转入地下活动。1909 年 11 月南社在苏州虎口张公祠正式成立时，朱少屏是与会的 17 位"豪俊"之一，被推举为会计员，实则帮助书记员柳亚子负责会务。在武昌起义时，朱少屏又受托在上海筹组《铁笔报》和《警报》，以其消息真实快速而受读者欢迎。1912 年中华民国临时政府成立，朱少屏受孙中山的邀请任总统秘书。不久，南北议和，孙中山辞职，朱少屏又回到上海，与南社社友创办了《太平洋报》，出任经理，并在《生活日报》《中华日报》等处任职。宣传民主政治，反对袁世凯复辟活动。1916 年，朱少屏受邀担任上海的寰球中国学生会总干事，任职长达 20 年。1937 年，抗日战争爆发后，朱少屏、刘湛恩、林语堂同组国际友谊社，因该社出版的英语刊物《回声》刊登侵华日军南京大屠杀之报道及照片，触怒了日本军部，刘湛恩遭暗杀，朱少屏出走香港，后受命出任驻菲律宾领事，1942 年 4 月 17 日惨遭日寇杀害。

邬志坚（Wu Chih-Chien，Ts-Chien Wu，1890—?），浙江奉化人。宁波斐迪中学肄业，后转入上海浸会大学，1913 年毕业，获学士学位。1913—1914 年在上海浸会大学任讲师，1914—1915 年任宁波浸会中学副校长，1916 年赴美国纽约留学，1919 年从神学院毕业，获神学学士学位，继入哥伦比亚大学及芝加哥大学深造，获硕士学位，回国后创办沪北浸会堂，兼任牧师；1922 年任基督教全国大会执行干事；1923 年兼任上海沪江大学教师；1924—1925年兼任上海复旦大学教师。1926 年起，专任中华麻疯救济会总干事，任职 11 年。任期中，邬志坚几乎每年都要对麻风情形进行实地调查，足迹遍及华南、西南、华东、华北以及华中流域的 30 多个城市，多次前往麻风高发区，并远渡重洋，赴菲律宾、日本、美国等国考察学习。邬志坚除身体力行的宣传实践外，还组织中华麻疯救济会及其支持者也利用各种机会通过各种形式，多方宣传麻风防治知识，对于扩展中华麻疯救济会的事业，贡献甚伟。①

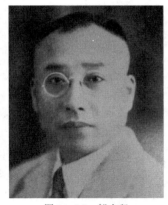

图 11-26　邬志坚

丁福保，字仲祜，别号畴隐居士，又号济阳破衲，原籍江苏常州，清同治十三年（1874）6 月 22 日生于无锡。师从新阳赵静涵学医，受张文达聘任入京师大学堂数学和生理卫生学教师。61 岁捐资中华麻风疗养院（董事、医药顾问）。编有《历代医学书目提要》，与人合编《四库总录医药编》，兼收中外医学书籍。辛亥革命前后，编辑刊印有《汉魏六朝名家集初刻》《全汉三国晋南北朝诗》《历代诗语续编》《清诗话》等数部丛书。喜藏书，编著有《文选类诂》《尔雅诂林》《说文解字诂林》《无锡丁氏藏书志》《古钱大辞典》等。

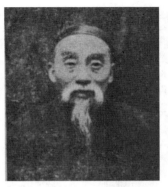

图 11-27　丁福保

陈鸿康（1894—？），广东梅县人。北京协和医院皮肤科医师，工作至 1930 年。1930 年转至上海，先后任上海女子医校教授、上海铁路医院皮肤科主任、虹口皮肤病医院院长、中国花柳病学会常务委员、中华麻疯救济会医药顾问、中华医学会花柳病诊疗所主任医师。是中华民国全国登记医师名录和工部局开业医师注册医师名录的皮肤花柳科医师，任中国麻疯救济会医学顾问，《麻疯季刊》发表陈鸿康数次主持麻风会议的消息。1931 年，与陈文英发表"就上海虹口皮肤病医院中对于麻风病案的研究"，对诊治的 153 例麻风中 29 例麻风进行分析，反映当时中国麻风流行状况。中华医学会第四届大会于 1937 年4 月 1 日至 8 日在上海召开，中华皮肤病性病科学会成为其中

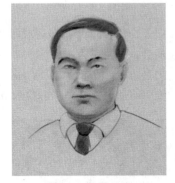

图 11-28　陈鸿康

一个学会，陈鸿康主持学术会议，主持组建学会，并首任会长。在此次会上皮肤性病组宣读了论文 7 篇，其中协和医院皮肤科占 4 篇。麻风组宣读论文 6 篇。他兼任中华医学会公共卫生委员会委员。

赖斗岩（1895—？），1895 年生于福建永定，毕业于美国霍普金斯大学，曾任湘雅医学院教授，青岛市立医院院长，是防疫专家及公共卫生专家，也曾在虹口皮肤病医院工作，诊治

① 李元信编纂：《环球中国名人传略·上海工商各界之部》。环球出版社，1944 年，第 228-229 页。

麻风和皮肤病。1934年中华麻疯救济会会同上海医学院在宝山庙行地区筹办上海中华麻风疗养院，占地百亩，1935年12月14日该院落成开业，有病床96张，配有医务人员4~5名，赖斗岩兼任院长。1934年赖斗岩对于刚建立的中华麻风疗养院之使命进行了阐述。[①]同年在《麻疯季刊》上又发表了《上海麻疯问题》，1935年《中华医学杂志》发表朱席如、赖斗岩二位对在卫生署登记以及在各医学会榜上有名的5390名正式医生进行调查的文章，是当时最完整的医疗卫生人员资料，具有很高实用价值，为医学史留下珍贵的资料。

赖尚和，京都帝国大学博士，台湾大学公共卫生研究所教授。1945年12月到1946年3月任台湾乐生疗养院代理院长，为台湾光复后首任中国籍麻风病院院长及乐生院第二任院长。曾在乐生疗养院首任院长上川丰（1930—1945）手下从事麻风诊疗工作。据赖尚和等记述，从1910年到1939年，台湾麻风患者总数，根据警察官所的调查，其数目在832~1084名之间。台北州、台南州、高雄州为主要流行区。1952年撰《中国癞病史》。

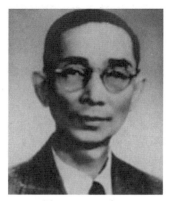

图11-29 王吉民

王吉民（1889—1972），又名嘉祥，号芸心，广东东莞人。1910年香港西医大学堂毕业，后在外轮公司任船医、沪杭甬铁路管理局总医官。1931年转任浙江邮政管理局医官，同时在杭州开业。1937年，被选任中华医学会副会长。抗战期间，医学会负责人陆续离沪，会务主要由王吉民和富文寿负责，直至抗战胜利。先后任国立中央大学医学讲师、上海医学院医学史教授、教育部医学名词审查委员会委员、中央国医馆名誉理事、《中华医学杂志》副总编辑、《中国医界指南》编辑、中华医学出版社社长、《中华健康杂志》总编辑等职。王氏为国内研究医学史之先驱。1928年编写出版《中国历代医学之发明》，弘扬中国医学的创造及成就。后又与伍连德合著英文版《中国医史》，于1932年出版，颇具国际医学史界影响。三年后，与伍连德、李涛等发起成立医史委员会，被推举为主席。1937年医史委员会改组为中华医史学会，任首届会长，并主持编辑《医史杂志》。1938年7月，中华医学会医史博物馆在上海建成，任馆长。王吉民对于我国麻风历史颇有研究，任中华麻疯救济会名誉副总干事。

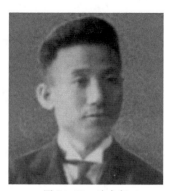

图11-30 沈永年

沈永年（1893—1957），又名沈丕明，浙江慈溪人，世居上海，杭州广济医学校第八届毕业生。在皖赣湘鄂豫江浙7省行医，历任天生医院院长、上海同仁医院副主任医师、合肥基督教医院主任医师、代理院长、南京鼓楼医院代理外科主任等职。1926年7月9日，北海赴任途中遇劫，被海盗囚禁荒岛半年。12月31日，重金赎出返沪疗养。1927年9月再度赴任，成为北海"普仁"两院首任华人院长。1928年3月采用新发明"安癞露（Ethyl Esters of Chaulmoogra Oil）"药油，试用静脉给药治疗不同类型的麻风患者，1929年夏治愈14人。撰写《一个试"安癞露"的报告》在中、英文版《麻疯季刊》上发表。

① 赖斗岩：中华麻风疗养院之使命。《麻疯季刊》，1934，8（1）：3-6。

1930 北海政府下令搬迁普仁麻风院，他与 C. M. S. 联系并协助英方代表李惠来与政府协商筹建麻风新院。1933 年，他用 2500 元当时钱买下北海沙湾路附近 190 亩地。任期内培训麻风医生钟国权和本地护士 7 名（男护士 2 名）。1934 年初，使用中国麻疯救济会捐赠、按照菲律宾卫生部门配方配制的 12 瓶 100 毫升的四氯乙铅酯治疗麻风患者，疗效显著。1936 年初离职，在北海开私立永年医院。1939 年返回上海行医。先后任北海普仁医院、北海普仁麻风医院院长、北海海关医官（1927—1935）、中华麻风疗养院院长（1946—1954）、上海市麻风医院院长（1954—1957）。

　　吴绍青（1895—1980），生于安徽巢县。1921 年毕业于长沙湘雅医学专门学校（湖南医科大学前身），获医学博士学位。1921—1929 年先后上海、安徽和江西任医师、医师。1929 年赴美哈佛大学医学院深造。1932—1937 年任南昌医院肺科主任、兼代院长，江西南昌麻疯救济会会长、麻风院院长。1937—1944 年先后在上海、昆明、重庆任上海医学院肺科教授，兼任重庆中央医院副院长。1944—1946 年赴美哥伦比亚大学医学院，任肺科研究员，兼波士顿麻省纪念医院及帝屈德肺病医院肺科主治医师。1946—1980 年任上海医学院（1952 年改称上海第一医学院）肺科教授、顾问，创建上海肺病中心诊所，任主任，指导上海澄衷肺病疗养院（上海市第一肺病医院前身）工作。任中华医学会结核病科学会委员、主任委员、副主任委员、顾问。1980 年 3 月 16 日在上海逝世。

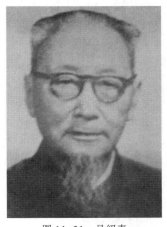

图 11-31　吴绍青

　　李俊昌（1878—1941），又称李约那。广东南海人，香港大学毕业，原在马来西亚吉隆坡政府部门工作。在晋升体检时，确诊患有麻风，被迫回国。绝望中几次想到自杀。佛山一家教会医院（Wesleyan）介绍，1919 年来北海普仁麻风医院治疗，病情得到控制。他精通中英文，才华出众，1920 年成为院长助理、教师、口译员等；负责管理财务、仓库、修理部门、印刷室，管理男患者，兼教麻风患者英文。1924 年屈顺（Alexander James Watson）授其医学知识，学会给麻风患者打针、医疗和统计分析。1927 年被 C. M. S. 吸收为传教士。他是《麻疯季刊》的特约通讯员，撰写中英文章"犹大和一个麻风人的传说""中国的麻风问题""庚子赔款与救济麻风""产除广东的麻

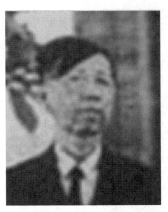

图 11-32　李俊昌

风""我们是否哀怜麻风人""国难声中所不能忘怀之问题""重生""医愈麻风人之安插问题""A HUMANITARIAN WAR IN CHINA""AH FUK, THE LEPERS' FRIEND An Appreciation""BOXER INDEMNITY FUNDS AND LEPER RELIEF WORK""C. M. S. Leper Hospital, Pakhoi, South China"等发表于《麻疯季刊》及《世界麻疯季刊》和《教务杂志》等。1925 年、1935 年柯达医生夫人重返北海致欢迎词。1939 年配合胡礼德建麻风新院女病房。1941 年 10 月 29 日去世。

　　庄剑雄（1914—1941），福建闽侯人，因患麻风入上海中华麻风疗养院，1938 年发起

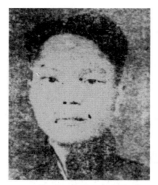

图 11-33　庄剑雄

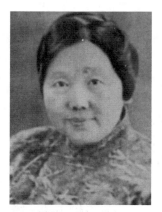

图 11-34　石美玉

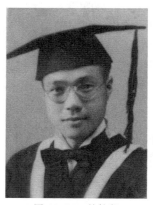

图 11-35　林怡贤

创立《晨光季刊》，任总编并为之付出了巨大努力，他以不屈不挠的精神，克服诸多难关和波折，不仅抱病校正每期印稿，"克尽厥职"，常深夜不眠，庄剑雄写过《鼓励住院的疯胞》《麻风医院怎样能成为快乐的家庭》《评论麻风院挨渡的政策》及《痊愈麻风人的职业问题》等多篇文章在刊物发表。1941 年 6 月 20 日，[①] 庄剑雄因患伤寒并发肠出血，年仅 27 岁便离开人世。《晨光季刊》出《纪念专辑》悼念。

石美玉（1872—1954），女，湖北黄梅人，1872 年生于江西九江，光绪二十二年（1896）毕业于密歇根大学医学院，是当时我国 4 位赴西方留学的女医生之一。石美玉于光绪二十六年（1900）回国，在九江创办但福医院（床位 95 张）并任院长。是中华医学会创建发起者之一，1924 年任第四届副会长。1920 年，赴美国约翰·霍普金斯大学医学院研修回国，与吴格矩一起在上海组织创立了伯特利教会和伯特利医院（今上海交大医学院附属第九人民医院），开设两间药房和一所护士学校，任院长及校长，1926 年，与李元信、邝富灼、刁信德等防治麻风的专家，发起建立中华麻疯救济会，任董事，创建上海虹口皮肤病医院，并撰写有关麻风论文。石美玉终身未婚。1954 年 12 月 30 日，石美玉在美国加州离开了人世，享年 81 岁。

林怡贤（Lam yu yin，1914—1993），广东普宁人。国立中山大学医学院毕业，全科医生。北海普仁医院和普仁麻风医院院长（1947—1952）。1947 年 9 月，偕夫人林茵医生和未满周岁长女林梅赴香港受聘，在港变卖其夫人手饰为购买德国产显微镜等医疗设备，从香港赴北海任职。1948 年，培养护士和检验人员。同年收治住院麻风患者。1949 年底，收治住院患者 148 名。同年 12 月 4 日，在解放北海战争中，率领普仁医院医护人员救治 300 名伤员。1950 年，130 位麻风患者住院。林怡贤医生下午 1 时来麻风医院诊病，2 时给药。男女麻风院各有护士一人，每日为患者包裹创口及发药。经常用的药品有：为敷涤创口之消毒药、花士令、碘酒、注射用大风子油、山道年（此药使用最多）等。每周给麻风患者注射大风子油一次，由有经验的麻风患者执行。1952 年 11 月人民政府接管北海普仁麻风医院改名为"北海市广西麻风病院"、1953 年改名为"广西省麻风院"、1955 年改名为"广东省北海市麻风病院"任首任院长至 1956 年 7 月。管理 300 张床位麻风院，使用氨苯砜、苯丙砜、大风子油等药物对 329 名麻风患者实行规则治疗。1957 年至 1958 年先后两次跟随马海德到云南、广东等少数民族地区进行麻风病和性病的普查防治。任北海政协第三、四、五届副主席。1993 年病逝。

① 江澄：麻风患者创办的杂志——《晨光季刊》。《中国麻风杂志》，1992，8（1）：44-45。

第二节　近代主要的麻风期刊及专著

一、近代与麻风相关的主要刊物

（一）《麻疯季刊》

中华麻疯救济会的官方刊物，是近代中国第一份专门介绍麻风知识的期刊。1927年1月出版创刊号，创刊号由伍连德博士作序。每年1卷4期，分中文版，英文版与中英混合版3种，每期32～150页。中文主编为邬志坚，1936年第三期到1938年第一期由王侃如任主编，是世界上第二份麻风期刊。英文版由世界著名麻风专家马雅各任主编，发行17卷。因太平洋战争爆发，物价飞涨，1942年3月，英文版宣布停刊，共出了15卷60期。1943年（第17卷）中文版由4期缩减为2期，1944年起被迫停刊，中文版共出了17卷70期。该季刊为国内唯一介绍研究麻风的专门刊物，设立社言，论著，医药栏，麻风世界，分会消息，来函选录，报告等栏目，主要刊登救济会的活动讯息，介绍国内外医治麻风的最新成果，登载国内外有关麻风的实际情形和铲除麻风运动的调查报告，还有少量文学作品。从第13卷（1939）开始，开设了"患者园地"栏目，栏内文章全部为

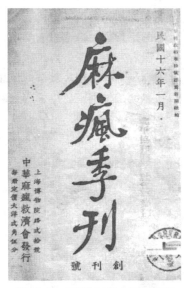

图11-36　《麻疯季刊》（王景权摄）

患者所作。《麻疯季刊》一出版，销数即达2000，发行至3卷1期（1929年3月）时，增至3300份，至5卷4期（1931年12月）时，增到4000份。至8卷1，2期（1934年6月）出版，则"各方之订阅及函索交换之刊物，日益增多；而中外各大医学杂志尤多转载本刊文字"。发行除达国内18个省以外，还至南洋等地。《麻疯季刊》成为中国铲除麻风运动的主要宣传园地。《麻疯季刊》的创办宗旨主要有两个方面。其一，介绍麻风病理、医理知识与防治方法，以消除错误认识，减轻患者痛苦，其二，呼吁社会各界共同参与麻风的救济事业。《麻疯季刊》的编辑特色：图文并茂、中英文版合璧；栏目多样、体裁丰富；强烈的基督教色彩；鲜明的时代发展特色。[1]《麻疯季刊》传播麻风病的防治知识，改变传统的麻风病救治理念，《麻疯季刊》全面地向世界展示中国麻风救治的成就。美国麻疯救济会会长Schieffelin在1934年8月15日给主编来信称赞："查该刊既学邃词雅，栩栩动人，且条理井然，合乎科学，贵主笔已示一崇高之标准。"[2]《麻疯季刊》虽然办刊时间不长，但它介绍医治麻风最近学理和方法，使国内一切麻风救济事业有所借鉴，其所承载的科学价值是显而易见的，其带来的社会影响也是举足轻重的。

---

① 杜教科：《麻疯季刊》的办刊宗旨与编辑特色。《中国科技期刊研究》，2013，24（3）：617-618。

② 美国麻疯救济会会长赞誉《麻疯季刊》。《麻疯季刊》，1935，9（2）：54。

（二）《晨光季刊》

《晨光季刊》（*The Morning Light Quarterly*），上海中华麻风疗养院出版，由该院庄剑雄、王珏、韩松涛等三位住院病员发起并主办，于 1940 年 4 月 15 日，在中华麻疯救济会及院当局的竹棚茅屋的临时疗养院（白利南路 16 号）中，正式铅印出版。每年 4 册，以麻风患者和社会各界人士为读者对象，除少数为订阅外，大部分为赠阅。据俞慎初称：该刊于 1946 年停刊，为世界上出版的第一份麻风患者主办的杂志。设有小言、论坛、宗教、艺圃、百货商店、病友服务、通信、新闻、信箱、译文、特写、麻风院近况及英文论著等栏目，庄剑雄和桑亚振为主编，丁福保题了刊名，邬志坚为编辑顾问，院长海深德及罗四维，周良荃为医药顾问。该刊的宗旨为"讨论患者学术；广播各地麻风院新闻；提倡自立技术；灌输麻风常识；发泄麻风患者苦闷；促进麻风医院管理效率；提倡自治美德，宣扬基督服务精神，敦促政府合法保障麻风患者及积极救济麻风患者，并励行铲除麻风工作；吁请社会人士对于麻风患者之同情与援助；鼓励医界以求研究麻风学。"《晨光季刊》的创立和维持，主编庄剑雄付出了巨大

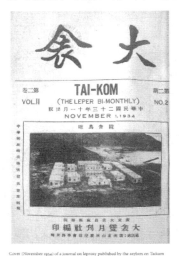

Cover (November 1934) of a journal on leprosy published by the asylum on Taikam (Daqin) island, off the southwestern coast of Macao; it shows a bird's-eye view of the colony on the deserted island. (Courtesy of Sun Yat-sen University, Guangzhou)

图 11-37 《大衾》

努力，他以不屈不挠的精神克服了诸多难关和波折，不仅抱病校正每期印稿，"克尽厥职"，常深夜不眠，庄剑雄于 1941 年 6 月 20 日因患伤寒并发肠出血，年仅 27 岁便离开人世。后由其他病友继续办理该刊。病员、医务及神职人员等均有撰文。曾经有人把《晨光季刊》称作是一朵"荆棘里的百合花"，[①] 在提醒社会多注意麻风，纠正人们对麻风患者的错误观念诸方面起了一定的作用，记录一些动员社会各界同麻风及与其相伴的社会偏见抗争的翔实史料，同时鼓励麻风患者、自己教育自己，丰富其精神生活不失为一项创举。它早于美国卡维尔麻风病院患者斯坦因（Stnaley Stein）主编正式出版的《明星》（*The Star*）杂志（1941 年 9 月创刊，出版至今）。

（三）《大衾》

1933 年由广东大衾岛麻风医院自行出版，宋子文等名人为院刊题词，以表示对麻风患者的尊重和支持。

二、近代主要麻风著作

（一）《中国麻疯病学》

福建福清人俞慎初编著，上海复兴中医出版社出版，上海千顷堂书局经售，1941 年（民国三十年）6 月出版，全书 66 页，包括麻风病之考证，麻风病之源流，麻风病之原因，麻风病之病理，麻风病之诊断，麻风病之治疗，麻风病之预防，麻风病之摄生，麻风病之方剂等章节，还收录《麻疯病之流行性》和《麻疯之现代治疗法》两个附录。邬志坚在序中说："近有俞君慎初对于癞疾细心研讨，搜集中西古今学说，编著《中国麻疯病学》一书。取长舍短，极臻完善，以应医者病家之借镜，而资参考。其有裨益于吾国整个麻疯界及铲癞运动，毫无疑义。"江左时逸人在序中说："用是搜集各家经验，辑为巨著。考证源流，原因病理，症状诊

---

① 方格子：一百年的暗与光。《江南》，2015（6）：4-92。

断，治疗预防，摄生方剂，以及私家传授之严防医药等，皆本经验之发挥，足供专门治疗之参考。嘉惠医林，有足多者。"

（二）*Leprosy, A Practical Text-book for Use in China*（《中国实用麻风病手册》）

1937 年在上海出版，马雅各著述，英文版，共 109 页，先为英文出版的单行本，后由王声浩医师译为中文，刊于《中华医学杂志》第 137 及 139 期，受到国内外学者重视，影响较大。

（三）《麻疯》

傅乐仁著，邬志坚编译，1927 年，中华麻疯救济会出版印刷，面向社会大众发放的小册子，共 17 页。目的：普救同胞提倡麻风救济事业。需要者附邮票两分，寄函上海博物院路二十号中华麻疯救济会事务所，即如函奉寄。该册在各报披露后，数月内寄出之数竟达 550 余册，以广东、福建居多，国外也有 10 人索取。①

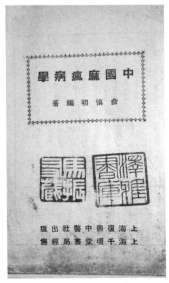

图 11-38　《中国麻疯病学》

（四）《麻疯稗史》

海深德（L. S. Huizenga）著，高明强编译，1933 年广学会出版，共 46 页，内容：圣基督的得名（木雕的麻风人像），何以麻风没有方法医治（6 世纪时的麻风院），圣驾的光顾（商议怎样处置这些麻风人）等 11 篇。

（五）《麻疯的病象诊断和治疗》

高克瑞（Robert G. Cockrane）著，万国麻疯救济会出版，共 50 页，在 1928 年的《麻疯季刊》2 卷 4 期的 2～12 页摘要刊登。该书介绍了麻风的现代知识，强调汉森发现的麻风杆菌，介绍麻风有关临床表现，特别认为麻风早期的征象都与神经有关，如剥色、麻木、神经粗大、肌肉麻痹等，也介绍现代麻风科学治疗方法。

参考文献

［1］刘影. 福建：公共卫生与麻风病防治（1912—2010）. 福州：福建师范大学博士论文，2012：41-57.

［2］唐富满. 清末民初粤省的麻风救济活动. 中国麻风皮肤病杂志，2008，24（10）：848-849.

［3］邬志坚. 华南及非列宾游记. 麻疯季刊. 1930，4（2）：21-22.

［4］江澄. 战前和抗战期间我国的麻风救济事业. 中国麻风杂志，1996，12（3）：195-198.

① 分发《麻疯》小册总计.《麻疯季刊》，1927，1（2）：48-54.

下编　现代中国麻风学科的发展

第十二章　现代麻风学科研究体系的
发展与成就

1949 年底前，全国没有统一的专业麻风防治和研究机构，只有少数几家麻风院、收容机构及一些医务人员从事麻风医疗工作。1950 年 7 月 22 日，中央人民政府政务院文化教育委员会批准卫生部成立全国卫生科学研究委员会〔（50）文委秘字第 704 号〕（1955 年 2 月 18 日改组为"卫生部医学科学研究委员会"），旨在为人民健康事业服务，团结全国卫生科学工作者，根据预防为主的方针，有组织、有计划地满足中国人民的实际需要，进行卫生科学研究，集中人力和财力，着手解决危害人民最大的传染病、职业病和地方病问题，以保证生产生活秩序和国防建设，创立适合国情的卫生学科，领导推进全国卫生科学研究工作的发展，提高人民群众的健康水平，该委员会下设传染病等 5 个专门委员会。1951 年 4 月，第一届全国防疫专业会议对全国麻风防治情况做了初步调查。1952 年 12 月第二届全国卫生行政会议上，拟定了培训专业技术骨干、查清麻风流行情况、建立麻风防治机构等方案。1959 年 3 月，卫生部医学科学研究委员会下成立全国性病麻风研究委员会。至此，我国麻风防治研究机构及防治专业队伍的建设，逐渐步入正轨，现代麻风学科防治和研究体系得以健全。

第一节　现代麻风学科研究体系的构建与发展

我国麻风科学研究机构从 20 世纪 50 年代初期起步，经历了从无到有，从小到大，从上至下，自成体系，并稳步发展的艰难历程。

一、设立麻风科研机构

我国麻风科研防治机构，从管理层面，可分为国家级、省（自治区、直辖市）级和医学院校三部分；麻风科研体系和布局，则依据麻风防治的需要而设立和配置。从我国国情出发，把有限的科研力量和研究重点以"消灭麻风"为首要任务。在这个总体战略目标下，在消化吸收国际麻风科学研究的新成果、新技术的推广和应用的基础上，注重麻风学科基础理论研究、应用性研究和实验性研究的创新与发展；从而进一步提高我国麻风科研工作水平。

（一）国家级麻风科研机构

其主要职责为协助卫生部制定全国麻风防治规划、统一技术标准、培训专业人才、开展实验研究、组织科技攻关、学术情报交流、编撰科普文章、出版学术刊物等。

1954 年 5 月 15 日，中央皮肤性病研究所（现名中国医学科学院北京协和医学院皮肤病研究所、皮肤病医院）成立，是我国成立最早、规模最大、历时最久的麻风基础、临床、防治研究的国家级专业机构。

1984 年 10 月 29 日，卫生部在广州建立中国麻风防治研究中心，负责全国的流行病学监测，指导防治研究工作，制定统一的技术标准，培训专业人员，并开展临床、实验和现场研究，组织科技情报交流，进行科普宣传并出版刊物。

（二）各省、自治区、直辖市（以下简称省区、市）级麻风防治研究机构

各省（区、市）均设有专、兼职麻风防治研究机构，根据国家麻风防治规划，结合本地的麻风流行状况及防治工作特点，履行职责，实施麻风科研、培训、科普、防治等工作。

（三）医学类院校相关研究机构

主要有：中国协和医科大学、中山医学院、山东医学院、上海第一医学院、武汉医学院、西安医学院、沈阳医学院、湖南医学院、广西医学院、福建医学院等，进行麻风相关基础理论及实验研究，为麻风防治提供技术支持和理论指导。

二、制订防治规划和技术方案、确定研究主题

（一）《全国麻风病防治规划》（1957 年）

1957 年制订《全国麻风病防治规划》，确定了"预防为主"和"积极防治、控制传染"的原则，提出了"边调查、边隔离、边治疗"的步骤和做法，开展各种治疗麻风的药物临床研究，特别是中医药治疗麻风的研究、麻风菌素结合卡介苗预防接种的实验及临床研究、麻风防治组织隔离管理办法的研究及流行病学的研究，并结合进行麻风病理组织学及病理生理学的研究、麻风菌的细菌学研究，麻风的研究工作应当与防治工作紧密的结合进行。

各地的麻风防治专业机构也根据本身的力量和条件，根据卫生部科委会制定的年度研究纲要麻风项目内容，自行选题或分工合作，开展科学研究工作，在工作中随时与北京皮肤性病研究所（后更名中国医学科学院皮肤性病研究所）及麻风研究小组（组长尤家骏，副组长张南、李家耿，组员胡传揆、于光远、杨国亮、穆瑞五、黄明一、刘蔚同、秦作梁，秘书李家耿）取得密切联系。[①]

（二）设立研究主题——1959 年全国性病麻风研究委员会第一次扩大会议

1959 年 5 月 24 日，全国性病麻风研究委员会第一次扩大会议在北戴河召开，大会设立12 个研究主题作为性病麻风科学研究工作的重点，并确定各研究项目的负责单位，其中5 ~ 12 项为麻风课题：

⑤麻风流行病学的研究（福建省白沙疗养院）；⑥麻风杆菌的研究（中山医学院微生物教研组）；⑦麻风临床症状及诊断的研究（西安医学院皮肤性病教研组）；⑧麻风患者隔离及管理方法的研究（广东省卫生厅皮肤性病防治处）；⑨麻风免疫及卡介苗接种预防麻风病的研究（江苏省皮肤性病研究所）；⑩麻风反应机制及防治方法的研究（上海麻风防治院）；⑪麻风治疗的研究（山东医学院皮肤性病教研组）；⑫麻风病理学的研究（中山医学院病理学教研组）。

---

① 卫医贺字第 359 号，1957 年 10 月 28 日卫生部发布《全国麻风病防治规划》。

会议决定出版内部刊物，将中央皮肤性病研究所主编的刊物《性病麻风防研工作》改为《性病麻风防研通讯》，作为全国性病麻风研究委员会的内部刊物，于 1959 年 10 月 1 日出版刊行。

（三）制定研究主题和协作方案——1960 年全国性病麻风研究委员会第二次扩大会议

1960 年 4 月 10 日至 14 日，卫生部医学科学研究委员会在江苏扬州召开全国性病麻风研究委员会第二次扩大会议，制定了麻风 1960—1962 年研究规划和 1960 年麻风研究协作方案。

1. 1960—1962 年麻风科学研究的主要任务

突破治疗关：中西医结合研究，要求在现有的疗效基础上大大提高各型麻风的治疗率、大大缩短治疗时间，为能在较短的时间内使我国大部分麻风患者达到临床治愈的标准，提出有效的治疗方案。

突破预防关：找出一套切实可行的综合性预防措施，包括流行病学调查、早期发现患者的方法、隔离管理、宣传教育、卡介苗接种等，首先在若干地区达到彻底控制，不发生新病例的指标。

突破基础理论关：首先希望尽早地制成动物模型，以便结合临床，找出麻风发病规律及疗愈机制的研究。开展麻风免疫、变态反应、发病机制及细菌培养等研究工作。

2. 1960—1962 年麻风科学研究协作方案主题及负责单位

①麻风治疗的研究（6 个基地：山东、广东、江苏、辽宁、湖北、陕西）；②麻风反应机制及防治方法的研究（上海麻风防治院）；③麻风临床病学的研究（西安医学院）；④麻风流行病学的研究（福建白沙疗养院）；⑤卡介苗接种预防麻风的研究（江苏皮肤性病研究所）；⑥麻风患者隔离管理及防治组织方法的研究（广东皮肤性病防治处）；⑦麻风细菌学的研究（中山医学院）；⑧麻风免疫学的研究（中国医学科学院皮肤性病研究所）；⑨麻风病理学的研究（中山医学院）。

1960 年 7 月 29 日卫生部以（60）卫科密贺字第 101 号文寄发全国省、区、直辖市卫生厅（局）参照执行。各级麻风研究、防治机构按照卫生部文件要求，积极开展麻风基础理论研究。

3. 麻风科学研究方向

麻风治疗：重点研究中西医结合快速综合疗法。大搞辨证施治，积极寻找新药物、新疗法，在不断地提高治愈率的同时探索疗愈规律和机制。例如：扫风丸是由 31 种中药配制成的复方。治疗结核样型麻风效果很好，广东的复方麻风片也有明显的疗效。

麻风反应机制及治疗方法：从中医经络脏腑学说及西医免疫神经学说入手，探讨麻风反应的原因和机制，研究出有效的预防和治疗方法。例如：针灸疗法、尺神经移位手术等都有一定的疗效。

麻风临床病学：通过各型麻风前期症状及临床试验的研究，找出比较可行的早期诊断方法，提高临床诊断及治疗的水平，争取提出结合我国情况的分期分类方法。

麻风流行病学：通过广泛深入的流行病学调查，结合实验研究，阐明麻风的流行因素和流行规律。

卡介苗接种预防麻风：从提高流行区居民对麻风免疫力出发，研究并肯定卡介苗或其他菌的接种预防麻风的实际效果，总结出多快好省的接种方法。

麻风患者隔离管理及防治组织方法：研究不同地区对各型麻风患者妥当有效的隔离管理方法，总结出以县或公社为单位成套的全面控制麻风的综合防治措施，肯定了以麻风村为主进行隔离治疗是麻风预防的主要措施。

麻风细菌学：着重研究麻风杆菌在动物接种和体外培养，力争尽早制成动物模型，以便结合临床开展药物筛选及各种机制的研究。

麻风免疫学：研究麻风免疫学的应用及理论，找出标准麻风菌素的制作方法，阐明麻风、鼠麻风与结合的交叉免疫关系。

麻风病理学：积极开展尸体解剖学的研究，并创造新的染色方法，以便结合临床，更好地掌握诊断与治疗，并进一步探讨发病和疗愈机制。如：中山医学院、南京第一医学院、武汉医学院、上海生物制品研究所，分别对麻风杆菌的动物接种、体外培养、麻风免疫学、组织病理学等进行了研究。

（四）麻风系列技术文件（1963 年）

中国医学科学院皮肤病研究所麻风病研究室协助卫生部制订起草《麻风病治疗方案》《麻风病临床治愈暂行标准》《治疗效果制定标准》《麻风病的分类》（沿用第六次国际麻风会议的马德里分类法）、《瘤型麻风病程阶段划分法（三段划分）》《麻风菌检查记录法》《麻风菌素试验记录法》《关于麻风病调查方法、流行病学研究、隔离对象、村外治疗、卡介苗接种等问题的意见》及《关于麻风病基础理论研究的初步意见》等九个技术性文件，于 1963 年 7 月 16—23 日，在福建省麻风病学术会议上，经大会讨论通过，上报卫生部审批后，颁发全国参照执行，从而使得我国麻风防治工作有了统一的标准。[①]

（五）"文化大革命"期间的麻风科研协作

1973 年 1 月 6—12 日，卫生部军管会在江苏泰州召开全国麻风病科研协作组第一次会议。广东、山东、辽宁、湖北、江苏五省有关麻风防治与科研单位的代表与会，会议制定了《麻风病科研协作方案》（草案）；成立麻风科研协作领导小组，由江苏皮研所担任组长，广东省皮肤病防治院担任副组长，山东省皮肤性病防治所、武汉市皮肤病防治所、旅大市工农兵医院担任组员，领导小组下设办公室，由江苏皮研所负责；会议决定对麻风流行病学与预防、麻风的治疗、麻风畸形与溃疡的防治、麻风免疫学等开展协作研究。[②]

1974 年 7 月 21—29 日，卫生部军管会在广州市召开全国麻风科研协作组第二次会议。中国医学科学院、广东省皮肤病防治院、江苏皮肤病防治研究所、武汉市皮肤病防治所、旅大市工农兵医院、中山医学院以及新参加协作的上海遵义医院、福建省白沙防治院等单位代表与会。会议对今后的麻风防治工作的目标与规划、抗麻风药物的生产供应、各麻风村（院）医疗设备及药品供应、麻风科研工作纳入国家规划等问题，向卫生部提出了建议。探索解决切实可行的预防方法、早期诊断、寻找高效速效药物、中西医结合以及动物模型、麻风杆菌培养及麻风免疫学研究。[③]

（六）《全国麻风病防治管理条例》及《麻风病联合化疗试行方案》等 7 个技术性文件

1982 年 2 月卫生部在南京召开"全国麻风病防治工作技术座谈会"，是年 5 月，卫生部发布了《全国麻风病防治管理条例》及《麻风病联合化疗试行方案》等 7 个技术性文件。

---

① 《麻风病学术会议论文选编》。中华医学会福建分会，1964 年。
② 《皮肤病防治研究通讯（内部刊物）》，1973（1）：85–86。
③ 《皮肤病防治研究通讯》，1974（3）：311–312。

（七）《1985—2000 年全国麻风防治试行规划》

1984 年，卫生部印发了《1985—2000 年全国麻风防治试行规划》，从总体上为我国 20 世纪末基本消灭麻风奠定了政策基础。

（八）颁布"全国麻风防治规划"

从 1986 年开始，卫生部每五年下发一个"全国麻风防治规划"。各省（区市）也制定相应的麻风防治规划，设定控制目标，制定控制策略及控制措施，指导全国麻风防治工作。

随着医学科学的飞速发展，我国麻风分支学科的研究也逐步纳入正轨，如动物模型的建立、卡介苗接种、药物筛选、康复医学、社会医学、免疫学、分子生物学、血清诊断技术、健康教育等，取得的研究成果直接应用于麻风防治工作。

三、主要研究防治机构

（一）中央皮肤性病研究所

现名：中国医学科学院北京协和医学院皮肤病医院（研究所），（以下简称"院所"），该院所 1954 年 5 月 15 日创建于北京，始名中央皮肤性病研究所；胡传揆任首任所长，戴正启任副所长，叶果洛夫（苏联专家）、马海德任顾问。

1957 年划归中国医学科学院领导，作为卫生部科委会麻风研究项目的办事机构，易名中国医学科学院皮肤病研究所。

1958 年 8 月，该所成立性病、麻风、头癣防治研究组（下称防研组），马海德任组长，陈锡唐、叶干运任副组长。

1959 年 3 月 27 日，在卫生部医学科学委员会下组成全国性病麻风研究委员会，胡传揆任主任委员，戴正启任副主任委员，马海德、李洪迥为委员。指定该所为该会办事机构。同时将该所内部刊物《性病麻风防研工作》改为《性病麻风防研通讯》（双月刊），作为该会机关刊物向全国内部发行。

1963 年 5 月，该所始设麻风病研究室。马海德任主任，叶干运任副主任。

1970 年 7 月带全国任务下放江苏省泰州市健康路 1 号（1971—1979 年易名"江苏皮肤病防治研究所"），在麻风调查研究、制订计划、组织科研和培训教学以及国际上的学术交流等方面发挥作用。

1978 年，卫生部科委指定中国医科院皮研所为麻风专题的全国总负责单位。

1982 年 3 月，卫生部确定中国医科院皮研所为全国麻风防治、研究、培训和技术指导中心。同年 6 月，卫生部成立全国麻风防治工作咨询组，叶干运任组长，郑逖生、杨理合为秘书，办公室设在该所。

1984 年 6 月迁至南京市蒋王庙街 12 号现址，同年 12 月，启用"中国医学科学院皮肤病医院"名称。

1990 年 5 月，卫生部卫生防疫司成立全国麻风康复工作领导小组，办公室设在该所。同年 7 月，又在该所成立全国麻风疫情监测总站。

1986 年设立全国性病防治研究中心，1994 年调整为全国性病麻风病控制中心；2005 年更名为中国疾病预防控制中心性病控制中心、中国疾病预防控制中心麻风病控制中心。

2006 年 9 月改为现名。

该院所是我国最早成立的从事皮肤病、性病、麻风的国家级专业机构，集临床、科研、防治和教学为一体；同时是国家食品药品监督管理总局药物临床试验机构；中国微生物菌种保藏管理委员会医学真菌中心；世界卫生组织性传播疾病预防与控制合作中心；北京协和医学院皮肤病与性病学博士、硕士学位授予点，现有博士生导师 11 人，硕士生导师 29 人；国家级继续医学教育基地；承担《中华皮肤科杂志》《国际皮肤性病学杂志》的编辑出版任务。

该院所承担国家性病、麻风防治任务，建立遍布全国的疫情监测网络，参与制定全国性病、麻风防治规划、措施、标准和实施方案，开展对全国性病、麻风病预防与控制的技术指导和人员培训，为我国性病、麻风预防控制事业做出重要贡献。

该院所成立六十余年，获国家科技进步一等奖等国家级科技成果奖 7 项、部省级奖 90 余项。发表论文 4000 余篇，出版皮肤科医学专著 150 余部，获新药证书、国内外专利等 20 余项；获国家重大科技项目、国家自然科学基金、省部级基金 150 余项。培养研究生 210 余名，培训国内外业务骨干逾万名。先后与国际上 30 多个国家和地区建立了学术交流与合作关系。

该院所经过六十年的艰苦创业，秉承"严谨、博精、创新、奉献"的协和精神，围绕建设"国内领先、亚洲一流"研究型院所总体发展目标，以患者为中心，加快"强专科、综合性"医院建设步伐，坚持科研兴所、人才强院的发展策略，推进以疾病为导向的学科建设，医疗、教育、科研、防治全面协调发展，为我国皮肤病研究及性病、麻风预防控制事业做出了贡献。

（二）中国麻风防治研究中心

为加强与世界各国麻风防治研究机构的交流与合作，1984 年 10 月 29 日卫生部决定在广东平洲设立中国麻风防治研究中心。中心主任马海德，副主任王健、戴正启、库文远、叶干运。下设：流行病学部、临床研究部、宣传情报编辑部、科研部、矫形部、资料情报部和办公室。中国麻风防治协会的学术刊物《中国麻风杂志》编辑部设在该中心。

1989 年该中心改由广东省卫生厅领导，确立了立足广东，面向全国，以开展麻风康复、宣传为主的工作方针，实行项目管理。[1]1999 年 3 月，《中国麻风杂志》更名为《中国麻风皮肤病杂志》，办刊地点迁至济南，由中国麻协与山东省皮肤病性病防治研究所合办。[2]

该中心的主要任务是指导、协调全国的麻风防治研究工作；制订麻风防治研究规划及推动规划的落实；培训省、区、市级麻风防治研究技术骨干；调查监测通报各省、区、市的麻风流行趋势；进行麻风预防、临床、实验和康复等方面的研究；研究制定统一的麻防技术标准和方法；开展科普宣传，编辑出版学术书刊，搜集与交流情报；定期召开全国性或地区性学术会议；开展国际上的联系、合作与交流；向卫生部提供麻防咨询及政策性建议。

（三）省（自治区、直辖市）主要麻风专业机构

省级麻风防治研究机构是我国麻风学科的重要组成部分，承担着疫情监测、社会防治、基础研究、学术交流、畸残康复、规划实施、国际合作、技术培训、临床医疗、科普宣传等重要任务。

1.各省（自治区、直辖市，除港澳台地区）专业麻风研究防治机构的设立与沿革

（1）北京。北京热带医学研究所 1978 年 3 月 17 日创建，设于首都医科大学附属北京友

---

① 第五次全国麻风防治工作会议。中华人民共和国卫生部疾病控制司，全国性病麻风病控制中心。1995 年 5 月。

② 科学技术部以国科发财字 [1999（071）号文]。

谊医院内，叶剑英元帅为研究所题名。自 1981 年起先后与世界卫生组织合作，是北京市病原生物学重点学科单位，设置有麻风病研究室、麻风门诊及麻风病菌的临检工作，研究涉及的病种包括麻风等寄生虫、病毒和细菌病原微生物领域。

（2）天津。天津市自 1949 年以来，对发现的麻风患者均送至河北省望都皮肤病防治院及保定皮肤病防治院住院隔离治疗。1981 年后，由天津市卫生防病中心负责麻风防治业务管理和指导；天津医科大学总医院和天津市长征医院负责病例确诊和鉴定；天津市传染病院负责过境患者的隔离与治疗。目前，麻风防治业务由天津市疾病预防控制中心结核科研究室负责。

（3）河北。河北望都皮肤病院于 1952 年筹建，1954 年投入使用。原名河北省麻风院。1957 年保定市下闸皮肤病疗养院收治麻风患者，望都县麻风院更名为河北省保定皮肤病疗养院望都住院部。1982 年改称河北省望都皮肤病防治院，承担华北三省二市（河北、山西、内蒙古、北京、天津）的麻风患者收治工作。1984 年，保定市下闸皮肤病疗养院撤销，未愈患者移交望都皮肤病防治院。

（4）山西。1958 年 7 月，山西省在晋东南屯留县上莲乡磨盘垴村建立该省第一所麻风村——常村麻风村，1964 年起，山西省屯留常村疗养院承担全省的麻风防治业务。1959—1990 年共收治过麻风患者 67 名。1974 年前后，最多收容过 40 多名患者，工作人员 30 多名。1985 年晋东南地市合并后，该院归属长治市领导；1990 年底即无住院者，2004 年时仍有职工 8 名。现防治业务负责单位：山西省疾病预防控制中心。

（5）内蒙古。内蒙古自治区系麻风非流行区，发生的散在病例多系外省流入。因患者较少，故未成立专门防治机构。其后，有过零散病例发现。现麻风防治业务主要由内蒙古自治区疾病预防控制中心负责。

（6）辽宁。辽宁省麻风防治机构，院址 1：1949 年 3 月，关东公署在旅顺猪岛建立关东麻风病疗养所，1950 年 1 月改名为旅大麻风疗养所，1957 年更名为旅大市麻风病防治所。院址 2：1950 年 5 月，建成小王岛疗养院，1953 年改名为辽东省麻风病疗养院，1955 年 7 月又更名辽宁省松树麻风病院，1956 年 10 月改名为辽宁省麻风病院。1959 年 5 月划归旅大市领导，改称旅大市松树麻风病防治院。1960 年 10 月，旅大市麻风病防治所合并于旅大市松树麻风病防治院。1968 年 5 月，旅大市松树麻风病防治院改名为旅大市工农兵医院，1971 年 6 月更名为大连市第二传染病防治院，1971 年 11 月迁往复县，1983 年组建大连市皮肤病防治所。2001 年更名为大连市皮肤病医院，2002 年增名"辽宁省麻风病控制中心"。

（7）吉林。吉林延边朝鲜族自治州麻风病疗养院成立于 1952 年，是吉林省唯一的麻风病防治及住院患者康复疗养专业机构。

（8）黑龙江。黑龙江省皮肤病防治所成立于 1973 年，1979 年改名为黑龙江省皮肤病防治研究所，1989 年黑龙江省性病防治中心成立，与黑龙江省皮肤病防治研究所合署办公。

（9）上海。上海市于 1954 年接管 1935 年成立的上海中华麻风疗养院，命名为上海市麻风医院，1958 年更名为上海市麻风防治院，1966 年更名为上海市遵义医院，1994 年与 1945 年成立的上海市性病防治所合并，易名为上海市皮肤性病防治中心，1999 年 5 月 11 日上海市皮肤病性病防治中心更名为上海市皮肤病性病医院。2010 年上海市皮肤病性病医院更名为上海市皮肤病医院。目前，上海市疾病预防控制中心负责麻风社会防治工作。

（10）江苏。江苏省皮肤病防治研究所成立于 1984 年 8 月。2000 年 10 月江苏省皮肤病防治研究所撤销，其麻风防治业务工作并入江苏省疾病预防控制中心。

（11）浙江。浙江省麻风病院（现名浙江武康疗养院、浙江省皮肤病防治研究所、浙江省皮肤病医院）筹建于 1951 年，1952 年初收治麻风患者，同年接管"杭州广济麻风病院"，1953 年建"浙江省麻风防治院"，1956 年统一更名为"浙江武康疗养院"，1985 年、2003 年相继增名"浙江省皮肤病防治研究所"和"浙江省皮肤病医院"。

（12）安徽。安徽省皮肤病防治所成立于 1968 年，前身是安徽省新河医院，1987 年 1 月撤销省新河医院，合并省卫生防疫站皮肤科，在合肥市成立省皮肤病防治所。

（13）福建。福建省麻风病防治所 1951 年成立，1952 年福建省在闽侯白沙镇汶溪村成立麻风病专科医院（康复医院），1956 年省麻风防治所与省第四康复医院合并建福建省麻风防治院。1957 年改称福建省白沙疗养院。1960 年成立福建省皮肤性病研究所。2003 年麻风病防治工作并入福建省疾病预防控制中心。

（14）江西。江西省麻风防治机构，1951 年将南昌市麻风病收容所更名为"江西省麻风病防治所"，1955 年在该所基础上筹建江西省麻风病院。1959 年，江西省皮肤性病研究所与江西省麻风病医院合并成立江西省皮肤病专科医院。1968 年撤销江西省皮肤病专科医院。1986 年 12 月成立江西省麻风病防治技术指导小组，设在江西省寄生虫病防治研究所。2014 年 5 月，转省卫计委疾控处管理。

（15）山东。山东省 1955 年建立省麻风病研究所。1960 年与山东省性病研究所合并改称为山东省皮肤性病防治所。2000 年增名"山东省皮肤病医院"。1993 年被批准为皮肤性病学硕士研究生培养点，成为山东省最早的皮肤性病学硕士培养单位。

（16）河南。河南省 1957 年建立 3 所麻风病院（即固始麻风病院、商丘永城麻风病院、南阳桐柏麻风病院），就近收治患者。1960 年，分别更名为固始黄山医院、商丘市永城县鱼山医院和南阳市桐柏县沙窝医院。1984 年，撤销商丘市永城县鱼山医院和南阳市桐柏县沙窝医院，由河南省固始黄山医院负责全省麻风患者的查、收、治、管、研等业务。河南省疾病预防控制中心负责麻风社会防治工作。

（17）湖北。湖北省麻风防治机构于 20 世纪 70 年代初，在湖北省医学科学院成立"三病"科（麻风病、头癣、结核病），1976 年 5 月，更名为湖北省医学科学院皮肤病防治研究所。2002 年 10 月，湖北省医学科学院改名为湖北省预防医学科学院，将皮肤防治研究所并入湖北省预防医学科学院结核病防治研究所。2013 年初，麻风防治组从结核所分出，重新组建湖北省预防医学科学院传染病防治所性病麻风病控制部。

（18）湖南。湖南省麻风防治机构于 1981 年成立，最早是在湖南医学院附一院皮肤科设立皮肤病防治办公室，1989 年该办使用"湖南省皮肤病性病防治研究所"名称；1994 年 9 月，湖南省卫生厅设置湖南省皮肤病性病防治研究所。2001 年 3 月，湖南省卫生厅将省防疫站、皮肤病性病防治研究所、健康教育所统一撤并成立"湖南省疾病预防控制中心"。

（19）广东。广东省麻风防治机构，1964 年成立广东省平洲医院，1972 年 11 月，更名为"广东省皮肤病防治院"，1978 年 12 月，广东省皮肤病防治院拆分成立"广东省皮肤病防治研究所"，1986 年 10 月，增名"广东省性病防治中心"。2001 年更名"广东省皮肤性病防治中心"。2011 年 9 月，增名"广东省皮肤病医院"。

（20）广西。广西壮族自治区皮肤病防治研究所于 1956 年 6 月筹建，前身为广西省三联医院，1958 年 6 月投入使用。2000 年增名"广西壮族自治区皮肤病医院"。

（21）海南。海南省皮肤性病防治中心暨海南省皮肤病医院前身为琼崖麻风院，1950 年更名为海南秀英医院，1990 年海南省皮肤性病研究所成立，2002 年海南省秀英医院与海南省皮肤性病防治研究所合并更为现名。

（22）重庆。重庆自 20 世纪 50 年代起，以各级卫生防疫站为麻风防治技术指导机构，80 年代起下设慢病科。1960 年 6 月成立市唯一麻风专科医院——巴县麻风病医院（现巴南区皮肤病院）。麻风社会防治由重庆市疾病预防控制中心负责。

（23）四川。四川省皮肤病性病防治研究所始于 1958 年，选址甘孜州泸定县磨西区省麻风院内；1959 年 12 月，迁成都；1960 年 1 月，正式成立"四川省皮肤性病研究所"。1966 年 4 月，更名为"四川省皮肤病防治研究所"。1969 年 11 月，设皮肤病临时门诊（半天），1979 年省卫生厅认可批准。1983 年，更名"四川省医学科学院皮肤病防治研究所"；1989 年更名"四川省皮肤病性病防治研究所"，1999 年增挂"四川省皮肤病医院"；2004 年 7 月，更名四川省医学科学院·四川省人民医院皮肤病性病研究所，保留四川省皮肤病医院名称。该所是西南重要的皮肤病性病科研医疗机构，探索、防治、研究、控制麻风，治愈患者四万多，截止 2012 年底，该省有 146 个县（市、区）达到基本消灭的标准。

（24）贵州。贵州省皮肤病性病防治研究所建于 1957 年，设在贵州省防疫站内。1990 年改为独立建制；2002 年 8 月，该所与贵州省防疫站、职业病防治所、结核病防治研究所合并重组为贵州省疾病预防控制中心。

（25）云南。云南省皮肤性病防治所成立于 1959 年，1969 年迁至文山州，更名为文山州皮肤病研究所；1979 年另成立云南省皮肤病防治研究所。2001 年 12 月，该所并入云南省疾病预防控制中心。

（26）西藏。西藏自治区江曲医院成立于 1965 年 11 月 17 日，为西藏自治区麻风病专科医院，麻风防治业务由西藏自治区疾病预防控制中心管理。

（27）陕西。陕西省的麻风防治工作 1959 年由中国医学科学院陕西分院地方病研究所皮肤科主管，1973 年 7 月改组为甲状腺肿、皮肤病科。1986 年调整为第三防研室。1993 年 6 月由成立的陕西省皮肤性病防治所主管。1997 年由陕西省地方病防治研究所设立的皮肤性病防研室负责。

（28）甘肃。甘肃省麻风防治工作 1949 年至 1956 年，由省卫生厅医政处管理。1956 年麻风防治业务工作先后曾由甘肃省性病防治所、甘肃省慢性病防治所、甘肃省地方病第二防治所、甘肃省地方病防治研究所主管，现由甘肃省疾病预防控制中心主管。

（29）青海。青海省同仁慢性病疗养院成立于 1954 年，主管全省的麻风的查、收、治、管、研等业务至今（另，1970 年，玉树州玉树慢性病疗养院成立，管理全州的麻风等业务。2000 年撤院，该院的业务合并到玉树州疾病预防控制中心）现址：青海省黄南藏族自治州同仁县；青海省疾病预防控制中心自 2002 年成立起负责全省的麻风防控工作。

（30）宁夏。宁夏回族自治区 1958 年成立自治区疗养院（位于固原市）、自治区地方病防治所（位于银川市），分别负责全区麻风收治、防治业务；1964 年，自治区疗养院撤并后，患者分赴陕西汉中及甘肃和政疗养院治疗。1992 年，自治区地方病防治所皮肤性病科移交自治区卫生防疫站，2000年，麻风防治业务归属自治区 CDC 性病艾滋病防治科。

（31）新疆。新疆维吾尔自治区麻风防治研究机构：1950 年，在和田洛浦县千墩组建麻风村，1952 年 11 月建成。1954 年底建和田地区麻风病院。1956 年新疆流行病学研究所皮肤性病研究室增设麻风防治组。1984 年在该所成立麻风研究室。2002 年月 6 新疆疾病预防控制中心成立，中心传染病院成立皮肤性病科，内设麻风防治组，2006 年 10 月麻风防治业务由传染病院移交自治区疾控中心麻风防治科。现址：新疆乌鲁木齐碱泉一街。另，新疆生产建设兵团疾病预防控制中心自 2008 年开始负责兵团的麻风防控工作。

2. 省、自治区、直辖市（简称省、市、区）麻风防治研究机构在麻风学科发展中的作用

我国省、市、区麻风防治研究机构，在中国麻风学科的发展中起到了不可或缺的作用。尽管各个时期麻风防治的职责和任务不尽相同，但其主要职责与任务包括：①协助省、市、区卫生和计划生育委员会制订全省、市、区麻风防治中、长期规划、年度计划、国家或省本级麻风防治项目实施方案和技术方案；②制订省、市、区麻风防治专业技术人员培训计划、工作质量控制目标、考核评估、奖惩激励等措施与细则；③组织、协调、参与开展全省、市、区麻风调查、线索排查、疑难病例会诊、复发病例核查、家属随访等工作；④承担年度中央补助地方公共卫生专项资金麻风防治项目技术指导、督导、资料收集、汇总与总结；⑤承担麻风防治信息管理系统的维护及疫情监测资料的收集、整理、核实、汇总与上报；⑥承担省、市、区麻风健康教育与畸残康复工作的宣传、实施、督导与评估；⑦负责省、市、区麻风联合化疗及麻风反应药品的申请、管理、配发，并对患者治疗、管理进行督导评估；⑧负责本省、市、区及外省、市、区籍麻风及疑似麻风患者的接诊、确认、疏导、信息传递、联络等工作。

（四）麻风村

1. 源流演变

有史以来，我国很多地区的麻风患者惨遭活埋、水淹、焚烧、驱赶，麻风患者因惧怕迫害，被迫远离家人，自行遁入深山荒野栖身。为救助麻风患者，北齐时有过"疠人坊"，后又有过自然形成的麻风患者聚集地——"麻风村"。国内第一个现代意义上的麻风村当属"上柏麻风农场"，它隶属英国圣公会 1887 年创办的杭州广济麻风院，该院董事会久有迁地办村之议，后经浙江省人民政府允准，1949 年 12 月在浙江省武康县上柏乡建成，开始收容轻症麻风患者，一边接受治疗，一边农垦养殖，自力更生。

在当时麻风流行严重、治疗效果差、畸残率高、社会恐惧和歧视严重、防治资源匮乏的历史条件下，1950 年中央人民政府卫生部提出："各地麻风分布情况，然后根据实际，择定适当地点筹设麻风病院，有劳动力之麻风患者，使其能参加生产自食其力。"[①] 自此，麻风患者开始有了一个隔离治疗、生产、生活的家园。

据《化州县志》记载：1956 年 4 月，广东省化县开展麻风普查，发现 619 例患者。该县即着手筹建麻风村，准备收容患者，进行集中治疗。次年 3 月 26 日，化县人民政府在中垌区福岭乡贼佬地筹建麻风村，由于没有做好当地群众的思想工作，福岭乡大垭村及廉江县垌滨

---

① 1950 年中央人民政府卫生部"关于管理麻风应行注意事项的通报"。

村群众 600 多人，冲进贼佬岭工地，强行阻止在此建麻风村。化县公安局的一位副局长被派前往处理此事。他错误地下令民警向群众开枪，结果打死 5 人，打伤 9 人，造成轰动全国的"化县麻风村事件"。事件发生后，广东省人民委员会、湛江专署派员到化县做善后工作，将对这一事件负有直接责任的中共化县县委副书记、公安局长开除党籍，判处有期徒刑 10 年；开除县公安局副局长党籍，判处无期徒刑。

1957 年 4 月 10 日，国家主席刘少奇在广东省、市直属机关干部大会上专门作了"关于处理人民内部矛盾"的报告。报告中对这个很典型的事例，特别讲到："化县的麻风病防治委员会在化县的一个地方盖麻风病院。未盖之前，与群众商量，群众不同意，县政府不管群众是否同意，就硬要在那里盖一所麻风病院。……所以说，这件事从开头，到中间，到最后的处理，都是错误的，是不妥当的。人民内部的矛盾，本来没有那么紧张，不是对抗性的矛盾，是可以和平解决的，可以采用小民主的办法解决的。但是，我们却有意把这个矛盾弄成对抗性的，人为地、主观地把非对抗性矛盾转变为对抗性矛盾。"[①]1957 年 6 月 10—14 日，卫生部在济南召开全国麻风防治工作会议（即第一次全国麻风防治专业会议），发布《全国麻风防治规划》，要求建立健全全国麻风防治机构，发展麻风村，提出"建立麻风村应当选择具有自然隔离条件的适当的村址"，并提出"麻风村受所在乡镇的党政领导，有困难的，也可由县的党政领导机关直接领导"。之后，以治疗与生产劳动相结合，就地收容患者的麻风村逐步在各麻风流行地区建立。

1957 年 6 月 18 日，《南方日报》公布"化县事件"，并发表题为《吸取化县事件的沉痛教训》的社论。中共广东省委、省人民委员会以此典型事例在全省开展讨论，教育广大干部群众，提高对正确处理人民内部矛盾的认识。

1957 年 6 月 28 日，《健康报》发表题为《积极防治麻风病》的社论。社论指出："在我国当前的具体条件下，麻风村是集中隔离传染性麻风患者的良好形式，它是一种治疗与生产相结合的特种行政村，几年来的经验证明，采用麻风村的形式把传染性麻风患者集中隔离起来，不仅是防治工作所必须，而且也是能够办到的。各地应当根据本地区的具体条件及所需收容入村的患者数字，在当地党政的统一领导下对建村工作加以规划。"故，麻风村是我国在特定历史条件下隔离收容传染性麻风患者的主要形式，集隔离、治疗、生产、生活为一体的组织机构。其特点是简单易行，节约人力、物力、财力，可以组织患者进行生产自给，减轻国家负担，可以严格地控制传染和规则治疗，形成了中国独特的乡村自治组织。

2. 建村原则

（1）以县为基本单位（极少数以乡、镇为单位），解决广大农村麻风患者的隔离、治疗、集中管理，防止疾病传染蔓延，防止迫害麻风患者的事件发生，确保人民身体健康。具有一般农业合作社的生产管理组织和收益分配的具体规章制度。

（2）采取隔离治疗与生产自养相结合，在政府的统一领导下逐步做到自给自足，麻风村的房屋尽量拨用没收地主房屋和其他没收房屋或庙宇等。它与医院性质不同，生活来源主要依靠自己解决，土地由政府划拨，每个麻风村收容数不超过 300 人为原则。

① 叶匡政：《大往事·纵横历史解密档案》第一部分"我陪少奇调研人民内部矛盾"。中国文史出版社，2006 年。

（3）村址选择必须有天然隔离与生产的条件。有水源，便于管理，距离村庄5华里以上，且有足够的土地可以耕种。

3. 组织管理

麻风村采取一般行政村的组织形式。在当地县政府的统一领导下（主管副县长为主任），责成民政、卫生、公安、财政、司法、商业、农业等部门分工合作，并以民政部门负责管理，卫生部门负责对麻风的调查、诊断、治疗、预防、隔离的技术指导和科学研究等工作，财政部门负责编制和审查预算、决算等，商业部门负责商品供应等，公安部门协助集中患者和管理，农业部门负责指导麻风村的生产帮助解决生产者的困难。政府管理部门派行政干部和卫生技术人员驻村，负责行政管理和医疗需求。

4. 经费来源

麻风村的基建经费，原则由市、县地方经费自筹。房屋以简单经济为原则，尽量利用旧有的房屋和公房，患者生活用具自备，有困难者可发动农业社和患者亲友支援，入村时的生活费由患者亲属、农业社提供，仍有困难可由民政部门救济，医疗费由卫生部门负责提供，工作人员工资由县财政列入预算开支。

5. 医疗服务

麻风村内设有诊疗室、检验室和药房，配置了简单的医疗器材。有医护人员及病医病护提供医疗服务。麻风治疗的药物主要以氨苯砜、苯丙砜、大风子油、氨硫脲及中草药。20世纪60年代中期基本以氨苯砜治疗为主，中草药辅助治疗。

6. 历史地位

到1973年，全国已有麻风病院60多所，麻风村700多个，工作人员7290人，已治愈患者10余万。至1980年底，全国有麻风院62处，防治站343处，麻风村794所，共1199处；专业防治人员9000多名；登记的现症患者大多得到治疗（其中47%为收容隔离治疗），传染性患者收治率80%～100%。[①]1981年，已治愈的麻风患者30余万，其中绝大多数是在麻风村内治愈的。

迄今，麻风村已完成了历史所赋予的隔离治疗任务。据中国疾病预防控制中心麻风病控制中心调查资料统计，至2014年底全国尚有麻风村593处，住有17566人，其中治愈留院者10850名，现症患者271名，患者家属6445名。

麻风村是我国实施消灭麻风规划进程中建立的一种特殊的"组织机构"，就其功能与作用而言，在特定的历史时期和当时的认知水平下，达到了及早集中治疗麻风患者、阻断传染源、保护易感人群、预防和控制传播的目的。作为全国麻风科研防治机构现场研究基地，麻风村为消除麻风危害做出了不可磨灭的贡献。

第二节　现代麻风学科实践的基本历程

中华人民共和国成立以来，党和政府高度重视麻风防治工作，根据现代麻风学科的先进知识，先后制订了一系列法律法规性文件，为开展麻风防治工作提供了政策、法规依据、技

---

① 李文忠主编：《现代麻风病学》。上海科学技术出版社，第15页。

术标准和工作目标，摸索、研究出适合我国特点的科学防治对策，保证了我国麻风控制工作可持续稳定地发展。

一、"积极防治，控制传染"的研究（1949—1980）

（一）全国麻风疫情概况

1949 年前，估计全国麻风患者数在 50 万～100 万名。1948 年全国有麻风病院 40 所，床位 2391 张，且绝大多数为外国教会所办。[①]

1952 年 12 月第二次全国行政会议讨论了麻风防治问题，初步统计全国有麻风患者总数为 28 万多人，防治专业机构 41 处，麻风病床位 6401 张[②]。1956 年初步统计全国有患者 38 万～39 万例（传染性患者占 1/3 左右），麻风院、村 160 余所，收容患者 19149 例。五六十年代，全国 86% 的县（市）发现有麻风患者，患病率在 0.1/ 万以上的县（市）占 69.1%，万分之一以上的县（市）占 42.6%。[③]

（二）政府重视，立法防病

中华人民共和国成立后，政府高度重视严重危害人民健康的麻风问题，制定了一系列的法律法规，对控制麻风流行起到了保障作用。

1950 年 12 月，卫生部发布的《交通检疫暂行办法》把麻风列为应进行检疫的 10 种传染病之一，反映了国家运用法律手段，控制麻风传入传出，保障人民健康。

1951 年 4 月 10 日至 23 日，卫生部在北京召开全国防疫专业会议，制定了鼠疫、霍乱、天花、白喉、斑疹伤寒、回归热、伤寒、痢病、流行性脑脊髓膜炎、猩红热、麻疹、百日咳、疟疾、日本住血吸虫病、钩虫病、黑热病、结核病、麻风病、性病等 19 种传染病的防治方案和 "法定传染病管理条例草案"，以及关于防疫工作的规章制度等 14 种文件。

（三）调查研究，确定方针

1950 年，中央卫生部根据全国人民政治协商会议代表的提案，组织中央防疫总队，下设 6 个大队，共有 483 名工作人员，深入各地开展严重危害人民群众健康疾病的防治工作，做调研，查疫情，摸情况，搞培训，麻风防治也纳入了防疫总队的工作内容。

1950 年 6 月，卫生部发出《关于管理麻风应行注意事项的通报》，指出：麻风防治是各地医务工作者的责任，并提出管理麻风应行注意的事项。[④]

1950 年 8 月，卫生部召开了第一届全国卫生会议，会议同意以 "面向工农兵""预防为主""团结中西医"为新中国卫生工作的三大方针。[⑤]

1952 年 12 月，第二届全国卫生会议根据周恩来总理的提议，增加了 "卫生工作与群众运动相结合"这一原则，统称为我国卫生防病的四大方针。亦是我国麻风防治的指导原则。在此会议上，相关部门和麻风专家拟定了培训防治骨干、查清流行情况及建立防治机构等方案。

---

① 李文忠主编：《现代麻风病学》。上海科学技术出版社，第 12 页。

② 李文忠主编：《现代麻风病学》。上海科学技术出版社，第 13 页。

③ 李文忠主编：《现代麻风病学》。上海科学技术出版社，第 14 页。

④ 卫生部档案。

⑤ 贺诚：在第一届全国卫生会议上的总结报告。《北京中医》，1951 年创刊号。

1953年卫生部召开全国麻风防治座谈会，会议讨论建立麻风隔离站等问题。①

1954年2月13日，中央人民政府政务院"关于民政部门与各有关部门的业务范围划分问题"的通知第一条："麻风患者之收容管理与治疗问题：麻风病院已由卫生部门领导管理，革命残废军人和等待复员转业军人中之麻风病患者，由卫生部门负责接收治疗。已建立之麻风病村，由卫生部门领导者仍归卫生部管理；由民政部门领导者，其医药治疗及对收容患者的鉴别等，由卫生部门协助办理；麻风患者生活困难的救济问题，由民政部门负责解决；行政管理，由当地政府负责。②

1956年中央制定的《全国农业发展纲要（修正草案）》中提出对麻风"应积极防治"。

1956年9—11月，卫生部医疗预防司组织张自宽、戴正启、叶干运、张朝秀、尤家骏等专家前往广东、陕西两省，了解当地麻风流行与防治情况，为制定《全国麻风防治规划》开展调研。次年4月，卫生部委派岳美中、叶干运赴辽宁了解中草药治疗麻风的情况。

1957年6月，在第一届全国人民代表大会第四次会议上，谢觉哉、罗瑞卿、钱英、邓颖超、廖鲁言、胡耀邦、李德全等七位代表提出第一百一十号提案，案由：建议各有关部门分工负责，密切合作，以积极开展麻风防治工作案。审查意见：由国务院交有关部门办理。③卫生部及时召开全国麻风专业会议，具体讨论和研究了麻风防治有关问题，修改、补充了戴正启等人起草的《全国麻风防治规划（草案）》。同年10月，卫生部发布《全国麻风防治规划》④。规划确定对麻风防治工作必须采取"积极防治，控制传染"的原则，坚持，"边调查、边隔离、边治疗"的步骤和做法。同时强调各级政府加强领导，有关部门密切配合，分工协作，开展宣传教育和科学研究，为在我国逐步消除麻风而努力。要求加强麻风防治工作的组织工作和技术领导工作，在各麻风较多的省建立麻风病防治院、所。对患者较少的省份将麻风防治任务交条件较好的麻风病院或皮肤性病防治所承担。提高专业队伍质量，组织防治队伍，把调查发现患者，隔离管理患者，积极治疗患者作为基本措施落实。

1959年5月至1964年，卫生部委托中国医科院皮研所组织中国医学科学院江苏分院、上海第一医学院、上海第二医学院、上海麻风防治院、南京医学院、南京麻风防治院、苏州医学院南通医学院、徐州医学院泰州麻风防治院、海安麻风防治院等单位专业技术人员共同协作，并推选成员，组成了江苏省麻风综合研究试点协作小组，在江苏海安进行麻风综合防治措施现场研究。组长：顾尔钥，副组长：戴正启、杨国亮、叶桔泉、郭锡麟、王一峰，组员：曹松年、朱仲刚、李家耿、韩涛、戴骥盈、叶干运、陆惠生。确立：麻风综合防治措施的研究；麻风治疗及临床学的研究；麻风杆菌的研究。⑤

1959年，卫生部和内务部在江西宁都召开的全国性病、麻风、头癣防治现场会议上，马海德报告了《以县为单位控制麻风综合防治措施的研究》。

---

① 卫生部1953年档案。

② 54政政习字第10号。

③ 中华人民共和国卫生部医疗预防司编：《麻风病资料汇编》。1957年，第47-48页。

④ 国务院法制办公室编：卫生部关于发布全国麻风病防治规划的通知。见：《中华人民共和国法规汇编〈1956—1957〉》第3卷。2005年，第771-775页。

⑤ 在江苏省开辟的麻风综合研究试点工作已经开始。《性病麻风防研通讯》，1959创刊号：67。

1963 年，中华医学会在福州召集麻风防治学术会议，并决定在全国范围普遍推行"查（病）、收（容）、治（疗）、管（理）、研（究）"五位一体的综合性防治措施，力争早日实现收治所有瘤型麻风患者的目标。

1975 年 3 月国务院、中央军委，批转了卫生部、公安部、财政部、农林部、商业部、总后勤部《关于加强麻风病防治和麻风患者管理工作意见的报告》。

1980 年 11 月国务院批转了卫生部《关于麻风病防治工作情况的几项建议》，均要求加强领导，组织好有关部门的协作，解决好存在问题。

（四）新建扩建麻风院村

1956 年中共中央发布《全国农业发展纲要（修正草案）》及 1957 年卫生部公布《全国麻风防治规划》后，随着麻风防治工作的深入开展，发现的麻风患者数量不断增长，全国麻风院村远远不能满足需求。山东海阳梦达寺麻风村、安徽嘉山（现安徽明光市）四山麻风村建设的先进经验在全国得到推广，各地掀起了兴建麻风院村的高潮。国务院、中央军委国发（1975）50 号文。"对麻风村的管理，政府建议患者较多的省、地、县革命委会成立麻风病领导小组，由革委会一位负责同志参加，卫生、公安、财政、民政、农林、粮食、商业等有关部门参加，分工负责。卫生部门负责对麻风患者的调查、防治和科研工作；农林部门负责帮助指导麻风村农副业生产；公安部门负责处理社会上对患者残害和患者的违法犯罪行为；民政部门负责麻风患者的生活救济；商业、粮食部门负责麻风患者口粮食油不足部分的供应补助，以及患者和工作人员的副食品、防护物资和其他生活物资的供应；新建、扩建麻风院（村）的基建投资，在地方基建投资中妥善安排。"由此全国各地再次掀起了新建、扩建麻风村高潮。至 1980 年底，全国有麻风病院 62 处，防治站 343 处，麻风村 794 所，共 1199 处。各地传染性患者收治率在 80% 以上。[①]

（五）"文革"期间的麻风防治与科研

1966 年开始的"文化大革命"，对全国麻风防治工作产生很大影响。不少地区的麻风防治工作一度陷入瘫痪，一些防治研究机构遭到解散、下放，一些防治专家和基层业务骨干在运动中饱受冲击，无法正常开展工作，有些人甚至死于非命。此外，专业人员的科学意见往往得不到应有的重视，舆论宣传片面过分强调隔离治疗，在一定程度上加剧了社会对麻风的误解、恐惧、偏见和歧视。

其时，也有不少麻风防治机构克服"文革"给麻防工作带来的负面影响，努力维持正常的工作秩序，坚持推行"查、收、治、管、研"的综合防治措施。有的省、市、区政府还增加人财物的投入，扩建麻风院村，积极探索中草药治疗麻风的研究，如草药雷公藤对各型麻风反应的临床实验。

1971 年 2 月 6 日，周恩来总理接见全国中西医结合会议代表和全国中草药新医疗法展览会工作人员时说："（解放军）52 医院搞麻风（研究），这件事了不起，很多人都怕这个病。敢于为麻风患者治病，是集中了为人民献身的精神。"

（六）"积极防治，控制传染"研究的成效

1957 年确定的对麻风"积极防治，控制传染"的方针，得到了各级政府的高度重视和大

---

① 李文忠：《现代麻风病学》。第 15 页。

力支持，首先是建立了自上而下的专业研究、防治机构，培训了大批专业人员，管理水平及防治人员专业水平不断得到提高；同时，在全国建立的麻风院村，发挥了有效隔离患者的作用，传染性患者得到了有效的治疗，防止了疫情的扩散，控制了流行，在当时不失为是一个好的防治措施；三是为达到"早发现、早诊断、早治疗"的目的，在全国采取以行政主导、专业队伍为主体和社会动员相结合的形式，实施大规模的以县为单位的流行病学调查与线索调查，过滤性普查与专业性普查相结合的发现方式，边调查、边隔离、边治疗，使发病率和发现率逐年下降。

二、"基本消灭麻风"的研究（1981—2000）

至 1981 年，全国以氨苯砜单疗为主，治愈患者 25 万余名，登记在册的现症患者尚有 8 万余名；患病率已控制在 1/10 万以下。[①] 经过 30 年的积极防治，总结出一套以县为单位开展"查、收、治、管、研、宣"的综合性防治措施，走出了一条具有中国特色的麻风防治之路。在"积极防治、控制感染"取得成效的基础上，我国政府适时提出"基本消灭麻风"的目标。各级政府和广大麻风防治、科技工作者以此为新的起点，在实践中不断探索、总结经验做出积极贡献。

（一）制定麻风技术方案

1981 年 11 月，卫生部召开第二次全国麻风防治工作会议（广州），研究加快防治工作的步伐和措施，提出了"力争本世纪末在我国实现基本消灭麻风病"的目标。要求到 2000 年，全国有 95% 以上的县（市）患病率控制在 0.1/ 万以下（以活动性患者计算），近 5 年平均发病率（或发现率）控制在 0.5/10 万以下；其他县（市）达到患病率小于 0.5/ 万。

1982 年 3 月 1—7 日，卫生部召开全国麻风病防治工作技术座谈会（南京），讨论修订了《全国麻风病防治管理条例》以及《麻风病联合化疗试行方案》等七个技术性文件，制定了麻风流行区的划分标准［以县（市）为单位］：高流行区：患病率高于 1‰；中流行区：患病率 1‰～ 1‰；低流行区：患病率低于 0.1‰。

1982 年 5 月 14 日，卫生部以（82）卫防字第 37 号文发布《全国麻风病防治管理条例》和《关于麻风病分类》《麻风病联合化疗试行方案》《麻风病治疗效果判定标准》《麻风杆菌密度及形态指数记录标准》《麻风病临床治愈标准》《麻风患者出院暂行条件》《麻风病患者残废分级调查表》7 个技术性文件。号召大家同心协力，为在 2000 年前在全国基本消灭麻风而努力。

1987 年 11 月 26—30 日，卫生部召开第三次全国麻风防治工作会议（昆明）。会议分析了防治形势，提出要提前到 1997 年全国基本消灭麻风的目标，以便能在 1998 年在中国北京召开的第十五届国际麻风会议上宣布。

1990 年 10 月，卫生部召开第四次全国麻风防治工作会议（南昌），强调解放思想、实事求是地评审工作，重申"力争本世纪末实现基本消灭麻风"的目标。讨论修订了全国麻风防治"八五"规划。

1995 年，卫生部召开第五次全国麻风防治工作会议（桂林），承诺第四十四届世界卫生大会（1991）提出"2000 年在全球消除作为公共卫生问题的麻风"的决议，坚持力争本世纪末

---

① 《现代麻风病学》。

实现基本消灭麻风的目标，强调"麻风防治是跨世纪的事业"。

（二）打破麻风公开宣传的"禁区"

1981年2月1日，马海德在《光明日报》撰文："麻风病不可怕，防治办法要改进""要大力宣传有关麻风的科学知识，争取在公元二千年以前成为无麻风的文明国家。"

1981年11月，卫生部在广州召开了第二次全国麻风防治工作会议。会上提出：在本世纪末全国实现基本消灭麻风；放弃新建麻风病院、村收容隔离麻风患者的办法，采用化学隔离（即联合化疗）；加强康复医疗；打破对麻风畏惧的思想"禁区"，切实加强宣传教育工作等决策。

1985年6月15日，卫生部委托中国医科院皮研所在南京召开了全国麻风病宣传工作会议，这是我国第一次为一个病种召开的专门会议，会议规模空前，文艺界、新闻界及关心麻风宣传工作的作家、导演、记者、编辑等业外人士莅临大会，辽宁等省、市在大会上作了麻风宣传工作交流。马海德提出："要动员全社会的力量，做好防治麻风的宣传工作，使麻风患者感受到社会主义的温暖，使麻风防治工作者感到职业的自豪，使干部群众感到消灭麻风大家有责"。要进一步打开麻风宣传的思想"禁区"，麻风"可防、可治、不可怕"。中央人民广播电台、国际广播电台、新民晚报、新华日报、文汇报等28个主流媒体出席会议并做了报道，为我国麻风健康教育及科普宣传开创了新局面。

1985年9月，《祝你健康》杂志开辟"麻风病防治专栏"，刊出"正确认识麻风病"（江澄、徐可愚）、"科学的发展改变了人们的认识"（杨理合）、"外国医务人员怎样对待麻风患者"（叶干运）、"麻风病是否遗传？患者能否结婚？"（何敏、江徐）等科普文章。

1987年11月27日，中国麻协第一届三次理事扩大会议在云南昆明召开，马海德主持会议。会议通过："关于将国际麻风节定为中国麻风节的决定"（1996年，由卫生部分别更名为世界防治麻风病日和中国防治麻风病日）、"关于特定5.12国际护士节为中国麻风护士节的决定"和"关于设立麻风研究基金的决定"等。自1988年起，倡议在麻风节全国举行纪念和庆祝活动（注：国际麻风节系法国律师佛勒豪1954年发起建立，为每年元月最后一个星期天。）。

1988年2月15日，在马海德理事长的极力倡导和具体组织下，中国麻协在北京科技会堂举行首届"中国麻风节"（1996年起改称"中国防治麻风日"，1998年卫生部疾病控制司最后定名"世界防治麻风病日"）联谊会，党和国家领导人胡启立、陈慕华、黄华、康克清、周培源以及卫生部、民政部、中国科协、中华医学会、中国残联的领导同志陈敏章、张德江、高潮、吴阶平等180名各界知名人士出席。

1988年5月12—14日，首届"中国麻风护士节"，卫生部与中国麻协在广东肇庆首次召开"全国麻风护理工作座谈会"，来自全国20个省、市、区基层单位的50多名麻风护理工作代表与会。党和国家领导人胡启立、习仲勋、康克清以及广东省叶选平省长、卫生部何界生副部长、中华护理学会林菊英理事长等分别题词。

1988年，中国麻协和卫生部防疫司共同资助安徽省电视剧剧组拍摄三集电视连续剧《麻风女传奇》，中央电视台于1989年8月15日起连续播出。

1989年，梁浩材在其编写的《现代健康教育学》第十五章：疾病健康教育示范中，全文引用江澄撰写的"麻风健康教育"。①

1992 年 11 月，卫生部在成都召开"全国性病麻风病宣传工作展评会"，总结了打破麻风公开宣传的禁区以后，各地开展麻风社会宣传的经验，评选出麻风宣传影视、声像、宣传手册、科普图书等各类优秀作品，分别颁发了一、二、三等奖。

（三）"基本消灭麻风"考核验收的技术标准

鉴于全国麻风防治工作已由基本控制向基本消灭阶段迈进，此时全国已有 1200 多个县市达到"基本消灭麻风"的指标，为保证达标质量和巩固其成果，1988 年 9 月 20 日，卫生部颁布了《基本消灭麻风病考核验收办法（暂行，1988）》。提出基本消灭麻风的标准，以县（市）为单位：患病率下降到 0.01‰；近五年发病率平均下将到 0.5/10 万以下。申报条件是：①患病率、发病率达标，经一年监测观察不变者；②必须具备完整的流行病学防治资料；③申报前必须完成对现症患者、治愈者及患者家属的全面检查，对多菌型疫源地人口的全面普查，对非疫源地人口进行全面线索调查。考核办法是：①自身考核，依靠本县（市）力量组织考核；②省（区、市）组织力量、对县（市）进行抽样考核。这项工作既能达到考核防治质量和效果的目的，又能进行一次广泛的麻风防治知识宣传和普及。②

1993 年 8 月 30 日，卫生部颁布《基本消灭麻风病考核验收办法》，制定的"基本消灭麻风"标准是：以县（市）为单位（分区的大、中城市，原则上亦可以"市"为单位；所辖人口小于 50 万的地、市，亦可以地、市为单位）达到：①患病率 ≤ 0.01‰［人口在 10 万以下的县（市）允许有 1 名现症患者］；②近五年平均年发病率 ≤ 0.5/10 万。申报条件增加了"按《全国麻风防治管理条例》《建立全国麻风疫情监测系统》等规定，日常麻风防治工作具有良好的基础；流行地区三级防治网络基本健全；按时完成疫情登记报告工作；近五年累计联合化疗覆盖率在 90% 以上"。③

1999 年 8 月 31 日，卫生部颁布《基本消灭麻风病考核验收办法（重新修订，1999）》重新修订的基本消灭麻风的指标是：以县（市、区）为单位［直辖市、计划单列市、省辖市的城区，按"区"统计确有困难者，亦可以"市区"为单位，郊县（区）仍应作为独立单位］要求达到：①患病率 ≤ 0.1/ 万（该率以未判愈的现症患者数计算。对于人口在 30 万以下的县（市），未判愈的现症患者数不超过 3 名），且呈稳定下降趋势者；②发现率呈稳定下降趋势，近五年平均年发现率 ≤ 0.5/10 万［对人口在 30 万以下的县（市），近五年发现新、复发患者总数应不超过 8 名］。④

（四）加强麻风工作的组织建设

1982 年 3 月 13 日，卫生部确定中国医学科学院皮研所为全国麻风防治、研究、培训和指导中心。⑤1984 年 10 月 24 日，成立中国麻风防治研究中心；1985 年 11 月 26 日，举行中国麻风防治研究中心成立大会（广州平洲）。1985 年 3 月 5 日，恢复成立中国麻风防治协会（英文缩写 CLA）；1985 年 11 月 26 日，举行成立大会。1985 年 11 月 26 日，成立中国麻风福利

---

① 梁浩材：《现代健康教育学》。上海：上海科学技术出版社，1989 年，第 110–117 页。

② 引自一九八八年九月二十日卫生部（88）卫地字第 14 号文通知。

③ 引自一九九三年八月三十日卫生部卫疾控发（1993）通知。

④ 引自一九九九年八月三十一日卫生部卫疾控发（1999）第 399 号文通知。

⑤ 卫生部（82）卫防治第 19 号文。

基金会。1989 年 6 月 28 日，马海德基金会在北京成立。1989 年 9 月，卫生部卫生防疫司恢复麻风防治研究专家咨询组。

1989 年，中国麻风防治研究中心改由广东省卫生厅领导，确立了立足广东、面向全国，以开展麻风康复、宣传为主的工作方针，实行项目管理。①

1992 年，卫生部调整、成立麻风病专家咨询委员会。

1994 年 4 月 28 日，卫生部调整建立"全国性病、麻风病控制中心"。将原"全国性病防治研究中心"和麻风康复办、麻风疫情监测总站等机构统一调整为"全国性病、麻风病控制中心"，中心办公地点：中国医学科学院皮研所内（南京）。②2002 年 1 月 18 日，卫生部将原"全国性病麻风病控制中心"更名为"中国疾病预防控制中心性病麻风病防治技术指导中心"。2005 年 5 月，又分设为：中国疾病预防控制中心性病控制中心、中国疾病控制中心麻风病控制中心。

（五）麻风防治策略的"四个转变"

为适应科学技术的进步，1986 年卫生部采纳了马海德倡议，对全国麻风防治策略提出了四个转变，即："从单一药物治疗转变为联合化疗；从隔离治疗为主转变为社会防治为主；从单纯治疗转变为治疗与康复医疗相结合；从专业队伍的单独作战转变为动员社会力量协同作战"，从而加快了我国消除麻风的进程。

（六）推广世界卫生组织（WHO）的麻风联合化疗方案

1986 年 11 月，卫生部在成都召开全国麻风联合化疗座谈会，决定在全国推广 WHO 的麻风联合化疗方案，此后，全国各地陆续开始执行联合化疗方案。1992 年卫生部在杭州召开了第一次全国麻风联合化疗工作会议。1996 年卫生部在昆明召开第二次全国麻风联合化疗工作会议，进一步强化联合化疗工作。

（七）消除麻风特别行动计划和消除麻风运动

1991 年 5 月 6 日，在日内瓦召开的第 44 届世界卫生大会上通过了"在 2000 年全球消除麻风公共卫生问题"的决议（"消除"意指把患者数减少到一个很低的水平，患病率在 1/ 万以下）。1994 年 7 月 4—7 日，WHO 在越南河内举办"第一届消除麻风公共卫生问题的国际大会"，23 个国家和国际组织的 120 多名官员和专家出席了会议，会上重申了对消除麻风公共卫生问题的承诺，会议要求采取迅速、灵活、集中力量发现患者，并对所发现的新患者实施联合化疗。卫生部疾控司戴志澄司长等出席。

1. 消除麻风特别行动计划（Special Action Program for Elimination of Leprosy，SAPEL）由来及在我国的应用研究

SAPEL 是针对种种原因，卫生服务达不到的地区，完全要靠组织外部人员进入该地区工作的项目。类似我们于 20 世纪 50 年代初，组织麻风普查队到某一无麻风防治专业机构和人员的地区去发现患者的情况。

1996 年 1 月，李桓英在云南省西双版纳州勐海县勐遮乡（人口 45000）开展历时半月的

① 中华人民共和国卫生部疾病预防控制司：《全国第五次麻风防治工作会议资料汇编》，"加强对外合作推动麻风康复工作的开展"。中国麻风防治研究中心，第 85 页。

② 1994 年 4 月 28 日卫生部关于调整建立"全国性病、麻风病控制中心"致中国医学科学院的函。

SAPEL，对当地皮肤病防治站医生和 13 个村卫生室村医进行培训，收集麻风疑似患者线索，最后由县皮肤病防治站的专业医生确诊，发现 9 例新患者。[①] 其后，云南省文山州邱北县（1996）[②]、洱源县（1998—1999）等地相继实施了 SAPEL 项目。SAPEL 这一工作方式尽管能在短时间内发现较多新患者，但是覆盖面仅为几个乡镇，且投入资金较大，无法解决高流行区新患者的发现问题，更难以解决一种慢性病防治工作的持续性问题。

2. 消除麻风运动（Leprosy Elimination Campaign，LEC）由来及在我国的应用研究

LEC 是一项倡议，旨在发现麻风患者，特别是在社区内仍未发现的称为"重要病例"的较严重的患者，并对他们实施 MDT。

1995 年 7 月 8—15 日，李桓英出席在日内瓦召开的 WHO 消灭麻风咨询组第一次会议，会议提出 SAPEL 适用于一些采用常规卫生服务系统消灭麻风有困难的地区。

1996 年 10 月 9—15 日，卫生部殷大奎副部长出席了 WHO 在新德里召开的第二届消除麻风公共卫生问题的国际大会。会议提出了 LEC 的概念。指出原来的 SAPEL 是针对交通不便，卫生服务达不到的边远和战乱，受自然灾害影响的地区，完全要靠组织外部人员进入该地区工作，而 LEC 是利用地区内部人员开展强化的发现患者的工作，尤其是发现皮肤涂片阳性的多菌型患者。根据这个定义，全世界大部分地区都适用 LEC，因此提出全球大约有 65 万名患者需要靠 LEC 来发现，其余患者需要采取 SAPEL 来发现。

1998 年 5 月，李文忠、沈建平等在湖南省桑植县（人口 42 万）开展 LEC，方法是成立县 LEC 领导小组，举办麻风培训班，在自然村进行线索调查，最后由省市麻风专家确诊，项目实施 2~3 个月，发现新患者 14 例，比 1997 年发现新患者（8 例）增加了 75%。[③] 同年 8 月，又在湖南省永顺县、江西省上犹县和崇义县开展 LEC，历时 5 个月，三个县共发现新患者 27 例。

1999 年 6 月以后，LEC 在四川（盐源、冕宁、西昌市）[④] 及云南、贵州、湖北、湖南等麻风高流行区的县（市）广泛开展。

1999 年 7 月，WHO 在日内瓦举行"消除麻风运动咨询会议"，回顾 LEC 方针和实施中的问题，评估 LEC 效果。从 1995—1999 年，有 24 个国家实施 LEC，共发现了 50 万名以上的新患者。其中，WHO 西太区（包括中国）从 1996—1998 年共实施 44 个 LEC 项目，发现 3265 名新患者。

2004 年以后，我国实施中央财政转移支付麻风防治项目，LEC 项目在麻风高流行省份持续开展，并一直延续至今。全国麻风的发现患者数从 1996 年的 1845 例，下降到 2014 年的 823 例。

我国对在社会人群中发现患者的方法研究上，有过许多实践经验。LEC 的不少做法与步骤与我们 20 世纪五十年代开始的线索调查、过滤性普查等有许多相似之处。它可增进社区对麻风的了解和参与，使基层综合性医院和卫生室医务人员掌握麻风防治技能，可在短期内发现较多的隐藏的患者，给予及时治疗，从而消除社区的传染源，促进消除麻风的步伐。

---

① 周龙朝等：勐遮乡消灭麻风特别行动的初步报告。《中国麻风杂志》，1996，12：248-250。
② 冉顺鹏等：丘北县一次特别行动的效果。《中国麻风杂志》，1998，14：230-231。
③ 沈建平、李文忠等。《中国麻风皮肤病杂志》，1999，5：80-81。
④ 王荣茂等：在民族地区开展消除麻风运动的方法。《中国麻风皮肤病杂志》，2000，16：176。

（八）麻风防治研究的阶段性成效

1981 年至 2000 年期间，我国在原有麻防工作的基础上，开展麻风的监测技术、治疗与耐药、防治策略与措施的研究；开展麻风社会医学研究，提出控制麻风的社会—医学—心理模式，为综合防治措施的改进奠定了科学的基础；完善了全国范围内以县（市）为单位的个案登记报告系统；以县（市）为单位的控制麻风综合防治措施的研究与技术推广，麻风控制技术水平得到持续提升。

1991 年，WHO 提出"消除麻风的公共卫生问题"的目标（患病率小于 1/万）。我国以国家为单位已于 1981 年达标；以省（自治区、直辖市）为单位已于 1992 年达标。

1981 年我国政府提出了"力争本世纪末在我国实现基本消灭麻风病"的目标（患病率小于 0.1/万），各省（市、区）以县（市）为单位达到基本消灭指标，并已通过卫生部考核验收的省（市、区）先后为：上海市（1990）、山东省（1994）、辽宁省（1995）、浙江省（1996）、江苏省（1998）、天津市（2000）、吉林（2002）等 7 个省（市）。

国际麻风协会主席、世界著名流行病学专家比利时人勒夏教授曾多次来华考察访问，在谈到对中国的感观时说："中国麻风防治工作的成绩是明显的、完全信得过的，这种成绩不仅是中国还要跨越国界，为别的国家做出借鉴和学习的榜样。"[1]

三、巩固防治成果，消除麻风危害的研究（2001—2014）

进入 21 世纪以后，中国面临着继续巩固麻风防治成果，进一步降低麻风流行的挑战，同时系统全面地解决麻风所导致的残疾、歧视等社会经济问题的需求也日益迫切，为此，根据现代麻风学科的理念，在政策保障和技术支撑等方面加强了对防治实践的指导，中国麻风防治体系实现了一体化的改造，对于麻风疾病负担和麻风危害的处理高度重视，在麻风学科实践方面取得了新的成果。

（一）政策保障

2001 年，为有效控制麻风的流行，消除麻风的危害，切实保护人民健康，促进经济社会的和谐发展，卫生部办公厅印发了《关于进一步加强麻风病防治工作的通知》，强调了早期发现病例、规则治疗、广泛开展健康教育、开展麻风畸残预防的综合性防治措施。

2004 年 5 月，国家财政部、卫生部制定下发了《中央补助地方卫生事业专项资金管理暂行办法》，将麻风列为重点疾病防治项目管理方案，在中西部 12 个省（区、市）和东部沿海 7 个省（区、市）实施，项目经费 500 万元。此后，中央财政经费逐年增加至 6000 余万元，经费主要用于病例发现、诊断治疗、严重不良反应处置、重症麻风患者治疗、健康教育、人才队伍能力建设等，为消除麻风危害提供了有力的资金保障。

2006 年 6 月 19 日，卫生部印发《全国麻风病防治规划（2006—2010）》的通知。

2007 年，国家发展和改革委员会批复卫生部关于麻风院村建设规划，在 24 个省投资 2.2 亿元，用于麻风院村改建工作，绝大多数省市在 2010 年底完成了所属麻风院村的改建任务，极大地改善原有麻风休养员的居住条件。

---

① 中华人民共和国卫生部卫生防疫司编印：《全国麻风病宣传工作会议资料汇编》，南京，1985 年，第 73-74 页。

2011 年，卫生部、中宣部、国家发展改革委、教育部、公安部、民政部、财政部、人力资源社会保障部、广电总局、中国残联、中国红十字总会等 11 部委联合印发《全国消除麻风病危害规划（2011—2020）》，规划首次由国家多部委制订和印发，将麻风防治提高到消除危害的高度。

2011 年 9 月，卫生部部长陈竺与贵州省人民政府省长赵克志签订了共同加强麻风防治工作的合作协议，这是新中国成立以来，卫生部首次与麻风高流行省签订麻风防治工作协议，是国家加快全国实现消除麻风危害目标进程的一个重要举措。

（二）技术支撑

2005 年，卫生部成立第五届麻风病专家咨询委员会；2010 年，卫生部调整合并相关疾病专家咨询委员会，成立疾病预防控制专家委员会，设立结核病麻风病防治分委会，对我国麻风防治策略、专业技术提供咨询。

2008 年 1 月 16 日，中华人民共和国卫生部发布卫生行业标准《麻风病诊断标准》（WS 291—2008），2008 年 8 月 1 日实施，原《麻风病诊断标准及处理原则》废除。

2011 年，中国科学技术协会与中国麻风防治协会发布《（2010—2011）麻风学学科发展报告》。对近几年我国麻风学科的发展作了较为全面的回顾和总结，结合我国的实际和世界卫生组织的麻风专家委员会的建议，对今后麻风学科发展提出了建议和展望。

2012 年卫生部下发了《全国消除麻风病危害规划实施方案（2011—2020）》中将多菌型麻风患者 2 年的联合化疗改为 1 年，少菌型麻风患者的治疗方案不变。

2013 年，卫生部印发《全国消除麻风病危害规划实施工作指南（2012 年）》，为规划实施提供技术支持。

四、法制在现代麻风学科实践中的重要作用

1949 年后，通过几十年的麻风防治实践，麻风防治工作者们深深感到：社会公众对麻风和麻风患者的误解、恐惧和偏见，除对大众宣传不足外，亦有诸如法律或法学方面延续力的影响。诸如《中华人民共和国婚姻法》《中华人民共和国传染病防治法》《中华人民共和国外国人入境出境管理法实施细则》等对于麻风相关的规定，对于麻风学科的现代实践也有着重要的影响。

1950 年 5 月 1 日颁布的《中华人民共和国婚姻法》（以下简称《婚姻法》），是中华人民共和国成立后的第一部国家法律。在"禁止结婚"项中规定：麻风是"不应结婚"的疾病之一（"患花柳病或精神失常未经治愈，患麻风或其他在医学上认为不应结婚之疾病者。"）虽然，此时对麻风患者进行的"结婚"限制，并非当代中国的新创，乃是历代律法规定的延续。然而，1980 年 9 月颁布的《婚姻法（1980）》，却仍然把麻风特定地单列为"禁止结婚"疾病之列。①

1985 年起，叶干运以全国人大代表的身份在第六、七届全国人民代表大会上，先后多次以提案形式，提出删改《婚姻法（1980）》中对麻风患者的歧视条款的建议，取消其中把麻风列为"禁止结婚"对象的相关条文。

---

①　"患麻风病未经治愈或患其他在医学上认为不应当结婚的疾病。"

在全国政协第七届第一次会议（1988 年 3 月 24 日至 4 月 10 日）上，马海德与李桓英委员联名提出《关于立即从婚姻法中取消"麻风患者未治愈不能结婚"的条文》（第 1233 号）提案。

1988 年 9 月 22 日，卫生部办公厅以（88）卫办秘字第 272 号文，对政协七届全国委员会第一次会议第 1233 号提案的答复："由于历史的原因：麻风病一直被群众认为是一种可怕的传染性疾病，对其可防性、可治性了解不够。解放以后，党和政府对麻风病防治工作极为重视。目前，麻风患者已越来越少。可望于 1997 年全国基本消灭麻风病。我们同意在有关婚姻、上学、参军、工作等的法规、规定、条例中，将麻风病与其他慢性传染病，例如结核病同样对待，取消突出或单列麻风病的歧视提法。"

1995 年 10 月，第八届全国人大常委会第十六次会议通过修改《婚姻法（1980）》的决定，修改事宜进入立法机关的立法日程。

2000 年 8 月 7 日，全国人大常委会法制工作委员会办公室印发《中华人民共和国婚姻法修正案（征求意见稿）》。征求中央有关部门和部分地方、法律专家的意见；全国人大法制委员会召开《婚姻法（1980）》修改意见座谈会，听取卫生部门和著名医学专家、教授意见。中国医科院皮研所叶干运应邀亲临相关座谈会和论证会，从医学科学的角度阐释并强调删改有关麻风病条文的必要性，其建议得到采纳。

2000 年 10 月 16 日全国人大常委会委员长会议将《中华人民共和国婚姻法修正案（修正案）》提请全国人大常委会审议。全国人大常委会法制工作委员会副主任胡康生作了关于《中华人民共和国婚姻法修正案（草案）》的说明：在述及"关于结婚条件以及无效婚姻"中称："现行婚姻法规定，患麻风病未经治愈或患其他在医学上认为不应当结婚的疾病的，禁止结婚。有关部门和医学专家提出，麻风病是一种普通的慢性传染病，现在对麻风病已有较好的治疗方案，可防可治不可怕，我国近年来已经基本消灭麻风病。因此，修正案在禁止结婚的条件中保留了患有医学上认为不应当结婚的疾病，删去了有关麻风病的规定。"

2000 年 12 月 22 日至 29 日举行第九届全国人大常委会第十九次会议，召开联组会再次审议《中华人民共和国婚姻法修正案（草案）》。2001 年 1 月 11 日全国人大常委会办公厅公布《中华人民共和国婚姻法修正案（草案）》，征求全民意见。2001 年 4 月 24 日至 28 日举行的第九届全国人大常委会第二十一次会议审议通过《关于修改〈中华人民共和国婚姻法〉的决定》，修正 1980 年 9 月 10 日第五届全国人民代表大会第三次会议通过的《婚姻法（1980）》。2001 年 4 月 28 日中华人民共和国主席江泽民发布第 51 号主席令，公布《关于修改〈中华人民共和国婚姻法〉的决定》，并重新公布了《中华人民共和国婚姻法（2001）》。其中："第七条有下列情形之一的，禁止结婚：……（二）患有医学上认为不应当结婚的疾病"。从而，把原"患麻风病未经治愈"从"患有医学上认为不应当结婚的疾病"的规定中删去的意见，最终得到立法的采纳。

《中华人民共和国婚姻法》的历史演进，在一定程度上也是在当代中国社会麻风变迁的缩影。①《婚姻法》共经历了三次较大的立法变化：即 1950 年《婚姻法》、1980 年对 1950 年《婚

---

① 《建国以来重要文献选编》第 1 册。中央文献出版社，1992 年，第 3 页。

姻法》的修订以及 2001 年对 1980 年《婚姻法》的修改[①]。从而实现了法律文本的不断充实和完善。就对麻风而言，主要的成果是在结婚制度方面：修改禁止结婚情形的规定，删除"患麻风病未经治愈"禁止结婚的内容。

2004 年 8 月 28 日，第十届全国人民代表大会常务委员会第十一次会议修订《中华人民共和国传染病防治法》，将麻风原来的乙类传染病降为丙类传染病，并明确规定：任何单位和个人不得歧视传染病患者、病原携带者和疑似传染病患者。

2008 年 6 月 18 日，第 8 次联合国人权理事会会议通过了《撤销对麻风病患者和麻风病治愈者及其家属的歧视》决议案，强调麻风患者应当与普通人享有同等的权利。我国政府签署了该决议。

2008 年 6 月，中国麻协向国家质量监督检验检疫总局建议，取消北京奥运会期间不准麻风患者入境的规定[②]。为履行承诺，2008 年 7 月，国家质检总局决定，自 7 月 20 日起，允许境外麻风患者和他们的家属入境。取消 2008 年 6 月 2 日公布的《奥运期间外国人入境出境及在中国停留期间法律指南》中"患有麻风病的外国人不准入境"的规定。

2010 年 4 月 24 日，国务院公布修订的《中华人民共和国外国人入境出境管理法实施细则》，规定外国麻风患者出入我国国境不再受到限制。

第三节　现代麻风学科发展的科技成果

麻风是严重危害人民身心健康的慢性传染病，在我国流行已三千多年，它的传染性、致残性导致社会的恐惧和歧视，始终成为人们关注的公共卫生和社会问题。二十世纪四十年代末，我国与印度同为世界麻风严重流行的国家。

中华人民共和国成立六十多年来，经过几代麻风研究、防治和管理工作者的艰苦努力，我国麻风防治取得举世瞩目的成就。2014 年，我国以县（市）为单位全部达到 WHO 提出"消除麻风的公共卫生问题"的控制目标（患病率 < 1/万），其中，96% 的县（市）达到了我国政府提出"基本消灭麻风病"的控制目标（患病率 < 0.1/万）。

经过几代麻风科研防治工作者的艰苦努力，我国麻风科研取得了丰硕成果，据不完全统计，获奖项目列表如下：

表 12-1　我国麻风科研成果

获奖日期	项目名称	奖项等级	主要完成人 主要完成单位
1978 年	改进预防措施，发动群众大规模地消灭头癣和控制麻风的研究	全国科学大会奖（0006240号）	江苏皮肤病防治研究所（原中国医科院皮研所）、江苏省海安县创新医院、广东省潮安县慢性病防治站等
1978 年	广东省潮安县麻风病防治效果考察	全国科学大会奖（0006415号）	广东省卫生局慢性病防治办公室

---

① 张希坡：《中国婚姻立法史》。人民出版社，2004 年，第 201—255 页。

② 中麻协（2008）第 19 号文。

续表

获奖日期	项目名称	奖项等级	主要完成人 主要完成单位
1978 年	麻风早期病理诊断的研究	全国医学卫生科学大会奖、 江苏省学大会奖	朱耀德　王铁生　刘季和　顾昌林　江澄 徐州医学院、江苏皮肤病防治研究所 （原中国医科院皮研所）、江苏省新沂县 马陵山医院、江苏省沭阳县万山医院、 江苏省高邮县第二人民医院
1978 年	麻风病的研究	全国医药卫生科学大会奖 （《中山大学校史 1924— 2004》吴定宇主编 2006 年）	刘子君　丘钜世　钟之英 中山医科大学病理教研室
1978 年	麻风免疫核糖核酸提取的研究	广西科学大会优秀科技成 果奖	王成义　陆毅斯　唐桂林 广西区皮肤病防治研究所
1978 年	改进淋巴细跑花环试验的研究	广西科学大会优秀技成果奖	王成义　陆毅斯　唐桂林 广西区皮肤病防治研究所
1978 年	麻风菌鼠足垫接种的研究	广西科学大会科技成果二 等奖	王成义　陆毅斯　唐桂林 广西区皮肤病防治研究所
1978 年	广西基本控制麻风病流行的 研究等	广西科学大会优秀技成果奖	温为民　彭文忠　王成义 广西区皮肤病防治研究所
1978 年	广西北海市控制麻风病流行 的研究	广西科学大会优秀科技成 果奖	周颂喜　郑国琦　陈家声 广西北海市皮肤病防治院
1978 年	广西贺县控制麻风病流行研究	广西科学大会优秀科技成 果奖	黄干军等 贺县防疫站
1978 年	江苏省麻风流行病学调查分 析报告（—1976）	江苏省科技成果三等奖	叶干运　金振国　张德屏　舒会文 包寅德　江澄 江苏皮肤病防治研究所
1978 年	昆明山海棠治疗血管炎及麻 风反应	四川省科技大会重大贡献 奖	胡鹭芳 四川省皮肤病防治研究所
1978 年	胰蛋白酶及木瓜液消化漂化 法检查麻风杆菌	四川省科技大会重大贡献 奖	蔺宗孟 四川省皮肤病防治研究所
1978 年	四川广元县 83815 人口中麻 风病的流行病学调查	四川省科技大会重大贡献 奖	林春贵 四川省皮肤病防治研究所
1978 年	34 例麻风患者皮损神经组织 学改变及皮肤感觉性之间的 关系	四川省科技大会重大贡献 奖	谢玉禄 四川省皮肤病防治研究所
1978 年	甲派力复霉素的研究	四川省科技大会重大贡献 奖	袁明忻 四川省皮肤病防治研究所
1978 年	昆明山海棠治疗血管炎及麻 风反应	江苏省科学大会奖	王荷英 江苏皮肤病防治研究所
1978 年	藏医藏药治疗麻风病 35 例疗 效观察报告	西藏自治区科技成果奖 （《西藏科技志》徐正余主 编 1995，第 96 页）	西藏自治区江曲医院
1979 年	环戊丁基哌嗪力复治疗麻风	四川省科技进步二等奖	袁明忻 四川省皮肤病防治研究所
1979 年	国产利福平治疗麻风病	四川省科技进步二等奖	袁明忻 四川省皮肤病防治研究所

续表

获奖日期	项目名称	奖项等级	主要完成人 主要完成单位
1981 年	国产利福定治疗麻风病	四川省科技进步二等奖	袁明忻 四川省皮肤病防治研究所
1982 年	异丁基哌嗪力复霉素试制研究	四川省科技进步二等奖	胡鹭芳 四川省皮肤病防治研究所
1982 年	化学药物隔离治疗麻风病的初步成效	云南省人民政府推广成果三等奖	刘凤梧　李国华　李永昌　朱伉 张宏图　杨军　杨荣德　李永林
1986 年	青海麻风病流行及防治	青海省科技进步奖三等奖（《青海省社会经济统计年鉴 1986—1986》）	胡奎云　杜文德　郭跃　谢思璧 青海省同仁慢性病疗养院，青海省玉树州慢性病院
1987 年	继发性和原发性耐氨苯砜麻风的调查研究	卫生部科技进步三等奖	李文忠　王荷英 中国医科所皮研所
1988 年	麻风病社会医学研究	卫生部科技进步三等奖	叶干运　周达生　舒会文　江澄　卞进国 中国医科院皮研所、南京铁道医学院
1988 年	山东、云南两省 80 例多菌型麻风病短程联合化疗停药后 33 个月的疗效观察	北京市科技进步三等奖	李桓英等
1989 年	利福平、氨苯芬嗪和氨苯砜联合治疗多菌型麻风的现场研究	卫生部科技进步三等奖	李文忠　叶干运　罗西谷 陶明波　杨忠民 中国医科院皮研所
1990 年	早期麻风血清学诊断的研究	卫生部科技进步二等奖	吴勤学　李新宇　刘琦 尹跃平　魏万惠　舒会文 薛正勇　朱学思 中国医科院皮研所
1991 年	柳州市麻风病综合防治技术研究	广西科技进步三等奖	俞幼丽　姜新达　陈兆珍　沈萍 柳州市皮防站
1991 年	麻风光谱分类的应用研究	四川省科技进步三等奖	罗九思 四川省皮肤病防治研究所
1992 年	四川省凉山州、攀枝花市多菌型麻风联合化疗现场治疗研究	四川省科技进步三等奖	胡鹭芳 四川省皮肤病防治研究所
1992 年	免疫学试验监测麻风病复发的初探	北京市科技进步三等奖	李桓英
1992 年	多菌型麻风三联化疗疗效及监测研究	云南省人民政府科技进步二等奖	黄文标　张世保　朱伉　马金福 李光祥
1993 年	以家内治疗为主综合防治措施消灭麻风病的技术研究	广西科技进步三等奖	庞洪义　林仕俊　柴勇 玉林地区防疫站
1993 年	麻风流行区亚临床感染前瞻性研究	卫生部科技进步三等奖	舒会文　吴勤学　莫焕春 顾昌林　李新宇　魏万惠 花菊香　陈祥生　沈建平 中国医科院皮研所
1993 年	麻风动物模型应用研究	卫生部科技进步三等奖	王荷英　李文忠　叶干运 叶顺章　黄洪生　喻林冲　施美琴 中国医科院皮研所

续表

获奖日期	项目名称	奖项等级	主要完成人 主要完成单位
1994 年	抗麻风杆菌及其抗原成分单克隆抗体的研究	卫生部科技进步三等奖	吴勤学　李新宇　尹跃平 魏万惠　叶干运 中国医科院皮研所
1994 年	麻风畸残流行病学及社会医学调查的研究	卫生部医药卫生科技进步三等奖	张国成、李文忠、江澄、陈祥生 严良斌等 中国医科院皮研所
1994 年	短程联合化疗治疗麻风病示范推广	云南省人民政府三等奖	冉顺鹏　杨军　刘聪华　杨荣德　龙恒
1995 年	麻风免疫诊断方法中"瓶颈"性难点研究	卫生部科技进步三等奖	吴勤学　侯　伟　李新宇 魏万惠　叶干运 中国医科院皮研所
1995 年	加速消灭麻风病的综合防治措施的实施研究	山东省科技进步奖一等奖	赵天恩　杜立彬　潘玉林等
1995 年	四川省麻风畸残预防及康复的研究	四川省科技进步三等奖	吴新生 四川省皮肤病防治研究所
1996 年	山东省加速消灭麻风病的综合防治措施和实施研究	国家科学技术进步二等奖	赵天恩　杜立彬　潘玉林等
1997 年	麻风病短程联合化疗后复发的队列研究	北京市科技进步三等奖	李桓英
1997 年	麻风病短程联合化疗远期疗效的研究	四川省科技进步二等奖	胡鹭芳　李桓英
1998 年	麻风畸残防治及康复试点项目	卫生部科技进步二等奖	张国成　严良斌　蒋　娟　韦晓宇 郑志菊　李文忠　郑逖生　徐少梅 吴新生 中国医科院皮研所
1998 年	早期麻风病的实验诊断研究 （44 98 医·2-017）	北京市科技进步奖　二等奖 （北京市 1998 年度科技成果奖励工作概况及分析《北京科技年鉴 1999》，北京市科学技术委员会编 2000）	翁小满　李桓英　张长淮　陈书嫒 冉顺鹏　杨荣德 北京热带医学研究所、首都医科大学附属北京友谊医院病理科、云南省文山州皮肤性病防治研究所
1999 年	麻风病联合化疗的远期效果及麻风病治疗研究	卫生部科技进步三等奖	沈建平　李文忠　陈祥生　严良斌 叶干运　张新华　冉顺鹏 中国医科院皮研所
1999 年	早期麻风病的实验研究	北京市科技进步二等奖	李桓英　冉顺鹏　杨军 北京市热研所，文山州皮防所
1999 年	麻风畸残防治及康复研究 （获奖序号：103 J-15-2-012）	国家科技进步二等奖	张国成　严良斌　蒋　娟　郑志菊 韦晓宇　李文忠　陈祥生　江　澄 郑逖生 中国医科院皮研所 卫生部（推荐单位）
2000 年	麻风杆菌重组特异抗原制备及应用研究	江苏省科技进步二等奖	尹跃平　吴勤学　侯　伟 中国医科院皮研所

续表

获奖日期	项目名称	奖项等级	主要完成人 主要完成单位
2000 年	麻风眼病现场综合防治研究	四川省科技进步三等奖	杨建文 四川省皮肤病防治研究所
2000 年	麻风防治系列研究	北京市科技进步一等奖	李桓英　黄文标　杨军 北京市热研所，云南省皮研所
2001 年	全国控制和基本消灭麻风病的策略、防治技术和措施研究	国家科学技术进步一等奖	李桓英　李文忠　陈祥生　翁小满 胡鹭芳　王荷英　袁联潮　江澄 杨军　叶干运　冉顺鹏　吴学勤 马金福　张国成　沈建平 中国医学科学院皮肤病研究所，北京热带医学研究所，江苏省疾病预防控制中心、广东省皮肤病防治研究所，上海市皮肤病性病医院，四川省皮肤性病防治研究所，云南省皮肤病防治研究所，贵州省皮肤病性病防治研究所，云南省文山州皮肤病防治研究所，云南省西双版纳州勐腊县皮防站 卫生部、北京市（推荐单位）
2003 年	云南麻风 50 年综合防治科研报告	云南省人民政府科技进步三等奖	周玉祥　杨军　周龙朝　居建云 张晓红　黄文标
2004 年	改良颞肌移位术矫治麻痹性睑闭合不全的远期疗效	浙江省科学技术三等奖	钱坚革　尤卫平　张国成 浙江省皮肤病防治研究所
2005 年	四川省控制和基本消灭麻风病的策略、防治技术和措施研究	四川省科技进步二等奖	胡鹭芳 四川省医科院·四川省人民医院皮肤病研究所
2011 年	低流行状态下麻风病防治的基础和应用研究	山东省科技进步奖一等奖	张福仁　陈树民　刘红等
2011 年	玉溪市 58 年麻风病防治效果评价及对策研究	云南省人民政府科技进步三等奖	李孝安　陈良　高良敏　鲁建波 张洪军

注：1. 此表源于各省区市上报资料及编者竭力收集所得；

　　2. 收录政府部门颁发的省（部）级三等奖以上奖项；

　　3. 主要完成人及主要完成单位：国家级奖项全列；省（部）级奖项列前 3 位。

此外，为发挥现代网络的便捷技术，中国疾病预防控制中心麻风病控制中心自 2010 年起，在麻风疫情监测工作的基础上，逐步建立和运行全国麻风防治管理信息系统（LEPMIS），提升了国家对全国麻风防治信息的掌控和运用能力。

从 2009 年至 2014 年，山东省皮肤病研究所张福仁及其团队采用全基因组关联研究的方法，先后定位了 12 个麻风易感基因。这是国际上第一个麻风的全基因组关联分析研究成果，是我国科学家在复杂疾病易感基因检测方面取得的重大突破，处于国际领先地位。其研究成果发表在 *THE NEW ENGLAND JOURNAL OF MEDICINE*。

　　2013 年 12 月，山东省皮肤病研究所张福仁及其团队采用全基因组关联（GWAS）和 454 测序技术，对 70 名氨苯砜综合征患者和 1922 例对照进行基因分型和联合分析，成功定位氨苯砜综合征的风险位点为 HLA-B*1301。通过对该位点的检测，可成功实现 DDS 综合征的一级预防。2014 年，中国麻协在全国麻防单位推广这一研究成果，利用全国—省—市—县麻风防治网络，对新发麻风患者开展临床用药前筛查，避免氨苯砜综合征的发生，实现精准医疗。

　　2014 年，中国 CDC 麻风病控制中心在麻风密切接触者中开展化学预防的前瞻性研究。

第十三章 现代麻风学科组织的发展与演变

1949 年底至今，卫生部成立的全国麻风专家咨询组织和从中华麻疯救济会演变来的中国麻风防治协会（含各省市区麻风防治分会）以及广东汉达康福协会与国内外多个非政府组织及国际团体等，共同构成了现代麻风学科组织体系，即麻风学术共同体。该共同体是学术交流的主渠道，是科学普及的主力军，是对外学术交流与合作的重要窗口。在推动科技创新、开展学术交流、促进科学普及、为科技工作者服务、畅通党和政府与麻风科技界的沟通等方面发挥着日益明显的作用。可以说，现代麻风学科组织的体系化是麻风学术共同体成熟的标志，麻风学科的形成与发展，始终离不开学术共同体的推动。他们协助中国政府制订麻风防治的政策法规、发展规划、技术规范；促进麻风科学研究、学术交流、成果推广；出版书刊、音像制品；反映麻风防治科研工作者和麻风受累者的呼声，维护其合法权益，在促进麻风学科的发展以及麻风学科学术共同体的完善方面发挥着不可或缺的重要作用。

第一节 从中华麻疯救济会到中华麻风防治协会（1949—1958）

成立于 1926 年 2 月 1 日的中华麻疯救济会，是我国近代成立最早的公益性、学术性社团组织之一，该会以国家荣辱为己任，以救治麻风患者为职责，提倡科学治疗麻风，报告国内、外麻风信息和"铲除麻风运动"的成果，介绍最新麻风学术动态和治疗药物，灌输麻风科学教育，推动麻风救济，募集资金创办麻风病院及诊所等，在新中国成立初期继续发挥着相应的作用，是当时最主要的麻风学科组织。发挥了学术共同体特有的积极的作用。

一、从中华麻疯救济会到中华麻风协会

1949 年 5 月 27 日上海解放，不久"中华麻疯救济会"更名为"中华麻风协会"。[①]

1950 年 8 月，由中国科学社、中华自然科学社、中国科学工作者协会和东北自然科学研究会等 4 个科学团体共同发起，在北京筹备召开中华全国自然科学工作者代表会议（简称科代会），决定成立"中华全国自然科学专门学会联合会"（简称全国科联）和"中华全国科学技术普及协会"（简称全国科普），推举李四光为全国科联主席、梁希为全国科普主席。第一批

---

① 《上海卫生志》，第 14 篇第 3 章第 2 节。

加入全国科联的有中华医学会、中华麻风协会、中华防痨协会等 36 个学会。

中华人民共和国成立之初，时受美国津贴的麻风病院二十余所，孤儿院二百余所等，这些救济事业的经费津贴机关为"美国援华救济委员会"。政府对上述这些文化教育救济机关和宗教团体，期望他们能恪守政府法令，故未予处理，允许暂时接受美国津贴。

1950 年 12 月 29 日，中央人民政府政务院颁布《关于处理接受美国津贴的文化教育救济机关及宗教团体的方针的决定》，同年 12 月 30 日，政务院又发布了《接受外国津贴及外资经营之文化教育救济机关及宗教团体登记条例》。

1951 年，中华麻风协会向第一届全国防疫专业会议提出我国防治麻风工作近况及建议："建议创立一规模宏大之国立麻风病院；对全国各地之私立麻风病院能积极的加以经济物资的援助；早日颁布管制麻风法律，能使对麻风治疗、筹拨经费、训练人员、解决麻风患者之生活及其子女等问题，均有统筹办理以收管制之效。"[①]

1951 年 5 月初，中央人民政府政务院处理接受美国津贴救济机关委员会上海市救济分会提出"中华麻风协会"调整草案，经中国人民救济总会第四次会议通过。"草案"如下：

> 1. 名称："中华麻风协会"。
> 2. 性质：全国性防治麻风的学术上的研究团体。
> 3. 任务：1）进行麻风预防、治疗及麻风患者生产与教育上的学术性的研究工作；2）调查研究全国麻风各地麻风防治机构及各麻风流行地区的实际情况，及时对其业务上及处理办法上的改进提出建议，并给以指导或协助；3）出版专门刊物，并展开宣传教育工作；4）协助中央卫生行政及救济部门，拟定全国性防治及救济麻风计划。
> 4. 组织：1）由主管机关，决定就原有董事会加以调整，除政府有关部门应各有代表任董事外，并吸收社会上专门人士参加；2）本会接受中央人民政府卫生部领导。对有关工作，接受中央人民政府内务部及中国人民救济总会指导。
> 5. 会址：暂设上海，必要时迁北京。
> 6. 人事：原有工作人员，原则上一律留任。

至此，"中华麻疯救济会"改称为"中华麻风协会"，"并改组董事会，推刁信德为董事长，张福星、全绍文为副董事长，王继陶、巢纪梅、陆梅玉、吴高梓、丁惠康、颜福庆、沈克非、吴绍青、杨国亮等为董事。协会专职工作人员有仇子同总干事及会计与工友共三人"。

中华麻风协会"自 1951 年 5 月间，遵照人民政府的规定办理外资津贴登记，并奉令自 8 月间起由中国人民救济总会上海市分会领导，同年 12 月，改由卫生部领导。[②] 中华麻风协会在上海郊区办有 90 余张病床的麻风院一所，即"中华麻风疗养院"。1952 年决定由上海市（卫生局）接办，但由于人力困难，该市迄今（1953 年）未进行。此外，今年（1953 年）上海（卫生局）

---

① 中华麻风协会：我国防治麻风工作近况及建议。《全国防治麻风情况初步调查》（第一届全国防疫专业会议参考资料）中央人民政府卫生部防疫处编印，1951 年，油印本，第 67—70 页。

② 沪卫医院（53）发字第 1038 号，关于中华麻风协会及中华麻风疗养院的情况报请鉴核示遵由。

新建100张麻风病床，该市（卫生局）亦交协会"领导"。1953年2月6日，卫生部医疗司撰文呈部领导："根据全国第二届卫生行政会议通过的'积极防治麻风案'中防治办法第一条，拟充实中华麻风协会，并由卫生部、内务部救济总会加强领导，使其负责麻风的防治，协助培养干部，宣传教育以及交流经验等工作。在中南、华东、西南、西北可组织分会等事。"

二、从中华麻风协会到中华麻风防治协会

1954年3月10日，卫生部致函中央人民政府内务部，再次提出改组中华麻风协会的意见：

1. 为了更好地明确该会性质，该会名称可以改为"中华麻风防治协会"，其性质应是群众性的麻风防治团体；其工作任务是贯彻卫生工作方针，团结卫生工作者、社会热心人士及有关单位，组织群众，协助政府进行麻风病的宣传教育、学术研究及防治工作。

2. 改组后，该会组织改为理事会形式，经常会务工作，聘请总干事负责进行。该会组织成员主要为防治麻风工作者，但还必须吸收卫生、民政部门以及中华医学会专门学会、中华全国科学技术普及协会和卫生工作者协会等有关单位、团体的人员参加，以便更好地开展群众性防治工作。

3. 中华麻风防治协会是属于事业性的群众团体，但目前并不能设立麻风防治事业单位，因之其经费开支应由政府补助（卫生事业费开支）。

4. 关于该会的领导关系，应由中央人民政府卫生部及内务部领导。目前会址仍设上海市，可由华东行政委员会卫生局、民政局代管。

5. 具体改组办法：由上海市卫生局协助该会拟定改组方案、协会章程、工作计划等，上项材料拟妥后，报送华东行政委员会卫生局及中央卫生部，经华东卫生局研究同意后，以该会名义邀请全国麻风工作者及有关单位会员代表三四十人，于上海市召开麻风工作者代表会议通过，进行选举改组。会议结果报送中央人民政府卫生部及内务部审核备案。

为了统一麻风防治工作者开展学术研究，于筹备期间可函请杨国亮、张南、尤家骏等医师，制定麻风诊断标准、治疗常规、宣传计划、研究内容，并可通知重点省份总结几年来麻风防治工作经验及今后意见，于会议期间讨论研究，打下今后开展工作的基础。

至此，各省市区也在积极筹备成立"中华麻风防治协会分会"，1952年9月20日，甘肃省筹备组印制了新中国成立后第一本《麻风防治手册》，1954年2月17日（第二版）由卫生部统一分发至全国各麻风防治机构。

1954年4月24日，中央人民政府内务部函复卫生部：基本上同意中华麻风防治协会改组方案。但领导关系因系一学术上的研究团体，应由卫生部门领导。中华麻风防治协会改组后，可依社团登记办法报请内务部予以审核登记。

此后，上海市卫生局按照卫生部和内务部的指示，积极承办中华麻风防治协会改组事宜。于1954年4月28日由上海市卫生局局长王聿先在中华麻风疗养院全体职工及病员大会上正式

宣布接办，并改称为"上海市麻风医院"（时有工作人员 19 人）；各省市筹备委员及会员代表之产生及出席通知手续，遵照卫生部指示以麻风协会名义召开。

1954 年 11 月 2 日，在中华麻风防治协会会所召开董事会议。会上，除听取政府对协会改组的指示外，讨论及通过了中华麻风防治协会改组方案草案；最后推定麻风工作者会议准备工作组名单。于 11 月 6 日在协会召开工作组第一次会议。起草了"中华麻风防治协会工作总结"，"中华麻风防治协会 1955 年工作任务（计划草案）"，"住院常规（草案）"，"中华麻风防治协会分会暂行组织通则（草案）"，还拟就了麻风分类，加强麻风管理意见等技术性资料以备大会讨论；重点省市总结麻风工作及提供交流经验的资料亦已布置；并由杨国亮函请尤家骏、张南准备专题报告资料，初步讨论排定了大会议程等文件。

一切筹备工作在有条不紊地进行，中华麻风防治协会广大同仁踌躇满志，"以期在我政府领导下，成为一个新面貌的人民团体，担负起新的工作任务，成为协助政府防治麻风工作有力的团体。"[1] 孰料，1954 年 12 月 6 日，卫生部电报至上海市卫生局：中华麻风协会改组问题，经本部再三研究决定：不作为全国性的学会改组。而改为你市范围内的协会，今后完全由你局领导。如何改组由你局确定，改组后报本部备查即可。[2]

中华麻风防治协会的改组就此搁浅，至 1958 年底终结而淡出国人视线。

第二节　卫生部麻风研究咨询组织的建立与演变（1957 — 2014）

在现代麻风学科发展过程中，卫生部成立的各种麻风相关的咨询顾问组织对于麻风学科的发展起到了重要作用，在确定学科发展方向，解决重点学科问题，组织研究攻关，指导学科实践等等方面都起到了积极作用，为现代麻风学科学术共同体的重要组成部分。

一、全国麻风病研究小组

1957 年 10 月 28 日，卫生部发布《全国麻风防治规划》（以下简称《规划》），《规划》中明确成立"全国麻风病研究小组"，组长尤家骏，副组长张南、李家耿，组员胡传揆、于光元、杨国亮、穆瑞五、黄明一、刘蔚同及秦作梁，秘书李家耿。《规划》指导各地开展麻风科学研究工作中，应随时与北京皮肤性病研究所（后更名为中国医学科学院皮肤病研究所）及麻风病研究小组取得密切联系。[3]

二、全国性病麻风研究委员会

1959 年 4 月 10 日，全国性病麻风研究委员会成立，是卫生部医学科学委员会的专门委员会之一，其任务是保证完成国家科学技术发展纲要中有关性病麻风研究任务的完成，更好地为防治疾病服务。委员共 32 人，主任委员胡传揆，副主任委员杨国亮、戴正启、龚志贤，秘

---

① 中华麻风协会工作总结。1954 年 11 月。
② 卫生部档案。1954 年 12 月 6 日。
③ 卫生部文件（57）卫医贺字第 395 号。

书叶干运。办公室设在中国医科院皮研所（北京鼓楼甘水桥大街 23 号）。[①] 将该所 1958 年 10 月创办的《性病麻风防研工作》（内部刊物）于 1959 年 10 月改为《性病麻风防研通讯（双月刊）》（内部刊物），作为该委员会的机关刊物。

三、卫生部历届麻风专家研究、咨询组成员及其工作

（一）第一届全国麻风防治研究咨询组

1. 人员组成及联系地区

1982 年卫生部麻风防治研究咨询组成立，叶干运为组长，李桓英、李家耿为副组长，办公室设在中国医科院皮研所。

1982 年 6 月 4 日，卫生部成立了全国麻风防治研究咨询组（后称第一届全国麻风防治研究咨询组）。[②]

第一届咨询组组长：叶干运，副组长：李桓英、李家耿，秘书：杨理合、郑逖生，办事机构设在中国医科院皮研所。委员及联系地区如下：

表 13-1　第一届咨询组委员

姓名	职务	职称	工作单位	联系地区
李家耿	院长		上海遵义医院	上海、安徽、西藏
汪洋	所长	副主任医师	山东省皮肤病防治所	天津、河北、山东、内蒙古、山西
卢健民	所长	主任医师	武汉市皮肤病防治所	湖北、河南
邵康蔚	院长	副主任医师	福建省皮肤病防治院	福建、江西
袁明忻	所长	研究员	四川省皮肤病防治所	四川
苏骏瑞	副主任	主任医师	广东省卫生厅慢病办	广东、湖南
王成义	副所长	副主任医师	广西壮族自治区皮肤病防治所	广西、西藏
邓云山	副主任	副教授	西安医学院附二医院皮肤科教研组	陕西、宁夏
李桓英		研究员	北京友谊医院热带医学研究所	北京、天津、河北、内蒙古、山西
苗宇培	所长		云南省皮肤病防治所	云南
刘国才		医师	贵州省皮肤病防治所	贵州
李志文	副所长	医师	黑龙江省皮肤病防治所	黑龙江、吉林、辽宁
楼焕寅		主治医师	南京市青龙山医院	江苏、浙江
叶干运	副所长	副研究员	中国医科院皮研所	新疆
杨理合		主治医师	中国医科院皮研所	新疆
郑逖生		主治医师	中国医科院皮研所	新疆
唐松柏	所长	副主任医师	甘肃省地方病防治所	甘肃、青海
邵毅			卫生部卫生防疫司	

[①] 卫生部文件（59）卫科研字第 54 号。

[②] 卫生部函（82）卫防字 41 号。

2. 主要开展的工作

（1）全国麻风病防治研究咨询组第一次会议：1982 年 8 月 11—15 日，全国麻风病防治研究咨询组第一次会议在北戴河召开。卫生部顾问马海德、卫生部卫生防疫司司长陈春明及咨询组全体成员参加会议。专家们讨论了联合化疗试点工作的技术问题，为了避免产生耐药性，在麻风治疗中不能单独使用利福平，各种药物联合使用也要合理。对丙硫异胺与利福平并用产生的副作用应引起足够的重视。下发的《麻风病联合化疗方案》仅是个试行方案，应通过试点，摸索规律，总结经验，逐步展开。确定成立麻风联合化疗研究小组，重点研究联合化疗的实施问题。专家们建议各级卫生行政部门进一步加强对麻风防治工作的领导。麻风流行的省（自治区）没有省级麻防机构的应尽快建立。从而巩固麻防队伍、提高技术水平。西藏有的地区发病率高，建议卫生部及有关省、市、自治区派往西藏的医疗队队员中要有麻风防治专业人员，以便帮助培训，提高当地医务人员的技术水平。专家组讨论选定了我国准备参加第 12 届国际麻风会议的部分论文题目和承担单位；请福建省负责编写科普宣传小册子，请广东省负责出版明年的麻防宣传挂历；为加强咨询组与各地的联系，咨询组成员分工确定了联系的省、市、自治区。①

（2）全国麻风病防治研究咨询组第二次会议：1983 年 1 月 11 日至 16 日，在昆明市召开全国麻风病防治研究咨询组第二次会议。专家组从全国各地报送的 24 篇论文中，选出 6 篇，作为我国报送第 12 届国际麻风会议的学术论文，如《山东省二十五年来麻风病流行情况》《中药雷公藤治疗麻风反应》等。《山东省二十五年来麻风病流行情况》的报告，以具体数据和图表显示了我国麻风防治工作的成就，并提出了我国基本消灭麻风的可能性。专家们还讨论第六个五年计划期间麻风防治科研工作的重点等问题。

（3）全国麻风病防治研究咨询组第三次会议：1984 年 5 月 30 日至 6 月 4 日，全国麻风防治研究咨询组第三次会议在四川成都召开。除咨询组全体成员外，还邀请有关省、区、市主管麻风防治工作的代表参加，卫生部郭子恒副部长和马海德顾问到会作重要讲话。

专家组讨论了我国麻风防治规划（1984—2000），一致同意 20 世纪末我国麻风防治规划可分四个阶段进行：第一阶段（1984—1986 年）：要求全国现症麻风患者比 1980 年底减少 30%，到 1986 年底全国麻风现症患者应从 11 万多名减少到 77000 名以下；第二阶段（1987—1990 年）：要求全国现症麻风患者递减 40%，即至 1990 年底全国现症患者不得超过 46200 名；第三阶段（1991—1995 年）：要求全国现症麻风患者再递减 50%，即至 1995 年底全国现症麻风患者应降至 23100 名以下；第四阶段（1996—2000 年）：要求全国现症麻风患者再递减 60%，即至 2000 年底全国现症麻风患者应降至 9200 名以下，达到基本消灭麻风病的指标，患病率 < 0.01‰，发病率降至十万分之 0.2 以下。

关于麻风防治工作考核指标，大家建议先试点，以后再讨论；专家们还提出应加速国产 B663 的生产供应工作；建议建立中国麻风登记报告系统，便于及时掌握我国麻风流行的动态，及时发现问题，采取有效措施，加速我国消灭麻风的进程。

（二）卫生部第二届麻风病专家防治研究咨询组组成及其工作

1990 年 3 月 21 日，卫生部第二届麻风病专家防治研究咨询组由叶干运、李桓英、郑逖生、

---

① 1982 年 9 月 29 日，卫生部（82）卫防字第 64 号，转发全国麻风病防治研究咨询组第一次会议纪要的通知。

杨理合、邵康蔚、陈德友、李文忠、陈家琨、胡鹭芳、陆炳新、张国成等 11 名专家组成。叶干运任组长，李桓英任副组长，郑逖生、杨理合及江澄（1991 年 2 月起）任秘书。办事机构设在中国医科院皮研所。

卫生部第二届麻风防治研究专家咨询组会议，于 1990 年 4 月 10—12 日在广东平洲中国麻风防治研究中心举行。会议分析麻防工作的现状、趋势、存在问题和解决办法；讨论进一步加强和深化对麻风防治工作的认识，特别是怎样强化麻防工作的社会化问题；制定符合国情国力的《八五麻风防治规划》；讨论 1990—1992 年全国麻风康复阶段计划和实施措施；制订对上海市麻风基本消灭"达标"考核验收的具体方案。

1991 年 2 月 24—26 日，卫生部第二届麻风专家咨询组扩大会议在广东平洲中国麻风防治研究中心召开。咨询组成员及邓云山、赵西丁、孟梅白、陈均銮、于安新、刘国才、黄文标、江　澄、胡福生、何达埙、杨忠民等专家参加。卫生部防疫司戴志澄司长和广东卫生厅库文远副厅长等出席。会议探讨了早期发现麻风患者和预防复发的方法及对策；建立全国麻风疫情监测点（县级）；麻风流行病学中几个术语的定义和计算方法决定由李文忠牵头制定全国麻风联合化疗总结提纲；由郑逖生、张国成牵头制定全国麻风康复试点工作技术时规范；专家们还探讨了麻防工作如何与初级卫生保健网络相结合及麻风科普宣教工作的进一步开展等问题。

（三）卫生部第三届麻风病专家咨询委员会组成及其工作

1992 年 10 月 15 日，卫生部将麻风病专家防治研究咨询组正式定名为"卫生部麻风病专家咨询委员会"。[①] 委员会由叶干运、李文忠、李桓英、郑逖生、于安新、邓云山、何达埙、张国成、陈家琨、邵康蔚、陈德友、杨理合、孟梅白、胡鹭芳、江澄等 15 名专家组成。叶干运任主任委员，李文忠、李桓英、郑逖生任副主任委员，江澄任秘书。办事机构设在中国医科院皮研所。

1993 年 2 月 17—21 日，第三届麻风病专家咨询委员会第一次会议在广东省南海县平洲中国麻风防治研究中心举行。专家们讨论了麻风联合化疗监测方案内容及其实施；麻风流行病学及联合化疗评价的基本指标；修订《基本消灭麻风病考核验收办法（暂行）》。会议还审议了我国出席第 14 届国际麻风会议的展板、录像、简介等初稿，并提出修改意见。

（四）卫生部第四届麻风病专家咨询委员会组成及其工作

1997 年 5 月 17 日，卫生部麻风病专家咨询委员会进行了换届调整。[②] 委员会由叶干运、李文忠、李桓英、张国成、何达埙、陈家琨、胡鹭芳、江澄、赵子山、徐永强、黄文标、徐世才、林伯滢、陈树民、熊俊浩等 15 名专家组成。叶干运任名誉主任委员，李文忠任主任委员，李桓英、张国成任副主任委员，江澄、陈树民任秘书。办事机构设在中国医科院皮研所。

1998 年 11 月 25—27 日，第四届麻风病专家咨询委员会在海南省海口召开第二次会议。会议着重讨论今后我国麻风控制工作任务，修订麻风防治工作若干措施和要求，对 1993 年的《基本消灭麻风考核验收办法（修订）》提出修改意见。

---

① 卫生部以卫防综发（1992）第 7 号，关于调整和成立卫生部自然疫源性疾病等七个专家咨询委员会的通知。

② 卫生部以卫制控发（1997）第 17 号，关于调整卫生部结核病、麻风病、疟疾、寄生虫专家咨询委员会的通知。

2000 年 8 月 26—27 日，卫生部第四届麻风病专家咨询委员会在贵阳召开第三次会议，讨论我国基本消灭麻风工作的现状、问题和对策；讨论制订全国麻风防治《十五规划》及新时期我国麻风防治的策略和措施。

（五）卫生部第五届麻风专家咨询委员会组成及其工作

2005 年 1 月 31 日，卫生部关于自然疫源性疾病等三个专家咨询委员会换届的通知，第五届卫生部麻风病委员会，由张国成、沈建平、陈树民、李文忠、陈家琨、江澄、申鹏章、王荣茂、牟鸿江、翁小满、徐耀华、姚建军、严良斌等 13 名专家组成。李文忠、陈家琨、江澄任顾问，张国成任主任委员，沈建平、陈树民任副主任委员，严良斌任秘书。办事机构设在中国医科院皮研所。①

第五届麻风病专家咨询委员会 2005 年在南京召开。会议讨论《2006—2010 年全国麻风病防治规划（征求意见稿）》；是否实施 MDT 修改方案等。

2007 年卫生部第五届麻风病专家咨询委员会在南京召开，讨论修改了《2006—2010 年全国麻风病防治规划实施指南》《全国麻风病督导方案》《全国麻风病疫情网络报告的可行性和实施方法》《关于修改中国麻风患者联合化疗疗程的讨论稿》，认为在理论上，技术上修改麻风联合化疗疗程时机已经成熟，通过了中国麻风患者联合化疗疗程的修改方案。

2008 年卫生部第五届麻风病专家咨询委员会在上海召开，专家们就"流动人口麻风病防治管理""十一五麻风病防治规划中期评估""中央转移支付麻风病防治项目""新发和严重反应的麻风患者集中规范化治疗""麻风病 MDT 疗程"等问题进行研讨。针对流动人口、疫情报告、患者诊断及规范治疗、密切接触者调查、愈后患者的随访管理、专业培训、健康教育、麻风病村（院）建设等问题提出意见和建议。

2009—2010 年，委员会协助卫生部制定云、贵、川三省麻风防治部省联动方案（讨论稿）、麻风防治规划中期督查方案，同时就财政部麻风防治项目提出论证报告。

（六）卫生部疾病预防专家委员会组成及其工作

2010 年 10 月 18 日，卫生部疾病预防专家委员会成立结核病、麻风病防治分委会：主任委员王撷秀，副主任张国成、傅瑜、梅建，委员有 26 人，其中麻风界委员由张国成、严良斌、沈建平、陈树民、宁湧、黎明、张连华等 7 人组成。②

2011 年，撰写了《全国消除麻风危害规划（2011—2020）》起草说明、《2002—2010 年全国麻风防治工作评价》《2012 年全国麻风防治管理信息系统考核方案（征求意见稿）》。

2012 年，协助卫生部制定《全国消除麻风病危害规划实施方案（2012—2020 年）》《全国麻风防治绩效考核指标》《2012—2013 年中央转移支付全国麻风项目管理方案和经费预算》；制定《2012 年全国麻风防治管理信息系统考核方案》《高流行地区麻风防治工作督导方案》《高流行地区麻风防治工作督导及麻风耐药监测的报告》；修订《麻风诊断标准（行业标准）》，编印《全国消除麻风危害规划实施工作指南》（2012 年版）。

2013 年和 2014 年，编写《国家卫生计生委工作人员必备手册（麻风防治）》；印发《全国麻风防治核心知识知晓率调查方案（2013—2020）》，撰写《中国麻风防治 60 年工

---

① 卫生部文件，卫疾控发〔2005〕44 号附件 3。
② 卫生部关于成立疾病预防控制专家委员会的通知，卫疾控发 [2010]88 号。

作总结》《中国麻风残疾康复工作情况报告》等，为政策制定和学科发展提供理论支撑和科学依据。

第三节　中国麻风防治协会的恢复与发展（1985—2014）

在现代麻风学科建制化发展过程中，中国麻风协会的恢复具有历史性的意义，在中国麻风学术共同体的完善和发展过程起到了巨大的作用，促进了中国麻风学科的繁荣与发展。

一、中国麻风防治协会的恢复

1977年12月18日，中共中央以机发（77）403号文件，任命王文鼎、马海德为卫生部顾问。1982年，应比利时达米恩基金会的邀请，马海德率叶干运、苏骏瑞三人赴比利时、美国、日本、加拿大、英国等8国和香港的麻风防治机构考察。考察后向卫生部提出"恢复成立中国麻风防治协会、编辑出版《中国麻风杂志》"等建议。

1985年3月5日，国家体改委批准恢复成立中国麻风防治协会（以下简称中国麻协）。[1]

中国麻风防治协会（英文名称 China Leprosy Association，CLA）。是由全国从事麻风防治、科研、管理工作者和社会各界关心、支持我国麻风防治事业的人士自愿结成并依法登记注册的学术性、公益性、非盈利性法人社团，是中国科学技术协会的组成部分，是中国发展麻风科技事业的重要社会力量。

协会宗旨：团结广大麻风防治、研究、管理工作者和社会各界有关人士，遵守宪法、法律、法规和国家政策，遵守社会道德风尚，贯彻和宣传政府制定的有关卫生、科学技术工作和麻风防治工作的方针政策，坚持实事求是，发扬学术民主，服务麻风防治，促进学科发展和人才成长，反映麻防工作者、麻风患者和治愈者的呼声，维护麻防工作者、麻风患者和治愈者的合法权益，为在我国彻底消灭麻风病而奋斗。

协会刊物：主办《中国麻风杂志》于1985年第四季度出版发行；1999年第二季度更名为《中国麻风皮肤病杂志》。

协会业务范围：①宣传国家麻风防治方针和政策，教育和鼓励麻风防治工作者热爱麻风防治事业，发扬无私奉献精神，全心全意为人民服务；②动员社会各界人士大力赞助麻风防治事业；③开展民间与国际及港澳台地区的麻风防治学术交流与合作，组织学术考察活动，发展同国外有关学术团体、麻风协会与基金会及其他福利组织和个人的友好往来与合作；④努力争取和承办卫生行政部门委托的工作及与本会宗旨有关的事宜，开展调查研究，积极向政府提出建设性意见，更好地发挥麻防工作者的积极性。对国家麻风防治工作的方针、政策、重大技术措施和科学技术管理等方面发挥参谋和咨询作用；⑤宣传普及麻风防治知识，开展健康教育，推广麻风防治先进技术和经验；⑥开展麻风防治专业人员的继续教育和培训工作，提高麻风防治人员的业务素质和技术水平；⑦推荐、评选麻风防治优秀学术论文和科普作品，奖励优秀作者，表彰奖励在麻风防治、研究和管理工作中做出优异成绩的会员，发

---

[1]　国体改办办字［1985］第17号文件至中国科学技术协会。

现人才，推荐人才；⑧编辑出版《中国麻风皮肤病杂志》，编印有关麻风防治研究和管理方面的刊物和资料；⑨积极向有关部门反映麻风防治工作者、麻风患者和治愈者的意见和建议，维护他们的正当权益；⑩创办以本学科为主的科技实体；开展成果鉴定、科技论证、职称评定、医疗服务、咨询、培训活动及举办为会员服务的业务活动。

协会办事机构设在北京，从最初仅设有办公室（北京市西城区鼓楼西大街 126 号），逐步发展至今设有办公室、联络部、会员学会部、科学普及与继续教育部、康复部和人事部等 6 个职能部门（北京市丰台区角门北路甲 8 号院 1 号楼 1107 室）。

1985 年 8 月 10—12 日，中国麻风防治协会第一次全国会员代表大会在广东顺德召开，选举邓云山等 37 人为中国麻风防治协会第一届理事会理事；马海德为理事长，王健、戴正启、叶干运、李桓英为副理事长，叶干运（兼）为秘书长。

1985 年 11 月 26 日，中国麻风防治协会、中国麻风福利基金会、中国麻风防治研究中心成立大会在广州召开。中共中央顾问委员会副主任、中国国际友好联络会名誉会长王震、卫生部部长崔月犁出席了大会开幕式并讲话，全国政协主席邓颖超通过王震向大会表示祝贺。习仲勋、杨尚昆、黄镇、程子华、康克清、周培源、赵朴初等党和国家领导人向大会发来贺电、题词。崔月犁部长宣告："中共中央政治局委员、人大常委会副委员长习仲勋同意担任中国麻协名誉理事长，"西萨摩亚卫生部长法依加、世界卫生组织西太区主任中岛宏、日本国笹川基金会会长笹川良一、国际麻风协会主席勒夏、国际麻风联合研究委员会主席哈里斯出席大会并致贺。①

二、中国麻风防治协会的发展

1986 年 12 月，中国麻风防治协会在成都召开会议，调整中国麻风防治协会第一届理事会，马海德等 46 人为理事，新增张义芳为副理事长。

1989 年 8 月 31 日—9 月 1 日，中国麻风防治协会第二次全国会员代表大会在北京召开，中共中央政治局委员、人大常委会副委员长习仲勋为名誉理事长；戴正启为顾问，选举陈敏章为理事长，叶干运、何达垻、李桓英、苏菲、戴志澄为副理事长；何达垻（兼）为秘书长。

1994 年 4 月 11—13 日，第三次全国会员代表大会在北京召开，中共中央政治局委员、人大常委会副委员长习仲勋、卫生部部长陈敏章为名誉理事长；戴正启为顾问；叶干运为理事长，何达垻、李桓英、肖梓仁、苏菲、赵天恩、胡鹭方为副理事长；何达垻（兼）为秘书长。

1998 年 9 月 13 日，第四届全国会员代表大会在北京召开，叶干运为名誉理事长，李桓英、苏菲为名誉副理事长；肖梓仁为理事长，何达垻、张国成、陈家琨、赵天恩、胡鹭芳为副理事长；杨忠民（兼）为秘书长。

2003 年 10 月 26 日，第五届全国会员代表大会在南京召开，人大常委会副委员长傅铁山、肖梓仁为名誉理事长，选举王立忠为理事长，张国成为常务副理事长，刘国卫、汪华、宋顺鹏、张福仁、赵子山、熊俊浩为副理事长；潘春枝为秘书长。

2009 年 3 月 21 日，第六届全国会员代表大会在广西北海召开，原卫生部部长张文康为

---

① 《中国麻风防治协会、中国麻风基金会与中国麻风中心成立大会资料汇编》。1986 年，第 95 页。

名誉会长，中国天主教爱国会副主席李山为名誉副会长；秦国生为顾问；张国成任会长，尤卫平、宋顺鹏、张福仁、杨斌、汪华、胡守敬、徐伟民、熊俊浩等8人为副会长；潘春枝为秘书长。

协会恢复成立以来，有67个团体会员单位，发展会员近万人。先后在云南、贵州、四川、湖南、湖北、江西、安徽等建立了73个县级和8个乡级中国麻风防治协会会员代表处或会员工作站。

第二届至第五届理事会先后成立了"麻风流行病学与社会医学""麻风治疗""麻风实验技术""麻风康复（含护理）""麻风科学普及与健康教育"等5个专业委员会；2007年，成立"中国麻协麻风眼病流动医疗队"；第六届取消了以上专业委员会，改为麻风专家委员会和青年委员会；第六届理事会第八次常务理事会决定，成立"中国麻协社区康复队"。

协会的学术性刊物《中国麻风杂志》（季刊）1985年第4季度创刊出版发行，中共中央政治局委员、人大常委会副委员长习仲勋1987年为杂志题写刊名（1987年第三卷第二期开始使用），由中国麻风防治研究中心承办（广州平洲），中国麻风福利基金会给予经费支持（该基金会于1989年并入马海德基金会）。1999年第二季度更名为《中国麻风皮肤病杂志》，改由中国麻风防治协会和山东省皮肤病性病研究所（山东济南）共同主办。2002年起改为双月刊，2005年起改为月刊。

1985年12月26日，中国麻协与中国麻风防治研究中心合编、出版发行《中国麻风防治简报》，1990年7月15日第90期起，改由该会与卫生部卫生防疫司合编，1991年2月申请北京新闻出版署报刊出版获批（准印证Z0110-920198），同年2月15日自97期起更名为《中国麻风防治通讯》；1994年3月起，该刊由中国麻风防治协会编辑发行；1994年4月15日第135期起，更名为《中国麻风防治协会通讯》（月刊），免费提供给全国麻风防治单位。

中国麻协恢复成立以来，编译出版书刊：《麻风防治手册》《麻风护理手册》《麻风病实验室工作手册》《麻风患者残疾的预防——实用指南》《看图辨病——麻风病》《国外麻风资料文选》等；出版音像制品：《麻风患者的福音》《麻风病在中国》等。

中国麻协恢复成立30年来，分别获得"中国科学技术协会优秀建议一等奖"（1997年、第三届）、"科技服务先进奖"（2003年、2005年）、"全国科普日活动先进学会"（2004年、2005年）、"2010年度全国学会统计年报一等奖""2012年度全国学会财务决算工作先进单位""全国学会先进单位"（2011年）和"全国学会科普工作优秀单位"（2011年、2013年、2014年）等荣誉。

三、各省、直辖市、自治区麻风防治协会

1986年后，各省、直辖市、自治区相继成立了麻风防治协会，在国内外学术交流、科普宣传、继续教育与培训、政策咨询、国际合作等方面发挥了积极的作用。

1986年4月，广西壮族自治区麻风防治协会成立；1987年3月，浙江省麻风防治协会成立；1987年11月，云南省麻风防治协会成立；1988年4月，四川省麻风防治协会、中国麻风防治协会中国医学科学院皮肤病研究所分会成立；1988年5月，江西省麻风防治协会成立；1988年6月，广东省、湖北省麻风防治协会成立；1988年7月，福建省麻风防治协会成立；1988年8月，山东省、西藏自治区、黑龙江省麻风防治协会成立；1988年9月，新疆维吾尔

族自治区麻风防治协会成立；1988 年 10 月，甘肃省麻风防治协会成立；1988 年 12 月，贵州省、陕西省麻风防治协会成立；1989 年 11 月，安徽省麻风防治协会成立；1991 年 1 月，湖南省麻风防治协会成立；1991 年 3 月，青海省麻风防治协会成立；1991 年 6 月，上海市麻风防治协会成立；1992 年 1 月，江苏省麻风防治协会成立。

至 1992 年 1 月，全国 20 个省、市、自治区成立了麻风防治协会。

另外，辽宁省大连市皮肤病医院、吉林省延边麻风病疗养院、河北省望都皮肤病防治院、河南省固始县黄山医院为中国麻风防治协会省级团体会员单位。

第四节　广东汉达康福协会的建立与发展（1996—2014）

广东省汉达康福协会成立于 1996 年，是在广东省民政厅注册、由省卫生和计划生育委员会主管的非政府、非宗教、非营利的法人社团，是目前全国唯一一家专门服务麻风康复者和患者的具有麻风防治专业背景的民间组织。协会宗旨是通过动员社会资源，全面开展社会、心理、生理、经济康复活动，提高麻风康复者和生活质量和生命质量，消除麻风歧视，共创和谐社会。

协会创始人杨理合，1928 年 8 月 13 日出生在江西省广丰县桐家板，献身中国麻风康复事业五十年。在他将近 70 岁高龄时，成立了康复者自治的"汉达"康福协会，让一个长期被社会和亲友歧视、抛弃的群体走出深山密林，重见天日。在他的影响下，一批年轻人义无反顾地走上帮助麻风患者重归社会的道路。2011 年 8 月 2 日，85 岁的杨理合因病去世。

协会开展了社会、心理、生理、经济四个康复和助学、福利等项目。

（1）社会康复：通过开展社会宣传、编印《汉达通讯》和为康复者提供参与国内外会议的机会等方式，提高社会人群对麻风的认知水平和促进康复者的主动参与，减轻和消除麻风歧视。

（2）心理康复：提供经验交流和信息分享机会、组织义工访村和康复者出村游等活动，减轻和消除康复者的自卑心理，增强麻风受累者生活的信心。

（3）生理康复：开展防残治残护残，提高麻风康复者的生命质量。包括：①视力保护项目（眼科）：2000 年 11 月，该会装配了流动眼科手术车一辆，在全国各地开展工作麻风康复者眼疾检查，白内障手术，人工晶体植入及外眼手术（兔眼矫治术和倒睫术）等，并开展防残护理教育和手术矫治等方法，保护康复者的视力。②足底溃疡防治项目：残疾的自我护理教育和护理指导及监督，防止溃疡和残疾的发生和发展。该项目于 2000 年启动，以广州周边县市为主。③防护鞋项目：为康复者提供合适的防护鞋，防止溃疡的发生和发展。④假肢的制作和安装：2002 年 8 月起开展假肢制作项目，方便截肢康复者的生活、行动。

（4）经济康复：提高康复者的生存能力，增加他们的家庭收入，提高他们的社会地位。①技能培训：根据康复者的需求和自身条件，开展缝纫培训班、家用电器培训班和种养植技术培训班，使康复者掌握一技之长，提高他们的生存和就业能力。②小额贷款：鼓励康复者发展种养植等生产项目，通过自身的努力，改善家里的经济环境，提高社会经济地位。③小被项目：采用棉布拼图的方法制作系列手工艺品如熊猫小被、圣诞产品等提高康复者的生产和经营等方面的能力，解决麻风康复者的就业问题，改善他们的家庭经济条件。

（5）助学项目：让学龄期的麻风患者、康复者和麻风康复者的子女得到与其他同龄人一样的教育，减少麻风歧视对他们的教育所产生的影响。

（6）福利工作：通过与合作伙伴合作，提高和改善康复者的生活和居住条件；通过设立医疗互助帮助医疗保障的康复者在发生意外和危重疾病的情况下能够得到及时的救治。

该会 2009 年成为广东省社会工作协会理事会成员机构之一；2010 年荣获李连杰壹基金的典范工程奖；2010 年获得首届"责任中国"公益盛典颁发的"公益行动奖"；2012 年"壹基金"透明典范奖；2013 年第十五届广东青年五四奖章优秀集体奖及中国民间公益透明指数（GTI）第三名（1000 家草根 NGO 上榜）；2014 年假肢主和袁亚华获得了广东省精神文明办公室颁发的第二届"感动广东"十大人物；2015 年 1 月，获得腾讯大粤网腾讯公益的"温暖广东 2014 年度公益团队"。

第五节　国内外非政府组织的参与及贡献

中国麻风学科的发展得益于国内外众多非政府组织和群众团体对于麻风防治研究工作的关注和参与，由于它们共同做出的贡献，中国现代麻风学科得以在现代中国学科体系中占据了独特的位置，现代麻风学科的地位得到进一步巩固和发展。

一、国内 NGO 组织的参与及贡献

（一）中国残疾人联合会

1999 年 10 月 25 日—11 月 18 日，中国麻协首次联合中国残疾人联合会康复部，共同组派医疗队，在山东省潍坊安丘市金种子镇方家屯村（安丘麻风村），开展麻风畸残康复手术，共为 70 名麻风治愈畸残者做了 110 台手术，配备 10 辆手摇轮椅、50 副拐杖、40 副防护眼镜、30 件手臂矫形器和 71 双防护鞋。

2000 年 6 月，中国麻协获中国残联资助，在甘肃省实施麻风畸残康复项目。配发轮椅 10 辆、拐杖 50 付、康复鞋 300 双、防护眼镜 50 付、人工晶体 10 枚，在 15 天时间内共实施康复手术 21 例，其中白内障摘除术后人工晶体植入术 6 例，泪道再通术 3 例，翳状胬肉切除术 4 例，下睑外翻矫正术 8 例。

2001 年 9 月，中国麻协协助中国残联编制了经国家统计局批准的《全国麻风畸残康复需求调查登记表》《全国麻风畸残康复需求统计表》和《全国麻风畸残康复需求调查汇总表》；将麻风畸残康复工作纳入了国务院批转的《中国残疾人事业"十五"计划纲要》，为使调查材料更科学化、规范化管理，中国麻协和北京理工大学合作，设计《全国麻风畸残康复需求调查登记表》录入系统软件；协助中国残联编印了《全国麻风畸残康复需求调查工作手册》；2001 年 4 月 10 日，国务院批转《中国残疾人事业"十五"计划纲要（2001—2005）》，首次将"为现有 12 万麻风畸残者实施矫治手术或配备辅助用具，改善其生命质量。"纳入十五规划中。从 2001 年开始，中国麻协与中国残联联合组派国家级医疗队，赴各地为麻风畸残者，开展矫治整形手术。

（二）首都五大宗教界的爱心援助

2002 年 11 月 23 日，中国麻协、北京市天主教爱国会、马海德基金会于在北京王府井天主教堂内举办"关注弱势群体——为中国麻风患者献爱心"募捐义演及科普宣传活动。吴阶平副委员长参加并捐款。

"2004 年北京市宗教界为麻风患者献爱心募捐义演"：由中国麻协名誉会长，全国人大常委会副委员长傅铁山发起，由首都五大宗教界、中国麻协共同于 2004 年 12 月 12 日下午在民族文化宫大礼堂举行。中央电视台著名节目主持人朱军和北京电视台主持人阚丽君主持，郁钧剑、红岩、张梅、金曼、潘长江、德德玛、关牧村、牛玉亮、李琛等演艺界名流纷纷登台；张国立、邓婕临场客串；传印法师代表宗教界将 117 万余元善款交与中国麻协秘书长；卫生部副部长王陇德代表卫生部、中国麻协和全国麻风受累者致辞答谢。《人民日报》海外版、《光明日报》《健康报》《中国民族报》《新华通讯社》《医学产业咨讯》及中央电视台、北京电视台等主流媒体均报道此次义演盛况。

2006 年 1 月 13 日，北京市天主教爱国会将价值 10 万元的 100 辆轮椅，无偿捐赠中国麻协；2009 年 12 月 19 日，北京市天主教爱国会主办，中国麻协协办"迎圣诞，救助弱小兄弟为麻风患者献爱心募捐义演"在王府井教堂举行，所得善款全部转给中国麻协。

自 2006 年起，每年的中国麻风节暨世界防治麻风病日活动，各省市由以往的卫生部门单独开展，发展为卫生、民政、残联和红会四个部门的联合行动，扩大了社会宣传效果，营造了社会关注、关爱麻风弱势群体的氛围。2006 年 2 月，北京市红十字会、中国红十字基金会联合筹措款物，通过福建、甘肃、河北三省红十字会为 774 名麻风患者拨付衣物，发放人民币 3 万元。

（三）其他社会组织及社会各界的支持

北京光华慈善基金会于 2006 年 8 月，为《看图辨病——麻风》第二次印刷 1 万册，无偿资助 11.7 万元；资助 25 万元，为贵州威宁石门乡柳树村村民盖房、修路等，委托贵州毕节麻风协会监管。

2010 年 11 月 11—18 日，福华国际与中国麻协共同组织麻风康复者游北京活动。

为更好地发挥"名人效应"，用音乐宣传麻风防治公益事业，用音乐演绎"消除麻风歧视，构建和谐社会"的主旋律，著名歌唱家祖海女士志愿担任我国麻风防治公益形象大使。2010 年 12 月 20 日，祖海赴河北省望都皮肤病院拍摄公益宣传片，同时慰问了残老麻风康复者及麻风患者。2011 年 1 月，国际麻风节期间，该"麻风防治宣传公益广告片"在中央电视台一套播出。

2011 年 1 月 25 日，由北京大学、日本财团、中国人权研究会三方主办的，消除对麻风及康复者的歧视和偏见"全球倡议书 2011 启动仪式"在北京大学举行，来自 64 个国家 110 所著名大学的代表签署了倡议书，发表了"全球倡议书 2011"，呼吁消除对麻风患者、康复者及其家属的歧视。

在国内爱心人士、荷兰麻协资助和湖南湘雅医院的支持下，购买有关检查设备，在江苏、陕西、湖南等省的麻风院，为近千位麻风康复者开展了牙病流行病学调查。

台北的《中国时报》资深记者张平宜，2003 年辞去百万年薪的工作，只身到凉山彝族自治州越西县麻风康复村——大营盘村，致力于麻风患者子女的教育。为此，其在台北成立

"中华希望之翼服务协会"，募集资金，使得大营盘村及其周边的麻风村的子女都能够上学。2011 年，获得"感动中国人物"的殊荣。2014 年，中国麻协聘请张平宜为形象大使。中国麻协联合中国科协科普部、飞华健康网印制了 5 万张张平宜形象大使宣传年画，分发至各省市区基层的麻风防治单位。2011—2013 年，中国麻协委派联络部戴静，为四川省凉山州越西县大营盘小学提供长期服务。

2012 年至 2014 年，中国麻协社区康复队每年得到南都基金会、深圳盈泰等社会有关团体和个人的无偿捐助 40 万 ~ 50 万元，通过北京市慈善协会转付社区康复队，开展麻风受累者综合康复项目。

上海顶尖堂生物科技有限公司、北京世纪今科医疗器械有限公司、北京巨能亚太生命科学研究中心和北京纬晓生物技术开发有限责任公司等，亦给予麻风受累者资助。

多年来，中国麻风防治协会、马海德基金会、广东汉达康福协会、爱德基金会、宗教界等各社会团体开展的各类公益活动，亦促进了麻风受累者融入社会的进程。

二、国际组织及国外 NGO 组织的参与与贡献

改革开放之前，我国麻风防治与国际的交往，都是政府与政府之间的交往，如苏联、越南、朝鲜、德意志民主共和国等。1978 年以来，国际组织及国内外 NGO 组织、宗教界及社会大众的支持、参与与合作，为培训、科普与健康教育、治疗麻风反应与合并症、购买防护鞋提供了部分经费，改建了部分麻风院村，推进了我国的麻风防治事业，促进了中国麻风学科的发展。

国际组织参与我国麻风防治工作得益于卫生部顾问中国麻协理事长马海德，他开我国争取国际无偿援助之先河，争取到一千多万美元的资助，其中包括抗麻风药品、仪器设备、交通工具及培训、研究经费。1985 年，与 WHO 开展学术交流及项目合作（如联合化疗药物试验研究）；1986 年与日本笹川纪念保健协力财团（Sasakawa Memorial Health Foundation）建立学术交流、互访及对湖南、湖北、安徽、山东、江苏、江西、浙江、海南等省区的无偿援助；同年与荷兰麻疯救济会（Projector Netherlands Leprosy Reelitf Association）建立学术交流及对东北、西北等十一省区及四川省麻防药品、防护鞋等物资的无偿援助；2001 年开始通过卫生部与中国麻风病控制中心开展康复等项目合作；1986 年与比利时达米恩基金会（Amisdu Pere Damien）建立对福建、西藏、广西等省、区麻防药品、物资等合作关系；1986 年与位于美国新泽西州（New Jersy）的美国麻疯救济会（American Leprosy Mission）建立援助贵州等省麻防药品、物资、麻防人员培训等合作关系；1986 年与加拿大麻风协会（The Leprosy Relief Canada）、加拿大麻风救济协会（Cardinal Leger Institute Against Leprosy）建立了麻防专业人员培训、麻防宣传等工作的无偿援助；1986 年与英国麻疯救济会（国际）（The Leprosy Mission International）（London）建立学术交流及援助麻风康复工作的项目合作关系。1986 年与意大利麻疯救济会（Iealiam Leprosy Relief Association）建立对云南、广东等省的麻防药品、人员培训等无偿援助合作关系。

1987 年，中国麻协与德国口腔麻疯救济会（German Dentises Sponsorship Por Leprosy）建立学术交流及对我国麻风患者口腔防治方面的援助。

中国麻协与 ORBIS、韩国等建立合作关系，帮助我国开展"中国麻风眼疾预防项目"，改

建麻风院村，为培训、科普与健康教育，治疗麻风反应与合并症、购买防护鞋提供资助。

1990年，中国麻风防治协会与韩国釜山防麻会建立合作关系。韩国釜山防麻会是在韩国釜山天主教教区注册的社会团体，法人机构。办公地点：釜山直辖市、中区大厅洞4街81-1号，首任会长申铉粉女士。1993年中国麻协报部卫生防疫司同意并经部外事司以卫外交发（93）第1147号文批准，在我国建立"韩国釜山防麻会北京办事处"，后又报北京市经贸委审批，在国家工商管理局登记注册（工商企驻字第3345号），成为改革开放后，在全国卫生防病系统第一个正式设立的、合法的、非营利性的机构。该会的无偿援助项目主要体现人文关怀，提高麻风患者生命生活质量，救助失学麻风患者子女、经济康复等方面，包括：①福建省福清麻风防治院"甘厝麻风患者康复村"约450平方米的3层住宅楼于1995年建成，还为该村架桥、铺路、打井、安装电话、购买家具、炊具、电视机、医疗设备等；并为康复者购买了80多头牛羊，利用旧房屋做牛、羊圈；为福清麻风院购买了工具车、资助福建省麻风防治协会开展工作等；②援助建立了坐落在陕西商洛市孝义镇五郎沟的"商釜麻风康复中心"，该中心于2000年5月5日正式开业；③2004年7月6日，"湖北荆州八岭山麻风康复中心"正式开业。自2002年起，釜山防麻会派3位代表常驻该院，她们克服了语言障碍和不同的生活习惯等困难，积极参与麻风康复中心建设，并给每位畸残患者洗澡、洗衣、剪指甲等生活护理，协助医务人员为患者做治疗、康复和护理。她们不图名、不图利、不求任何回报的慈悲之心、善意之举，受到了全体病友的称赞和敬佩。她们为患者服务的敬业精神，深深地感动了医务工作者、政府官员和普通老百姓。2005年9月27日，湖北省人民政府在武昌举行庆祝中华人民共和国成立56周年国庆招待会和湖北省优秀外国专家"编钟奖"颁奖仪式。湖北省人民政府罗清泉省长，向在鄂工作并做出突出贡献的9位外国专家颁发了"编钟奖"。荆州市麻风康复中心的韩国小媳女修女院修女禹熙玉女士成为9位受省政府表彰的外国专家之一，罗清泉省长亲自为禹熙玉女士颁发"编钟奖"。此外，2000年12月，韩国釜山防麻会向甘肃省和政疗养院捐助13万元，用于修建锅炉取暖设备。

德国慕尼黑麻疯救济会1994年与中国麻协合作，制作卡通片"麻风病在中国"，支持宣传我国麻防项目。

2000年5月起，韩国方济阁会接管"中韩合作—商釜仁爱圣心麻风康复中心"，收治残老麻风治愈者及现症麻风患者100余人；资助了陕西、甘肃、贵州三省共66名麻风患者失学子女上学；捐助陕西商洛小学校，翻建麻风患者失学子女集体宿舍，提供便利上学的住宿条件。2000—2009年每年出资，2010年改由美国大陆繁荣基金会出资至今，用于患者生活及医疗费用。目前已收治近100名麻风治愈残老者及现症患者，6位韩国志愿者和1名意大利修士无偿为他们服务。

韩国方济阁会和香港仁爱基金会，援助贵州黎平县麻风村新建房屋经费180万元，援助贵州毕节撒拉溪医院房屋维修经费24万元。韩国方济阁会申东玟神父和志愿者共7人在陕西、贵州的项目地区，为麻风患者无偿服务。

香港明爱1999年捐赠我会8万元用于山东省潍坊开展麻风畸残手术；于2006年资助8余万元，用于《看图辨病——麻风》第三次印刷1万册。

澳门利玛窦社会服务等友好团体为中国麻风防治协会眼科医疗队资助40余万元，在全国各地正式开展工作，主要赴各地麻风院为有眼病的治愈者进行手术，恢复视力。

　　韩国圣言会从 2003 年起，每年资助大连市麻风区约 10 万元的生活、医疗补助，有 2 位韩国修女在此服务。

　　国际麻风协会（International Leprosy Association）：该组织为国际性组织，是世界各国麻风协会、基金会的联合性组织，主要进行学术交流，组织各有能力的麻风协会、基金会对贫穷且麻风流行国家的物质援助和技术交流。第 15 届国际麻风大会即为国际麻风协会在我国举办的国际性会议。张国成为国际麻风协会执行委员。

第十四章　麻风学科人才培养与学术交流合作

　　专业技术人员是开展麻风研究、防治工作的重要人力保障。麻风学科的人才培养，在不同的历史阶段，国家卫生部根据麻风防治工作的具体需求，不断加强和调整学科人才培养策略，历经 60 多年，逐步形成了符合我国国情的麻风学科人才培养体系，教育类型和培养层次不断完善。同时，开展国内外学术交流和项目合作，已成为麻风人才培养的重要载体，为麻风学科不断向前发展提供了良好的平台。

第一节　麻风学科人才培养

　　我国现代麻风学科人才的培养主要通过各种形式的培训班、学习班、继续教育项目等对医学专业的毕业生进行再次培养，形成了中国特色的麻风学科人才培养体系。在新中国成立初期及防治前期，还通过医学院校的形式培养了多批次的麻风专业医师及研究生人才。进入21 世纪以来，麻风学科的专业人才主要来源于慢性传染病预防控制专业及皮肤病临床专业人才的继续教育和岗位培训。

一、麻风学科人才培养概况

　　中华人民共和国成立后，麻风学科人才培养采取了自上而下分层专业培训、医学院校教育、科研合作、国内外学术交流等办法形成了多层次、多形式、学术门类比较齐全的培训体系，建立健全了一支训练有素、富有敬业和奉献精神的专业防治科研队伍，这支队伍与初级卫生保健体系相结合，成为我国麻风防治科研事业的人才基础。

　　20 世纪五六十年代，我国麻风防治工作主要面临的任务是设立麻风防治研究机构，组建麻风防治科研队伍，培训麻风业务技术骨干。培训工作由国家卫生部主导，委托医教研水平较高的山东、广东、上海、福建、陕西、浙江等省份的医学院校或医疗机构承办，部分培训班还邀请国外著名的麻风专家授课。参加培训的人员主要来自麻风流行地区的医学院校或省级麻风防治研究机构的技术骨干，不少学员后来成为我国麻风防治研究专家，在麻风防治研究领域发挥了重要的作用。

　　"文革"期间，1971 年 11 月，卫生部军管会委托四川省在泸定举办全国用毛泽东思想指导麻风学习班，1972 年 10 月，卫生部军管会委托江苏在扬州举办麻风防治经验交流学习班，1973 年 1 月，卫生部军管会在江苏省泰州召开全国麻风病科研协作组会议，制订麻风科研长期规划和科研协作方案。1974 年 7 月，卫生部军管会在广州召开第二次全国麻风病科研协作组会议，1979 年 10 月，江苏皮肤病防治研究所等在湖北省荆江地区潜江举办全国麻风外科经验交流会，培训麻风畸残康复外科技术骨干。

改革开放后，全国举办了麻风病理、康复训练、流行病学、麻风性眼病、社会医学、快速诊断、联合化疗、麻风结核性病防治一体化等学习班、培训班。同时争取到大量国外麻风专项经费，开展了一系列技术培训、人才培养项目，如：WHO/卫生部、中—比、中—英、中—荷、中—日麻风合作项目等，促进了国内外学术交流和专业技术人才队伍的建设。

进入 21 世纪，为适应我国低流行状态下继续控制传染和消除麻风危害的需要，中国麻协、中国疾病预防控制中心麻风病控制中心举办了形式多样的国家级继续医学教育培训班，将国内外麻风研究取得的新成果、新进展、新知识作为主要培训内容，如：分子生物学、细菌学、流行病学、疫情监测、临床检查、诊断分类、联合化疗、反应和复发处理，畸残预防与康复、眼病、DDS 综合征的防治等。与此同时，各省（市、区）麻风防治业务负责单位也开展了相关培训，促进了县、乡、村三级麻风防治网的形成。

二、人才培养的主要形式

我国麻风防治人才培养，是从麻风防治实际需要出发开展的。各类中短期培训班、学习班、专科进修及医学院校教育等，构成了我国麻风学科人才培养的主要形式。

（一）各类培训班、学习班

1. 国家举办的麻风培训班

主要由卫生部主导委托麻风防治研究机构，联合技术力量雄厚的医学院校或著名学者在各地举办，其影响力较大、成效显著的培训班主要有：

1951—1957 年，卫生部委托尤家骏教授先后在山东医学院（齐鲁大学医学院）举办了 4 期"中央卫生部麻风防治专修班"，其中，第一期（1951 年 10 月）学员 23 名，第二期（1954 年 10 月）学员 20 名，第三期（1955 年）学员 40 名，第四期（1957 年）学员 38 名。[1]培训的这批学员为开展各省麻风防治工作和建立基层麻风防治站（所）创造了条件。其中广东的苏骏瑞、刘吾初、许德清，陕西的邓云山、徐汉卿，新疆的王诚一，山东的汪　洋、韩丹銈、苏应权、孟梅白，湖北的卢健民、江西的康芳芬、甘肃的刘牧之、浙江的高　鲁、傅莛俞、陈　通，江苏的蔡彭龄、台镇元、张曼华、包寅德等，后来均成为我国麻风界的著名学者，在各地的麻风防治科研中起到了骨干作用。

1952 年 8 月初至 9 月 20 日，卫生部、西北军政委员会邀请齐鲁大学医学院尤家骏教授，在甘肃兰州市主持举办"西北区麻风病防治专修班"，为西北五省培养麻风技术人员 27 名[2]。

1952 年、1979 年、1982 年，卫生部委托福建省麻风防治院（福建省白沙防治院、福建省皮肤病防治研究所）举办"全国麻风病临床进修班"，来自福建医科大学、福建师范大学、福州军区总院及省市医疗、防疫、科研机构的 24 名专家参与授课，学习班历时三个月，来自 24 个省、市、自治区 138 名学员参加了培训。

---

①　邓云山：怀念尤家骏教授《中国麻风杂志》，1991（2）：111。

②　西北区麻风病防治专修班：《麻风病手册》。甘肃省麻风病防治协会筹备处出版，1952 年。

1958年1月14日—4月16日，卫生部委托广州中山医学院举办"全国麻风防治专业医师进修班"，中华医学会邀请阿根廷罗萨利欧医学院教授、加拉斯哥医院麻风病科主任斯胡曼（Prof.Salomon Schujman）负责教学，教研组由李家耿（兼翻译）、鲍镇国、苏骏瑞、黄明一、秦光煜、刘子君、钟之英、张 南、袁明忻等组成。卫生部副部长、中华医学会会长傅连暲在开学式上讲话，来自19个省市的27名学员（班长：叶干运，副班长：许德清；学员：张朝秀、何雅强、陈均銮、赵辨、张嘉麟、楼焕寅、邓云山、毕宇文、高鲁、刘吾初、邵康蔚、施秀明、甲许南、卢健民、刘牧之等）系统地学习了麻风学等相关学科。3月25日—4月7日，学员们在东莞县石龙镇进行了麻风流行病学普查。在结业典礼上，广东省副省长林锵云代表省委向斯胡曼教授辛勤讲学致以谢意。同时，斯胡曼教授还为广东省举办一期麻风防治专业医师中级进修班，学员54名。[①]

1958年5月21日—8月8日，卫生部委托上海第一医学院举办"全国麻风防治专业医师进修班"，聘请阿根廷麻风专家斯胡曼教授主讲，来自全国的40名学员参加了学习（班长：杨理合，学员：邓云山、陈家琨、苏骏瑞、赵西丁、汪洋、张学福、陈德友、高鲁、陈素玲、李忠良、童冠、高玉祥、邵经政、徐天伟、何端、高步云、陈连奇等）。卫生部副部长、中华医学会会长傅连暲出席闭幕式。

1980年3月1日—5月10日，卫生部委托上海市卫生局在上海市遵义医院，举办"全国麻风实验研究进修班"，WHO及国内专家参与授课，全国40多名学员参加培训。

1985—2014年，中国麻协在全国各地组织举办了40余个全国性小型专题学术会议，主要有："麻风查菌质量控制""麻风血清学""麻风临床—病理分型""联合化疗监测""麻风流行病学和社会医学""麻风周围神经炎检查诊断与处理""麻风科学普及与健康教育经验交流""分子生物学在麻风控制中的应用研讨会""麻风院村改造研讨会""全国麻风分子生物学青年学术交流会""重大药物不良反应预防研究和转化应用研讨会""分枝杆菌耐药突变机制及其对传染病控制影响研讨会""低流行状态下麻风早期发现方法及防治策略研讨会"和"全国麻风病DDS综合征规范治疗骨干培训班"等，为全国培训了大批麻风专业技术人才。

1994—2001年，中国医科院皮研所，举办了"全国麻风外科讲习班"，全国麻风康复工作领导小组办公室为讲习班编印了《麻风畸残防治及康复》讲义，培养麻风外科骨干；还相继在各地举办了4期"全国性病麻风病防治骨干培训班"，参培麻风防治骨干近300人。

2004—2009年，卫生部委托中国麻风控制中心举办了"部分省份皮肤科医师麻风培训班""全国麻风防治培训班""全国麻风病防治培训班""全国麻风病细菌检查培训班""麻风畸残预防与康复新进展学习班""全国麻风病疫情监测骨干培训班"和"全国麻风病细菌学检查培训班"。

2009—2014年，中国麻风控制中心分别在湖南省永顺县、福建省漳州市和湖北省仙桃市举办"全国麻风病细菌学检查培训班"，培训25个省、市级麻防实验室技术骨干90余名；2011—2013年连续3年举行"全国麻风病防治骨干培训班"；2014年在浙江德清举办"全国麻风防治信息系统技术培训班"。

---

① 全国麻风病医师进修班结束。《南方日报》，1958年4月17日。

2. 省市区举办的麻风培训班

由其所在的卫生行政主管部门负责，主要通过举办各类麻风培训班的形式，为麻风防治工作提供技术人才，推动麻风防治工作的开展。影响力比较大的省级培训主要有：

广东省：1952 年 7 月始，广东省卫生厅麻风病管理处在中山医学院皮肤性病教研组的支持下，连续举办两期"麻风防治干部训练班"，培养了 83 名专业技术干部（其中：医师 2 人，医士 38 人，中医 43 人）；1956 年又在省稍潭医院连续开办了两期"麻风防治干部训练班"，第一期学员 197 人（医师 8 人，医士 100 人，护士 16 人，其他 73 人）；第二期学员 222 人（专为中医而设），每期培训班在理论教学以后都开展现场流行病学调查与实践。

浙江省：1953 年 3 月，省卫生厅防疫处委托浙江武康疗养院在绍兴，举办了"全省第一期麻风防治专业知识培训班"，浙江武康疗养院、浙江医科大学教授及专家授课，培训班为期两个月，24 名学员参加了培训。1957 年和 1958 年，省卫生厅又分别在杭州、桐乡举办了全省第二、三期麻风防治专业知识培训班，学员 98 名。1959 年 5 月，省卫生厅分别在德清、桐乡、绍兴举办了"全省三病（麻风、头癣、性病）普查培训班"，学员 112 名，并在"三病"现场开展普查工作。

新疆维吾尔自治区：1954 年，区卫生厅在和田洛甫麻风院举办"全疆麻风防治训练班"，为期 35 天，学员 35 名，其中维吾尔族学员 21 名。

广西壮族自治区：1956—1985 年举办"皮肤病防治进修班"17 期，学员共计 718 名；开办检验班 2 期，学员 42 名。①

江苏省：1956 年，省卫生厅在泰州麻风防治院举办"全省第一期麻风病临床专业培训班"，至 1978 年全省共举办各类培训班 16 期，培训学员 620 名；同时各地市举办麻风、皮肤病专业训练班 31 期，受训学员 1090 人次。②

3. 国内外合作项目培训

1985 年以来，卫生部与世界卫生组织、美国、日本、英国、荷兰、比利时、加拿大等麻风协会、基金会、救济会等签订合作协议，在全国分期分批开展了各类项目培训，为中国麻风学科的发展培养了大批专业人才。

20 世纪 90 年代，邀请国际著名麻风修复外科创始人 Brand 大夫、印度的麻风修复外科专家 Pa．1ande、埃塞俄比亚全非麻风培训及康复中心康复部主任 Kazen 等讲学、指导。为我国培养了一批麻风康复专业技术人员。

中国—国际麻疯救济会合作项目：1990—1992 年，在广东、四川、福建、湖北、江苏、云南、上海 7 个省市及医科院皮研所开展麻风神经炎的早期发现及治疗、眼手足自我护理、足底溃疡预防与治疗、康复手术、假肢及防护鞋和麻风培训。

中国—美国奥比斯眼科项目：1990 年 6 月—1992 年 8 月，国际奥比斯眼科飞机医院（ORBIS），分别在四川西昌（两期）、江苏南京、云南砚山举办了四期麻风眼病防治培训班，Dr.Paul 和 Dr.Susan Courtright 在四川西昌为麻风工作者和眼科医生讲授了麻风眼病保护知识。

---

① 广西壮族自治区地方志编纂委员会编：《广西医学通志·医药卫生志》。广西人民出版社，1999 年，第 137–139 页。

② 江苏省地方志编纂委员会编《江苏省志·卫生志 上》。1999 年，第 320 页。

中国—日本合作项目：1992年"首届中—日麻风康复研讨会"在苏州举行，67名我国防治工作者及12名日本专家出席，与会人员就麻风神经损害、足底溃疡的防治、防护鞋及辅助支具、麻风理疗及自我护理、麻风外科、麻风眼病、畸残及其他等专题进行研讨。

中国—荷兰合作项目：1999—2000年，中国麻协分别在新疆和田、青海玉树、陕西汉中、甘肃开展了"一般医疗卫生人员麻风知识一体化培训"，培训教材由中国麻协统一印发，共培训1050名基层卫生技术人员。2002—2011年，中国CDC麻风病控制中心分别举办了"全国麻风病临床防治培训班""全国麻风防治培训班""麻风防治师资培训班""麻风一体化现场培训班"、"麻风防治技术研讨会"等，培训学员近200名。其中：2005年在浙江德清举办的"麻风防治培训班"，学员们还到武康疗养院进行了神经炎防治、眼手足自我护理和溃疡综合防治的现场实习；2009年11月，在安徽黄山举办的"麻风防治师资培训班"，荷兰麻疯救济会Jos Brand亲临指导。

（二）医学院校教育

为提高麻风专业人员的学历水平，我国利用医学院校以及各种资源，培养麻风各类专业人才，弥补麻风防治人员学历教育之不足。自20世纪50年代始，全国各地的医学院校和麻风防治机构陆续开设皮肤病专业班或进修学校。

广东省新洲医院麻风防治专业医士学校：1958年创办，学制二年。64名学生来自全省各麻风院村，多为有文化、年纪小、患病轻（早期或接近治愈的患者）的麻风患者，通过系统医学理论学习，毕业后返回各麻风院村从事医疗工作。

辽宁省卫生厅1958年12月11日批准成立辽宁省麻风病院附设卫生学校[1]，首届设麻风医师班，学制3年；1965年9月，第二届设护理专业班；1980年2月，第三届设医师班。

安徽省1971年在省新河医院（1956年安徽省第一康复医院改建为安徽省新河医院，即麻风病院）开办二年制医士班，学员主要为下放知青，以招工的名义录取，自训自用；1975年9月，省卫生厅在新河医院创办卫生学校，学制为期三年，毕业生全部分配至麻防系统工作；至1981年，新河医院共培训麻风专业四届，学员200余人，均纳入省统一招生和毕业生分配计划。

1974年11月，四川省卫生厅批准泸定皮肤病防治院招收一期麻风防治专业班（护士专业），入学者为初中毕业或同等学力，培养麻风专业护士，学制两年，参加全州统一分配（主要从事麻风防治工作）。办学经费纳入泸定皮防院计划，由甘孜州卫生局统一划拨，学生享受助学金，采用全国中等医药学校统编教材。教学和管理按正规中专规定进行，师资、教学设备、行政管理人员均由泸定皮防院内部统一安排解决。[2]

贵州省1978年在毕节地区撒拉溪麻风医院建立附属卫生学校（1986年迁毕节，改为毕节第二卫校），每年在全省及周边省份招收学生。据不完全统计，迄今该校已为贵州及外省培养了麻风防治专业人员1120名。

1979年，湖北省卫生厅、湖北省麻风防治领导小组与湖北省教育厅，委托湖北省咸宁地

① 大连市皮肤病医院：《辽宁省麻风史》。
② 甘孜州卫生局档案：1974年和1975年资料。引自《甘孜藏族自治州医药卫生志》卫生人员篇麻风病节。1996年，第343-344。

区卫校开设麻风医师班，学制两年。招收对象为愿从事麻风防治工作、在职麻防工作人员的子女，以及麻风村所在地农民的子女。1979年开设"皮肤医士班"；1980年，开设"皮肤检验技士班"；1981年，开设"护士班"。

浙江省皮肤病进修学校于1980年成立，挂靠浙江武康疗养院〔浙江省卫生厅浙卫医（80）62号文件〕，负责培养、培训全省麻风防治专业技术人员。

江苏省卫生厅委托省皮肤病防治研究所和扬州卫生学校合作，于1986年、1987年招收了两届"麻风医士班"，学制四年，毕业学员200名，定向分配到各医疗机构从事麻风防治工作；扬州医学院于1986年、1987年开设"皮防大专班"，面向全国招收学员，学制三年，两届共有毕业生200名。其后，又开办了皮肤病性病防治本科班。

湖南省卫生厅1985年9月委托常德卫校开设"普通医士班"，学制三年，为解决麻风院工作人员子女就业问题，改善麻风事业后继乏人的状况，经统一招考，择优录取32名学生。

1990年、1991年，为解决麻防系统专业技术人员职称晋升的学历问题，国家卫生部委托中国医科院皮研所与南京医学院举办两期"预防医学麻风防治专业证书班"，学制一年，招收在麻风防治机构工作的年轻医务人员。

1980年，云南省卫生厅委托文山州卫生学校面向社会招收应届高中毕业生50人，举办了一期皮肤病专业（主要为麻风防治）培训班，学制3年，学生毕业后发中专文凭，分配到省、州、县级医疗卫生单位，成为云南省麻风防治骨干力量。1990年，云南省卫生厅委托昆明医学院成人教育学院举办了一期学制2年的皮肤病专业大专班，招收学员50余人。

广西历年累计举办麻风、皮肤病防治管理、临床、检验、病理、统计等培训班82期，学员7927人；附设卫校2～3年制医士专业11个班培养511人，护理专业1个班20人；"七二·一"大学培养学员40人，毕业后分配到麻风防治机构工作。

研究生教育：20世纪80年代初，我国开始招收皮肤性病学专业麻风研究方向的研究生。第一个硕士研究生徐可愚，毕业论文"HLA和麻风相关的研究"，导师为中国协和医科大学中国医学科学院研究生院叶干运教授；第一个博士研究生赵国华，毕业论文"瘤型麻风免疫机制的研究"，导师为中山医科大学董郡、施钦仁（Olaf K. Skinsnes）教授。

20世纪80年代以来，据不完全统计，北京协和医学院（中国协和医科大学）、对外经济贸易大学、西安交通大学（西安医科大学）、贵阳医学院、四川大学（华西医科大学）、山东医科大学、中山大学（中山医科大学）、中央民族大学、北京交通大学、暨南大学、首都医科大学、东南大学、遵义医学院、中国政法大学、青岛科技大学、吉林大学、贵州大学、昆明医科大学（昆明医学院）、泸州医学院、南京大学、湖北中医药大学、陕西师范大学、广州医科大学（广东医学院）、哈尔滨师范大学、辽宁师范大学、广西大学、河北医科大学、湖南师范大学、北京林业大学、南京林业大学、湖南中医药大学、广州中医药大学、中国科学院大学、福建师范大学、南方医科大学、中南大学、成都中医药大学、上海外国语大学、浙江大学、山东大学、安徽医科大学、山东中医药大学、青岛大学、济南大学、山东省医学科学院、中国科学院长春应用化学研究所等高校及研究机构培养的研究生中，累计发表麻风相关的硕士研究生毕业论文近70篇，博士研究生毕业论文近30篇。

此外，荷兰阿姆斯特丹皇家热带病学研究所、美国夏威夷大学等国外研究机构和大学也为我国培养了多名博士和硕士研究生。

（三）麻风继续医学教育

1996 年，随着卫生部全国继续医学教育委员会的成立，中国麻协、中国 CDC 麻风病控制中心及各省市区相继开设国家级、省级麻风继续教育项目，并授予相应的继续医学教育学分。继续教育项目主要分为二大类，一类是学术活动，以专题讲座和学术交流的形式体现；另一类是授课与实践相结合的培训班。

其中主要有"麻防专业技术骨干培训班""麻风病康复研讨班""麻风眼病防治新进展""麻风早期临床及实验室诊断""麻风早期发现、早期诊断、早期治疗及康复培训班""全国麻风学术会议暨皮肤性病新进展研讨会""麻风误诊及其临床案例分析""麻风早期诊断与麻风畸残防治""麻风病畸残预防和自我护理培训班""麻风复发新进展""国内外麻风皮肤病新进展""志愿者麻风防治知识培训班""乡村医生麻风病继续教育培训班""全国麻风病 DDS 综合征规范治疗骨干培训班""一般医疗卫生人员麻风知识一体化培训班"、部分省份"皮肤科医师麻风培训班"等各类国家级继续医学教育学习班千余期，培训学员逾万人次。

2001 年，中国麻协作为全国远程教育的试点学会，开设了"麻风病、皮肤病、性病远程教育"网站。

三、麻风学科教材建设

我国麻风学科人才培养的教材，经历了从少到多，从简到全的发展历程。国内专家、学者先后编撰了一批适合我国国情及地方特色的自编讲义和书籍等，作为麻风培训教材使用，提高了麻风学科教学的质量，为中国麻风专业人才培养发挥了重要作用。

20 世纪五六十年代，麻风培训讲义主要由山东尤家骏，福建张南，阿根廷斯胡曼，甘肃邓云山、刘牧之，广东刘吾初、许德清，浙江姚雨冰、高鲁，江苏蔡彭龄、台镇元等人编撰。当时麻风教材受到苏联、阿根廷等国家麻风教材的影响，由正规出版社出版的重要的麻风教材有：

1951 年，于光元编著《麻风病学》，华东医务生活社出版；1952 年，尤家骏、邓云山、刘牧之编著《麻风病手册》；1953 年，尤家骏编著《麻风病学概论》，华东医务生活社出版；1957 年，尤家骏编著《麻风病学简编》，山东人民出版社出版；1958 年，叶干运编著《麻风病常识》，科技卫生出版社出版。

20 世纪七八十年代，中国逐渐与国外交流增多，麻风学科教材的建设得到高度的重视，特别是马海德博士组织编写了《麻风防治手册》及一系列麻风各个分支的专业教材，麻风教材形成系列化，对于麻风培训活动的开展提供了有力的教材支撑。这期间重要的麻风教材有：

1976 年，实用麻风病学编写组编写《实用麻风病学》，江苏人民出版社出版；1982 年，穆瑞五、李家耿主编《麻风病学》，山东科学技术出版社出版；1983 年，邱钜世、刘子君、李家耿、陈家琨、凌绍贤主编《麻风》，上海科学技术出版社出版；1989 年，马海德主编《麻风防治手册》，江苏科学技术出版社出版；1990 年，马海德主编《麻风病实验室工作手册》，科学普及出版社出版；1990 年，马海德主编《麻风护理手册》，科学普及出版社出版；1995 年，张国成编著《麻风理疗手册》，中原农民出版社出版。

进入 21 世纪，随着麻风控制目标的变化以及与世界各国麻风学术交流的增多，麻风学科教材的编写受到欧美及印度等地麻风防治理念的影响以及现代医学迅速发展的影响，麻风学科教材康复及实验方面的内容比重增多，影响较大的教材有：2002 年，陈贤义、李文忠、陈家琨主编《麻风防治手册》，科学出版社出版；

2005 年，沈建平、张国成著《麻风和其他分枝杆菌感染》，江苏科学技术出版社出版；2005 年，中国麻风防治协会主编《看图辨病－麻风病》，人民卫生出版社出版；2005 年，严良斌、张国成编著《麻风残疾与康复》，华夏出版社出版；2006 年，李文忠主编《现代麻风病学》，上海科学技术出版社出版；2006 年，魏中和、丁忠普主编《实用麻风防治手册》，湖南科学技术出版社出版；2006 年，郑寿贵、尤卫平、郑伟主编《麻风病防治 ABC》，浙江省科学技术出版社出版；2010 年，沈建平、严良斌编著《基层医生麻风防治手册》，凤凰出版传媒集团江苏科学技术出版社出版；2012 年，吴勤学主编《皮肤分枝杆菌病学》，中国协和医科大学出版社出版。

第二节　麻风学术交流与合作

新中国成立初期，我国麻风学术交流在中国医学科学院皮肤性病研究所及广东、福建、四川、江西、江苏等省的麻风防治机构的牵头下，开展了国内的麻风学术交流，同时也与苏联、阿根廷、民主德国、朝鲜等国家的麻风专家进行了国际交流合作。1978 年以来，麻风防治科研工作者的国内外交流合作程度与次数不断增加，特别是中国麻风防治协会的成立为我国麻风学术的交流提供了极大推力，我国麻风学者国际上的学术交流不断增多，学术地位、话语权及影响力日渐提高，有关麻风学的新观点、新技术、新进展的推广，促进了我国麻风学科的发展，为我国麻风学科的建设、提高和完善发挥了重要作用。

一、国内学术交流与合作

（一）国内学术交流

1. 改革开放前

1949—1985 年，全国性的麻风学术会议虽然仅召开了几次，但每次会议都对我国麻风学科的发展起到了关键性的作用。

1958 年 12 月 2 日，中国医学科学院皮肤性病研究所、江西省皮肤性病研究所和宁都县医务人员组成联合研究组在宁都县蹲点调研一个多月，在全县范围开展了"灭五病（性病、头癣、丝虫病、钩虫病、疟疾），控制一病（麻风）"的行动。1959 年 2 月 25 日至 3 月 3 日，卫生部和内务部在宁都县召开了"全国性病、麻风、头癣防治经验现场交流会"，卫生部部长李德全、副部长贺彪、内务部司长熊天荆、中共江西省委书记方志纯等领导与会。全国各省、直辖市、自治区卫生及民政厅局的负责同志、各地防治、研究机构的代表和中西医专家共 483 人参加会议。李德全部长致开幕辞并在会议结束时作了总结发言。许多专家对性病、麻风、头癣的诊断、预防、治疗等技术性问题提出了建议。①

---

① 中华人民共和国卫生部医疗预防司编：《全国防治性病麻风头癣宁都现场会议资料汇编》。人民卫生出版社，1959 年，第 1 页。

1963 年 7 月 16—23 日，在福州市召开了"福建省麻风病学术会议"，这次会议是在中华医学会总会统一安排下，由福建省皮肤病分会举办。中央卫生部、中华医学会总会、中国医学科学院及北京、河南、陕西、甘肃、青海、新疆、四川、云南、贵州、湖北、湖南、广东、广西、山东、安徽、江苏、浙江、江西、福建等 23 个省市自治区，共 118 人与会。会议讨论了《麻风病治疗方案》《麻风病临床治愈标准》《麻风病治疗效果标准》《麻风病的分类》《麻风病类型的名称》《麻风病预防与流行病学调查》《麻风病的基础理论研究》《瘤型麻风病病程阶段划分》《麻风菌检查记录法》《麻风菌素试验记录法》《关于麻风病调查方法、流行病学研究、隔离对象、村外治疗、卡介苗接种等问题的意见》《关于麻风病基础理论研究的初步意见》等技术性文件，统一了十多年悬而未决的全国麻风防治研究业务技术标准，推动了中国麻风学科的发展和麻风防治事业的进程。[①]

1964 年 12 月 21—26 日，中华医学会委托广东省分会在广州举行了"全国地区性麻风病学会议"。来自北京、上海、湖北、湖南、广西、河南、福建、山东、四川、江苏、甘肃、青海、辽宁、陕西、江西等 15 个省市区的代表与会。会议围绕：麻风流行病学和预防、麻风基础理论和治疗、麻风分类三个问题展开了交流与讨论。"广东省潮安县麻风综合防治研究 1963 年复查报告"这是马海德博士率领下，中国医科院皮研所在广东潮安开展的"以县为单位防治麻风综合措施的研究"，这项具有中国特色的麻风防治措施，引领全国麻风防治与科研在此基础上扩展。

1971 年 1 月 31 日—2 月 17 日，全国中西医结合工作会议期间，周恩来总理于 1 月 31 日、2 月 3 日、2 月 6 日、2 月 8 日、2 月 17 日，共 5 次分别接见卫生部军管会及有关直属单位负责同志、全国中西医结合工作会议代表、全国中草药及新医疗法展览会工作人员及赤脚医生代表。[②] 其中：在 1 月 31 日（第一次）、2 月 6 日（第三次）及 2 月 8 日（第四次）的三次接见时谈话，都述及麻风问题。1 月 31 日，周恩来总理在国务院会议厅接见卫生部及部直有关单位负责同志（陈仁洪、谢华、黄乎、吴阶平等）时，边看《全国中西医结合工作会议典型事迹摘要》材料边说："特别是（解放军）五十二医院在甘孜治麻风病，很感人。麻风患者许多人都不敢接近，但他们（指解放军 52 医院及四川省甘孜州人民医院毛泽东思想'六二六'宣传队进驻泸定麻风院、村的医务人员）和患者天天读，还给患者洗脚、洗衣服，"这真是了不起。""是舍己为人，真是彻底为人民服务。""把这种病治好，真是了不起。"2 月 6 日，周总理在人民大会堂小礼堂接见全国中西医结合工作会议代表和全国中草药新医疗法展览会工作人员时，他对大家说："下面是五十二医院搞麻风的。这件事了不起，很多人都怕这个病。敢于为麻风患者治病，是集中了人民献身精神。把医生的积极性和患者的积极性结合起来，这话提得好。毛主席提出中央和地方两个积极性，卫生工作也是两个积极性。……它是上层建筑和物质基础结合的嘛，物质变精神，精神变物质，相互影响，相互起作用。现在提出两个积极性提得好，只有医生的积极性，没有患者的积极性，也治不好病。要把患者的积极性调动起来，治精神病也是两个积极性，增强患者的信心，医生更要有献身精神。"[③]

---

① 《麻风病学术会议论文选编》。中华医学会福建分会，1964 年，第 221–226 页。
② 曹荣桂主编：《卫生部历史考证》。北京．人民卫生出版社，1998 年，第 62，325 页。
③ 《全国中西医结合工作会议典型事迹摘录》（十二），中西医结合治疗麻风病。

1971 年 11 月 19 日—12 月 2 日，卫生部军管会委托四川省在泸定县医院举办"全国用毛泽东思想指导防治麻风病学习班（全国麻风防治经验交流会）"，来自 28 个省、市、自治区及中央卫生部直属单位的代表 61 名与会。会议交流了运用中西医结合治疗麻风的经验，如"两年来用毛主席思想指导治疗麻风病的基本情况""靠战无不胜的毛主席思想办好康复村""新医疗法治疗麻风鹰爪手的情况介绍"等文章。

1972 年 10 月 20 日—11 月 9 日，卫生部军管会委托江苏省在扬州市举行全国麻风病防治经验交流学习班，来自 28 个省、市、区的 56 名代表参加。学习班交流了麻风防治经验，对《麻风病临床治愈标准》《麻风病治疗效果判定标准》《麻风病细菌检查记录法》和《麻风病流行控制标准》进行了专题讨论，统计全国有麻风防治机构 1052 个，防治人员 7893 人，累计登记患者 306638 人，治愈 92717 人，现症患者 136436 人。福建省古田麻风病防治院和福建省白沙疗养院在会议上发表了《草药雷公藤治麻风反应的观察报告》一文。①

2. 改革开放后

1985 年 11 月 26—28 日，中国麻协在广州举办了"中国第一届国际麻风学术交流会"，出席中国第一届国际麻风学术会议的中外代表 365 人，其中外国代表 107 人，大会收到中外学者专家论文报告 118 篇，大会宣读论文 18 篇，其中中国 5 篇；大会交流论文 17 篇，其中中国有 13 篇。11 月 29 日，中国麻协召开了学术交流会，马海德作了"从实际出发，'消灭麻风'"的报告。

1987 年 11 月 26 日，卫生部在云南昆明召开全国第三次麻风防治工作会议。会后中国麻协举办了"第二届全国麻风学术交流会"，有 7 位外宾出席会议，国际麻协主席勒夏教授发来贺电。这次会议的 19 篇学术论文，涉及麻风流行病学、社会医学、化学治疗、实验研究、残疾与康复等领域。

1990 年 10 月 25—27 日，中国麻协在江西南昌举办"第三届全国麻风学术交流会"，陈敏章理事长作了书面发言，近 150 人参加会议。

1997 年 4 月 8—11 日，中国麻协在江苏无锡举办"第四届全国麻风学术会议"。收到论文 268 篇，大会宣读 39 篇，分组宣读 151 篇。

1998 年 9 月 7 日—12 日，由中国卫生部国际合作与交流中心与中国麻协承办的"第十五届国际麻风大会"在北京召开。会议主题："为了一个无麻风的世界而奋斗"，江泽民主席为大会题词"消灭麻风病，造福全人类"，张文康部长代李岚清副总理在开幕式上致词。我国 300 余名代表出席，入选论文 70 篇。

中国麻协自 1999 年始至今，每年举办"全国麻风学术年会"，为广大麻风防治科技人员搭建了学术交流平台，促进了麻风学科的繁荣与发展。

（二）国内学术合作

国内麻风学术合作主要为医学院校及科研机构与麻风防治机构之间，或者麻风防治机构相互之间的协作。据不完全统计，主要合作项目有：

1951 年 3 月 11 日，广州中山大学医学院钟之英教授等在东莞稍潭麻风病院，试用苏联的组织疗法治疗麻风患者。

---

① 《皮肤病防治通讯》"全国麻风病防治经验交流学习班资料选编专辑"。1972 年第 1 卷第 4 期，351–352 页。

1955 年，广东省卫生厅成立"麻风防治领导小组"，组织一批专家学者开展麻风相关研究。秦光煜等（领导小组成员，时任广州华南医学院、中山医学院教授兼病理教研组主任）收集麻风患者的皮肤病变组织，观察麻风患者全身各器官的病理变化，开展麻风患者的尸体解剖。1963 年，对 100 例麻风患者的尸体解剖材料进行研究，从麻风的病理组织学改变中提出了独到的见解，被国际麻风学界誉为"创造性工作"。

1956 年，辽宁医学院与辽宁麻风病院开展了中药治疗麻风（如扫风丸）的临床研究；上海第一医学院章谷生等与上海遵义医院开展了麻风免疫学研究；上海第一医学院邱丙森等与上海遵义医院开展了麻风病理学研究。

1960 年 7 月，卫生部印发《麻风性病 1960 年研究协作方案及麻风皮肤病性病三年研究规划与八年发展方向》，其中："麻风细菌学和麻风病理学的研究项目"委托中山医学院；"麻风临床病学的研究项目"委托西安医学院开展。

1982 年，刘子君（广东中山医学院病理教研室）与丘钜世（广州市皮肤病防治院）合作，通过对 70 例瘤型死亡病例尸体解剖，对瘤型麻风各处外周神经干病变进行了分析及比较，对麻风菌侵噬人体的外周神经所引起的病变进行了深入的研究。刘子君等开展"犰狳实验性麻风外周神经病变的光镜及电镜观察"的研究；钟子英开展了麻风细菌学研究。

1985 年，南京医学院朱文元、赵辨等开展了晚期麻风颈后神经病理变化的研究。

1986 年，朱文元、王秉鹤等开展了"瘤型麻风临床治愈后皮损中的泡沫细胞"的研究。

1987 年，蚌埠医学院高玉祥与西安医学院邓云山等开展了氨苯砜预防服药研究；徐州医学院朱跃德等与中国医科院皮研所刘季和等开展了麻风病理早期诊断研究；青岛医学院周惠民等开展了麻风病理、眼科研究，都取得一定的进展。

1984 年 2—6 月，叶干运（中国医学科学院皮肤性病研究所）与周达生（南京铁道医学院卫生系）以及江苏省扬州市宝应县、靖江县合作，组成麻风社会医学调查组，设计了麻风社会医学研究课题，在扬州地区进行了连续三年的多科目调查研究，如"麻风对婚姻、家庭的影响""国际麻风社会医学研究最新动态"等。1987 年 6 月，马海德主持课题成果鉴定会。该项目获 1988 年卫生部科技进步奖。

2008 年，董国强（南京大学）、邵京（南京大学）与江澄（中国医科院皮研所）王江南（浙江省皮肤病防治研究所）等合作实施国家社科基金项目"新中国 60 年江浙地区麻风病防控与社会保障机制研究"（11BZS064），采用人文、社会科学的研究路径，将疾病和人们关于疾病的观念作为一种历史现象，将疾病防控救治工作看作一场影响广泛的社会运动，探讨在不同政治环境下，科技因素、经济因素与社会意识、社会政策的内在关联。认为"基本消灭"目标的实现，充分体现了党的领导和社会主义制度的优越性。①

二、国际学术交流与合作

（一）国际援助及专家学者考察、合作（含港澳台）

1952 年，德意志民主共和国赠送我国一批"耶那制药厂"生产的"替彼松"（Tebethion）

---

① 董国强、邵京、王江南：新中国成立以来麻风病防控与救治工作的历史回顾。《中共党史研究》，2013（9）。

即氨硫脲试治麻风。①

1954—1956 年，叶果洛夫（中国医科院皮研所顾问）、苏联专家依布拉基莫夫和依布拉基莫娃等与中华医学会皮肤病分会的麻风学者开展学术交流、合作。

1958 年 10 月 17 日—12 月 8 日，根据 1958 年中苏文化合作协定，苏联保健部派遣以塔尔舒也夫教授（苏联著名麻风专家）为团长，舒宾和卡罗夫三人组成的代表团，来华考察交流麻风的诊断和治疗经验。先后访问了北京、辽宁、武汉市和广东省有关麻风防治研究机构、麻风病院，举行座谈会、麻风学术报告会，了解中草药栽培情况及中医中药治疗麻风的效果和经验，对我国麻风防治研究工作的开展，提出意见和建议。

1956 年 4 月，阿根廷医学友好代表团访华，其中有国际知名的麻风学专家、阿根廷罗萨利欧医学院教授、加拉斯哥医院麻风科主任斯胡曼（Prof. S. Schujman）。周恩来总理在北京中南海接见代表团全体成员时，对斯胡曼教授说：中国政府十分重视麻风防治工作，欢迎来中国举办麻风医师进修班，为中国培育出更多的麻风防治技术人才。之后，开启了斯胡曼教授与我国麻风研究与合作的历程：

学术交流：1957 年 9 月，应中华医学会邀请，阿根廷斯胡曼教授再次访华。10 月 10 日在中国医科院皮研所作"麻风的免疫学研究""麻风分类"及"防治麻风的新概念"学术报告，之后由胡传揆和卫生部张自宽陪同赴山东、江苏、浙江等地参观访问并进行学术交流。

预防研究：1957 年 10 月—1958 年 10 月，斯胡曼教授与江苏省卫生厅、中国医科院皮研所、北京生物制品研究所、上海市麻风院等有关单位协作，在江苏泰县、宝应、泰兴三县开展接种卡介苗预防麻风的研究试点。

骨干培育：斯胡曼接受中华医学会的邀请，于 1958 年 1 月 19 日至 4 月 16 日在广州中山医学院，同年 6 月至 8 月在上海第一医学院举办的两期"全国麻风防治专业医师进修班"，负责主要教学及指导工作。为我国的麻防事业培训了骨干力量。

1956 年 11 月 3 日—12 月 5 日，应中国科学院院长郭沫若邀请，日本麻风专家盐沼英之助来华考察中国麻风预防的现状与麻风防治设施，并与我国同仁进行了学术交流。

1961 年，朝鲜人民共和国以姜雷立为团长的麻风考察团来华，与北京、江苏及上海的麻风防治机构进行了学术交流与合作。

1977 年 11 月，上海市遵义医院与 WHO 合作，在该院建立麻风菌小鼠足垫感染模型获得成功，为麻风菌耐药检测及筛选治疗药物提供了条件。

1978 年 6 月，"美国中国医学中心"医师组访华，其中有在美国国立卫生研究院从事药理学研究，从事巨噬细胞的长期培养与鼠麻风菌在巨噬细胞内的生长研究的华裔医学博士张耀德（Yao Teh Chang，1906—1997）随行。他在上海医学会举办的学术讨论会上介绍了巨噬细胞的研究现状。会后，张耀德参观上海市遵义医院，并与该院纪宝宏等医师就其研究进行了深入的探讨返美后，在弗吉尼亚州亚历山大里亚市"美国中国医学中心"举办的学术会议上，张耀德作了《上海的麻风防治》报告。

---

① 卫生部档案：为了加强中德两国防治麻风的技术合作，卫生部决定让山东齐鲁大学医学院、甘肃麻风第一医院和广东新洲麻风院试用，效果甚佳。1953 年 7 月，卫生部从民主德国购买"替彼松"21 万丸，分发全国麻风病院。"卫医第 342 号"，治疗效果显著。

1979 年 3 月，WHO、世界银行、热带病规划组（WHO、World Bank、TDR）在 Paul Lucas 博士率领下，一行 6 人来北京热带医学研究所参观。李桓英向来宾介绍了我国麻风防治及实验研究情况。

1979 年，上海市遵义医院麻风病研究室与 WHO 合作开展"氨苯砜原发性和继发性耐药的麻风基础研究"。

1981 年 3 月，国际麻风学会主席勒夏教授访华，获卫生部副部长黄树则接见，并与马海德等确定麻风协作意向。

1981 年 2 月 22 日—3 月 7 日，由 WHO 总部麻风科主任桑萨里科（Sansarricq，法国籍）、美国 CDC 麻风和立克次体研究室主任谢泼德（Shepard，美国籍）和 WHO 西太区办事处慢性传播病科主任远藤昌一（日本籍）等 3 人应卫生部邀请访华，这是我国 1972 年恢复 WHO 成员国后，该组织首次来中国大陆的麻风技术考察组，卫生部非常重视，黄树则副部长设宴招待并主持座谈会，委派叶干运全程陪同。先后访问了北京医科大学、中国医学科学院基础医学研究所；访问了时在江苏泰州的中国医学科学院皮肤病研究所，座谈并做"全球麻风流行与防治"专题学术报告；现场考察了泰县溱湖医院、上海遵义医院、广东泗安医院等麻风病院，在广州召开考察总结会。

1981 年 8 月 31 日—9 月 14 日，国际麻风学会秘书长、英国麻风学会秘书、麻风研究室中心主任布朗教授，应中国医学科学院黄家驷院长邀请访华。

1981 年 9 月 8—18 日，中国医科院皮研所在江苏泰州举办"麻风病实验研究讲学班"，邀请美国夏威夷大学医学院施钦仁教授授课。

1981 年 11 月，印度卫生部副部长希杜（MR. SIDHU）一行 4 人，赴广东省考察麻风病的预防、治疗、康复，并与专业医护人员进行交流。

1982 年 11 月 4—17 日，日本国立麻风研究所所长、国际著名麻风免疫学专家阿部正英访华。先后访问了北京、扬州、泰州（时中国医科院皮研所所在地）、上海、南京、广州、平州、东莞等地麻风机构，做"麻风免疫学"的学术报告，介绍了国际上麻风免疫研究的新进展。

1983 年，应中国医科院皮研所叶干运邀请，日本汤浅洋博士等访华。

1983 年，日本笹川纪念保健基金会向中国捐赠 120 万粒氯苯酚嗪（B663）。[①]

1983 年 3 月 21—31 日，卫生部与 WHO 在广州举办"中国麻风流行病和统计学讲习班"，WHO 麻风负责人 Dr. H. Sansarricq、比利时流行病学专家 Prof. M. F. Leachat、挪威麻风流行病学专家 Dr. L. Irgens、WHO 统计专家 Mr. T. K. Sundaresan 和麻风科 Dr. Lopez Bravo 与会授课。

1983 年 9 月，中国医科院皮研所与荷兰雷顿大学医学院协作，开展"HLA 麻风多发家系的研究"。

1984—1987 年，中国医科院皮研所与 WHO 合作，开展"麻风实施联合化疗方案现场研究项目"。在我国云、贵、川三省 7 个地区 2000 例 MB 患者进行 MDT 现场试验研究，取得了成功经验，为 WHO 在全球推广 MDT 方案，提供了依据，做出了贡献。

1986 年 10 月，日本笹川纪念保健协力财团医学顾问、国际麻风协会秘书长汤浅洋博士、

---

① 中国科学技术协会、中国麻风防治协会、马海德基金会编：《马海德博士诞辰一百周年纪念文集》。中国科学技术出版社，2010 年，第 29、31 页。

日本麻风专家犀川一夫及山口和子女士等在马海德陪同下，考察江苏、浙江、江西等地麻风防治工作，参观麻风病院。

1988 年 10 月 28 日，中比"关于麻风防治与康复合作项目协议书"由经贸部副部长李岚清、比利时王国政府政府合作发展总署大臣 Andre Geens 在北京签署。其后三年中（1989—1991），比方向中方为麻风致残者的康复所做各种的工作提供资助。其中，包括为中国麻风康复培训中心和全国 10 ~ 12 个康复分中心提供所需的设备、原材料以及支持人力资源的开发等。中国政府承担康复培训中心配套设施的投资和组织管理工作。[①]

1989 年 5 月 1—2 日，参与美国飞行眼科医院（ORBIS）工作的 Dr. Paul Courtright 先生及夫人 Dr. Susan Lewallen 来华洽谈"中国麻风眼疾预防项目"——1990 年中国麻协与美国 ORBIS 合作项目。

1989 年 6 月初，韩国釜山防麻会申鉉粉女士来北京，与中国麻协商谈合作事宜。

1989 年 8 月，印度麻风修复外科专家 Dr. Palande 来华，进行学术交流，并在南京举办的"全国麻风康复讲习班"上授课。

1990 年 4 月 30 日—5 月 31 日，WHO 顾问沃斯（Dr. R. M. Worth）来华，访问云南文山、砚山，贵州安龙、真丰、织金、纳允、毕节，四川西昌、攀枝花，广州，实地考察了实施三年的 MDT 项目。同年 11 月 21 日至 11 月 28 日，美国麻风研究中心 Dr. R. R. Jacobson（贾克布森）教授到云南省 WHO 援助地区实地考察，贾克布森对云南的麻防工作和联合化疗现场实施及效果表示满意。

1990 年，卫生部—国际麻疯救济会（英国）麻风康复合作计划开始实施。项目分三阶段进行：第一阶段 1990—1992 年；第二阶段 1994—1998 年；第三阶段 2000—2003 年。1998 年 4 月，中外专家对第二阶段中英麻风康复项目进行了评估，一致认为：该项目成果符合中国国情，是中国麻风防治事业的一项突破。2003 年 3 月，中外专家对第三阶段中英麻风康复项目工作（12 省、市的 MOH/ILEP 麻风畸残防治及康复合作）进行评估，4 月在西安召开项目总结会议。与会专家一致认为：麻风残疾者从康复项目中受益，到了保护用品，学会了自我护理；继发性损害得到控制，红眼、手足皲裂和溃疡明显减少；对改善患者的生活质量有很大的帮助。

1991 年，卫生部与比利时协作进行"麻风康复的研究"，接洽、会谈、签订意向书，执行中国—比利时麻风康复合作计划（1991—1993）。

1995 年 4 月，卫生部与英国国际麻疯救济会签订第二阶段麻风康复合作协议（1995 年 5 月至 1998 年 4 月），卫生部确定在 13 个省市区的 73 个市、县、区及医院实施中英麻风康复的试点项目。1995 年 5 月，卫生部在南京召开研讨会，6 月发布卫疾控（5）号文，要求各试点加强领导、监督与管理；卫生部与各试点省（市）厅（局）签署中英麻风康复合作项目书。

1999 年，中国医科院皮研所与日本感染病研究所麻风控制中心合作开展"麻风杆菌的基因分型及地理分布"，我国负责"中国麻风杆菌的基因分型及地理分布"的研究。

2000 年 6 月 16—28 日，麻风全球联盟在法国巴黎召集"新千年的麻风研究"研讨会。

---

① 中国政府比利时王国政府签署关于麻风防治与康复合作项目协议书。见：申鹏章：《中国卫生年鉴 1989》，中国卫生年鉴编辑委员会，第 375 页。

会议认为：麻风的研究应当是全球联盟的重要组成部分。既往的 10 ～ 20 年中，有实验研究者逐渐减少的趋势，因此有必要重新促进麻风的学术研究。为此目的，应该加强三方面的工作：①评估麻风在全球的现状并回顾麻风病研究在各方面的进展；②本会着眼于未来，提出新概念、新方法，研究其在今后消灭麻风进程中的重要性；③促进国际合作，加强有麻风流行国家中的麻风研究和投入。李桓英及各国麻风科研人员和各麻风基金会代表 33 人与会。3 天的会议分成 8 个单元，宣读多篇科学论文并进行热烈讨论，科学论文和讨论在麻风评论（LeprosyReview）2000 年 12 月刊发。纪宝宏为该会议筹备工作组主席。

2001 年 3 月 9—12 日 "卫生部—国际麻疯救济会第三阶段麻风康复工作项目进展研讨会"在上海中亚饭店召开。会议分 3 个小组讨论第三阶段麻风畸残康复工作中遇到的实际问题和具体的解决办法，国外专家分别参加了各组的讨论，详细了解各地项目的进展情况。总结会上，国际麻疯救济会理疗师皮弗尔女士介绍："怎样才能更好地开展患者眼手足的自我保护，怎样才能更好地防治溃疡以及项目后怎样继续开展畸残康复"的设想；广西王宏介绍国际助残组织在桂开展康复工作的经验，向与会者展示制作的防护用品用具。卫生部疾病控制司、全国性病麻风病控制中心、中国残联康复部、中国麻风防治协会、上海市皮肤病性病医院、国际麻疯救济会西太区项目负责人 P. D. Samson、理疗师皮弗尔女士，荷兰麻疯救济会康复专家 Jan Robijn，国际助残组织康复项目协调人、康复专家玛莉莲女士及纳再尔．姆布蒂社区康复医生以及来自江苏、浙江、上海、福建、山东、陕西、四川、云南、贵州、江西、湖南、安徽、广西等省市区皮研所的领导及康复工作负责同志共 40 余人出席会议。

2001 年 4 月 23—24 日 WHO 西太区官员诺丁先生访问云南，对砚山县麻风防治工作进行为期 2 天的工作视察，走访了稼依镇大石坝、小石坝、大尼尼等处的 5 位麻风患者，对该县近年来麻风防治工作所取得的成绩，给予较高的评价。

2001 年 5 月 10 日，国际卫生联合组织霍雷劳之友协会、意大利麻风病福利协会康辅理主任迪莲德女士，考察洱源县山石屏疗养院。康辅理主任 1997 年 2 月以来，给 22 名疗养者的子女，每人每年 400 元的就学援助，并在该院开办小学，现已有 5 个年级；该次又带来 11000 元慰问金，人均 100 元。康辅理主任通过考察，对疗养院还未通电、危房较多、生活困难表示关注，愿意再进行进一步的项目援助。

2003 年 10 月，中国医科院皮研所与 WHO 合作，在云、贵、川三省开展《麻风"UMDT"（6 个月疗程）》的现场研究督导贵州省兴义市和关岭县联合化疗项目。

2005 年 1 月 9—14 日，国际麻风协会世界麻风史研究项目官员、英国牛津大学乔·罗伯逊教授（Dr Josephine Robertson，女），利用圣诞节回澳洲度假机会，访问中国医学科学院皮肤病研究所（南京），参观了皮肤病医院、中心、实验室、图书馆、档案室及麻风资料室等，并在该所做了"重视和开展专科疾病史的研究"专题学术讲座；赴南京中医学大学医史教研室及医史博物馆、安徽省明光市四山医院（麻风村）访问。

2005 年 8 月 29 日—9 月 2 日，中央研究院（台北）历史语言研究所研究员、台湾大学历史系兼任教授梁其姿（Angela Ki Che Leung），应邀访问中国 CDC 麻风病控制中心（南京），了解、交流 1949 年以来我国麻风防治有关的问题；参观中国医科院皮研所及麻风史档案资料室；为中国协和医科大学在所研究生作了题为"明清至近代汉人社会的卫生观念、组织与实践"的学术讲座；参观访问了浙江省武康疗养院及杭州肖山区完凤山麻风村。

2006 年 8 月 11—14 日，来自美国、日本、韩国、中国的 24 个教育研究机构的 50 余名学者，在天津市武清天鹅湖度假村，出席由南开大学中国社会史研究中心举行的"社会文化视野下的中国疾病医疗史"国际学术研讨会。中国 CDC 麻风病控制中心江澄做了题为"中国麻风史研究的意义、现况与方法"的报告。

2008 年 4 月，意大利 San Galicano 皮肤病研究所 Marco Ardigo 教授访问山东省皮肤病防治研究所。

2009 年 10 月 9 日，比利时达米恩基金会驻华代表 Alex 先生和项目副经理王静女士应邀访问中国 CDC 麻风病中心，商讨比利时达米恩基金会对广西壮族自治区麻风防治的援助事宜。中心有关领导感谢达米恩基金会以对我国麻风防治工作的无私帮助和支持，并就此次合作交换意见，观看了《中国麻风病防治》短片。

2010 年 6 月 1—7 日，意大利麻风协会主席弗朗西斯科先生、项目部部长焦万尼先生、技术顾问莎拉女士，为商讨云南省疾病预防控制中心与意大利麻风防治协会新一轮合作项目事宜，考察云南，对大理市玉洱麻风村、黄草坝麻风村开展项目工作和所取得的成效给予肯定。

2011 年 3 月，印度国家流行病学研究所负责 WHO 麻风联合化疗的 Bathyala 教授访问中国。

2012 年，经法国佛勒豪麻风基金会资助，中国医科院皮研所沈建平在云南文山与江苏姜堰两地，开展"评价雷公藤多甙对麻风结节性红斑的疗效和副作用"项目。

2013 年 10 月，美国加州大学旧金山分校 Mao-Qiang Man 到山东开展学术交流。

（二）我国麻风专家出国考察访问（含港澳台）

1951 年春，中国卫生工作者参观团赴苏联访问，山东军区卫生部长兼山东省人民政府卫生厅厅长白备伍为代表团卫生防疫组组长。

1954—1963 年，胡传揆、戴正启、李洪迥、曹松年等先后以考察、参观、出席学术会议的方式，赴波兰、民主德国、苏联、罗马尼亚、蒙古等国，了解其皮肤病、性病、麻风等的研究水平。

1980 年 8 月 4 日—1981 年 5 月 6 日，由日本笹川保健协力财团援助，李桓英作为世界卫生组织 / 热带病规划署访问学者到美国、英国、印度、马来西亚、缅甸、泰国等国的麻风实验研究室和防治现场学习访问。回国后，撰写考察报告，向全国麻风防治同仁介绍了国际上麻风防治的新方法、新技术。

1982 年 5 月 4 日—7 月 1 日，应比利时达米恩基金会主任维鲁特的邀请，卫生部马海德、叶干运、苏骏瑞三人赴比利时、日本、美国、加拿大、英国、瑞士、印度、泰国等国，对麻风防治、科研方面进行专业考察。介绍了中国麻风防治与科研工作的现状，打开了我国与国际民间麻风基金会 / 协会合作交流的大门。

1983 年 2—5 月，吴勤学赴比利时皇家热带医学研究所分枝杆菌实验室（安德卫普）、英国伦敦国立医学研究所分枝杆菌系及世界卫生组织总部（日内瓦），学习鉴别麻风分枝杆菌与其他分枝杆菌的方法。[1]

1984 年 9 月，马海德率五人中国医学代表团访问日本，考察了东京、京都、大阪、冲绳

① 中国科学技术协会、中国麻风防治协会、马海德基金会编：《马海德博士诞辰一百周年纪念文集》. 中国科学技术出版社，2010 年，第 60 页。

等地的医疗卫生情况，访问了笹川纪念保健基金会（SMHF），SMHF 愿意资助中国麻风防治工作。[①]

1984 年 9 月 10 日，应 WHO 总部邀请，卫生部委派纪宝宏赴日内瓦 WHO 总部麻风科工作，参与国际麻风防治政策与措施的制定。

1985 年 10 月 7—19 日，应日本笹川基金会邀请，卫生部卫生防疫司司长王健率团访问日本，并与日本笹川基金会商谈麻风防治合作事宜。

1986 年 11 月 11—21 日，中国派出专家参加在日本大阪大学微生物疾病研究所举行的《麻风实验化疗讲习班》。

1990 年 2 月 14—21 日，卫生部卫生防疫司戴志澄率团访问日本，就青岛、南昌建立麻风康复中心的合作及中日双方麻风防治科研工作合作事宜进行了洽谈。

1994 年 3 月 20—4 月 5 日，WHO 资助、卫生部委派叶顺章、万利亚、赵西丁、江澄及翻译沈望扬等 5 人组成麻风健康教育考察组，赴印度考察麻风防治及健康教育。

1994 年 7 月 4—7 日，卫生部疾控司戴志澄司长等，出席在越南河内举行的"第一届消除麻风作为公共卫生问题"的国际大会，与会的国家卫生部长及代表、伙伴组织和 WHO 在会上重申了对消除麻风的承诺。

1994 年 9 月 9—21 日，杨理合教授应国际理想协会邀请率孔豪彬、陈冠洲（广东南海红卫医院）、周鸿禄（江西南康康复村）等 3 名麻风康复者，参加在巴西里约热内卢举行的国际麻风会议和康复者交流会（国际理想协会成立大会）。据考证，此乃是麻风康复者第一次以国际会议代表的身份，走出国门。

1998 年 10 月 6—31 日，为执行与 WHO 卫生技术合作项目计划，卫生部派遣夏刚、江澄、陈树民等 3 人，考察韩国和马来西亚麻风社会和经济康复情况，以借鉴国外如何使麻风患者及其治愈者增加经济收入、重获生活来源，取得正常人的地位及尊严的做法和经验。

1999 年 7 月 18—22 日，中国麻协副理事长何达埙及潘春枝副秘书长赴香港考察儿童福利院与养老院，并与香港明爱有关负责人洽谈麻风合作意向。

2000 年 5 月 20—26 日，应韩国釜山防麻会申铉粉会长的邀请，何达埙、孙昌松、马登科等 7 人，到韩国考察麻风社会 – 经济康复工作。

2001 年 10 月 1—21 日，中国麻协与韩国麻防会在汉城，共同举办"中韩双边麻风畸残康复学术研讨会暨管理工作经验交流会"以中国麻风防治协会会长肖梓仁为团长的中国代表团 68 人参加会议。会后，代表们参观"小鹿岛医院""花园福利院"等单位。

2003 年 10 月、2004 年 9 月，应韩国釜山防麻会的邀请，甘肃省地病办张守义等 8 人分两次组团赴韩国釜山就麻风的社区一体化建设、人文关怀、畸残预防等进行了考察、学术交流。

2003 年 4—10 月，中国医科院皮研所沈建平赴印度国家流行病学研究所做访问学者。

2003 年 11 月 28—29 日，"非正式消除麻风咨询会议"在菲律宾马尼拉 WHIO 西太区办公室举行，沈建平代表中国和越南、菲律宾、柬埔寨、马绍尔群岛，WHO 总部 Dr Daumerie，西太区临时顾问 DrRao、WHO 西太区的麻风官员 Dr. Dongil AN 和 Dr. Barua 及另外 2 名国际麻

---

① 中国科学技术协会、中国麻风防治协会、马海德基金会编：《马海德博士诞辰一百周年纪念文集》. 中国科学技术出版社，2010 年，第 126 页。

风专家，共 11 人与会议。会议目的：评估西太区麻风形势和消除麻风的进程；讨论和规划消除麻风的重点工作；讨论和制订消除麻风战略。

2005 年 11 月 20—25 日，中国医科院皮研所江澄出席在印度孟买及马哈拉施特拉邦（Maharashtra）戈尔哈布尔举行的"与麻风病相关的博物馆和档案馆的开发"专题讨论会，向会议介绍"中国麻风有关档案的分布情况、收藏及中国麻风史项目初期的"工作，会议自由发言时叙谈了"与会的感受"，日本笹川纪念保健基金会提供资助。

2006 年 11 月 5—18 日，应中央研究院人文社会科学研究中心（台北）邀请，中国医科院皮研所江澄作为大陆访问学者，赴台进行麻风学科学术交流。在中研院历史语言研究所的"生命医疗史研究室"2006 年度第 11 次学术讨论会上，以"大陆地区现代麻风防治活动（1949—2006）"为题，图说并茂地介绍了中国大陆 50 多年来的麻风防治工作；在中研院人社中心的"卫生史研究计划"学术研讨会上，做了题为："日本殖民政府的癞病政策：以东北与台湾为例"的学术交流，报告了"日本殖民时期在满洲抗癞政策的初步探索"；与台北大学历史系王文基教授对谈，结合台湾乐生麻风院的历史研究进行讲评。研讨会均由中研院人社中心"卫生史计划"召集人、历史语言研究所梁其姿教授主持。应邀先后参访台北中国麻风服务协会（China Leprosy Service）及中华希望之翼服务协会（The Wings of Hope）的总部、1934 年由英籍传教士戴仁寿医师（Dr. G. Gushue Taylor）建成的台北县私立乐山疗养院、1930 年起建立至今的乐生麻风疗养院、台湾西方医药先行者的史迹——加拿大传教士马偕博士"沪尾偕医馆"、其与台湾籍夫人的故居、马偕铜像及马氏夫妇墓地等台湾地区的麻风史迹，实地了解到台湾地区麻风的控制与康复现状。

2006 年 11 月 12—21 日，应日中医学交流中心的邀请，中国麻协组团率部分省麻协负责人 21 人，赴日本东京都国立疗养所多磨全生园，对麻风病院的人性化管理、医院设置、人员配备、医疗及生活等诸方面进行了深入的考察和了解。

2008 年 6 月 18 日，联合国人权理事会议一致通过决议案，提出："麻风患者应与普通人享有同等的基本权利"，中国签署该决议。

2011 年，荷兰麻疯救济会资助浙江、四川、湖南、陕西省 4 位防治骨干赴印度考察"麻风患者自我护理"情况。

（三）参加国际麻风学术会议和双边学术会议

1981 年 2 月 6—18 日，叶干运参加 WHO 西太区在菲律宾马尼拉举行的"麻风规划用药会议"。

1981 年 10 月 12—16 日，卫生部派叶干运在日内瓦参加 WHO "麻风控制规划化学治疗研究组会议"，会议讨论麻风治疗工作中耐药和残存活菌问题。WHO 麻风控制规划化学治疗研究组推荐使用多种药物疗法（MDT）方案，应用利福平、氯苯吩嗪和氨苯砜（Clofazimine、Rifampicin 和 Dapsone）联合治疗麻风，解决麻风杆菌对单一药物治疗的抗药性。同年 11 月，叶干运在卫生部召开的第二次全国麻风防治工作会议上，传达了 WHO 麻风控制规划化学治疗研究组会议简况及 WHO/MDT 方案。

1981 年 11 月 18—19 日，在缅甸首都仰光，热带病特别规划处麻风免疫研究委员会（1MMlEP）和麻风化学治疗研究委员会（THELEP）会同 WHO 东南亚区和西太区两个办事处联合召开"麻风免疫和化学治疗科学"会议。会议目的：①回顾 TMMLEP 和 THE-LEP 研究工作取得的进展；②回顾东南亚区和西太区科学家参加 IMMLEP 和 THELEP 研究项目的进展，③探讨 IMMLEP 和 TH-ELEP 在这两个地区与当地科学家扩大协作的可能性。叶干运、李桓英、纪宝宏等三名中国代表和 23 个国家共 51 名代表与会，会议宣读论文 23 篇，纪宝宏"上海地区瘤型麻风继发性氨苯砜耐药调查"一文报告，引起与会者重视。

1983 年 4 月上旬，李桓英作为 WHO 专家，到日内瓦参加"麻风流行病学与防治会议"，纠正了 WHO 将解放前中国流行区麻风患病率推算到全中国，尤其是北方大面积非流行区的做法。

1984 年 2 月 20—25 日，以马海德为团长的 10 人代表团，参加在印度新德里举行的第 12 届国际麻风会议。我国 6 篇论文在大会上宣读。李桓英在大会上介绍了"山东省 28 年麻风流行情况的分析"，对山东省 1955—1979 年发现的 28，748 名病例进行了分析，以数据显示了发病率逐渐下降，表明新中国的防治效果，到 20 世纪末可以实现基本消灭麻风的目标，赢得了国际麻风界的好评。

1985 年 1 月 16—19 日，李桓英参加了日内瓦的国际麻风病药物治疗会议，会上报告了我国开展联合化疗的情况。是年 10 月 21—25 日，李桓英应邀赴日内瓦大学 WHO 免疫研究培训中心，参观学习有关麻风特异性抗原的标准化工作。

1987 年 5 月 15 日，第 40 届世界卫生大会在日内瓦召开，以我国为主并联合 23 个国家正式提交了《走向消灭麻风（Towards the elimination of leprosy）》的提案，获大会一致通过，形成世界卫生组织 WHO 第 40.35 号决议。1972 年我国恢复在世界卫生组织的席位，到 1986 年这 14 年第一次在世界卫生组织（WHO）独立提交决议案并获通过，据考证：此为世界卫生组织首次使用"消灭麻风（elimination of leprosy）"一词。

1988 年 9 月 11—17 日，31 人组成的中国代表团出席了在荷兰海牙举行的第 13 届国际麻风会议，张义芳任团长，戴正启、叶干运任副团长，李桓英任顾问，何达垠任秘书长。会上，叶干运当选为国际麻风协会理事。

1991 年 2 月 5—9 日，戴志澄、李桓英应邀出席在泰国曼谷召开的"笹川保健协力财团第二次麻风联合化疗协调会"，出席会议的有 13 个国家和地区的 36 名代表。各国代表分别介绍麻风化疗的实施情况，并参观曼谷的笹川研究楼，了解康嵌省的麻风防治情况。

1991 年 11 月 3—7 日，李桓英与赵天恩作为 WHO 的临时顾问，应邀出席在韩国汉城举办的"国际麻风防治研讨会"。出席会议的有 16 个国家和组织的 29 名代表。

1992 年 4 月 6—8 日，李桓英赴美国南卡罗来纳州（Greenville）加维尔麻风中心参加了"WHO 第一届国际麻风病联合化疗交流会议"。报告了 WHO 联合化疗在中国的现场经验。

1992 年 4 月，黄文标受邀参加了在意大利召开的国际麻风社会康复医学研讨会，并交流了"云南省社会康复的现状"。

1992 年 6 月 15—17 日，李桓英赴日内瓦 WHO 专家组会议，参与讨论麻风的确诊指征、判愈标准、防治评价指标、评估和预测、防治后期工作等问题。

1993 年 8 月 29 日—9 月 4 日，陈敏章率中国代表团一行 51 人，出席在美国佛罗里达州奥兰多市举行的第 14 届国际麻风会议，作为申办国代表应邀讲话，介绍我国麻风防治工作的成就和经验，正式提出 1998 年在北京举办第 15 届国际麻风会议的要求，国际麻风协会执委会一致同意在我国举办第 15 届国际麻风会议，叶干运续任国际麻风协会理事，任期至 1998 年。

1996 年 3 月 25—30 日，"首届麻风社会——经济康复研讨会"在广州市新大地宾馆召开。国际理想协会主办，国际麻疯救济会、笹川良一保健基金会和美国国际麻疯救济会联合资助。与会代表有 70 多名，来自巴西、印度、韩国、日本、美国、英国、中国等 7 个国家，其中半数是麻风康复者。①

1998 年 9 月 7—12 日，第 15 届国际麻风会议在北京国际会议中心举行，本届大会适逢 1897 年在德国柏林召开的第一届国际麻风大会 100 纪念。大会的主题是：为在 21 世纪"创造一个没有麻风病的世界（一个在医学和社会方面都没有麻风问题的世界）"的目标而努力。中国国家主席江泽民为大会题词"消灭麻风病，造福全人类"。国际麻风协会主席、日本汤浅洋博士（Dr. Yo Yuasa）为大会组委会主席；卫生部副部长殷大奎为中国组委会主席；中国残联主席邓朴方和国际麻风协会前任及现任主席、国际麻风救济联合会主席、日本财团等国际组织负责人，以及来自 67 个国家和地区的代表参加开幕式。受国务院副总理李岚清的委托，卫生部部长张文康在开幕式讲话；殷大奎向大会做了"中国控制麻风的成就与展望"的报告：新中国成立 40 多年来，由于采取综合防治措施，有效地控制了麻风的流行，我国现患麻风患者数已由 1957 年的 39 万人降至 1997 年的 4054 人；新发现患者数由历史最高年份 1958 年的 3.5 万人，下降至 1997 年的 1800 余人；与会专家对此给予高度评价。会议选举日本汤浅洋博士（Dr.Yo Yuasa）连任国际麻风协会主席。会议期间探讨的主要内容为：通过初级卫生保健保持麻风防治工作的持续性；如何教育患者预防残疾；社区介入如何维持麻防工作的持续性；麻防工作如何适应新变化，如何以预防和康复外科作基础等。专家们呼吁，要改变人们的认识，确保社会的参与。与会中国代表呼吁政府进一步重视麻防事业，尽可能使麻防与社区相结合、预防与康复相结合，关注麻风患者的生活与心理健康，推动麻风防治工作再创佳绩。400 余名代表出席会议，其中国外代表 107 人；我国入选论文 87 篇（宣读 36 篇，展示 51 篇）。会议期间，卫生部还表彰了在我国麻风控制事业中做出突出贡献的 125 个先进集体和 201 名先进个人。

2002 年 8 月 4—9 日，第 16 届国际麻风会议在巴西萨尔瓦多市卡尔顿巴黑亚会议中心举行。会议主题"创造一个没有麻风病的世界"。郝阳、肖梓仁等 50 多人组成代表团与会，报送的论文共 85 篇，其中大会宣读论文 13 篇、展示论文 72 篇。

2002 年 10 月、2003 年 9 月，中国麻协与韩国釜山防麻会在韩国召开两次"中韩双边麻风畸残康复学术研讨会暨管理工作经验交流会"。中国残联和麻防人员共 104 人与会。

2004 年 4 月 26—27 日，"MOH—WHO 中国重点地区麻风防治研讨会"和"国际抗麻风协会联合会代表会议"在江苏南京召开，与会代表 24 人。

2008 年 1 月 30 日—2 月 4 日，第 17 届国际麻风会议在印度海德拉巴市举行。会议主题："创造一个真正没有麻风的世界"，我国与会代表 70 人，大会交流论文 41 篇。

2009 年 1 月 15 至 16 日，广东省汉达康福协会副理事长刘祯细（广州太和康复村康复者）及秘书长陈志强，应日本笹川记念保健协力财团邀请，出席在瑞士日内瓦召开的"麻风病咨询会议"。会议在联合国人权委员会举行，26 个国家代表共 100 多人参加会议，刘祯细及陈志强均在会上发言。

---

① 杨理合。《岭南皮肤性病科杂志》，1996 年 02 期。

2009年4月20—22日，应世界卫生组织的邀请，张国成参加了在印度新德里召开的"《全球麻风病防治规划（2011—2015）》管理员会议"。来自全球44个国家的123名代表与会。会议讨论了《全球麻风病防治规划（2011—2015）》和《全球麻风病防治规划（2011—2015）实施指南》，并达成共识。

2010年6月21—28日，应"中国台海关系研究发展协会"（台北）李春凰理事长邀请，经卫生部国际合作司批准，张国成、潘春枝等67人赴台湾，参加2010年度"海峡两岸麻风防治新进展学术交流与合作研讨会"。

2011年7月5—12日，12月21—28日，在台北县新庄市乐生疗养院（漢生病院）举行了两期"海峡两岸麻风防治一体化学术研讨会"，两岸代表80余人参加研讨会。会议代表探讨两岸行业发展优势互补及加强专业技术合作的途径，访问了台湾乐生疗养院、彰化基督教医院等。

2011年1月25日，由日本财团发起，北京大学、中国人权研究会、日本财团三方主办的"消除对麻风病及其康复者的歧视和偏见"的全球倡议书2011启动仪式，在北京大学英杰交流中心举行，共有来自64国家110所大学的代表签署倡议书。2006年，笹川阳平先生在印度新德里发起第一届倡议活动，此后全球倡议活动定于在每年1月最后一个星期日（世界麻风病日）前或后的日子举行。目的是呼吁社会恢复麻风病患者以及康复者的尊严和人权，让全世界都来关注这个广泛而深刻的主题。此次，在北京大学举行的2011年全球倡议是第六届，麻风患者在北京向全世界发出最直接的呼吁。

2012年9月2—4日，中国麻协在南京召开"国内外麻风非政府组织（NGO）协调会"。比利时达米恩基金会（Damien Fuondation Belgium）、中国初级卫生保健基金会（China Primary Health Care）、家工作营志愿者协会（JIA）、韩国仁川圣母医院、美国大陆繁荣基金会、台湾中华希望之翼服务协会、澳门利玛窦社会服务组织、国际义工团（VIS）、国际麻风协会（TIMI）、CRSS（Case Ricci Social Service）、广东省汉达康复协会、爱德基金会、国际慈善机构（NGO，The Nest）、纽约工作营等NGO代表53人与会。会议就改革开放以来中国麻风防治的形势、问题和挑战，如何进一步推动落实《全国消除麻风危害规划（2010—2020年）》，凝聚国内外麻风NGO的力量、共商对策、加强合作、形成合力，更好地为中国麻风防治事业做出贡献等议题展开研讨。会议签署《在中国的国内外麻风NGO组织协调会倡议书》，推进中国麻风防治国际合作的进程。

2013年9月16—20日，在比利时布鲁塞尔市欧洲管理中心召开第18届国际麻风大会，中国与会代表75名，会议主题"隐藏的挑战"。会议决定第19届国际麻风会议在中国召开，张国成当选国际麻风协会执委。

第十五章　现代麻风知识体系与分支学科的完善与发展

随着现代医学的发展，中国麻风学的知识体系及学科建制化也得到了迅猛的发展，在近代麻风学科架构的基础上，在麻风基础医学、预防医学、临床医学、康复医学等领域均较前有了巨大的进步，各种麻风分支学科不断涌现，使中国现代麻风学科得以完善和发展，麻风学科体系日益走向成熟。

第一节　麻风基础医学

现代中国麻风基础医学研究领域新中国成立初期主要集中在细菌学、免疫学和病理学领域，到了 20 世纪 70 年代开始，随着分子生物学和遗传学技术的兴起，麻风分子生物学和麻风遗传学领域也取得了较快的发展，丰富和发展了现代麻风基础医学的知识体系和学科建制。

一、麻风细菌学

（一）学科概况

源于 19 世纪的医学微生物学，是在法国科学家巴斯德（Pasteur）实验证明微生物不是"自然生成"等观念的启发下，与英国医生李斯德（Lister）认识到伤口的感染可能与微生物有关。其后，德国医生郭霍（Koch）用固体培养基分离出纯培养细菌，提出了证实微生物致病性的"郭霍定律"。郭霍 1882 年向世界宣布发现了结核分枝杆菌。而挪威医生汉森（Hansen）1873 年发现麻风分枝杆菌、并于 1874 年公开发表，比结核杆菌发现早 8 年，麻风分枝杆菌是一个真性细胞内寄生菌，对它的实验研究，已百年余。1949 年以来，配合麻风防治事业的展开，我国开始较系统的麻风细菌学研究，建立了中国特色的麻风细菌检查和实验麻风模型，为中国麻风学科的发展提供了技术支撑。

（二）科学研究

1.麻风杆菌的体外培养与鉴定

（1）人麻风杆菌的体外培养。

麻风杆菌（ML）的体外培养，分无细胞培养和细胞培养两种。在无细胞培养方面，1960—1980 年间，国外有很多报告。诸如加拿大的 Kato、美国的 Skinsnes、印度的 Chatterjee

等。其中 Skinsnes 报告的 HI-75 株最引人注目，并宣称培养成功，但最终鉴定属于瘰疬分枝杆菌（M. scrofulaceum）。1970 年，中国医科院皮研所曹松年等参照国外的经验，自主配制培养基，从事人麻风瘤标本中分离抗酸分枝杆菌的研究。

1974 年，江苏皮肤病防治研究所报告：从 1970—1974 年 7 月，采用京 4、泰 31、泰 33 培养基，采取人麻风标本 71 份共做 139 次培养。初步皮肤试验表明：与光田抗原特性大部不符合，但少数菌株有必要再重复。[①]1980 年，曹松年等发表"人麻风分枝杆菌体外培养的研究Ⅰ．从 13 例麻风患者 23 次培养出抗酸杆菌结果的总结"；[1]1984 年，吴勤学等发表："人麻风杆菌体外培养的研究Ⅱ：用 12 种鉴别试验研究 21 株培养菌的特征"，吴氏等在文中认为："第Ⅰ组的 14 株是一未见报告过的分枝菌种与麻风有不可排除的关系，第Ⅱ组可能是第Ⅰ组的变种。作者还讨论了本菌与试验室常见分枝杆菌的鉴别及标本处理的方法与特征不一致的关系。"[2]

1986 年 9 月，吴勤学发表"麻风杆菌的培养与鉴定问题"的综述。认为："麻风杆菌的培养和鉴定是一个相当复杂的问题。经一个多世纪虽没有突破，但已获得了某些进展，尤其在 ML 特征的描写方面。对已有的分离物还有争论，这除了个人偏见外，主要是因为未能系统地重复培养和鉴定标准似是而非。而鉴定标准的似是而非又在于分离的培养物太少，不足以综合阐述，每人均以自己的局部经验和体内生长的 ML 作为研究材料。体内寄生的 ML 和培养物，其特征有一定的距离，因为环境条件的改变会引起生物遗传特征发生某些改变，这一普遍规律在分枝菌也适用。"[3]尽管 Hansen 菌的染色技术很快建立了，简单易行，能用于检测和描述其形态、特征，但以麻风杆菌感染动物或进行体外培养曲折颇多，且均未获成功。[4]

（2）鼠麻风杆菌的细胞培养。

1967 年，张耀德（Y.T. Chang 美籍华人科学家）报告鼠麻风杆菌能在巨噬细胞中增殖；[②]1970 年，称松尾等称用小鼠足垫细胞接种鼠麻风菌获得成功，并作培养 ML 的尝试；Jadin 等将 ML 接种于淋巴细胞中有菌数的增长；Samuel 用人的巨噬细胞培养 ML，并证明这种 AFB 的增长可被抗麻风药物抑制等。

上海遵义医院 1974 年 7 月—1979 年 8 月，先后在《皮肤病防治研究通讯》上连续发表了 5 篇"鼠麻风的治疗研究"文章，系统地总结了从 1963 年 11 月得自中国医学科学院皮肤性病研究所鼠麻风菌夏威夷株后，用每半年左右在小白鼠皮下传代接种的方法保留菌种及其后所开展的 30 余种抗麻风药物的实验，文章介绍的实验方法、结果、讨论等内容，引起业界的重视。[③]1985 年 11 月，中国医科院皮研所叶顺章等发表"麻风杆菌细胞培养的研究——（Ⅰ）鼠麻风杆菌在小鼠腹腔巨噬细胞中的增殖"一文，叶氏说："试验证明鼠麻风杆菌可以在试管

---

① 江苏皮肤病防治研究所：人麻风杆菌体外培养探索研究及其鉴定工作的阶段小结（摘要）。《医学研究通讯》，1974（10）：40-41。

② Y.T. Chang: Internat. J.Leprosy, 1967（35）：78。

③ 鼠麻风的治疗研究：上海市遵义医院：（Ⅰ）对于抗麻风药物筛选研究的实用意义以及实验方法的介绍。《皮肤病防治研究通讯》，1974，2（3）。112-117；上海市遵义医院：（Ⅱ）10 种药物对鼠麻风感染的疗效观察。《皮肤病防治研究通讯》，1974，2（3）：117-124；上海市遵义医院：（Ⅲ）几种药物和合并治疗方案的疗效观察。《皮肤病防治研究通讯》，1975，3（21）：69-175；上海市遵义医院：（Ⅳ）酚嗪 1 号、酚嗪 1 号（正环）、酚嗪 1 号盐酸盐、104 乙胺丁醇以及酚嗪 1 号（正环）与利福平合并治疗的疗效观察。《皮肤病防治研究通讯》，1975，4（3）：307-311；纪宝宏等（Ⅴ）利福霉素衍生物的疗效观察。《皮肤病防治研究通讯》，1979，1（4）：142-147。

内培养的腹腔巨噬细胞中大量增殖，由平均每个细胞数条菌增长到整个细胞被菌所充满。文中对鼠麻风杆菌细胞培养的各种条件如细胞型、培养基、培养温度等进行了讨论。"[5]

1986年9月，叶氏等继续发表"麻风杆菌细胞培养的研究——（Ⅱ）鼠麻风杆菌的细胞培养模型可望用于麻风药物筛选"文章，叶氏等在实践中，选择了几种在动物试验中已证明有效或无效的药物在细胞模型中进行测试，发现所得结果和在动物试验中的结果基本一致，该模型与鼠麻风菌的动物感染模型相比，可省略饲养动物的人力，减少设备花费，而且70天左右即可得出初步结果。其指出：利福平（10μg/ml）和链霉素（100μg/ml）可抑制巨噬细胞中鼠麻风菌的增殖，而氨苯砜无明显的抑制作用，这与在鼠麻风动物感染模型中的结果完全一致。新药R-773（10μg/ml和5μg/ml）也能抑制细胞内鼠麻风菌的增殖。故认为，鼠麻风菌的巨噬细胞模型可望作为麻风药物筛选的模型。[6]

1987年12月，叶顺章等又发表"麻风菌细胞培养的研究——（Ⅲ）不同温度对鼠麻风菌生活力的影响"论文，文章介绍采用细胞培养方法，测定不同温度对鼠麻风菌生活力的影响。作为实验室处理菌污染物和保存标本的参考；另外还把细胞内增殖的鼠麻风菌在小鼠中传代，观察了细胞内增殖菌对动物的致病力。结果发现"鼠麻风菌对热较为敏感。加热56℃、30分钟，56℃、70分钟，60℃、5分钟和100℃、5分钟能使其生活力丧失。在4℃冰箱中保存48小时和在-38℃低温冰箱中保存1周，对菌的活力没有明显影响，但保存2周和4周，则菌的生活力下降。巨噬细胞内增殖的鼠麻风菌可在小鼠中产生典型的鼠麻风结节，并能在小鼠中传代，说明细胞内增殖的菌对动物具有致病性。"[7]

1986年5月，上海市遵义医院李伏田等与卫生部上海生物制品研究所刘明联名发表"鼠麻风分枝菌于鼠腹腔巨噬细胞内的体外培养"一文，报道对鼠麻风菌在体外鼠腹腔巨噬细胞内培养的实验研究，"应用含40%猪血清的199液能支持鼠腹腔巨噬细胞的长期体外培养。接种鼠麻风菌后的2～4周内，细菌增长迟缓，以后进入对数期，对数期细菌倍增时间的95%可信限为4.9～5.5天。迟缓期的出现与细胞内酸性磷酸酶活性和细胞培养期龄无关，传代培养无迟缓期。利福平和链霉素能抑制菌在对数期的增殖。"①

1989年9月，上海市遵义医院鲁熙贞等发表"鼠麻风菌体外培养的初步报告"的文章。文章认为："我院从1978年起研究鼠麻风菌试管内培养已届10年。应用小川辰次培养基的鼠麻风菌体外培养的方法和结果。成功地获得了初代分离培养和传代培养的夏威夷鼠麻风菌株。初代分离率为25.6%，传代培养20代以前的阳性率为80.2%，20代以后的阳性率为58.8%。X20.05 < 3.841，P < 0.05。用传代培养生长茂盛的菌落进行动物还原接种和再培养，能使小白鼠产生同样病变和获得典型的菌落生长。本方法可以作为麻风药物的初筛工具。具有操作简便、耗资小、实验周期较短等优点。"[8]

2. 实验麻风

自从挪威学者汉森（Hnasn）于1873年发现麻风杆菌以后，很多人都曾试图用各种方法建立动物感染模型，但都没有成功。实验麻风研究可分成两个纪元，第一纪元为1874—1960年开展的实验麻风研究，包括麻风杆菌发现者Hansen本人用麻风杆菌感染家兔实验，其后许

---

① 李伏田、柯国芳、刘明：鼠麻风分枝菌于鼠腹腔巨噬细胞内的体外培养。《中华皮肤科杂志》，1986，19（2）：63-66。

多研究者又采用各种动物，且各自宣称"成功"，而实际上无确凿证据可考。第二纪元为1960年后，美国研究者谢泼德（C. C. Shepard）成功的创建了小鼠足垫感染模型[1]，该感染动物模型的创建，是麻风实验研究的一项重要突破；继之，英国瑞斯（R. J. W. Rees）等在小鼠足垫感染模型的基础上，又建立了新的实验感染模型——胸腺摘除加 X 射线照射小鼠足垫接种模型；[2]其后日本高坂健二裸鼠模型宣布成功；1968年，美国 Kircheimer 和 Storrs 成功地建立九带犰狳模型等。裸鼠和九带犰狳实验麻风模型的建立，为开展麻风杆菌生物特性研究提供了可能性。

1955年，台湾医学院赖氏经过十余年的接种研究观察，麻风杆菌动物接种取得比较成功的经验。[3]1959年4月16日，广东省稍潭医院刘吾初发表"猴子接种麻风杆菌研究的一些体会"一文，介绍其院在1955—1958年间，所进行的猴子和其他动物的麻风动物接种研究，他们发现除了在接种部位出现临床症状外，没有取得与赖氏的研究结果一样出现神经损害症状。将几年来开展动物接种研究工作，特别是对猴子接种所取得的经验体会，提供给同道们在开展麻风动物接种研究工作方面参考。[4]

江苏皮肤病防治研究所麻风病防治研究室王荷英等，1973年起，开展了麻风杆菌的小鼠足垫感染的动物模型研究，在1977年第3期《皮肤病防治通讯》上，以"麻风杆菌的小鼠足垫动物感染模型"和"用麻风患者的皮肤切刮液接种小鼠足垫"两篇文章；详细介绍了用29例瘤型和界线类偏瘤型麻风患者的皮肤活体组织或皮肤切刮液，接种 CFW 小鼠足垫的实验结果，成功地在我国建立了麻风杆菌的 CFW 小鼠足垫感染模型。[5]相继，上海遵义医院纪宝宏等亦发表建立麻风杆菌小鼠足垫模型的报告，从而开创了在我国利用小鼠足垫模型进行麻风实验研究的先河。

1979年旅大市第二传染病防治院陈炳南等报告：自1973年起他们开展鼠足垫接种人麻风杆菌实验研究，除用中国医科院皮研所提供从国外引进的 CFW 和 C3H 纯系鼠种外，同时试用野外捕获后驯养繁殖的国内华北地鼠（背纹仓鼠）观察对人麻风杆菌的易感性。结果：9份标本中有8份接种鼠足垫后，有菌生长繁殖。并认为华北地鼠也可应用于鼠足垫感染实验。[6]

1998年，熊俊浩等报告"用 BALB/C 小鼠足垫接种麻风菌模型研究抗麻风药物的结果"，麻风菌在其足垫中的繁殖速度与 CFW 小鼠足垫中的基本一致。[9]

1989年王荷英等报告：中国医科院皮研所自1986年以来，由中国医学科学院实验动物研究所引进裸鼠，进行麻风杆菌接种裸鼠的研究，通过一系列的观察和对裸鼠体内增殖的抗酸杆菌的鉴定试验，建立裸鼠实验麻风模型。结果表明：裸鼠对麻风杆菌高度易感，麻风杆菌

① C. C. Shepard: Experimental Med, 1960, 112: 445。
② R.J.W.Rees. Int. J.Lepr., 1973, 41（3）: 320-328。
③ 《国际麻风杂志》，1955（23）：1。转引自刘吾初：猴子接种麻风杆菌研究的一些体会《性病麻风防研通讯》，1959，1（2）：38-39。
④ 刘吾初：猴子接种麻风杆菌研究的一些体会。《性病麻风防研通讯》，1959，1（2）：38-39。
⑤ 可见于：江苏皮肤病防治研究所麻风病防治研究室：麻风杆菌的小鼠足垫动物感染模型。《皮肤病防治通讯》，1977（3）：168-172；王荷英、黄鸿生：用麻风患者的皮肤切刮液接种小鼠足垫。《皮肤病防治研究通讯》，1977（3）：172-174。
⑥ 陈炳南等：鼠足垫接种人麻风杆菌的实验研究。《皮肤病防治研究通讯》，1979（4）：197-199。

可在裸鼠体内大量繁殖。①

1993年，王荷英等报告：用麻风菌经静脉内、后足垫和耳部皮下多途径接种裸鼠．结果表明：能使裸鼠比单途径接种产生更高的菌量、更严重的病变和系统性播散。说明裸鼠麻风模型在麻风实验研究中有很高的实用价值。[10]

1989年，王荷英等报告："麻风菌接种树鼩的研究"，其以来自昆明西山区谷津公社野外捕获的树鼩，经一个多月饲养后用作实验，"用取自多菌型麻风患者的麻风菌经足垫 5.0×10^4/ 足垫及静脉（1.0×10^7）分别接种树鼩，同时用 CFW 系小鼠的足垫接种作对照。结果发现接种 12 个月后，AFB 均能在体温低的足垫内增殖，此时 AFB 在 CFW 系小鼠足垫中的增殖已由上升转为明显下降，而树鼩足垫中的菌量则明显上升，到接种后 18 个月菌量已高达 2.44×10^9/ 克组织，足垫还呈轻度肿胀，病理检查见大片以巨噬细胞为主的肉芽肿，并有趋于泡沫化的巨噬细胞，含有大量的 AFB 及菌团。皮神经也受侵犯；在多种脏器组织中也能找到 AFB。对树鼩体内增殖的这种 AFB 正在鉴定中。"[11] 1990 年，王荷英等报告"初步建立我国自主的树鼩实验麻风动物模型"。[12]

1990年，昆明市皮肤病防治院薛文昌等报告："麻风杆菌已能在树鼩足垫中生长——麻风杆菌又一个新的动物模型"，"从 1983 年开始，在 5 年中，进行多种方式和多次的重复足垫的接种，证实麻风杆菌已能在此动物中生长繁殖，其细菌量可达 2.7×10^9，多于小白鼠足垫中者。足垫的组织病理变化也符合麻风的表现。所以我们认为根据以上实验结果，证实树鼩是麻风杆菌又一个新的模型。"②

实验动物模型的陆续建立，对于麻风的病原学、免疫学、实验化疗和流行病学等方面的研究带来了促进。如：1978年，王荷英等"用麻风杆菌鼠足垫感染模型筛选抗麻风药物"；③ 1985年，倪春生"刀豆球蛋白 A（Con+A）促进小白鼠足垫接种麻风杆菌生长的实验研究"，可促使麻风杆菌在足垫局部生长，与对照组比较提前 2 个月达生长高峰，在诊断上有一定的实用价值；④ 1994年，王荷英等"麻风动物模型的应用研究"；⑤ 1996年，王荷英等"联合用药对裸鼠麻风杆菌的影响"，为改进麻风联合化疗方案，研究新的抗麻风杀菌药物二甲胺四环素，氟嗪酸和氨苯砜，利福平组合的三种联合治疗方案的抗麻风杆菌效果。其采用动力法投药，裸鼠在接种麻风杆菌后 84～179 天治疗。实验结果表明，三联方案优于二联方案，而三联方案中又以二甲胺四环素＋氨苯砜＋利福平方案为最佳，在停止治疗后 5 个月仍未发现麻风杆菌在裸鼠双后足垫中增殖。[13] 1996年，王荷英、刘季和进一步通过对树鼩实验麻风的组织病理学观察，根据其所发生的组织病变及对增殖菌的鉴定证明："树鼩实验麻风动物模型已经建立"。[14]

3. 麻风细菌学临床应用方面的探索

20 世纪 70—80 年代，吴勤学等在国内建立了吡啶提取麻风菌抗酸性试验和单克隆抗体

①　王荷英等：人麻风杆菌在裸鼠中的增殖。《中国医学科学院学报》，1989（5）：358-363。

②　麻风杆菌已能在树鼩足垫中生长——麻风杆菌又一个新的动物模型。《皮肤病与性病杂志》，1990（1）：1-5。

③　《皮肤病防治研究通讯》，1978（2）。

④　倪春生。《浙江医科大学学报》，1985（5）。

⑤　王荷英等。《医学研究杂志》，1994（10）。

试验；[①]叶顺章对麻风菌形态指数（MI）和细菌指数（BI）的规范作了探讨[15]，也做了菌血症的研究[16]、并在国内建立了过碘酸染色法[17]；孟梅白等在国内建立荧光染色测定麻风菌活力的方法，并举办了全国讲习班；[②]山东省皮肤病研究所李令诰、云南省皮肤病研究所朱伉、福建省皮肤病研究所王贞生、广东省皮肤病研究所钟渭铨、四川省皮肤病防治所刘学明等为《麻风病实验室工作手册》编写"麻风杆菌的临床检查"章节，[③]吴勤学等用体外培养出的抗酸菌代表株，以曹松年设计的双向培养基开展了包括中草药在内的抗麻风药物筛选的试验[18]；南京市疾控中心皮肤病医院吕新民等对麻风患者组织液涂片染色 3 种试剂处理方式染色效果亦作过评价[19]。

（三）发展趋势

由于麻风杆菌的人工培养至今尚未成功，因此，为更深入地认识麻风，能找出控制乃至消灭麻风的方法，寻找适应我国实际情况的麻风杆菌实验感染模型，仍是一项有重要意义的工作。

二、麻风免疫学

（一）学科概况

已有百年历史的医学免疫学，其重点是研究抗感染免疫，而今已形成了独立学科。17世纪至 19 世纪中期是免疫学的开创期；19 世纪中叶至 20 世纪中叶为实验免疫学时期；20世纪中叶至今为现代免疫学时期。1919 年，光田观察了不同患者对于麻风菌素的反应，麻风免疫学的研究自此开始。新中国成立以后，中国医学科学院皮肤病研究所、北京热带医学研究所及一些医学院校附属医院等单位在麻风免疫学研究方面亦进行了一系列探索，取得了一些成绩。

（二）科学研究

1. 麻风菌素试验研究

麻风菌素是一种含有麻风杆菌组织或提纯的麻风杆菌制备的皮肤试验制剂。该试验于1916 年为日本光田（Mitsuda）所建立，后为 Hanks 等所标准化，1942 年印度 Dharmendra 将之纯化。在 20 世纪五六十年代，国内对麻风免疫学的研究，主要始于麻风菌素试验，来访的国际知名麻风学专家、阿根廷斯胡曼教授亦参加指导[20]，研究涉及粗制麻风菌素的制造及菌源研究[21]；粗制麻风菌素的制作与麻风菌素试验的初步观察。[22]瘤型麻风内脏制作麻风菌素研究，[23]到评价[④]与应用[⑤]和监测[⑥]等的探讨方面。上述多年广泛研究表明，麻风菌素试验在

---

① 吴勤学：吡啶对麻风菌抗酸性的提取能力。《国外医学·皮肤病学分册》，1980（4）。

② 孟梅白、李桓英：测定麻风菌死活的新方法——荧光（FDA/EB）双色染色。《中国麻风杂志》，1988（2）。

③ 李令诰、朱伉、王贞生、钟渭铨、刘学明：麻风杆菌的临床检查。见：马海德主编：《麻风病实验室工作手册》。北京：科学普及出版社，1990 年，第 44-61 页。

④ 钟之英、苏俊瑞、吴荫棠等：麻风菌素的研究 I．关于稀释麻风菌素做光田氏试验的实用评价。《中华皮肤科杂志》，1960，6（2）：80-81。

⑤ 纪宝宏：麻风菌素试验的特异性及麻风菌素反应与接种卡介苗的关系。《中华皮肤科杂志》，1964，10（1）：9-11。

⑥ 沈建平、李文忠、魏万惠等：麻风菌素试验和血清抗体检测联合监测麻风高危人群。《中华皮肤科杂志》，1997，30（3）：392-394。

一定程度上可以估计机体对麻风杆菌的抵抗力。由于其他分枝菌杆菌的感染会影响人体对麻风菌素的反应性，因此麻风菌素试验无助于麻风的诊断，也不能表明已往或目前麻风感染的情况，但可用以对已确诊的患者作免疫学评价，有助于麻风的分类和估计患者的预后。①

2. 麻风的血清学诊断

1948 年，Middlebrook 和 Dubos 描述了分枝杆菌抗原抗体反应的血凝试验；1961 年 Morr 等用间接免疫荧光试验检测抗分枝杆菌抗体，相继许多学者用对流免疫电泳法、放射免疫法、固相放射免疫法等，试图建立一种特异的检测麻风菌感染的试验；直到 1980 年，日本阿部正英首建了麻风荧光抗体吸收试验，（Fluorescent leprosy antibody absorption test，FLA-ABS.T）才使相关研究有所提升；其后，随着麻风单克隆抗体（monoclonal antibody，MAB）的研制，特别是 1981 年 Brennan 和 Hunter 等麻风特异抗原酚糖脂（phenolic glycolipid I，PGL-I）的发现之后，发展了酶联免疫吸附试验（enzyme linked immunosorbent assay，ELISA），使得相关研究及应用的研究得到进一步提升；1987 年后，成功合成 PGL-I 的抗原表位并与 BSA 连结形成 NT-P-BSA 和 ND-O-BSA 使用此领域的研究和应用得到更广泛的拓展。

我国对麻风血清学诊断亦开展相关研究。1982 年，吴勤学等在国内报告建立了荧光麻风抗体吸收试验（FLA-ABS.T），[24]并提出试验可以用耳垂血代替静脉血进行。[25]1985 年由吴勤学等建立间接酶联免疫吸附试验（ELISA）B，其后在诊断与预测临床发病与复发、评价化疗效果以及血清流行病学及亚临床感染等研究上得到应用。[26]2010 年，温艳等以麻风菌重组蛋白的抗原性分析 ELISA，评价各类受检者对 7 种麻风菌新抗原的血清学反应性，显示 LID-1 与 ND-O-BSA 是有应用潜力的抗原，但需在血清学监测中证实其对早期的诊断价值。③

我国麻风血清学诊断系列研究的主要贡献有：①建立了包括荧光免疫、酶联免疫、微粒载体及单克隆抗体为内容的血清学方法；②以大样本系统地比较了上述各方法的敏感性、特异性和相关性；③以县为单位开展了麻风免疫流行学，检测亚临床感染和发现高危人群的研究（检测样本超过 2 千人），提出我国麻风亚临床感染率及早期麻风"诊断基线"值；④首报用耳血代表静脉血并渍成滤纸干斑、解决了标本采取、运送、保存和维持抗体效价的难题，使大规模的现场研究能有计划地进行。

3. 麻风中的细胞因子状态的研究

1996 年，浙江医科大学附属第一医院皮肤科高锦程等开展了"麻风治愈者血清中 SIL—2R 的研究"[27]及"MB 麻风患者血清中的 TNF～α 和 SIL-2R"研究，[28]2014 年，湖北省随州市中心医院皮肤科吴成等"麻风病患者外周血中 Th1，Th2 和 Th17 相关细胞因子的检测"，该表明 Th 细胞不同亚群功能紊乱在麻风病的发病发展中起着重要作用，并且 Th1、Th2、Th17 和 Treg 的失衡状态可能导致麻风患者免疫功能紊乱促发和加剧患者的病情变化。[29]2008 年，北京热带医学研究所陈小华等开展了"麻风菌抗原诱导 IL-12 产生的体外研究"，检测了麻风菌不同抗原脂蛋白诱导单个核细胞（PBMC）IL-12p40 分泌水平。研究认为：麻风菌 33KDa 脂蛋白是

---

① 孟梅白：麻风菌素试验。见：马海德主编：《麻风病实验室工作手册》。科学普及出版社，1990 年，第 164 页。

② Q. X. Wu, etal：Determination of antibodies in dried blood from earlobes of leprosy patients by ELISA——a preliminary report. Int J Lepr，1985，53（4）：565-570。

③ 温艳、刘健、邢燕等：ELISA 评价 7 种新发现的麻风菌抗原的血清学反应性。《热带医学杂志》，2010，（11）：1328-1330。

PB 患者 IL-12p40 的有效诱导剂，外源性 IFN-γ 可上调 IL-12p40 分泌，为麻风免疫治疗的建立提供了依据。[①]

4. 麻风免疫预防研究

1959 年按照全国性病麻风研究委员会要求江苏省皮肤性病研究所[②]曾经牵头开展麻风免疫及卡介苗接种预防麻风的研究，从提高流行区居民对麻风免疫力出发，研究并肯定卡介苗[③]或其他菌的接种预防麻风的实际效果，总结出多快好省的接种方法。[④]1957 年，北京皮肤性病研究所、上海市麻风防治院和江苏有关单位组成研究小组，在胡传揆、斯胡曼等的指导下，在江苏泰县开展采用卡介苗接种预防麻风的研究，研究结果认为：由于一次卡介苗接种并不能使所有的麻风菌素反应阴性者都得到阳转，不能百分之百的防止麻风的发生。[⑤] 1978 年，卫仲升等报告用加热致死的卡介苗治疗 6 例瘤型麻风，临床显示有较明显的治疗效果。[⑥]1975年，湖南长沙麻风病院对正在用 DDS 治疗的 20 例瘤型麻风反复注射卡介苗，患者均见临床好转，患者麻风菌素晚期反应结果在逐渐增强。[⑦]

（三）发展趋势

麻风免疫学长期以来一直是麻风基础医学研究的热点和难点领域，深刻揭示麻风免疫中的各种机制，不仅对于麻风预防控制会带来巨大的促进作用，而且对于整个免疫学的发展也有极其重大的意义，深入开展麻风免疫学的研究将为麻风学科的发展和繁荣带来深远影响。

三、麻风分子生物学

（一）学科概况

分子生物学技术始于 20 世纪 70 年代初，以单克隆抗体技术为代表，发展到 80 年代中期多聚酶链式反应（PCR）技术的问世，使之鼎盛。当时虽有些蛋白组学的研究，远不及 PCR 为基础的研究为广泛。2000 年后，蛋白组学与 PCR 为基础的研究，包括生物学信息的研究可谓不分伯仲。因此，麻风分子生物学的实验研究也得到进一步拓展。

（二）科学研究

1. 抗麻风菌及其抗原成分单克隆抗体的研制及应用

1975 年，Kohler 和 Milstein 证明骨髓瘤细胞与免疫动物的脾细胞融合杂交形成的细胞系能分泌针对免疫原的抗体以产生单克隆抗体技术。20 世纪 80 年代初期，国外相关学者于 1982至 1986 年间将之移植到麻风菌单克隆抗体（以下简称单抗）的研制。1989 年，国内吴勤学等首次在麻风菌特异抗原酚糖脂 -I（phenolic glycolipid-I，PGL-I）免疫小鼠产生抗 PGL-I 抗体

---

① 陈小华、翁小满：麻风菌抗原诱导 IL-12 产生的体外研究。《中国麻风皮肤病杂志》，2008，24（11）：858-860。

② 江苏省皮肤性病研究所、上海麻风防治院：卡介苗接种预防麻风病及麻风病免疫学的研究。《性病麻风防研通讯》，1959，创刊号。

③ 赵辨：卡介苗接种预防麻风五年观察报告。《中华皮肤科杂志》，1964。

④ 纪宝宏：麻风菌素试验的特异性及麻风菌反应与接种卡介苗的关系。《中华皮肤科杂志》，1964。

⑤ 叶干运等：在江苏省泰县开展卡介苗接种预防麻风研究工作的初步报告。《性病麻风防研工作》1958，创刊号：18。

⑥ 卫仲升等。《皮肤病防治研究通讯》，1978，3：150。

⑦ 湖南长沙麻风病院。《皮肤病防治通讯》1975，4：287。

的基础上，用鼠／鼠杂交瘤技术取得成功，[①] 与此同时，该团队还研制成功抗麻风菌可溶性抗原（抗 MLSS）、[②] 和抗麻风菌整菌的单克隆抗体，[③] 优化了抗麻风菌单克隆抗体的实验技术。[④] 从而建立了用抗麻风菌单克隆抗体的方法。相关论文在国际麻风控制和分枝杆菌分类研讨会（1990，比利时安德卫普）和第 14 届国际麻风会议（1993，美国奥兰多）上报告。

2. 麻风菌蛋白组学的研究

20 世纪 90 年代初，李新宇、吴勤学等在国内首先开展麻风菌蛋白质组学的研究 [⑤] 建立了麻风菌抗原分析的十二烷基磺酸钠 – 聚丙烯酰胺凝胶电泳（SDS–PAGE）[30] 和在此基础上建立了检测麻风菌有免疫活性抗原的免疫印迹试验（WB）。[⑥]

①用 WB 法除显示麻风菌 70kD、68kD、65kD、36kD、22kD、18kD、14kD 和 10kD 反应带（这些与国外一致）外，还观察到 55kD 反应带的出现（国外未见报告）。这些反应带对寻找建立新的血清学诊断方法、疫苗研制及基因表达等之目的抗原有重要意义。

②观察到麻风患者血清中有特异性抗原带规律消失（含减弱）的现象，对疾病的诊断、分型，乃至病因的探讨有潜在的远景。

③在 SDS–PAGE 和 WB 实施中摸索出不同胶浓度对显示所需和提纯特异性抗原带有独特意义。

3. 多聚酶链反应（Polymerase Chain Reaction，PCR）的研究

1985 年 Clark-Curtiss JE 等开始麻风分子生物学的研究。麻风多聚酶链反应（PCR）则始于 1989 年。后经广泛的现场评价研究，PCR 和实时定量荧光 PCR（Real-time PCR）显示 100% 的特异性，其敏感性在 PB 为 34% ~ 80%；在 MB>90%。PCR 自动试验，可在麻风流行国家的参比实验室中进行。

吴勤学等于 1993 年建立巢式麻风菌和结核菌基因扩增试验，[⑦] 用于鉴定分枝杆菌培养物。1995 年，李涛、吴勤学报告：以编码麻风菌 65kD 蛋白的基因为基础的基因扩增试验，[31] 并将实验条件最适化。

为了探讨 PCR 能否判断麻风菌的活力，1997 年，侯伟等报告建立麻风菌 16s rRNA 基因扩增试验。[32] 1999 年吴勤学等报告用 PCR 检测麻风菌感染的研究 [⑧] 1999 年 3 月，吴勤学等报告中国部分地区麻风菌的基因分型 [33] 以及石蜡包埋组织中麻风菌的基因扩增试验。2000 年，

---

① 吴勤学、李新宇、尹跃平等：麻风单克隆抗体的研究：Ⅰ抗麻风杆菌特异酚糖脂单抗的产生。《中国麻风杂志》，1989，5（4）：184。

② 吴勤学、尹跃平、李新宇等：麻风单克隆抗体的研究：Ⅱ产生抗麻风菌超声物单克隆抗体的初步报告。《中国麻风杂志》，1992，8（3）：136-140。

③ 吴勤学、尹跃平、李新宇等：麻风单克隆抗体的研究：Ⅲ抗 M 整菌单抗的产生。《中国麻风杂志》，1992，8（4）：204-206。

④ 吴勤学、魏万惠、李新宇等：麻风单克隆抗体的研究：Ⅳ麻风单抗基本技术条件的探讨。《中国麻风杂志》，1992，8（4）：207-210。

⑤ 李新宇、吴勤学：用 SDS– 聚丙烯酰凝胶电泳分析麻风杆菌抗原成分的初探。《中国麻风杂志》，1991，7（3）：147-149。

⑥ 吴勤学：免疫印迹试验及麻风菌抗原血清学活性的初步研究。《中国麻风杂志》，1996，12（3）：172-176。

⑦ 吴勤学等：麻风病原体单抗的研制。《中华医学杂志》，1992，72（11）：684。

⑧ A STUDY ON PCR FOR DETECTING INFECTION WITH M. Wu Qinxue et：LEPRAE. Chinese Medical Sciences Journal，1999，14（4）：237- 241。

尹跃平等报告基因序列分析在麻风菌分型中的应用，[①]2013年，杨荣德等报告实时荧光定量PCR检测石蜡标本中麻风菌DNA。[34]

这些研究启动了我国麻风分子生物学的升级研究和应用。2002年和2005年翁小满等报告鼻拭中麻风菌DNA蚀取与检测及鼻分泌物中麻风菌PCR检测在麻风流行病学中的应用结果；[35]2010年邢燕等于国内首报32株麻风菌rpoT基因和SNP基因分型；[②]2005年、2007年，温艳等报告建立巢式PCR和异源双链法检测石蜡标本中耐药麻风菌以及RT-PCR法检测16srRNA基因片断对麻风菌活性的评价。[③]其后邢燕等报告用PCR法检测麻风流行区水、土壤、饮用水中麻风菌的结果[④]以及麻风在中国云南丘北县传播的8年流行病学调查和不同方法检测水中麻风菌的比较等。[⑤]四川省皮肤病研究所时玲等报告了免疫组化和PCR在早期麻风诊断中应用的研究。[36]这些研究可与国际研究接轨，对检测早期麻风菌感染，探索麻风菌天然菌库，传染（播）途径、流行病学有重要作用。

王洪生等在分子水平上鉴定麻风患者皮损中分离培养出的抗酸杆菌。结论：麻风患者皮损中分离出的9株分枝杆菌，其基因型表现属于细胞内分枝杆菌。[37]刘健等开展麻风分枝杆菌的分型研究，推测高发家系可能作为乡村中的麻风菌的疫源和传染源；[38]温艳等用分子生物学方法找到DDS综合征的相关基因评价实时定量荧光PCR（Real-time PCR）法检测石蜡标本中麻风菌DNA的应用价值。[⑥]闫桢桢等创建了一次多元化的检测麻风及其他分枝杆菌乃至常见真菌感染的"拟芯片"方法。[39]

4. 麻风菌基因重组的研究

1986年1月9日，Whitehead生物医学研究所Richard A. Yonng在《自然》杂志上报道：经过基因重组在大肠杆菌里表达的麻风病菌主要蛋白质抗原能够为人T-细胞所识别。有关基因重组和表达的工作是其于1985年完成，并已发表在1985年8月1日《自然》杂志上。[⑦]1994年，吴勤学赴日本多摩汉森病研究中心研修麻风菌基因克隆方法；尹跃平在日本研修时，开展高效麻风菌基因组DNA库的建立与评价研究。[40]此后，系列研究表达了麻风菌的α蛋白抗原，并初步纯化和进行血清学检测的评价。[⑧]

（三）发展趋势

分子生物学与麻风学的交叉融合为麻风学科的发展开辟了广阔的发展前景，分子生物学

---

① 尹跃平、吴勤学、张良芬等：基因序列分析在麻风分支杆菌分型中的应用。《中华皮肤科杂志》，2000，33（增刊）：57-59。

② 邢燕、刘健等：32株麻风菌rpoT基因分型和SNP基因分型。《中国麻风皮肤病杂志》，2010，26（1）：5-7。

③ 温艳等：建立巢式PCR和异源双链法检测石蜡标本中麻风菌DDS耐药株。《中国麻风皮肤病杂志》，2005，21（11）：847-850。

④ 邢燕、刘健等：麻风流行区水、土壤中麻风菌的检测初步报告。《中国麻风皮肤病杂志》，2009，25（1）：4-6。

⑤ 邢燕、刘健等：不同方法检测水中麻风菌比较。《中国麻风皮肤病杂志》，2011，27（11）：758-761。

⑥ 温艳等：RT-PCR方法扩增麻风菌16S rRNA在麻风疗效考核中的价值。《热带医学杂志》，2010，11：1285。

⑦ Whitehead生物医学研究所使麻风病菌抗原在大肠杆菌中表达为疫苗开发找到新路。《中国生物工程杂志》，1986（2）：81。

⑧ 尹跃平、铃木定彦、牧野正直、吴勤学、侯伟：Preparation of Recombinant α2 Antigen of M. Leprae in E. Coli and the Application for Sero-diagnosis of Leprosy. Chin Med Sci J，1999，14（2）：106。

技术在麻风领域的运用将揭示麻风学中许多疑难的科学问题，为麻风预防、临床及康复学科的发展带来极大的推力，为现代麻风学的根本性基石之一。

四、麻风遗传学

（一）学科概况

麻风曾一度被认为是遗传病。1873年汉森发现麻风杆菌，此后许久，麻风作为是一种传染病的观点逐步才被接受，宿主遗传因素慢慢被淡化在麻风致病因素之外。直到20世纪70年代，一些遗传流行病学研究发现，重新展现了该因素在麻风发病中的作用。目前，一般认为麻风的发病受多种因素影响，接触麻风杆菌是发病的必要条件，遗传因素则可能决定是否发病和出现何种临床表现。国内中国医学科学院皮肤病研究所、山东省皮防所、北京热带医学研究所、上海市皮肤病医院、中国科学院昆明动物研究所等机构为该分支学科的重要研究单位。

（二）科学研究

1. 麻风家族聚集性研究

麻风具有家庭聚集性，即麻风患者家庭中往往会出现多例患者。自麻风分枝杆菌发现以来，一致公认其是麻风的病原菌，并且普遍认为麻风具有家庭聚集性的可能原因为麻风在家庭内有很高的传染性，与密切接触有关。1964年，广西皮防院检查麻风患者家属3677人，发现其中麻风的流行率比一般居民的高40～50倍。[①]1974年，广东皮防院调查潮安县2259例麻风患者的家属，发现其患病率比一般居民的高7倍。[②]

1986年，中国医科院皮研所江澄等应用二项分布及Poisson分布概率密度函数模型，以江苏宝应县3054户麻风患者家庭作了分布拟合的综合分析，结果表明麻风病例以户为单位符合二项分布，而不符合Poisson分布。通过两种方法的研究，都进一步验证了麻风在家庭内有极显著的聚集趋势。[41]

1993年，福建省皮肤病防治院洪宝营等报道：福建省至1991年底，累计发现麻风患者28458例，分布在26454户中，占全省户数的0.46%。每户有麻风患者2例以上的共1824户，占有麻风病户的6.8%，占全省户数的0.03%；有2例以上的病户中共有接触者189141人，发病3828例（20.23‰），明显高于全省麻风的发病率（0.09‰）。用负二项分布及Poisson分布概率模式对麻风家庭聚集性进行探讨，均提示有明显的家庭聚集性。[42]

2008年，甘肃省疾控中心李志诚等对甘肃省1949—2005年发现的麻风患者家庭内发病情况进行调查，发现4839例麻风患者中，家庭内发病2679例（55.36%）；属于家庭内有血缘关系者1486例，占家庭内发病数的55.47%，与麻风患者血缘关系越近，发病概率越高。[③]这一研究提示，麻风家庭聚集性可能与遗传有关。

2013年，山东省皮防所刘殿昌等对山东省2008年前确诊的麻风治愈存活者及现症患者进行统计分析发现，在9447例先证者中，1117例（11.8%）有家庭内接触史。一级亲属中麻风

---

①　广西壮族自治区皮肤病防治院。《福州麻风会议论文选》，1964年，第174页。

②　广东省皮肤病防治院。《广东省麻风专业会议资料选编》，1974年，第55页。

③　李志诚：流行区麻风家庭内集聚性与血缘关系探讨。《中国麻风皮肤病杂志》，2008，06。

总发现率为 1.13%，父母、同胞、子女的发现率分别为 1.89%、1.49% 和 0.38%。父亲中发现率高于母亲，兄弟中发现率高于姐妹，儿子中发现率高于女儿。[43]这一研究进一步提示麻风家庭聚集性与遗传的关系。

　　2. 麻风与 HLA 的关系

　　HLA 与麻风的研究主要分为两个阶段，早期主要采用血清分型技术。国外研究显示 HLA-DR2、-DR3 与 PB 相关，HLA-DQ1 与 MB 相关。从 1973 年 Escobar — Gutiervez 首先报告了麻风与 HLA 相关的研究结果以来，各国学者进行了一系列的工作。我国对麻风与 HLA 的关系研究较国外学者开展稍晚，只有少量报道。国内麻风与 HLA 的关系研究主要集中在 HLA 的 Ⅰ 类和 Ⅱ 类分子方面，且大部分采用散发病例进行数个位点的病例对照关联分析。我国徐可愚等于 1982 年就国内首先报告了中国汉族麻风患者 HLA-A、HLA-B 抗原的分布频率。①同时对江苏省汉族人群 HLA 的多态性进行分析。其次报告 LL 型麻风与 HLA 的相关性研究，结果显示与 HLA-DR2 相关。发现 HLA-A9 单倍型相对易感瘤型麻风，HLA-B15 相对易感结核样型麻风。②

　　1985 年，徐可愚等在 29 个江苏汉族麻风多发家系中进行了 HLA-A、-B、-C 和 -DR 分型，并对其中 26 个家庭进行了单倍型分离分析。患瘤型麻风（LL 或 BL）的同胞共有亲代单倍型显著多于预期值（$P < 0.05$）；L/T "同胞对" 显示了亲代单倍型显著的非随机分离（$P < 0.0005$）。提示瘤型麻风易感素质受控于 HLA，HLA 连锁基因并不提供对 "整个麻风" 本身的易感性或抵抗性。瘤型和结核样型麻风具有不同的遗传背景。③为探索 HLA 抗原与瘤型麻风的关联，1987 年江苏连云港第一人民医院何浩明等随机测定了无血缘关系的 13 例汉族瘤型麻风患者的 HLA — A、B 位点的抗原频率，以汉族无血缘关系的健康人作对照，结果显示汉族瘤型麻风患者的 A、B 位点抗原频率都不降低（$P>0.05$），提示瘤型麻风与 A、B 位点的抗原无关。[44]亦有研究发现 HLA-B46/MICA-A5 等单倍型与麻风抗性相关。1999 年，Wang LM 等研究了 69 例麻风患者和 112 名健康对照，对 HLA-DR2 亚型、HLA-B 和 MHC-1 类链相关（MICA）等位基因进行基因位点 DNA 扩增聚合酶链反应 - 单链构象多态性分析，发现 HLA-DR2-DRB1 频率在病例和对照组无差异，提示在中国南方人口中 DR2 亚型与麻风易感性无关。而在多菌型患者，HLA-B46/MICA-A5 单体型频率明显减少，提示抗麻风基因可能位于 HLA-B/MICA 区域而与 HLA-DR 位点无关。[45]

　　2009 年，张福仁等运用聚合酶链反应 - 序列特异性引物寡核苷酸探针（PCR-SSOP）方法，对山东地区汉族 305 例麻风患者和 527 例正常对照进行 D R B 1 等位基因分型。研究发现，中国麻风患者 HLA-DRB1*15 频率显著增高，HLA-DRB1*09 频率显著降低，提示 HLA-DRB1 与北方汉人麻风易感性有关，而 HLA-DRB1*09 是麻风感染保护性基因。④

---

　　① 徐可愚等：HLA 与麻风相关的研究：I. 中国汉族麻风患者 HLA-A. B 抗原的频率分布。《中华皮肤科杂志》，1982，15（3）：145-148。

　　② 徐可愚：麻风聚集性的初步研究。《临床皮肤科杂志》，1984，5：9-11。

　　③ 徐可愚：R. R. P. de Vries 等：麻风和 HLA 相关研究：Ⅲ：麻风多发家系的 HLA 单倍型分离分析。《中国医学科学院学报》，1985，7（1）：25-29。

　　④ Zhang F, Liu H, Chen S, Wang C, Zhu C, Zhang L, Chu T, Liu D, Yan X, Liu J. Evidence for an association of HLA-DRB1*15 and DRB1*09 with leprosy and the impact of DRB1*09 on disease onset in a Chinese Han population. BMC Med Genet, 2009, 11（10）：133.

2011 年泸州医学院毛翀等报告运用聚合酶链反应—序列特异性引物（PCR-SSP）方法，对四川省彝族 100 例麻风患者和 100 例健康对照分别进行 HLA-DRB1 和 HLA-DQB1 等位基因检测，并比较病例组和对照组之间等位基因频率的差异，提示 HLA-DRB1*13 可能与四川省彝族麻风的易感性相关。[①]

3. 麻风与非 HLA 复合体基因

我国学者对国外报道的与麻风相关的非 HLA 复合体基因包括白介素 -10（IL-10），维生素 D 受体（VDR），天然抗性的巨噬细胞蛋白 1（NRAMP1），IL-12Rβ1，Toll 样受体（TLR），IFN-γ 基因等进行了一些研究。

IL-10 基因位于染色体 1q31-q32，其产物是一种抗炎分子，同时参与调节 T 细胞和 B 细胞的增殖和分化。陈小华等研究发现，IL-10 启动子 -2763C/CC，-1082A/AA 和单体型 3575A/2849G/2763A/1082 G/819C/592C 与麻风易感性和少菌型亚型有关。[②] 上海市皮肤病医院杨德刚等研究发现，IL-4 基因 590T/C 多态性与麻风易感性相关。[46]

Toll 蛋白样受体 2（TLR2），位于染色体 4q32，是模式识别受体，对不同微生物成分应答来激活直接抗微生物作用机制。2007 年，陈小华等采用聚合酶链反应—限制酶片段长度多态性（PCR-RFLP）方法对中国人 Toll 样受体 2（Toll-Like Receptor2，TLR2）胞内信号传导区域内 Arg677Trp 和 Arg753Gln 基因多态性与麻风易感性相关性进行了研究。未发现 TLR2 基因多态性与中国麻风相关的证据，认为采用非特异性引物检测 TLR2Arg677Trp 多态性的个别研究结果并不可靠。[③]

自噬与炎症密切相关，在细菌感染中具有至关重要的作用。上海市皮肤病医院杨德刚等研究了自噬相关基因 IRGM 多态性与麻风感染的关系。发现 IRGM 变异 rs13361189TC 和 CC 基因型频率显著高于健康对照组。有并发症患者 rs13361189CC 频率高于无并发症者。提示自噬基因多态性通过影响炎症细胞因子增加感染麻风风险。[47]

针对麻风分枝杆菌丢失大量能量代谢相关基因和对宿主严重的生存依赖性，2012 年，昆明动物所王东等推测认为宿主细胞"能量工厂"线粒体的差异可能影响麻风分枝杆菌的感染。通过对玉溪地区麻风患者和正常对照个体线粒体 DNA（mtDNA）遗传背景的分析，发现 mtDNA 遗传背景不影响麻风发病，但瘤型麻风患者中具有更高的 mtDNA 拷贝数，提示线粒体在麻风发病过程中具有一定的作用。[48]

巨噬细胞甘露糖受体（MRC1），可能在对麻风菌感染免疫应答中也起一定作用。2012 年，王东等在研究来自玉溪地区的 527 例麻风患者和 583 例对照人群中，没有验证到前人报道的 MRC1 基因（rs1926736，p.G396S）和 IFNG 基因（rs2430561，+874 T>A）的易感位点，但他们在这两个基因上发现其他的易感位点。结果显示，MRC1 基因的 rs692527 和 rs34856358 位

① 毛翀等：四川彝族麻风与 HLA-DRB1 和 HLA-DQB1 等位基因的相关性研究。泸州医学院硕士研究生论文，2011 年。

② Chen XH, Xiong JH, Ning Y, Wen Y, Liu J, Mao C, Weng XM, Gu JC: IL-10 promoter SNPs and susceptibility to leprosy in ethnic groups from southwest China. Genet Mol Res. 2013, 12（3）：2876-85. doi：10. 4238/2013. August. 12. 3。

③ 陈小华等：TLR2 Arg677Trp 和 Arg753Gln 基因多态性与中国麻风无相关。《中国麻风皮肤病杂志》，2007，23（2）：104-107。

点变异与少菌型麻风显著相关，IFNG 基因 rs3138557 位点变异与多菌型麻风显著相关。该结果支持 MRC1 和 IFNG 基因是麻风的易感基因，但提示不同人群的易感遗传变异存在差异。这一研究结果发表在《人类遗传学》（*Human Genetics*）上。[①]

补体系统是连接机体先天免疫与后天免疫的桥梁，表现出丰富的免疫多样性与遗传多态性，影响机体对于传染病的易感。2012 年，中国科学院昆明动物研究所张登峰等针对来自云南玉溪地区较大样本的麻风病例与正常对照人群，开展了补体系统相关基因遗传变异与麻风易感的关联分析，发现 FCN2 基因突变（rs3811140、rs7851696）、MBL2 基因突变（rs11003125、rs7100749、rs11003124、rs7096206）和 CFH 基因突变（rs1065489、rs3753395）与麻风有关，其亚型单倍体呈现 FCN2 和 MBL2 转录活性降低 导致易感染少菌型麻风。证实补体 lectin 通路基因 FCN2 和 MBL2、补体旁路途径关键调控基因 CFH 的遗传变异影响麻风易感性，且 FCN2 和 MBL2 基因低转录活性的启动子单倍型是少菌型麻风的风险因素。该研究结果提示补体系统在麻风易感中发挥重要作用。[49]

补体因子 H（CFH）在人体补体系统免疫自稳中发挥重要调节作用。张登峰等通过精细定位关联分析发现，CFH 固有标记单核苷酸多态性与麻风相关。补体因子 H（CFH）变异可能通过改变 CFH 表达，限制补体活性导致麻风感染。[50]

4. 全基因组关联分析技术在麻风研究中的应用

随着分子生物学技术的发展，麻风遗传易感性研究已从组织相容性抗原（HLA）与疾病相关性研究，发展至多学科的、采用全基因扫描（GWAS）及基因多态性分析。这一新技术的应用使大规模搜寻麻风易感基因成为可能。张福仁等在这一领域取得突破。

2006 年，张福仁等致力于麻风易感性研究标本和数据收集，累计保存全国各地数万份麻风组织和血液标本，建立起全球最大的麻风遗传资源库，同时建立国内一流的重点实验室，开展麻风遗传易感性研究。

2009 年，该团队联合安徽医科大学皮研所张学军团队和新加坡国立基因研究院刘建军团队，历时三年完成世界上首个麻风的全基因组关联分析，发现麻风的 7 个易感基因：HLA-DR、RIPK2、TNFSF15、CCDC122、C13ORF31、NOD2 和 LARK2 基因。研究论文发表于《新英格兰医学杂志》（*New England Journal of Medicine*）上，[②]标志着我国在该领域取得了世界领先的原创性成果。该研究首次从分子生物学水平阐明了麻风的发病机制，同时也是迄今为止世界范围内最大的传染性疾病的全基因组关联分析研究。7 个易感基因在中国汉族人群及少数民族种群（苗、彝、壮等）中均得到证实。

2011 年，山东省皮防所孙勇虎等在上述研究的基础上，采用分支链 DNA（Branched-DNA，bDNA）技术，探究这 7 个易感基因在不同型别的麻风组织中的表达情况，从而进一步阐述了其发病机理，为 7 个易感基因应用于麻风临床防治提供理论基础。[③]

2011 年 10 月 24 日，《自然·遗传学》（*Nature Genetics*）在线发表：我国科学家发现 2 个

① Wang D, et al: Genetic variants of the MRC1 gene and the IFNG gene are associated with leprosy in Han Chinese from Southwest China. Hum Genet, 2012, 131（7）: 1251-60。

② Zhang FR, et al: Genomewide association study of leprosy. N Engl J Med, 2009, 361（27）: 2609-18。

③ Sun Y, et al: expression analysis of leprosy by using a multiplex branched DNA assay. Exp Dermatol, 2011, 20（6）: 520-2。

新的麻风易感基因的研究成果。张福仁研究团队以山东省皮肤性病学重点实验室为研究平台，通过扩大对照样本，又发现 2 个新的麻风易感基因（IL-23R，RAB32），其中 IL-23R 与多种自身免疫性疾病发病相关，首次证实其为传染病易感基因；而 RAB32 则与吞噬细胞对病原微生物的识别相关。

2012 年，该团队通过对麻风家系进行全基因组连锁分析，发现 2 号染色体上的 2p14 区域与该病在常染色体隐性遗传模式下达到了全基因组连锁水平（HLOD=3.513），据此又确定了一个新的疾病易感位点，研究结果发表于 *PLoS ONE*。

2012 年 10 月 26 日，《美国人类遗传学杂志》（*American Journal of Human Genetics*）在线发表张福仁团队成员刘红在麻风易感基因研究方面又一次获得的原创性成果——发现 2 个与炎症性肠病（IBD）共有的新的麻风易感基因（IL18RAP/IL18R1 和 IL12B）。[①] 至此，该研究团队共发现了麻风 11 个易感基因位点。

通过前期全基因组关联分析，发现多个麻风易感位点提示 TLR 和 CARD 基因在麻风发病中的作用。2013 年，刘红等进一步以三阶段麻风候选基因关联分析发现，第一阶段 8 个 SNPs 显示明显相关性，只有 rs2735591 在三个阶段始终显示相关性，同时发现 BCL10 在麻风皮损中低表达，而 BCL10 和前期发现的 8 个位点与下游炎症反应主要调节子 NFκB 相关，从而认定 BCL10 为一新的麻风易感基因。这一发现也提示固有免疫和适应性免疫在麻风发生中同样重要。[②]

2015 年，张福仁团队刘红等通过 3 阶段全基因组关联分析，又发现 6 个新的麻风易感基因位点，进一步基因优先化分析提示 BATF3、CCDC88B 和 CIITA-SOCS1 为新的麻风易感基因。[③] 同一时期，我国学者对国内外发现的麻风易感基因开展了在不同人群的验证性研究。为验证 LRRK2 变异 rs1873613 与麻风易感性的关联性，并发现更多与麻风相关的 LRRK2 变异，2014 年中国科学院昆明动物研究所等单位对 13 个 LRRK2 变异进行基因分型研究，发现 rs1427267、rs3761863、rs1873613、rs732374 和 rs7298930 与麻风和 / 或少菌型麻风有关。HEK293 细胞中 rs3761863 保护性等位基因 Thr2397 的过度表达显著促进核因子激活 T 细胞活性，同时减弱 U251 细胞中 1- 甲基 -4- 苯基 -1，2，3，6- 四氢吡啶介导的自噬活性。结果提示 LRRK2 变异 p.M2397T 的保护作用可能通过增强免疫反应和降低神经毒性介导。[51]

（三）发展趋势

研究遗传因素在麻风发病中的具体机制对于精准医学的开展具有重要的意义，随着在麻风遗传学方面取得的成果日益增多，麻风学科的发展将步入快车道，人类对于麻风的了解也将更加透彻。麻风遗传学将成为今后麻风学科的主要学术增长点。

---

① Liu H, Irwanto A, Tian H, et al: Identification of IL18RAP/IL18R1 and IL12B as leprosy risk genes demonstrates shared pathogenesis between inflammation and infectious diseases. Am J Hum Genet, 2012, 91（5）: 935-41.

② Liu H, et al: An association study of TOLL and CARD with leprosy susceptibility in Chinese population. Hum Mol Genet, 2013, 22（21）: 4430-7.

③ Liu H, et al: Discovery of six new susceptibility loci and analysis of pleiotropic effects in leprosy Nat Genet, 2015, 47（3）: 267-71.

五、麻风病理学

（一）学科概况

1931 年在马尼拉召开的"麻风国际圆桌会议"曾指出麻风病情的活动必须以临床及病理的表现为依据，会议将麻风病理学概念引入麻风病情活动的评价。1948 年 4 月 3—11 日在哈瓦那举行的第五届国际麻风大会上将麻风分为"似结核型，瘤型和未定型"三型麻风，将病理学指标引入麻风的诊断分类，这一里程碑事件引起了全球开展麻风理检查的热潮。

1953 年，山东省立第二医院皮肤性病科尤家骏编写《麻风学概论》，1955 年，山东医学院编印《麻风病理镜检说明》，油墨印刷计 40 页。1956 年尤家骏在《中华皮肤科杂志》上发表"麻风的病理学"，[1]详细地对当时分为三种类型麻风的皮损和神经病理损害进行了描述，为我国麻风病理学的形成打下基础；1956 年秋，卫生部委托山东医学院在济南举办全国麻风皮肤病理进修班，尤家骏主持教授，参加学员 30 名。1957 年，尤家骏又撰写《新麻风学简编》，书中列有麻风病理学的内容，提出"麻风的病理学对于麻风的分型、诊断与治疗是具有决定性的。"1963 年 4 月，中国医学科学院皮肤性病研究所麻风病研究室举办病理进修班结业，尤教授应中国医学科学院皮肤性病研究所的邀请为该所年轻的皮肤病工作者系统讲授麻风组织病理学。1964 年尤家骏教授受卫生部委托承办全国皮肤病理学习班，主要由其讲课，并协助指导阅病理片。尤家骏教授作为病理学奠基人，在新中国开创了麻风病理学的研究。

20 世纪 50—70 年代，中央皮肤性病研究所、中山医学院、徐州医学院、广东的省级麻风防治专业机构相继成立麻风病理研究实验室，推动病理学为麻风临床诊断、专业培训服务，对国内麻风学科的发展，发挥出重要作用。1963 年 7 月，在福州召开的麻风学术会上，来自全国 22 个省份的 108 名皮肤科专家讨论制订 9 个麻风技术文件，其中《麻风病的临床治愈暂行标准》参考了各型麻风病理学方面的指标，简称为"福州会议麻风病治愈标准"。[2]标准规定瘤型和界线类以及查菌阳性的未定类患者，判愈应达到皮损中无麻风活动性病变，或仅有轻度非特异性炎症及退行性改变（如表皮和皮肤附件萎缩等），并抗酸染色阴性。结核样型或查菌阴性的未定类麻风患者，皮损病理中要达到无麻风特异性病变，或仅有轻度非特异性炎症及退行型改变。该标准为麻风联合化疗前，国内同行执行多年的临床判愈标准。治愈标准中含有病理指标的规定，催生了各地麻风防治机构开展麻风理检查的需求，也促进了麻风病理学的发展。1974 年 10 月中旬—1975 年 1 月 15 日，江苏皮肤病防治研究所在泰州举办全国麻风病理学习班，学员 32 名。1975 年 11 月，江苏皮肤病防治研究所在泰州举办全国麻风病理学习班，学员 17 人。

改革开放以后，中国麻风病理学得到了快速的发展，1984 年 3 月 5—21 日，WHO、卫生部在上海遵义医院举办"全国麻风防治实验技术讲习班"，国际麻风治疗委员会主席、美国比较医学和医学生态学副教授 L. Levy，WHO 医学官员 S. K. Noordeen，英国伦敦热带病医院顾问、

① 尤家骏：麻风病的病理学。《中华皮肤科杂志》，1956（1）：11–12。
② 张南、叶干运：福建省麻风病学术会议报道。《中华皮肤科杂志》，1963（9）：225。

病理学家 D. S. Ridley，比利时热带医学研究所热带细菌学和病毒学教授 S. R. Pattyn 和美国旧金山公共卫生服务医院麻风食品护料实验室技术组组长 L. P. Murray 夫人出席。讲习班讲授最新的麻风防治理论并作动物模型和病理组织学阅片示教。 1987 年，中国麻风防治中心举办全国第一期麻风病理培训班，培训 10 省份的 26 名学员；Skinsnes、周惠民、刘子君、美国夏威夷大学 Scollard 授课；内容：皮肤的基础病理变化，麻风光谱分型的病理和鉴别诊断，麻风免疫病理、电镜和组织化学等。1987 年 4 月，在广州举办"南方 11 个省市麻风病理分型座谈会"，讨论形成关于病理诊断麻风的条件。1987 年 9 月，孟梅白发表"南方 11 省市麻风病例分型座谈会关于几项技术问题的意见"。[1] 会议建议，采用五级分类法描述各型麻风病理学的特点，浸润量的记录，切片中细菌的记录方法，病理报告的书写规范等。建议提出发现下列改变之一者可确诊为麻风。①有典型泡沫细胞同时有抗酸菌；②神经内查见抗酸菌；③在非特异性慢性炎症细胞浸润中发现菌球、束状的抗酸菌；④神经内及周围有一般非特异性慢性炎细胞浸润，同时标本其他部位有结核样浸润。本次会议推动了全国麻风病理学科的发展，特别是对于五级光谱分类在临床上对麻风患者的分型有帮助。1990 年，马海德主编《麻风实验室工作手册》，对我国麻风病理的诊断标准及操作规范有了明确的规定。[2]

（二）科学研究

1962 年，中山医学院病理教研组刘子君等对结核样型麻风进行性和退行型病理改变进行研究，[3] 发表了"瘤型及结核样型皮肤麻风各临床肉眼亚型与显微镜下组织改变的对照研究"，[4] "瘤型麻风皮肤组织学类型的研究"，[5] 界限类麻风和未定类麻风的病理学研究结果，[6] 丰富了麻风各型病理变化的特点。对瘤型和结核样型麻风患者反应期的病理改变进行研究，分别发表"瘤型麻风结节性红斑反应的病理组织学"，[7] 和"结核样型麻风反应相的病理组织学"[8] 发现麻风结节性红斑的本质是过敏性血管炎。对结核样型麻风反应期的研究提出麻风升级和降级反应的病理特征，为后来的麻风反应病理学研究提供了基础。对麻风变组织做了组织化学研究，阐述麻风变内糖元、核糖核酸、酸性磷酸酶及碱性磷酸酶分布及特点，有助于了解皮损内在组织化学上的差异。

1964 年 8 月，中山医学院皮肤性病教研室许德清发表"结核样型麻风临床治愈病例的神经及淋巴结的活体组织检查"一文，[9] 发现结核样型麻风治愈病例的神经中约 1/3 有麻风进行性病变，为结核样型麻风的神经病变提供了病理证据。

---

① 孟梅白：南方 11 省市麻风病理分型座谈会关于几项技术问题的意见。《中国麻风杂志》，1987（3）：175-177。

② 马海德主编：《麻风病实验室工作手册》。科学普及出版社，1990 年，第 67-115 页。

③ Liu Tze-chnn, et al: Histopathologic lesions of tuberculoid leprosy, their progressive and regressive changes and Clinical significance. Chinese Med J, 81: 502。

④ 刘子君等：瘤型及结核样皮肤麻风各临床肉眼亚型与显微镜下组织改变的对照研究。《中华皮肤科杂志》，1963，4：211-216。

⑤ 刘子君等：瘤型麻风皮肤病变组织学类型的研究。《中华皮肤科杂志》，1964，10：76-80。

⑥ 丘钜世等：中间类型麻风的组织病理学。《中华皮肤科杂志》，1981，14：207-210；刘子君等：皮肤原发性未定类麻风的病理组织学。《中华皮肤科杂志》，1980，13：129-132。

⑦ 刘子君等：瘤型麻风结节性红斑反应的病理组织学。《中华皮肤科杂志》，1963，9：279-283。

⑧ 刘子君等：结核样型麻风反应相的病理组织学。《中华皮肤科杂志》，1965，11：298-304。

⑨ 许德清等：结核样型麻风临床治愈病例的神经及淋巴结的活体组织检查研究。《中华皮肤科杂志》，1964，10：236-238。

1964 年 7 月，济南腊山疗养院报告"七例麻风尸检病案分析"，讨论麻风患者病理组织中少量泡沫细胞的意义，认为病理组织抗酸染色阴性，仅有少数退化的泡沫细胞，是可以判愈的，说明麻风患者可治愈性。

1980 年后，江苏、广东分别对界线类偏结核样型"临床治愈"后胫后神经光镜、组织化学和电镜观察病理变化，瘤型麻风消退性皮损组织学，瘤型麻风"临床治愈"后胫后神经的阶段性病理改变进行观察。朱耀德等在轻度出汗障碍的皮损皮损组织中，观察到小汗腺有病理改变，认为有助于早期麻风的在组织学诊断。[①]

1982 年刘子君等观察 70 例瘤型麻风尸解外周神经干病变，发现病变受累最高的是尺神经（98.2%），其次是腓总神经（97.8%），及正中神经（90.2%）。还发现瘤型麻风外周神经干病变不一定对称，不是广泛累及整条神经干。还发现皮肤损害消退较外周神经快。发现外周神经节及鼻咽黏膜的麻风变，另外一些瘤型和结核样型麻风例中在淋巴结、外周神经、肝脏及睾丸内仍可见到麻风变。[②] 上述研究为麻风诊断、鉴别和疗效评估奠定基础。

1982 年，中国医科院皮研所刘季和等用 ATP 酶方法初步观察到麻风皮损中郎格罕氏细胞数目较其邻近正常皮肤明显减少。1983 年他又应用单克隆抗体标记的直接免疫荧光技术观察麻风皮损内郎格罕氏细胞的数量情况。发现 1 例 TT 和 6 例 BT 麻风患者皮损中，除 2 例反应消退期见郎格罕氏细胞增多，但是在表皮萎缩、液化或破坏部位仍见减少，其余 5 例标本中形态完整的郎格罕氏细胞数量均见不同程度减少。1985 年中国医科院皮研所是元甫等应用直接免疫荧光技术对麻风皮肤损害切片进行观察，[52] 发现 BT 患者皮肤基底膜区有免疫球蛋白 IgG 和 IgM 沉积，BL 基底膜初有 IgM 沉积，大多数 BT-BL 皮损内血管壁上有 IgM 和 C3 沉积，IgA 全部病例阳性，研究结果对麻风发病机理的研究有重要意义。

1980 年 8 月，刘子君等应用电子显微镜技术，观察瘤型及结核样型麻风变细胞的超微结构，发表"瘤型及结核样型麻风变细胞的超微结构"，[③] 对麻风细胞、上皮样细胞以及郎罕氏细胞进行电镜观察，发现结核样麻风的上皮样细胞内线粒体、溶酶体、内浆网等细胞器较多高尔基器发育完全，吞饮空泡较明显。麻风细胞包浆内有较多麻风菌，胞浆内则线粒体、内浆网增加不明显，溶酶体大小不一，形态不等，常位于麻风菌附近。刘子君的研究为麻风变细胞的发生和发展提供较深入的认识。随后，江苏、甘肃、福建应用电镜发现界线类偏结核样型麻风临床治愈后胫后神经仍有不同程度的活动性病变，[④] 观察了肥大细胞[⑤] 和结核样型麻风外周神经病变[⑥]，组织样麻风瘤巨噬细胞和界线类麻风皮损中郎格罕氏细胞超微结构[⑦]、轻度出

① 朱耀德等：麻风患者小汗腺组织学病变及其与出汗障碍的关系.《中华皮肤科杂志》，1981，14：211-213。
② 刘子君 等：70 例瘤型麻风尸解外周神经干病变分析.《中华皮肤科杂志》，1982，15：149-151。
③ 刘子君 等：瘤型及结核样型麻风变细胞的超微结构.《中华皮肤科杂志》，1980，8：209-211。
④ 南京医学院附院皮肤科等：界线类偏结核样型麻风"临床治愈"后胫后神经病理变化——光镜、组织化学和电镜观察.《江苏皮肤病年会资料》，1980 年。
⑤ 刘子君：麻风病变内肥大细胞的观察.《中华皮肤科杂志》，1981，14：22-25。
⑥ 吉重敏、刘子君：结核样型麻风外周神经病变的电镜观察.《中华皮肤科杂志》，1984，17：85-87。
⑦ 刘季和等：组织样瘤麻风透视电镜及扫描电镜的进一步观察.《中华皮肤科杂志》，1984，17：188-190。
刘季和等：界线类麻风皮损中郎格罕氏细胞超结构的初步观察.《中国麻风杂志》，1986，2：51-52。

汗障碍麻风浅色斑的小汗腺，[①] 麻风淋巴结[②] 以及麻风皮损[③] 的超微结构。结果发现在泡沫细胞间偶尔见到肥大细胞，内浆网及线粒体少见；神经损害活动早期在浸润细胞之间即可见到胶原纤维增生，说明神经修复性过程发生的很早是与神经损害同时发生的，而不是损害消退期才开始修复；组织样麻风瘤损害中有普通型、梭型、上皮样及泡沫化型四种巨噬细胞。疹龄在半年以内以梭型细胞和完整菌为主，1 年以上巨噬细胞即不典型，麻风菌体破碎及细胞泡沫化明显。电镜检查证实了刘季和曾经用 ATP 酶方法观察到麻风皮损中郎格罕氏细胞数目较其邻近正常皮肤明显减少的结果；轻度出汗障碍麻风浅色斑的小汗腺分泌部的亮细胞有形态改变，主要是胞浆变淡，胞内糖原颗粒增多，线粒体肿胀。该研究结果加深了对麻风出汗障碍机理的了解；1987 年南京医学院附一院皮肤科朱文元研究了瘤型和界线类偏结核样型麻风特殊的"无浸润带"现象。发现瘤型和界线类偏结核样型麻风的"无浸润带"有不同的特点。

（三）发展趋势

麻风病理学的形成和发展，对临床治疗、疗效评估及判愈产生了重大的推动作用。伴随着联合化疗的普及，麻风临床判愈标准发生了改变，病理学指标作为临床判愈的重要性下降。但是病理学检查依然是一个很重要的辅助诊断工具，尤其对早期麻风或未定类麻风的诊断。另外将皮肤病理与免疫组化或分子生物学技术结合的应用研究，为麻风病理学开拓了广泛的研究前景。

第二节　麻风预防医学

1949 年以来，我国政府开展了麻风防治的公共卫生运动，由此促进了麻风预防医学的发展，麻风流行病学是麻风预防医学领域最基本的主要分支学科，到了 20 世纪 80 年代开始，麻风健康教育学和麻风社会医学开始兴起，进一步丰富了我国麻风预防医学的知识体系。

一、麻风流行病学

（一）学科概况

流行病学（epidemiology）是研究特定人群中疾病、健康状况的分布及其决定因素，并研究防制疾病及促进健康的策略和措施的科学，寻求在人群中发生发展的原因和分布的规律，制定预防、控制和消灭这些疾病及促进健康的对策与措施，评价其效果的一门科学，起源于 19 世纪末 20 世纪初。我国现代麻风流行病学在防治科研实践中形成，并不断积累、发展，成为麻风学中的重要分支学科。

20 世纪 50 年代，以观察和描述的方法开展麻风流行病学研究为主，开展大规模流行病学调查，探索制定各种综合性防治措施，研究卡介苗对于麻风的预防作用，处于描述性流行病学阶段。20 世纪 70 年代后期，随着国际交往增多，流行病学向纵深方向发展，分析性流行病学研究增多，由于现代医学的发展，麻风流行病学与其他学科交叉增多，血清流行病学、理

---

① 朱耀德等：轻度出汗障碍麻风浅色斑的小汗腺超微结构改变。《中华皮肤科杂志》，1985，18：95-96。

② 陈兆安等：麻风病淋巴结免疫病理形态学研究——光镜及电镜观察。《中国麻风杂志》，1985，创刊号：33-36。

③ 邵康蔚等：麻风皮损的电子显微镜观察。《中国麻风杂志》，1986，2：53-54。

论流行病学、残疾流行病学、分子流行病学和遗传流行病学研究日益增多，麻风流行病学的知识体系日趋完善深化。

1. 麻风描述性流行病学研究

描述性流行病学是麻风流行病学最基础、最主要的组成部分。我国20世纪50—60年代，各地开展了地方性的麻风描述性流行病学研究。早在1950年2月，旅大市工人医院蒋德芳在《新医周刊》（第一卷第二期）发表"麻风的流行病学及管理法"一文。中国医科院皮研所陈祥生曾经开展系统性全国性麻风流行病学研究，认为麻风流行在我国已经得到了明显控制，1996年全国麻风患病率已明显低于全球和西太区水平，但目前麻风在我国仍然存在着局部地区（特别是云南、贵州、四川和西藏的部分地区）流行的状况，西藏和云南的患病率仍高于西太区水平。[53]

我国从1949—2012年，全国累计登记报告麻风患者约51万例，其中经氨苯砜单疗治愈30万余例。经联合化疗治愈8万余例。新中国刚成立之时，新患者发现率很低（0.209/100000）。从1954年起，发现的新患者迅速增加，在连续4年内，每年新患者登记数达2万以上。到1958年发现新患者数达第一个高峰，当年发现患者数达3.48万例，发现率最高达5.56/10万。从1966年以后新患者数出现下降，1968年下降到1万例，发现率减少到1.49/10万。从1974年以后，新患者登记数出现明显减少，但偶尔出现一些微小的波动，没有出现大的反弹。从1985年以后每年新患者登记数出现持续缓慢下降，并且一直没有超过5000例，发现率从1985年0.47/10万下降到2007年的0.12/10万。

2010年当年发现新患者1321例，发现率为0.099/10万，当年年底我国尚有现症病例6032例，患病率为0.450/10万，其中2886例在接受联合化疗。全国麻风发现率继续下降。但分布不均衡，高流行省份为云南、贵州、四川、广东、湖南、西藏。

2. 麻风分析性流行病学研究

分析流行病学主要是使用对照或群组的方法验证病因或流行因素的假设。1991年，陈祥生设讲座于《中国麻风杂志》，普及分析性流行病学方法及其在麻风中的应用方面的知识，[54]对于我国麻风分析性流行病学的发展有推动作用。这方面，采用病例对照研究的方法开展研究的相对较多，如舒会文等曾经采用对照的方法对麻风患者的家内接触者（HC）和其住宅周围的随机人群（RP）中的麻风亚临床感染状况进行了研究，并对结果进行了配对分析。结果发现带菌量与细菌活力，接触的频率及密切程度都可能是形成"亚感"的重要因素。①

3. 麻风实验流行病学研究

由于对于群体开展干预实验难度较大，这方面的研究一直进展比较缓慢，主要还是集中在康复及健康教育领域的干预研究较多，如覃正党等报告在2000—2010年，由卫生部门联合民政、残联、教育、村委会等部门、团体和人群，开展健康管理、畸残矫治、心理疏导、社会关爱等免费综合防治麻风活动。结果显示改善了麻风患者的躯体畸残、心理疾病、社会适应受限、人际关系紧张等各方面情况，具有巨大社会效益。[55]但也有预防服药方面的干预试验，如邓云山等曾经对陕西省麻风高发区之一的城固县两个乡患者家属口服氨苯砜一年，观

---

① 舒会文、吴勤学、杨忠民等：麻风亚临床感染的研究：（Ⅱ）麻风接触者亚临床感染的对照分析。《中国麻风杂志》，1991，7（1）：12—16。

察预防发病的效果，历时 20 年，试验发现药防组和对照组比较有显著差异（P < 0.05）。前后 10 年比较，以前 10 年效果显著（P < 0.05）。[56]该研究证实，氨苯砜预防家属发病的效果显著。建议可在 10 年左右再重复化学预防一次，以维持其预防效果。

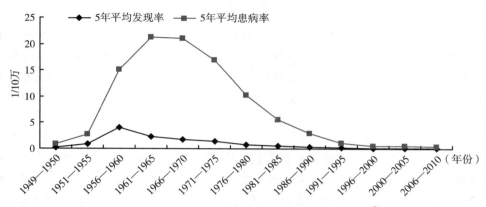

图 15-1　1949—2010 年中国麻风发现率和患病率趋势 ①

4. 麻风理论流行病学研究

20 世纪 80 年代，预测麻风流行趋势逐渐成为热点。1984 年，周达生等试用负二项概率分布模型对江苏省宝应县麻风地理与家庭分布拟合成功，并以经验公式函数模型对该县麻风流行趋势作了预测，从理论上验证我国提出在 2000 年基本消灭麻风的目标是可行的。② 周森安等在各年度患病率随年代呈指数下降趋势，相关系数大于 −0.95 时直接用电子计算器对数转换后的直线回归模型预测麻风流行趋势，计算简便，易于掌握，提供了一个新的预测方法。[57] 陈祥生等对江苏扬州 1972—1993 年间麻风发现率分两个阶段（联合化疗前阶段和联合化疗阶段）应用指数函数模型进行了拟合，并应用点估计和区间估计方法进行了预测。结果表明，在 M DT 实施后的短期内麻风发现率不表现出更加明显的下降，该地区 2000 年的麻风发现率预计为（0.08 ~ 0.26）/10 万，明显低于基本消灭的标准。③ 这些数学模型对预测我国麻风流行趋势的探索具有一定的实用价值和理论意义。

5. 麻风血清流行病学研究

我国麻风血清流行病学在 20 世纪 80 年代发展较快，到 90 年代为发展高峰，使用的主要检测麻风感染的方法为荧光麻风抗体吸附试验（F L A ─ ABS），酶联免疫吸附试验（PGL-I-ELISA），血清抗体竞争试验（S A CT），颗粒凝集试验等。血清流行病学研究可以确定高危者：估计患者的预后，在有疑似损害者中早期发现患者等。翁小满等对麻风流行区 360 名麻风家内

① 沈建平、张国成、陈祥生等：中国 1949—2007 年消除麻风的历程及其特征.《中华流行病学杂志》，2008，29（11）：1095-1099；余美文、张国成、严良斌等：2001—2010 年中国麻风流行病学特征分析.《中华皮肤科杂志》，2012，45（6）：381-383。

② 周达生、陈烈平、江澄等：麻风地区分布及流行预测的理论流行病学研究.《南京铁道医学院学报》，1984，3（2）：84-89。

③ 陈祥生、李文忠、沈建平等：联合化疗前后麻风发现率趋势的指数模型分析及其预测.《数理医药学杂志》，1997，10（1）：5-7。

接触者和95名健康人进行了亚临床感染的检测。研究了家内接触者亚临床感染的分布特征，重点探讨了感染年龄、发病年龄等与流行趋势的关系。并采用多元线性回归分析了与麻风抗体水平有关的因素，显示接触患者的传染力和接触时的麻风流行率越高，抗体越高，而随接触时间增长，抗体水平有下降可能。[①] 此类研究丰富了麻风血清流行病学知识体系。

6. 麻风分子流行病学研究

20世纪80年代PCR技术问世，1989年麻风多聚酶链反应（Polymerase Chain Reaction, PCR）得到应用。邢燕等于国内首报用PCR法检测麻风流行区水、土壤、饮用水中麻风菌的结果。[②] 2010年邢燕等于国内首报32株麻风菌rpoT基因和SNP基因分型[③]，2011年报告了麻风在中国云南丘北县传播的8年分子流行病学调查结果[④]。此类研究的结果加深了对麻风流行病学机制的深入了解。

7. 麻风畸残的流行病学研究

1974年，部分地区或单位对麻风手足进行畸形发病情况进行调查统计，山东皮防所报告患者数660，手足畸残285，畸残率43.18%；福建泉州报告患者数1051，手足畸残507，畸残率47.28%；广东新州医院报告患者数120，手足畸残64，畸残率53.32%；山东地区报告患者数5085，手足畸残2675，畸残率52.6%；云南地区报告患者数381，手足畸残215，畸残率57.4%；南京地区报告患者数206，手足畸残135，畸残率65.5%。[⑤] 20世纪90年代，张国成等人开展了麻风残疾流行病学调查。[⑥] 严良斌等为系统了解麻风患者中盲目及低视力的患病率、致盲因素及在麻风患者中的分布规律等，对江苏泰兴1045例麻风患者进行盲、低视力流行病学调查，发现双眼盲患病率为7.67%，单眼盲为4.40%，双眼低视力患病率为9.28%，单眼低视力为5.84%。女性高于男性，多菌型患者高于少菌型患者，院内患者高于院外患者。致盲的病因以角膜病第一，其次为虹膜病，白内障等；低视力病因以白内障居首位，其次为角膜病、虹膜病等。可治盲占62.70%，可治低视力占88.61%，愿接受治疗者占56.62%，麻风防盲、治盲任务十分艰巨。[⑦] 2005年，吕成志等对辽宁麻风畸残程度的影响因素进行调查分析，发现：年龄、麻风反应、麻风型别、生活水平为影响麻风畸残程度的显著性因素。[⑧]

8. 麻风方法流行病学研究

随着新的统计学方法和计算机技术的快速发展，这对于麻风流行病学的研究起到了推动

---

① 翁小满：麻风亚临床感染及其血清流行病学的初步研究。《中华流行病学杂志》，1990，11（1）：16-19。

② 邢燕、刘健、温艳等：麻风流行区水、土壤中麻风菌的检测初步报告。《中国麻风皮肤病杂志》，2009，25（1）：4-6。

③ 邢燕、刘健、李威等：32株麻风菌rpoT基因分型和SNP基因分型。《中国麻风皮肤病杂志》，2010，26（1）：5-7。

④ 邢燕、KASVIN-FELTON JASON、刘健：麻风在中国云南丘北县的传播：8年分子流行病学调查。《中国麻风皮肤病杂志》，2011，27（12）：827-831。

⑤ 武汉市皮肤病防治所：《麻风矫形外科讲义》。1974年，第1-2页。

⑥ 张国成、李文忠、叶干运等：麻风畸残的流行病学调查：（1）麻风畸残的相关因素研究。《中国麻风杂志》，1991，7：3-10。

⑦ 严良斌、张国成、李文忠等：麻风患者眼盲及低视力现状的调查研究。《中华皮肤科杂志》，1996，29（4）：252-254。

⑧ 吕成志、史月君、宋顺鹏等：麻风畸残程度影响因素的逐步回归分析。《中国麻风皮肤病杂志》，2005，21（6）：25-27。

作用，促进了方法流行病学的发展。周达生等应用逐步回归和寿命表分析了宝应县 1949—1983 年麻风发病对健康的影响。逐步回归分析结果表明，制约宝应县麻风发病率的重要因素是早期发现和早期治疗问题，尽早治愈、管理好现症病例及降低各公社的现症率是控制麻风的关键。通过寿命表分析可见麻风对寿命影响甚微。[58]陈祥生等用逐步回归分析法对麻风畸残的影响因素进行了探讨，并试用麻风畸残算术指数（ASI）和加权指数（WDI）进行了定量分析，结果表明：用两种指数进行逐步回归分析所选入的对麻风畸残有显著影响的因素是一致的。麻风患者的早期发现和及时治疗，以及在 MDT 的同时积极预防和控制麻风反应，对预防麻风畸残是极其重要的。[59]

9. 麻风疫情监测研究

我国现代麻风流行病学疫情监测工作始于 20 世纪 80 年代末。1989 年《中华人民共和国传染病防治法》把麻风被列为"法定"丙类传染病管理。卫生部决定建立全国麻风疫情登报告系统。1989 年 5 月，在南京召开山东、江苏、浙江、湖北、湖南、江西、安徽七省麻风联合化疗统计会议。对联合化疗疗效做出准确评价。会议对搞好麻风防治统计报表制，建立全国情报联网有很大促进。1989 年 12 月，在武汉会议召开"全国麻风登记报告监测系统研讨会"，决定在全国建立麻风登记报告系统，利用计算机技术建立麻风患者数据库，长期、连续地对麻风进行监测，了解流行动态，预测流行趋势，评价防治效果。

1990 年 9 月，卫生部召开"实施全国麻风防疫情监测系统计划及技术标准研讨会"。决定在武汉会议的基础上进一步统一实施全国麻风防疫情填报的各项技术标准，确定了管理办法和工作计划。使用计算机技术建立全国麻风疫情监测系统数据库。

1990 年，在卫生部主导下，中国疾病预防控制中心麻风病控制中心建立了"全国麻风疫情监测报告系统"，该系统包括了 4 张表格，①为《麻风现症病例初诊登记表》，登记 1990 年以来第一次被诊断为麻风（不包括复发）时麻风患者的情况，该表应该在患者第一次被诊断麻风时填写。②为《麻风现症及 MDT 监测病例年度检查记录表》，登记 1990 年以来每年底登记在册的现症病例的情况，该表应该在每年底根据患者最后一次随访的情况填写。③为《麻风例复发情况登记表》，登记 1990 年以来复发（不管是第几次复发）时麻风患者的情况，该表应该在患者被诊断复发麻风时填写。④为《一九八九年底以前麻风临（自）愈、死亡、外迁、失访病例登记表》，登记 1989 年前最终转归（即临愈、自愈、死亡、失访）的麻风患者。该系统的特点为：①回顾性收集 1949—1989 年的历史资料；②每年年底上报 1990—1998 年的资料；③资料满足疫情监测需要，可为决策提供依据但不服务于现场防治；④同一病例的资料分离，即发现病例资料无法与随访资料匹配，同一病例的随访资料也无法匹配；⑤不包括神经炎监测的内容。经过近 10 年的运行，该系统基本摸清了中国麻风的流行形势和流行病学特点，为制定麻风防治规划和措施、开展麻风科学研究和学术交流、教育和培养麻风学科各类人才提供强有力的支持和保证。

"全国麻风疫情监测报告系统"因电脑"千年虫"的问题停用，1999 年 1 月将其修改成 EXCEL 表格，每年年底由各省负责收集整理后通过软盘邮寄（后为电子邮件）的方式上报。除上报个案资料外，同时还上报统计表格。

2004 年，"SARS"以后，国家增加公共卫生投入，并在全国范围内建立"中国疾病预防控制信息系统"。该系统是基于网络的报告系统，主要报告内容为法定传染病，麻风也包括在内。但是由于其主要目的是了解我国甲、乙类传染病的发病趋势，作为国家纳入专病管理的麻风报告内容，并不能满足其需求。麻风仍然沿用 EXCEL 报表进行报告。

2006 年 3 月，卫生部疾病预防控制局提出建立全国麻风网络报告的设想，2006 年 9 月中国 CDC 麻风病控制中心在"全国麻风疫情监测骨干培训班暨疫情监测研讨会"上提出"建立全国麻风网络报告"的命题。2007 年 2 月，经"第五届卫生部麻风专家咨询委员会第三次扩大会议"审核通过，建立"全国麻风防治管理信息系统"决议（以电子病历为发展方向，不仅服务疫情监测，同时还服务麻风防治）。2008 年 3 月，该系统获"中国—荷兰麻风防治合作项目"经费支持，同年 8 月项目正式启动。2009 年 5 月，"全国麻风防治管理信息系统"交"中国医科院皮肤病医院网络信息中心"组织开发。2010 年 4 月，确定"全国麻风防治管理信息系统"的英文名为"Leprosy Management Information System in China"，英文简写为"LEPMIS"。2010 年 7 月，系统在福建、江西、广东、四川 4 省开展 LEPMIS 试运行。2010 年 9 月，卫生部疾病预防控制局、中国 CDC 麻风病控制中心在四川成都召开"全国麻风防治管理信息系统启动会"，并对系统的使用进行培训，系统正式在全国运行。

"全国麻风防治管理信息系统"的运转，基本厘清 1949—1998 年的新复发现病例的历史资料，包括：①新发病例；②完成治疗随访；③临床治愈随访。整理了 1999—2009 年的新复发现病例的资料，包括：①新发病例；②完成治疗随访；③临床治愈随访；④每年年底的随访。收集 2010 年及以后的新复发现病例的资料，包括：①新发病例；②完成治疗随访；③临床治愈随访；④按规定的每次随访。整理和收集新发病例的最终转归，如死亡、外迁、失访；收集了治愈存活者的康复需求。收集 2011 年及以后麻风防治业务负责单位和麻风院村的基本情况。实现上级单位对下级的麻风例情况可实时掌控，提高麻风防治质量；对流动性麻风患者，可实时掌控，并根据实际情况为其提供专业服务。

"全国麻风防治管理信息系统"的建立与发展，标志着中国麻风防治管理进入信息化时代。

（二）发展趋势

1949 年以后，我国麻风流行病学学科得到发展，整体学科知识体系也日益丰富和完善，特别是新的热点研究领域，对推动我国麻风防治的实践发挥了巨大作用。但是，目前整体麻风流行病学研究方面还存在亟待解决的问题，麻风流行的诸多因素认识还不够深入，要实现一个没有麻风的世界的目标，还需要继续开展麻风流行病学的研究。

二、麻风健康教育学

（一）学科概况

麻风健康教育学是研究麻风健康教育的理论、方法和实践的一门分支学科，重点研究麻风知识的传播和相关行为改变的理论和方法以及社区麻风健康教育的组织，计划和评价的理论与实践，是麻风防治工作的重要组成部分，直接影响麻风防治工作的成效。

新中国成立初期我国卫生宣传教育工作刚刚起步，加之麻风特殊的社会问题及把麻风作为公开宣传的禁区，使得我国麻风健康教育成为宣传死角。随着改革开放的步伐加快，麻风公共宣传的禁区才逐渐被打开，1981 年 2 月，马海德在《光明日报》发表文章，呼吁要大力宣传有关麻风的科学知识，争取在公元二千年以前成为无麻风的文明国家。1981 年 11 月，卫生部在广州召开了第二次全国麻风防治工作会议，决定："打破对麻风病畏惧的思想禁区，切实加强宣传教育工作"，1985 年在南京召开的全国麻风宣传工作会议后，我国麻风健康教育和科普宣传工作开始有计划、有部署地在全国开展，健康教育的理论研究和实践活动日益增多，学科发展步入快车道。1988 年 9 月 20 日，我国重新修订颁布了《全国麻风病防治管理条例》，从法律法规的高度再次明确了"要大力加强麻风科学知识的宣传教育"。1988 年江澄编撰的《麻风宣传教育》，系统论述了麻风社会认知的形成，社会偏见和健康宣教的原则、任务、方法、组织及评价，[①]为我国第一部麻风健康教育教材。1989 年，马海德主编的《麻风防治手册》出版，书中将麻风宣传工作作为麻风综合性防治措施之一，详细论述了麻风宣传的重要性，目的，原则，内容，方法，对象等内容，为我国日后麻风健康教育学科的形成提供了重要养分。[②]在我国麻风健康教育学发展早期，云南省皮肤病防治研究所，四川省皮肤病防治研究所以及湖北武汉皮肤病防治研究所和北京热带医学研究所等做出了较大贡献。

1995 年 8 月中国麻风防治协会成立了"麻风科普与健康教育专业委员会"，讨论并制定了麻风科普及健康教育"九五"规划，有组织的指导全国麻风健康教育宣传在全国开展。特别是"中国麻风节"暨"世界防治麻风日""全国科技周活动"的设立，为麻风健康教育提供了很好的宣传载体，促进了麻风健康教育工作健康发展。1997 年 4 月，中国麻风防治协会在江苏无锡召开了"第一次全国麻风科学普及及健康教育经验交流会"，提出将科普与健康教育列入麻风防治规划，重视麻风健康教育投入，在人力与资金上给予充分保障。2002 年，陈贤义等主编的《麻风病防治手册》中首次将麻风健康教育列为单独章节进行了详细论述。[③]这三件重要学术事件的发生标志着中国麻风健康教育学作为麻风学的一门分支学科基本形成。

2003 年以后我国麻风健康教育学开始进入成熟时期，这段时间是我国麻风健康教育实现从粗放式宣传向规范化运营的重要转折时期，麻风健康教育从局部地区或单位向常规的全国性的日常正规工作转变，这其中有四个重要性事件发挥了推动作用。首先是 2004 年以来的中国 CDC 麻风病控制中心与荷兰麻疯救济会合作开展的卫生系统研究项目有关麻风健康教育研究在全国的开展，推动了我国麻风健康教育的现场研究工作。其次是 2013 年中国科协成立了以张国成教授为首席科学家的有 30 多位专家组成的麻风病学科科学传播专家团队，采用人民群众喜闻乐见的微信、微博、微电影等形式广泛开展麻风健康教育，带动了全国麻风健康教育工作。再次是《全国麻风病消除危害规划工作实施指南（2012 年版）》专著中出台了"麻风病防治核心信息"及其知晓率的调查工作让麻风健康教育规范化评价水平得到极大的提升，麻风健康教育技术的科学性和客观性得到保证。[④]最后是中华人民共和国《科学技术普及法》的出台，将科普和健教工作提升到国家振兴和民族强盛的战略高度，标志着科普健教工作进入一个法制化、制度化的新阶段。全国的麻风防治机构已把每年开展的"全国科普宣传周""科普日"活动，列为麻风健康教育和科普宣传的一项常规工作，并随着互联网、新媒体等科学技术的飞速发展，在宣传形式、宣传方式和传播速度上全面开展，麻风健康教育学呈现新的发展，我国麻风健康教育学的理论和实践体系得以完善，麻风健康教育学走向成熟时期。

---

① 《全国麻风社会医学讲习班讲义》。中国医科院皮研所，第 200-210 页。
② 马海德主编：《麻风防治手册》。南京：江苏科学技术出版社，1989 年，第 376-380 页。
③ 陈贤义、李文忠、陈家琨主编：《麻风病防治手册》。北京：科学出版社，2002 年，第 133-139 页。
④ 张国成、严良斌、沈建平主编：《全国消除麻风病危害规划实施工作指南（2012 年版）》。南京：江苏科学技术出版社，2013 年，第 61-64 页。

（二）科学研究

1. 麻风健康教育与早期发现患者的关系研究

北京温艳等选用层次分析法建立数学模型，综合评价各地区麻风知识水平和早期发现患者的各项指标，结果证实，健康教育开展得好，麻风知识普及程度高的地区，其早期发现患者的效果也最好。针对麻风病流行区现存在的麻风患病率，发病率低水平徘徊不下的情况，深入开展麻防健康教育，争取早期发现麻风患者不失为一项简单易行、有效的措施，在现有的经济条件下，这将对我国消灭麻风起到关键性的作用。[①] 麻风中心沈建平等在开展消除麻风运动中发现防治机构在当地政府支持下举办县级培训班和工作会议。各乡镇负责人和乡镇卫生院院长、防疫医生参加工作会议和培训班，同时通过媒介向公众开展健康教育运动 在运动中乡村医生和群众向医疗机构报告麻风患者可疑线索，然后由麻风专家组成的医疗队确诊，短时间内发现许多患者说明消除麻风运动可有效地发现隐藏在社区内的患者。消除麻风运动还是对公众一次很好的麻风健康教育，促进了当地麻风的基本消灭 [②] 四川王荣茂等在凉山民族地区开展麻风健康教育，发现在民族地区开展麻风健康教育必须有政府参与。健康教育可以促使发现社区内隐藏的患者，同时对全社会进行一次很好的麻风健康教育，推动消除麻风工作。[③]

2. 麻风现症患者健康教育效果评估

山东医科大学王谦等发现尽管麻风现症患者年人均获得麻风健康教育次数达 7.56 次，但对麻风的一些关键认知，态度和行为仍然存在问题。究其原因有患者自身文化素质低、性别差异、来自社会和家庭的压力等。通过线性回归模型研究，发现麻风现症患者健康教育状况影响麻风患者卫生服务利用。建议有针对性地加强麻风患者的健康教育，提高其健康教育知、信、行水平，进一步促进他们对麻风病卫生服务的利用。[④]

3. 社会流动人群麻风健康教育研究

浙江汪萌萌等采用定性访谈的方法对浙江德清县一建筑工地的外来工人进行调查。访谈为半结构式开放式对话的方法，发现外来流动人口对麻风的认知水平很低，应该采用电教宣传配合设立固定画廊与发放宣传折页这种综合性的健康教育策略。[60] 北京温艳等对北京某建筑工地流动人口进行麻风病知识、态度、行为等调查，发现被调查者普遍存在着对麻风的基本症状了解不多，或根本不了解，多数人对麻风患者存在恐惧和厌恶心理。[⑤] 深圳周国茂通过举办健康教育讲座、张贴宣传画、发放宣传单页、义诊等方式，对深圳市 1 个工业区的 6 423 例外来人员进行健康教育干预，目标人群对麻风的病因、传染性、传染途径、症状、就诊机

---

① 温艳、赵燕平、袁联潮等：用层次分析法探讨健康教育与早期发现麻风患者之间的关系。《中国卫生统计杂志》，1988，15（1）：26-28。

② 沈建平、李文忠、严良斌等：开展消除麻风运动的效果评价。《中国麻风皮肤病杂志》，1999，15（3）：80-81。

③ 王荣茂、胡鹭芳、吴新生等：四川省凉山州麻风健康教育方法及效果。《预防医学情报杂志》，2001，17（6）：425-426。

④ 王谦、徐凌中、孟庆跃等：山东省麻风现症患者健康教育状况及其对卫生服务利用影响研究。《中国卫生事业管理杂志》，1997（11）：618-619。

⑤ 温艳、潘春枝：北京市部分流动人口麻风病知识、态度小样本调查分析。《热带医学杂志》，2006，6（11）：1205-1206。

构、治疗、对麻风的恐惧歧视心理等的认识均较干预前有显著性提高，愿意与已经接受规范治疗的麻风患者一起工作学习者明显提高。[①]浙江严丽英对浙江省海宁市 359 名流动人口进行健康教育及麻风知识相关问题调查，通过专题讲座和发放宣传折页的形式，在流动人口中进行麻风健康教育能收到良好效果。[②]

4.学校麻风健康教育研究

沈云良报告对中学生进行麻风知识讲座、发放宣传资料和张贴宣传画等教育形式，并对所有教育对象进行麻风早期症状检查，同时，下发自制的调查问卷获取干预前、后中学生麻风的相关知识及态度。利用中学生接受知识能力较强的特点，开展麻风健康教育，能提高学生对麻风的认识，引导他们正确对待麻风，同时，也能起到一定的社会宣传作用，有利于早期发现麻风。[61]湖北向宇按照先普及宣传、再强化宣传的宣传策略，采取课堂内与课堂外相结合、大课堂与小课堂相结合、专家教学与普通课堂教学相结合的宣传措施有序开展宣传教育活动。充分利用校园环境，在学生活动密集区域张贴宣传标语，在宣传橱窗内张贴麻风防治知识宣传画，并制作移动专刊进行宣传。为进一步强化宣传效果，采取主题班会的形式，在班级播放光碟，让学生观看麻风基本知识 VCD，并把每个星期五定为麻风知识宣传日，由医学院青年志愿者协会、康泰协会、医学驿站等学生协会分别设点发放麻风知识宣传册，并由医学院学生讲解麻风防治知识，将麻风的十大可疑线索印成传单在学生中发放宣传，共取得了很好的宣传效果。[62]贵州王正华选择兴义市 23 所学校的 2832 名学生作为研究对象，同时开展以麻风知识课堂讲座为主要形式的健康教育活动，并进行学生麻风知识—态度—行为的问卷调查，结果显示健康教育效果满意，相关知识提升，态度改善。[63]这些在学校开展的关于麻风的健康教育活动的经验为现场工作提供了有益借鉴。

5.麻风知识—态度—行为评价研究

北京温艳等设计出了使用问卷法评价麻风知晓情况的问卷，[③]浙江姚建军等针对麻风健康教育的知识和态度问题设计了相应问卷，[④]江苏张壤之等人采用知识—态度—行为评价技术对于麻风患者健康教育进行定量评价，[⑤]这些对于麻风健康教育知识态度行为评价技术的成形都做出了关键性的贡献。青岛市皮肤病防治院的王本宽1998年在《中国麻风杂志》发表"麻风健康教育的效果评价指标"论述了麻风健康教育的直接和间接评价指标体系，[⑥]对于麻风健康教育评价工作的定量化和科学化也发挥了重要指导作用。浙江学者归婵娟等选择5个不同省份（江苏、湖南、浙江、陕西、河北）的1个有麻风院（村）的县市皮肤病门诊就诊人群随机进行面对面询问式调查，了解调查对象对麻风传染性、人群抵抗力、早期症状、防治机构、免费治疗政策、防残措施、可治愈性等7条麻风防治核心信息的知晓情况，为全国性麻风健康教

---

① 周国茂、李真、李泽辉等：深圳某区流动人口麻风病知晓率调查及健康教育。《中国麻风皮肤病杂志》，2008，24（1）：33。

② 严丽英、吴李梅、沈云良等：海宁市流动人口麻风病健康教育效果评价。《中国公共卫生》，2011，27（5）：663-664。

③ 温艳、杨联潮、杨忠民等：健康教育对普及麻风知识的作用。《中国麻风杂志》，1997，13（4）：191-194。

④ 姚建军、李玉林、骆驰等：兰溪市麻风健康教育的效果。《中国麻风杂志》，1999，15（1）：35-37。

⑤ 张壤之、王景权、吴桂良等：115 例麻风畸残者眼、手、足自我护理 KAP 调查。《皮肤病与性病杂志》，2000，22（2）：59-60。

⑥ 王本宽：麻风健康教育的效果评价指标。《中国麻风杂志》，1998，14（4）：254-255。

育策略的制订提供了基础性资料。[①]

6. 麻风健康教育策略研究

浙江[②]及陕西学者[③]开展了麻风咨询理论体系的构建以及实际运转效果的评价，先后产出了20余篇研究论文，促进了麻风咨询工作在我国的开展，发挥了患者在抗击麻风中的主观能动性。[④]浙江周爱林等研究发现对于城镇居民专题讲座结合分发麻风防治知识小折页和张贴宣传画优于麻风防治知识资料分发、讲解[⑤]浙江吴李梅研究发现对于农村居民麻风健康教育现场咨询的健康教育效果优于专题讲座结合分发小折页和村里集中及上门入户宣讲。[⑥]江西黄贵义研究发现传统式：如散发宣传单、画册、知识讲座、观看录像等系统讲述麻风防治知识，宣传麻风可防可治不可怕与互动式在传统式基础上增加麻风患者讲话，家属宣传证实，群众观摩麻防工作者和志愿者与麻风患者互动如握手、拥抱、游戏、进餐等，其麻风健康教育效果明显有较大差异，建议使用互动式开展麻风健康教育。[64]

（三）发展趋势

我国麻风健康教育学科的发展呈现了良好的发展势头，但要实现消灭麻风的宏伟目标，我们还有很多路要走，麻风健康教育学科的发展与技术创新，依然是我们今后麻风防治工作中的一项重要任务。

三、麻风社会医学

（一）学科概况

麻风社会医学是研究社会因素与麻风之间相互作用及规律的一门学科，这门学科属于交叉学科的性质，具有社会科学和医学的特性。人类在向疾病作斗争时，只有将自然科学的知识和社会科学的知识结合起来才能达到最好的效果，这是因为人类的健康与疾病和社会环境息息相关，从社会的角度来研究医学问题，探讨增进健康，防治疾病，康复身心的社会性措施是十分必要的。

20世纪80年代初，随着现代医学的发展，医学模式已由生物医学模式转变为生物—心理—社会医学模式，社会心理因素在发病中的作用愈来愈被人们所重视。社会科学与医学科学的结合已在全世界引起广泛的兴趣。对典型的社会性疾病——麻风也不例外。1981年12月WHO在马来西亚吉隆坡召开过有关麻风社会学及经济方面的会议，进行过专题讨论。1984年2月在印度新德里召开的第12届国际麻风会议上，专门设有社会医学方面的专题委员会，并

---

① 归婵娟、侯启年、王景权等：2012年全国麻风病流行地区公众防治核心信息知晓情况调查。《中国预防医学杂志》，2013，14（8）：575-578。

② 潘美儿、谭又吉、王景权等：麻风村60例足底溃疡患者咨询服务需求调查分析。《中国麻风皮肤病杂志》，2008，24（6）：488。

③ 王彦华、王景权、潘美儿等：对麻风患者进行咨询服务的近期效果分析。《中国麻风皮肤病杂志》，2009，25（3）：184-186。

④ Wang Jingquan: Take suicide prevention seriously in leprosaria. Lepr. Rev., 2011, 82（3）：322-323。

⑤ 周爱林、吴李梅、沈云良等：城镇居民麻风病不同健康教育方法的效果比较。《中国麻风皮肤病杂志》，2011，27（11）：808-809。

⑥ 吴李梅、沈云良、王金贤等：农村居民麻风病健康教育方法的效果比较。《浙江预防医学》，2011，23（6）：87-89。

在全体会议上宣读了四十二篇论文，受到各国代表的重视，一致认为麻风社会医学研究的目的必须有助于改进麻风防治的政策与实施。

我国麻风社会医学的发展受到我国社会医学整体发展的深刻影响，1978年，由钱信忠主编的《中国医学百科全书》中将社会医学作为一门独立的正式学科得到了社会的承认，1980年卫生部要求有条件的医学院校成立社会医学与卫生管理教研室，1988年中华预防医学会社会医学分会成立，顾杏元任主任委员，并举办了首届全国社会医学学术会议。这些为我国麻风社会医学的发展起到了有力的推动作用。

1984年2月，中国医科院皮研所与铁道医学院卫生系和江苏扬州宝应、靖江皮防所协作，组成研究组，开展麻风社会医学的研究，为我国麻风社会医学的发展奠定了基础。1988年4月4—30日，卫生部地病局和中国麻风防治协会委托中国医学科学院皮肤病研究所举办全国麻风社会医学讲习班，培养了我国麻风界的第一批社会医学骨干。1989年马海德主编的《麻风防治手册》出版，第十二章专门设立"麻风的社会医学"，详细论述麻风社会医学的基本内容："社会诸因素与麻风的关系""麻风患者的心理和行为""麻风的社会宣教与社会态度""社会医学的研究方法"等。1992年12月，中国麻风防治协会在海南三亚举行了麻风流行病学和社会医学研讨会，充分肯定了我国麻风医学与社会学研究密切结合防治实际所取得的成果。中国麻风防治协会第二届理事会期间（1989年9月—1994年3月），成立麻风流行病学和社会医学专业委员会，中国麻风社会医学组织体系基本形成。

（二）科学研究

1. 麻风相关社会问题研究

1984年2月，中国医科院皮研所与铁道医学院卫生系和江苏扬州宝应、靖江皮防所协作，组成研究组，开展麻风社会医学的研究，发表十余篇麻风社会医学相关论文，涉及麻风防治经济效益、麻风的社会心理、麻风对婚姻家庭的影响、麻风畸残所致的劳动力丧失及经济损失、麻风患者的外流与管理、麻风患者的自杀行为——社会医学研究、麻风患者的人格度测定、麻风患者的营养状况、医学模式的转变与麻风社会医学等一系列内容，为我国麻风社会医学的发展奠定了基础。

2. 麻风畸残社会医学研究

张国成等从20世纪90年代初开展了"麻风畸残流行病学及社会医学调查"，对于我国麻风社会医学知识作出了重大贡献，该研究调查了14257例麻风患者研究了麻风畸残患者需求，对畸残心态，婚姻状况以及影响其康复回归社会的因素等。[1] 2001年中国麻协协助中国残联，对2001年12月31日前的院内和院外的麻风治愈者和现症患者中有可见性残疾者进行康复需求调查，并建立康复档案。调查统计结果：治愈存活者23万余人；II级以上畸残者12万余，其中有手术需求的7万余人（占58.3%），需开展康复训练8万9千余人（占74%）；各省都能够开展畸残手术。该调查为麻风康复十五计划的具体实施提供了真实、全面的基础资料，使此项工作实现了科学化、系统化、规范化、信息化、数字化管理。

---

[1] 张国成、李文忠、江澄等：麻风畸残流行病学及社会医学调查研究。《中国医学科学院学报》，1994（4）：289。

3. 麻风防治的社会经济学研究

1993 年 11 月到 1994 年 11 月，在 WHO 热带病研究与培训特别项目资助下，山东医科大学孟庆跃等与潍坊市皮防所郑大有等合作开展"麻风防治的社会经济学研究"，重点研究了卫生筹资机制的转变与麻风卫生服务的关系方面的内容，产出了 20 余篇学术论文，该项研究认为：麻风疾病服务接近公共产品，政府对麻风防治事业继续支持是应当和必需的。政府应采取对策，通过对麻风防治机构的调整和人员的合理组合，提高麻防服务的经济效率，减轻社会经济负担。提高麻风患者卫生服务可及性，可以增加患者对卫生服务的利用。①

4. 麻风 MDT 实施的社会医学研究

1996 年，中国医科院皮研所陈祥生等申请了瑞士 Ciba—Geigy 麻风科学研究基金资助课题，开展了"麻风 MDT 实施的社会医学调查"结果显示绝大多数患者对接受 MDT 非常愿意，而且对 MDT 知识的了解明显影响了他们对 MDT 的态度；在多菌型患者中 MDT 所致的色素沉着并没有明显影响患者对 MDT 行为，不规则治疗的主要原因是农忙及人员流动；绝大多数患者愿意由麻风专业人员为他们提供 MDT 服务。②

5. 麻风防治服务研究

江苏茆青松等在江苏省姜堰市等曾经研究麻风一体化情况，研究表明，当地具备实施麻风防治一体化的条件，但也面临综合医务人员普遍缺乏麻风诊疗经验、部分利益相关者对麻风防治一体化缺乏正确认识、社会上仍存在恐惧或歧视麻风现象等一些困难。③ 浙江李菊红等对海宁、绍兴、宁波三地的麻风服务一体化模式进行考察。研究显示，浙江省 3 种麻风防治一体化模式各有其优劣，推进麻风一体化服务必须根据各地实际，寻找最适合自己的模式，促进麻风防治与综合性医疗服务的结合。④ 浙江王景权等对于全国麻风防治服务体系考察后认为：应根据麻风一体化理论的基本原则以及我国麻风控制的实际情况，探索性地采用多种有效的一体化模式以及符合新的防治形势的健全的麻风服务转诊系统，以保证麻风受累者和社会大众继续获得高质量的服务，促进麻风防治服务的可持续发展。⑤

6. 麻风受累者生活质量研究

2003 年广东欧阳烈等首先使用卷由李凌江、杨德森等人编制生活质量综合评定问卷（GQOLI-74）对广东韶关麻风患者进行生活质量测定，[65] 2005 年浙江姚建军等使用 SF-36 调查浙江省麻风患者生活质量，结果显示麻风受累者的总体生存质量普遍较低，麻风患者的生理功能、生理职能、躯体疼痛、社会功能和情感职能均较杭州普通人群低。[66] 2010 年江苏茆青松等使用世界卫生组织生活质量测定量表（WHO QOL -100）对姜堰麻风患者进行测量，[67]

① 孟庆跃：麻风疾病控制：社会经济学研究发现及政策建议。《中国卫生事业管理》，1997（11）：621-622。

② 陈祥生、叶干运、江澄等：麻风 MDT 实施的社会医学调查：1 麻风患者对 MDT 的认识。《态度和行为》，1997，13（3）：133-136。

③ 茆青松、张连华、闫红静等：利益相关者对麻风防治一体化的认识和态度。《中国麻风皮肤病杂志》，2006，22（3）：216-218。

④ 李菊红、王景权、周爱林等：浙江省不同麻风病防治一体化模式运行效果的评价研究。《中国预防医学》，2012，13（3）：228-231。

⑤ 王景权、李菊红、潘春枝等：麻风病防治一体化战略与转诊系统建设的思考。《中国公共卫生管理》，2011，27（5）：467-470。

丰富了我国麻风患者的生活质量测评经验。对于麻风患者生活质量的影响因素方面多个研究发现个体生理相关因素（性别因素、年龄因素、文化程度、躯体的健康状况），麻风病相关因素（麻风型别、麻风病程、麻风反应、畸残程度），心理相关因素（个性特征、社会歧视、社会支持），外部环境因素（地区因素、院内外因素、医疗保障服务、经济收入状况）等都不同程度影响患者生活质量。[68]

7. 麻风歧视研究

2008 年，浙江省皮肤病防治研究所和中国 CDC 麻风病控制中心等合作开展"麻风家庭和社会歧视及其影响因素研究"，在浙江绍兴、萧山、余杭、桐乡、上虞和海宁等既往麻风流行地区开展农村社区麻风歧视的专题研究工作，对于麻风歧视的定义、表现、种类、程度、影响因素、干预方法等进行了深入研究，发表论文 20 余篇，为今后我国麻风歧视干预工作的开展、麻风防治实现工作重点向麻风社会经济康复方向的转变提供了有益的经验。如通过测定农村居民与麻风患者交往中的握手、串门、红白喜事、协助看病、打招呼、小孩到麻风患者家玩、打牌娱乐、就餐、使用粮食蔬菜、劳动器具等10种行为来测定歧视程度①。华南农业大学卓彩琴曾经采用个别深入访谈方法来探讨麻风歧视形成机制，认为康复者与社会歧视有一个从对抗到内化的发展过程。②

8. 麻风病人心理问题及其干预研究

广东梁军林等对 104 名社区麻风治愈者和 51 例住院麻风患者进行了心理状况的测评，结果发现 23.23% 的被调查者存在心理障碍，抑郁、焦虑、躯体化和人际关系敏感分别是 36.13%、30.97%、21.94% 和 20%，发现与心理健康状况相关的因素有情绪不稳定人格、客观社会支持和职业③。浙江姚建军倡导"医务人员要用医学心理学的原理来疏导患者，调动其积极性，引导他们进入康复角色。时刻注意患者的心理需要，创造条件，使患者始终处于最佳的心理状态下接受指导和完成康复指令，可收到事半功倍的效果。"④河北学者研究发现麻风患者在应对挫折和冲突的情境时，其调节、应付、保持、恢复心理平衡的能力较低。⑤2013 年，中国科协批准成立了以陈志强为首席科学家的"麻风社会心理康复学科学传播专家团队"，团队依托广东省汉达康福协会开展了颇具特色的公益活动，倡导社会公众正确认识麻风康复者，接纳麻风康复者。

9. 麻风疾病负担研究

为了保持麻风防治服务的可持续性和质量，不少学者在全国麻风界推广麻风疾病负担的概念，认为麻风问题不能仅仅考虑新发现麻风患者，更应该考虑残疾患者和麻风歧视等社会负担，以适应当前麻风防治资源减少及政治承诺降低的大背景，为实现最终消灭麻风病的远

---

① 王景权、许亚平、吴李梅等：浙江省农村居民麻风歧视及其影响因素研究。《中国农村卫生事业管理》，2010，30（11）：942-944。

② 卓彩琴：麻风歧视文化的生产与再生产机制。《浙江社会科学》，2014（5）：80-89。

③ 梁军林、孙录、赵静波：麻风治愈者心理健康状况及其影响因素。《中国心理卫生杂志》，2002，16（6）：401，396。

④ 姚建军：用医学心理学指导麻风康复。《中国麻风杂志》，1997，13（2）：97-98。

⑤ 韩彦超、栗克清、崔伟等：河北省住院麻风患者心理防御机制调查。《中国健康心理学杂志》，2010，18（8）：933-934。

景目标而对麻风控制的部分策略进行调整。[1]2008 年，中国疾病预防控制中心麻风病控制中心与浙江省皮防所合作开展了中国荷兰麻风疾病负担研究课题，加强了对于麻风经济负担和残疾负担等方面的研究，促进了对于麻风疾病负担的深入理解。如谭又吉等选取浙江省集中收治的 3 个麻风村，采用自制的麻风足底溃疡经济负担调查表，由经培训的麻风防治人员对每个有足底溃疡的患者进行调查，结果表明足底溃疡是麻风患者常见的并发症，其经济负担比较重，建议国家应加大这方面的卫生资源投入，减轻麻风留院患者的经济负担。[2]

10. 麻风残疾社会干预研究

将因麻风致残者视同其他残疾人一样，享受国家给予的各种优惠待遇，是马海德一直提倡的。1995 年，中国麻协给残联发出"关于为麻风残疾人按一般残疾人发放残疾人证的建议"；1995 年 11 月 11 日，中国残疾人联合会组织联络部给各省市区残联（抄送中国麻协）发出"关于给因麻风病致残者发予残疾人证"的函（残联组联函字第 2 号）。1997 年 12 月，中国科学技术协会授予中国麻协"为麻风残疾人按一般残疾人发放残疾人证""优秀建议奖"一等奖（1997）。2010 年 11 月，中国麻协与爱真社区康复团队合作，在北京举行麻风康复者的社会倡导活动，组织了 12 名麻风康复者到北京参观游览天安门广场、故宫、长城、天坛等景点，并与国际知名公司、国内科研机构、社会各界志愿者举行多场交流活动，吸引了众多媒体向国内外报道。2012—2014 年，中国麻协从中央财政获得 B007、B016、B027 项目支持，在云南、江西、安徽、湖南等地开展社区康复项目。项目以麻风院内、外麻风受累者为主体，开展生理、心理、经济、社会等综合救助。项目突破传统以康复机构为基础的模式，使康复者和残疾人能够便利地获得康复服务，整合社区资源，投入少，收效大；以麻风康复带动其他残疾人康复，使普通人有效地参与到康复中。

（三）发展趋势

我国麻风社会医学目前正处于快速发展时期，面对着麻风防治重点向解决麻风残疾和社会问题转变的历史趋势，麻风社会医学迎来了其学科发展的黄金时期，我们应该把握历史机遇，立足防治实际需求，从社会心理、控制与管理、患者家庭负担的调查研究、麻风患者的心理研究、康复医学与康复计划、经济社会生活与卫生立法、卫生宣教与评价，人格恢复与人道维护等开展研究。树立社会医学的基本观点和思维，为麻风问题的解决提供社会医学的诊断，提供社会医学的处方，如此，我国完全消除麻风危害，最终实现一个没有麻风的世界，才会有坚实的理论支撑和指引，这是时代赋予麻风社会医学分支学科的重大使命。

第三节　麻风临床医学

我国麻风临床医学在 1949 年以后得到了飞速的发展，得益于世界现代麻风临床医学的突破以及我国麻风学学科体系的健全和现代麻风临床诊治的大量实践，在麻风症状、分类、诊

---

① 王景权、吴李梅、谭又吉等：全球麻风病控制策略述评与展望。《中国预防医学杂志》，2014，15（8）：775-777。

② 谭又吉、严丽英、王景权等：浙江省麻风留院者足底溃疡经济负担评价研究。《中国公共卫生管理》，2011，27（2）：153-155。

断、治疗、护理等方面均形成了比较系统化的知识体系，基本与世界麻风学的发展同步。

一、麻风症状学

（一）学科概况

随着麻风临床实践的增多，现代医学科学技术的发展以及皮肤病学、神经病学、免疫学、眼科学等分支学科的发展，我国对于麻风症状的临床认识亦逐渐深化。当前，我国麻风症状学研究的重要力量主要为各类涉及麻风临床实践的专业机构和综合性医院皮肤科等。

（二）科学研究

1. 麻风症状研究

1950 年 4 月，于光元对麻风的症状，以图文并茂的方式进行了阐述。认为麻风会出现①筋肉疼痛，②神经变粗，③大水疱，④手足发麻，⑤身体上发生限界性的鸡皮症，⑥眉毛脱落，或痒或不痒等特异症状。患麻风而不加调养和医治，过了相当时间可引起肌肉消瘦，手指形成鸡爪，或足底肥皮肤变厚而溃疡成疮，经久不愈。有的时候指端和趾端脱落，面部充满了大小不一的疙瘩，白眼珠发红，鼻孔四周肿胀起来，或者有的疙瘩溃烂成疮，看着真令人可怕（这叫作狮面），严重的更是眼瞎、鼻脱、唇掉、牙龈暴露，情况极为悲惨。①

1951 年 8 月，于光元编著《麻风病学》，② 这是 1949 年后我国较早的麻风专著，书中对麻风症状等描述详细。1953 年 3 月，尤家骏编撰《麻风病学概论》③；1957 年，尤家骏编著《新麻风病学简编》；④ 后于 1959 年将该书重新整理、修改、并补充了新资料，更名为《麻风病学简编》出版；⑤ 分别从客观和患者主观症状，综合地对的"两型两类"马德里分类法的每个型（类）症状加以表述。1959 年 12 月，杨国亮，尤家骏主编《麻风图谱》⑥，图谱形象、直观、生动地为麻风防治科研工作者提供了学习和借鉴的工具。

1956 年广东省卫生厅麻风防治训练班编印《麻风病学讲义》；1957 年胡传揆等编著《性病、麻风、雅司病防治手册》；1958 年胡烈编写《麻风病防治常识》以及 1961 年卫生部医疗预防司编《麻风防治手册》的症状描述，基本类同与《麻风病学简编》。1963 年 4 月，中华医学会福建分会在福州召开麻风病学术会议，建议按照皮疹形态及所占体表面积、细菌密度指数和病理浸润程度，将瘤型麻风程分为早期（L1）、中期（L2）及晚期（L3）三个阶段，以便于评估预后、安排治疗研究的分组对照和估计麻风防治质量。1965 年 2 月，杨国亮、尤家骏主编的《麻风图谱》再版并多次印刷，该书对麻风症状予以更具体、直观的表述。1976 年 3 月，江苏皮肤病防治研究所组织原泰州市麻风病防治院、南京市青龙山医院、海安创新医院、南通医学院附属医院等单位编写《实用麻风病学》出版⑦该书从皮肤症状、神经症状、眼耳鼻喉症状、淋巴结及内脏症状等几个方面对麻风症状加以描述，并依据五级分类法综合描述了各

---

① 于光元：大麻风。《大众医学》（皮肤性病专号），1950，3（6）：215-219。
② 于光元编著：《麻风病学》。华东医务生活社出版，1951 年，第 8 页。
③ 华东医务生活社，1953 年，第 3 页。
④ 济南：山东人民出版社，1957 年，第 3 页。
⑤ 尤家骏编著：《麻风病学简编》。山东人民出版社出版，1959 年。
⑥ 杨国亮、尤家骏主编：《麻风图谱》。北京：人民卫生出版社，1959 年。
⑦ 《实用麻风病学》编写组：《实用麻风病学》。江苏人民出版社出版，1976 年。

型麻风症状。在皮肤症状中，采用皮肤病学的理论，系统地描述麻风各类皮损和归类。此书是我国 1976 年后一部重要的工具书，成为卫生部制定麻风防治技术方案的依据。其麻风症状的表述分为：①前驱期症状；②皮肤症状；局部麻木、闭汗、毛发脱落，部分患者查见麻风菌以及特异性的组织病理改变是皮肤症状常有的特点；③神经症状；④眼、耳、鼻、口腔、咽、喉症状；⑤归纳和总结了各型麻风的主要特点。

此后，我国虽有多部麻风著做出版，但对麻风症状的描述基本与《实用麻风病学》内容类似。均将结节性红斑（ENL）、水疱、瘢痕等作为皮肤症状之一而加以描述，将浸润性损害归类于斑块的一种形态，不再单独区分，将神经损害进一步归纳划分为形态和功能方面的变化，纯神经炎麻风不再作为未定类，而划分为结核样型麻风。

2006 年，李文忠主编《现代麻风病学》[①] 单列出一些少见的临床表现，表明很难将这些少见临床表现，具体划归到五级分类法中哪个型别的观点。这些少见的临床表现分别为：单皮损麻风、纯神经炎麻风、组织样麻风瘤、无痛性神经炎、儿童麻风、麻风反应状态、腱鞘炎／滑膜炎、露西奥（Lucio）麻风、神经脓肿、自发性皮肤溃疡、自发性皮肤溃疡、局限型麻风瘤和内脏淀粉样变。此外，该书还总结了近 50 年来，随着麻风治疗的进展，麻风曾经常见的咽喉、睾丸和内脏损害以及狮面等临床表现已经少见。此外，麻风引起的硬颚穿孔、淀粉样变性、肾病综合征和溃疡性麻风性结节性红斑也很少见，这主要是有效的化疗药物抑制了病情的进一步发展的结果。可是氨苯砜长期单一药物治疗所产生的耐药，可能导致麻风特殊的组织样麻风瘤变化。此外，麻风反应也有增多的趋势。

2. 麻风反应症状研究

在麻风反应研究方面，1960 年邵啓昌等认为"麻风反应的原因至今尚未明了"，他报告了麻风菌素试验引起了 1 例麻风反应 [②]，是文献上见到的较早的麻风反应病例报告。1962 年，苗德云在《山东医刊》杂志上发表了"244 例麻风反应原因的统计分析"的研究报告，为我国较早的 DDS 单疗时代麻风反应的研究报告 [③]。调查发现瘤型麻风反应率为 5.6%，结核样型麻风反应率为 1.2%。总结反应的原因有用药不当、气候变化、精神波动、过度疲劳、疾病、贫血、性交等 7 种因素。1965 年蔡彭龄等在"反应性结核样型麻风 10 例分析"[④] 一文中比较了反应性结核样型麻风与结核样型麻风反应的不同点，提出了结核样型麻风反应的特点，除了没有提到神经损害的特点，其他特点与现在的结核样型麻风升级反应表现几乎无差异。王景权等于 1994 年较早报告了麻风联合化疗的麻风反应，认为Ⅰ型反应多见于 BT、BB 和 BL 患者，Ⅱ型反应多见于 BL 和 LL 患者 [⑤]1996 年 12 月，沈建平等发表了 478 例各种类型麻风患者实施联合化疗后发生麻风反应的频率报告 [⑥]。其发生反应的危险因素为细菌指数在 1.0～3.0、联合化疗后 1～6 个月时，BT–BB 类型是Ⅰ型麻风反应的危险因素。细菌指数在 3.1～5.0、联合化疗 4～6 个月时及 BL–LL 是麻风Ⅱ型反应的危险因素。2000 年胡鹭芳

① 李文忠主编：《现代麻风病学》。上海科学技术出版社，2006 年。
② 邵啓昌、汪洋：麻风菌素试验引起麻风反应一例。《中华皮肤科杂志》，1960，8（1）：50–51。
③ 苗德云：244 例麻风反应原因的统计分析。《山东医刊》，1962，2：30–31。
④ 蔡彭龄：反应性结核样型麻风 10 例分析报告。《中华皮肤科杂志》，1965，13（11）：23–25。
⑤ 王景权、张壤之：37 例麻风反应的观察。《中国麻风杂志》，1994，10（4）：241。
⑥ 沈建平、李文忠、严良斌等：麻风反应及其有关因素的分析。《中国麻风杂志》，1996，12（4）：234–237。

等[①]首次报告Ⅰ型反应仅有皮损者占3.06%，同时伴有皮损和神经损伤占83.78%，仅神经损伤者占12.61%，多在联合化疗后1年内发生反应，建议及早采用皮质类固醇治疗。2005年4月，中国医科院皮研所沈建平等发表一例瘤型患者患有特殊类型的麻风反应"卢西奥现象"，填补了国内麻风卢西奥现象病例报告的空白。[②]

1976年以中国医学科学院皮研所学者为主编撰的《实用麻风学》一书中详细定义了麻风反应的概念[③]，"在麻风的慢性过程中，突然发生症状活跃，出现急性或亚急性的病变，原有的皮损炎症加剧，或出现新的皮损，或伴有恶寒、疲乏、全身不适、食欲减退等症状，这种现象称为麻风反应。"该书是较早全面论述了麻风反应的表现和机制，与目前对麻风反应的认识基本相同。1989年马海德主编的《麻风防治手册》中除了肯定麻风存在Ⅰ和Ⅱ型反应外，还增加了混合型麻风反应的概念，提出这型反应是由细胞免疫反应和体液免疫同时存在的一种反应，主要见于界线类麻风患者，使对麻风反应的认识又提高了一步[④]。

（三）发展趋势

现代我国对于麻风症状的认识日益全面系统深入，但是至今为止对于一些少见特殊类型的麻风以及麻风反应等的症状认识还有待深化，加强对此类症状的研究是麻风症状学今后的工作任务。

二、麻风分类学

（一）学科概况

麻风的分类对诊断、治疗、预防、管理及科学研究等都具有重要意义。新中国成立初基本引进了当时国外的将麻风分为瘤型、结核样型和未定类麻风的名称。1953年两型两类的马德里分类法出现以后，对我国临床实践产生了重大影响。1962年光谱分类法提出后逐渐在我国长期占据主导地位。随着联合化疗的推行，麻风分类方法亦逐渐从治疗需要开始考虑，基础研究的发展，也为我国麻风分类学的发展提供了未来新的可能。

（二）科学研究

1951年、1957年，章燕饴等先后发表"麻风病的诊断与型类"[⑤]及"麻疯的诊断及分型研究"[⑥]，后者分析了上海同济医院1947—1954年所见麻风患者190例，讨论其性别、年龄、潜伏期及传染史等项。具备临床、细菌、病理及麻风菌素试验等四项检查者71例。文章报告并讨论了所发现的异常的感觉改变等一些特殊的临床观察；根据该研究所得之总结认为；将麻风分为未定型、结核型和瘤型，不但基本上可以满足需要，而且也是比较正确的。

1952年，杭州广济麻风医院高鲁整理马雅各资料，通过对该院250例患者的症状分析，

---

① 胡鹭芳、罗九思、翦大明等：111例Ⅰ型麻风反应的临床分析。《中国麻风皮肤病杂志》，2000，16（2）：77-79。

② 沈建平、宋琳毅、冯素英等：露西奥麻风伴露西奥现象误诊为药疹一例。《中国麻风皮肤病杂志》，2005，21（2）：135-136。

③ 《实用麻风学》编写组：《实用麻风学》。江苏人民出版社，1976年。

④ 马海德主编：《麻风防治手册》。江苏科学技术出版社，1989年。

⑤ 章燕饴等：麻风病的诊断与型类。《同济医学季刊》，1951，10：3-4。

⑥ 章燕饴等：《武汉医学院学报》，1957，2：197-230。

在 *International Journal of Leprosy*（《国际麻风杂志》）撰文，表述了中国华东麻风分类的特点，认为几乎所有的病例都开始于神经炎类，反对使用结核样型分类涵盖所用神经炎病例的观点。[①]

1959 年，尤家骏在《麻风病学简编》中阐述，新中国成立初期我国麻风分型基本与苏联一样，参照 1953 年西班牙马德里第六次国际麻风会议通过的标准（马德里分类）。1954 年和 1955 年，在中央卫生部举办的麻风防治进修班上，各省学员认为参照苏联标准，将麻风病分为三型更简便适用。若遇有界线样损害，单列或包括在瘤型内均可，提示界线类麻风主要从部分瘤型、未定类麻风分化而出。

1963 年 4 月，福州"麻风病学术会议纪要"指出，分类的依据和定义均按照马德里分类规定执行。统一了麻风型类名称如下：①瘤型，②结核样型，③未定类，④界线类。

1982 年，中华人民共和国卫生部印发《全国麻风病防治管理条例》和《麻风病联合化疗试行方案》《麻风病治疗效果判定标准》《麻风病临床治愈标准》《麻风杆菌密度及形态指数记录标准》《关于麻风病分类》《麻风患者出院暂行条件》《麻风患者残废分级调查表》七个技术方案的函。[②]《关于麻风病分类》技术方案中指出："鉴于马德里分类使用已久，目前仍有采用价值，过去按此分类的病例，仍按原分类统计不必改为五级分类。在大专教科书中建议只推荐五级分类。麻风防治专业人员对两种分类法均应掌握"。此后，我国麻风分类基本沿用国际五级分类法至今。

1999 年，卫生部麻风专家咨询委员会工作报告认为，根据我国实际情况，建议继续采用 WHO 麻风专家委员会第六次会议（1987 年）关于用于麻风联合化疗分类的决定。此外，皮肤涂片查菌阴性的病例，如皮损 ≥ 6 块和（或）神经损伤 ≥ 2 条者，亦按 MB 方案治疗；单皮损病例，皮损面积很大，占半个肢体或 1/4 躯干等，亦按 MB 方案治疗。

（三）发展趋势

随着麻风统一联合化疗方法的逐渐推行与发展，麻风分类学在临床中的作用逐步降低，不过在研究工作中，麻风分类依然有其独特的地位。特别是随着现代医学检验检查技术的发展，结合此类指标开展相应的麻风分类研究依然有一定需求。加强对特殊类型麻风的观察研究，对于麻风分类学的科学实践依然有重要意义。

三、麻风诊断学

（一）学科概况

长期以来我国麻风的诊断主要依赖于临床症状，随着麻风查菌技术的发展，麻风诊断有了明显的进步，1976 年我国麻风诊断标准基本固定成熟，依靠临床，查菌和病理的结果综合判断。随着对于预防麻风残疾的重视，早期诊断麻风需求日益增强，对于麻风早期诊断方法研究逐渐增多。各地麻风临床机构和防治研究机构是我国麻风诊断学的主要力量。

---

① THE CLASSIFICATION JAMES L. MAXWELL、LUKE KAo: OF LEPROSY IN EASTERN CHINA. Physician, International Journal of Leprosy, 1952, 20（1）: 39-45。注：马雅各，1951 年 8 月 10 日在杭州病逝，此文由高鲁和马雅各夫人根据其生前整理的资料撰文发表。

② 卫生部（82）卫防字第 37 号。

（二）科学研究

1. 麻风诊断标准研究

1958 年，尤家骏在《麻风病学简编》中表述，麻风的诊断，主要根据患者症状和查菌。若条件许可，应当谨慎详细地做好临床症状、细菌检查、病理改变和麻风菌素试验等四步工作，这样可以得出比较确实的诊断。若设备条件稍差，最低限度也要做好临床症状、细菌检查两步工作。同时强调，诊断麻风争取越早越好。具体可分为结核样型、瘤型、界线类和未定类麻风，诊断患者为哪一型（类）麻风，应根据临床症状、细菌检查和病理改变；若分型困难，可采用麻风菌素试验。

1976 年出版的《实用麻风病学》①，指出诊断麻风必须占有病史、临床、查菌及病理检查等四个方面的基本材料，予以周密的综合分析后才能确诊。麻风菌素只有助于分型，无助于诊断。且诊断麻风的内容应包括：患者确诊为麻风；所患麻风类型；病情阶段（进展活动或静止稳定，有无麻风反应）；畸形和劳动力程度；有无其他并发症。该书首次列出麻风诊断要点：①感觉障碍：可见于皮损部位，也可见于受累神经支配的皮肤，这在诊断麻风上尤为重要，它是麻风最常见和较早期的表现；②神经粗大：周围神经粗大虽不是麻风独有的症状，但却是麻风的一个重要特征；③查到麻风杆菌：是诊断麻风的有力依据；④组织病理变化：典型的麻风皮肤组织病理变化可以反应患者的一定免疫状况及病情，并且具有诊断价值。

1980 年穆瑞伍、李家耿主编《麻风病学》，② 亦列出诊断要点，但与《实用麻风病学》的诊断要点稍有不同，将"皮损伴有不同程度的感觉障碍"替换"感觉障碍"作为诊断要点之一；将作为病理确诊的依据之一"神经内有结核样肉芽组织变化"降格为怀疑麻风的病理图像之一；且将麻风的感觉障碍性质由过去仅为末梢型的认识，扩展成神经干型或末梢型。

1989 年马海德主编《麻风防治手册》③ 中的诊断要点，基本与《实用麻风病学》相同，仅将纯神经炎型麻风归纳为极型结核样型麻风（TTp）。

1995 年，根据《中华人民共和国传染病防治法》及《中华人民共和国传染病防治法实施办法》制定了国家标准《GB 15973—1995　麻风病诊断标准及处理原则》。该标准 1995 年 12 月 15 日由国家技术监督局批准，1996 年 7 月 1 日实施。该标准由中华人民共和国卫生部提出，北京友谊医院热带医学研究所负责起草，主要起草人李桓英，由卫生部传染病防治监督管理办公室负责解释。该标准第一次正式提出麻风疑似病例和确诊病例定义。列出以下 5 个诊断条件：①慢性皮疹；②局限性麻木（温、痛、触觉障碍）；③外周神经粗大；④组织切刮涂片抗酸染色查菌阳性；⑤皮肤活检有特异性病理变化或侵犯皮神经的非特异性炎症。诊断为疑似病例须具备诊断条件的①、②、③三项中任两项；确诊病例为同时具备①、②、③三项或疑似病例具备④或⑤。

2008 年 1 月 16 日中华人民共和国卫生部发布：根据《中华人民共和国传染病防治法》制定的卫生行业诊断标准《WS 291—2008　麻风病诊断标准》，自 2008 年 8 月 1 日实施。该标准按照国家质检总局 国家标准委公告（2005 年第 146 号）《GB 15973—1995　麻风病诊断标

---

① 《实用麻风病学》。江苏人民出版社，1976 年。
② 穆瑞伍、李家耿主编：《麻风病学》。山东科技出版社，1980 年。
③ 马海德主编：《麻风防治手册》。江苏科技出版社，1989 年。

准及处理原则》自本标准实施之日起废止。该标准的附录 A ～ E 是规范性附录，附录 F ～ G 是资料性附录。本标准由卫生部传染病标准专业委员会提出。该标准由中华人民共和国卫生部批准。该标准起草单位：中国疾病预防控制中心麻风病控制中心。该标准主要起草人：江澄、李文忠、沈建平、陈家琨。该标准将流行病学史纳入新发麻风患者诊断依据，除疑似病例和确诊病例外，首次提出"临床诊断病例"定义，并将"组织病理的免疫组化（S-100 蛋白）染色，在损害中查到破坏的神经组织。"列为有麻风特异性病理改变诊断条件之一。

2. 麻风的早期诊断研究

1963 年 4 月，中华医学会委托福建分会在福州召开"麻风病学术会议"，《会议纪要》指出：早期诊断是今后 3 ～ 5 年内的研究重点是 [①]，要求麻风早期诊断：①进一步提高查菌的敏感性与特异性；②运用组织化疗的方法，寻找病理形态学方面的早期诊断与鉴别诊断的指标；③进一步研究神经末梢的早期变化；④研究皮肤生理功能，寻找认清皮肤感觉障碍，分泌新的准确方法；⑤使用电子显微镜研究细菌及病理组织；⑥试用荧光抗体及 Combs 氏寻找麻风抗体并寻找其他血清诊断方法。

2006 年，李文忠主编的《现代麻风病学》较全面地阐述了麻风早期诊断。关于早期麻风的概念一直尚未明确，早期诊断是一项有很强主观因素的技术，包括检查者、被检查者、诊断方法和环境影响。通常认为病期在 1 ～ 2 年内，仅有单个皮损或单个麻木斑者，或为未定类麻风、TT 麻风；有人认为诊断时尚无发生残疾者。1990 年，世界卫生组织提出麻风早期诊断定义，其体征是：①单个或多个浅色或红色皮损面部具备其他皮肤病的特点；②皮损或非皮损处有感觉丧失；③神经粗大；④皮肤涂片 AFB 阳性；⑤有明确的麻风组织病理学证据。仅发现上述一个主要体征者为可疑麻风，如果有两个主要体征，但未发生残疾为早期麻风。1993年，Sengupta 认为早期麻风应包括那些尚未达到麻风主要体征诊断标准的可疑早期病例及那些尚未出现临床症状，但以后会出现麻风体征者。然而，目前用于检测临床前麻风（亚临床感染）的血清免疫学试验，对麻风个体的早期诊断及预测麻风接触者或一般人群发病应用方面，其意义有限，尚未达到麻风早期诊断的实用价值。基于多聚酶链（PCR）一类的试验，敏感性和特异性均较高，但需要较高标准的实验室，目前除研究外，尚不能应用。

2010 年，中华人民共和国卫生部等 11 部委印发《全国消除麻风危害规划（2011—2020年)》中，将早期病例定义为"诊断延迟期 2 年内且无可见性畸残"。

（三）发展趋势

随着对于麻风早期诊断的需求增加，利用现代医学检查技术丰富早期麻风诊断方法成为麻风诊断学研究的重点。为了实现我国消除麻风危害的目标，麻风诊断学仍然有大量学科任务需要完成，开发新的麻风诊断技术，是中国麻风诊断学的艰巨挑战。

四、麻风治疗学

（一）学科概况

麻风向被视为"不治之症"，近代西方教会来华所设麻风院，亦多以救济和心灵慰藉为主。其治疗须注重卫生、营养、劳动及药物治疗。麻风在过去是谁都认为可怕而不可救药的

---

① 《麻风病学术会议论文选编》。中华医学会福建分会，1964 年，第 215 页。

病，而自从新磺胺类药物发明以后，是有希望医好的了。[①] 在既往的历史中，不少从事医疗工作的人们，为了解决麻风的治疗问题，进行过许多努力和各种尝试，几乎竭尽了所有的药物和疗法。采用过金属制剂（金、银、铜、铋、锑、汞、碘、砷等）以及植物类和染料类化合物，还采用组织、血清、疫苗、营养、毒素（蛇毒、白喉类毒素等）等疗法。其中大风子油疗法曾在几百年历史阶段中作为治疗麻风的最主要药物，其间虽也曾经发明了若干他种药物，但其效果尚未能超过大风子油者。[②] 1950 年以后，化学治疗麻风的药物种类不断增多，如氨苯砜及其衍生物、硫脲类、长效磺胺类、酚嗪类、硫醇类和其他许多抗结核病的药物相继应用于麻风临床，丰富了抗麻风治疗的方法。此外，在抗菌素中也筛选出一些被认为有一定疗效的药物，如链霉素、卡那霉素、环丝氨酸及紫霉素等。但这些抗菌素的效果均不太令人满意。利福平的出现，临床上初步试用有较好的近期疗效。国内外采用多种药物联合化疗治疗麻风的研究，进行过多种尝试，直到 20 世纪 80 年代初，WHO 推荐联合化疗（multidrun therapy，MDT）方案的出现，使得麻风的化学疗法有了显著的进展。

（二）科学研究

1. 大风子油研究

1956 年刘吾初报告广东省东莞稍潭康复医院治愈的 49 例麻风患者，"1948 年以前单纯大风子油治疗麻风，1948—1950 年应用大艾松治疗麻风，1950 年以后采用扫风丸为主治疗麻风，1953 年以后部分改用氨苯砜或氨硫脲治疗麻风"；[③] 陕西省人民麻风院苏轼俊等报告，该院自 1953 年采用包括大风子油在内的抗麻风药治疗，在治愈的 12 例麻风患者中，有 10 例患者分别应用 12～80 毫升的大风子油注射治疗；[④] 山东刘依民等报告应用苯丙砜（Sulfetrone，扫风壮）兼大风子油，治愈 8 例结核样型麻风患者。方法为：采取臀部、两股和两臂六处轮流注射，每周 2 次，2～12 毫升 / 次，注射三月，休息两周，同时口服苯丙砜 0.5～3.0 克 / 日，服用六周，休息一周，治疗 4 月后发现皮损开始消失，6 月后皮损多数消退，12 个月后皮损完全消退。[⑤]

1956 年 4 月，阿根廷斯胡曼来华，与中央皮肤性病研究所、北京医学院校及医院的皮肤科专家交流时，斯胡曼称大风子油治疗麻风仍然有效，但通常剂量较小，效果不明显，如果改用每周肌注 20～30 毫升即见显效。其主张一般能接受小剂量注射的，多能耐受大剂量注射和长期治疗。同时还认为将大风子油和砜类药物交替使用，如每 3 个月换 1 次，效果更佳。1976 年，《实用麻风病学》一书仍然把大风子油列为抗麻风治疗的药物，推荐使用剂量为每周 15～20 毫升，分三次肌肉注射，使用时剂量应从小到大。同时提出由于药源困难，注射后局部产生红肿和硬结，该药逐渐有淘汰趋势。

2. 砜类药物研究

1951 年 4 月，第一届全国防疫专业会议参考资料《全国防疫麻风情况初步调查》中，刊

① 杨国亮：中国今日的麻风问题。《全国防疫麻风情况初步调查（第一届全国防疫专业会议参考资料）》。中央人民政府卫生防疫处编印，油印本，1951 年，第 80- 83 页。

② 孙鹤龄、叶干运：《全国防治麻风情况初步调查》。中央人民政府卫生防疫处编印，油印本，1951 年，第 89 页。

③ 刘吾初：麻风 49 例治愈报告。《中华皮肤科杂志》1956，2：130-133。

④ 苏轼俊等：陕西省人民麻风院首次治愈 12 例麻风患者报告。《中华皮肤科杂志》，1956，1：37-40。

⑤ 刘依民等：苯丙砜兼大风子油治愈八例麻风患者。《中华皮肤科杂志》，1956，1：41。

载杨国亮文章"中国今日的麻风问题"，文章说"从治疗方面说，过去是采用的大风子油治疗，成绩并不好，自从1941年美国发明新的磺胺制剂以后，类似的药品，在苏联、在英国均已有了发现。这些药品，经过各国的试用，及作者本人自1948年起，在上海麻风疗养院及上海医学院附属医院中试用以来，均取得了卓著的成绩。"[①]1954年，杨国亮认为："在药物治疗中，吾人认为大枫子油制剂时代，已成过去。该药价值不廉，应用不便，疗效不著，而且反应甚多，似不值得再行采用。砜类制剂价值廉、应用便、疗效高，且有国产，应为我国今后大量采用之药物，胺苯砜剂量最小，尤为便利。"[②]

1955年，武汉市麻风病院卢健民、唐超发表"氨苯砜治疗麻风30例初步报告"：自1952年5月起，至1954年5月底，该院共收容住院病员60人，其中30例患者采用氨苯砜治疗，余者用大风子油，或用苯丙砜。30例患者治疗期为1.5～19个月；30例中，26例有不同程度的进步，只有4例无进步，说明氨苯砜的治疗疗效是好的。作者认为："治疗效果和病期早晚及疗程长短，是有着密切的关系"；[③]山东省第九康复医院刘依民等发表"7例麻风患者治愈报告"，文章说："本篇报告7例治愈患者，为数不多，但可以说：①麻风病，在人民政府指导之下，是可以治愈。若能早发现、早诊断、早治疗，是更容易治好的。②苯丙砜较其他砜类药物，如：大艾松、氨苯砜等，是比较毒性小，而且服药方便，效果显著。同时我国已能自己制造，价钱便宜，可以普遍采用。"[④]

最初我国使用的氨苯砜及苯丙砜等砜类药物，几乎全依赖国外。[⑤]1951年10月，国产氨苯砜及苯丙砜在上海民用制药厂制成问世。此药是白色粉剂，价格最便宜。因为毒力相当大，应用的粉剂每日口服20～500毫克。此粉剂是1952年春天在印度举行19处麻风院会议时讨论后规定的。[⑥]上海医学院皮肤科杨国亮、钱戊春等将国产氨苯砜在红十字会、中山医院试用，治疗39例麻风患者并在1952年《内科学报》发表试用结果。1952年，山东新华制药厂大量生产氨苯砜、苯丙砜，基本可以满足麻风防治工作的需要，由此开始至上世纪80年代中期，氨苯砜等砜类药物在中国治疗麻风工作实践中，充分发挥了重要作用，是抗麻风首选药物、不可或缺。

砜类药物问世后，一方面因其疗效显著、服药方便且价格相对低廉而得到广泛使用，但另一面的副作用亦开始显现。长期单用氨苯砜治疗麻风后，麻风杆菌对药物产生继发性耐受，临床出现了皮损扩大、数量增多、细菌不阴转、麻风反应反复发作等。

1955年，黄圣祥、陈集舟等首先报告"氨苯砜所致剥脱性皮炎及肝炎"，1例患者因服用氨苯砜引起剥脱性皮炎。[⑦]以后又陆续有氨苯砜引起剥脱性皮炎的报告。1959年，王永庆等

---

① 杨国亮：中国今日的麻风问题。《全国防疫麻风情况初步调查》。1951年，第71–89页。
② 杨国亮：上海麻风疗养院六年来麻风治疗之总结报告。《中华皮肤科杂志》，1954（3）：177–183。
③ 卢健民、唐超：氨苯砜治疗麻风30例初步报告。《中华皮肤科杂志》，1955，1：25–28。
④ 刘依民等：7例麻风患者治愈报告。《中华皮肤科杂志》，1955，1：29。
⑤ 中国人民政治协商会议全国委员会文史和学习委员会编《文史资料选辑合订本》第45卷介绍：20世纪40年代末，中国近代化学制药业的开拓者赵汝调曾指导汤心仪试制治疗肺结核的二氨二苯砜（DDS）与烟酸结合的新药，虽初步制成，因原料系进口且昂贵等原因而未能投产。
⑥ 尤家骏：麻风病的治疗。《中华皮肤科杂志》，1954，4：315–321。
⑦ 黄圣祥、陈集舟：氨苯砜所致剥脱性皮炎及肝炎。《中华皮肤科杂志》，1955，3：130–133。

发表"氨苯砜引起中毒性肝炎及剥脱性皮炎一例报告";[①] 1964 年，谢义达等发表"氨苯砜所致剥脱性皮炎（附 6 例报告）"，其在治疗 2819 例麻风患者中，发现 591 例发生药物副作用，其中 6 例为氨苯砜引起的剥脱性皮炎。[②] 湖北宣恩县麻风病防治院何锐 1991 年发表了"关于麻风病化学药物治疗问题的探讨"一文，其中对于"氨苯砜综合征"介绍"国内报告严重过敏反应者（如剥脱性皮炎）仅为 1％左右。"[③]

1973 年 8 月，挪威卑尔根市举行的第 10 届国际麻风大会上首次提出氨苯砜耐药问题。[④] 1978 年 11 月，墨西哥城举行的第 11 届国际麻风大会再次指出氨苯砜耐药日益严重，治疗瘤型麻风患者至少需要采用两种以上的抗麻风药物联合治疗。

1978 年，江苏皮肤病防治研究所麻风病研究室在麻风的临床和实验研究中，发现有氨苯砜继发性耐药病例，上海遵义医院也报告发现长期应用氨苯砜单疗的麻风患者出现继发性氨苯砜耐药的问题。

由于氨苯砜耐药麻风菌株的流行，导致一些新感染的麻风患者，在从未治疗的情况下对氨苯砜无效，出现严重的麻风原发性耐药现象。1983 年，陈家琨等率先报告麻风原发性氨苯砜耐药的病例。经过鼠足垫实验，证明患者体内的麻风杆菌对 0.001％浓度的氨苯砜饲料耐受，属于中度氨苯砜原发性耐药，建议在国内有条件的地区开展系统的麻风原发性耐药调查，以评价这一问题的严重性。[⑤]

2013 年 10 月 25 日，"氨苯砜综合征基因风险位点发现——提前检测可预防麻风患者用药风险"，由我国科学家山东省医学科学院所属省皮肤病性病防治研究所张福仁科研团队，联合国内外 35 家科研机构、高等院校和防治机构，历时 3 年，首次采用全基因组关联技术和目标区域测序技术，成功定位麻风患者发生药物超敏综合征（即氨苯砜综合征）的风险位点 HLA-B1301，涉及包括氨苯砜综合征患者及对照组患者在内的 2042 人。研究确定的氨苯砜综合征风险位点 HLA-B1301，其敏感度和特异度分别达 86.8％、85.7％。研究表明，具有一个 HLA-B1301 风险等位基因者，使用氨苯砜后发生不良反应的风险，是不具有这一基因者的 37.5 倍；具有两个等位基因者，不良反应的风险则会增长 110.8 倍。研究人员表示，风险位点 HLA-B1301 发现后，可通过用药前检测，来有效预防氨苯砜综合征的发生。下一步，研究人员将致力于开发氨苯砜综合征风险检测试剂盒，为促进氨苯砜广泛安全应用，消除麻风危害提供保障。该研究论文 10 月 24 日在国际权威医学期刊《新英格兰医学杂志》上在线发表。[⑥]

3. 氨硫脲研究

氨硫脲（thosemicarbazone，简称 TB1），也名结核安、氨苯硫脲，胺硫脲、替比昂等。此药原先用于治疗结核病，我国故用名"结核安"；瑞士出品名为替彼厄；民主德国出品名为替

---

① 王永庆、闵嗣蕴：氨苯砜引起中毒性肝炎及剥脱性皮炎一例报告。中华皮肤科杂志 1959；1：8-9。

② 谢义达、林泽：氨苯砜所致的剥脱性皮炎（附 6 例报告）。《中华皮肤科杂志》，1964，6：415-417。

③ 何锐：关于麻风病化学药物治疗问题的探讨。《皮肤战线》，1981：65- 79。

④ W.H. Jopling. Br J Dermatol，1973，89：645。

⑤ 陈家琨等。《中华皮肤科杂志》，1983，16：124-125。

⑥ 张忠田、李晶辉：氨苯砜综合征基因风险位点发现——提前检测可预防麻风患者用药风险。"健康报"，2013-10-25。

彼松；匈牙利出品名为赛欧米西得；三种名称虽不同，但其化学公式是一样的。1951 年，尤家骏等在山东省立第二医院率先使用瑞士生产的替彼厄治疗麻风有效。[1] 山东医学院皮肤科教研室 1953 年用德国产替彼松，试用治疗门诊麻风患者。治疗 11 个月后，4 例瘤型患者细菌阴转，另 4 例转为弱阳性。所有患者皮损在用药 2 个月左右开始消退，6 个月后多数完全消退，结核样型患者损害消退更快。[2] 1954 年 3 月，山东新华制药厂制成国产氨硫脲，并在山东省立第二医院等地试用。1956 年尤家骏等报告国产氨硫脲治疗 30 例麻风患者的疗效，发现以每日 120 毫克的剂量，治疗 2 月时，患者皮损颜色变淡，知觉开始恢复，治疗 6 月时，皮肤损害大部消退。当时购买国产氨硫脲比购买进口的氨硫脲要便宜 30%，尤家骏极力推荐应用国产氨硫脲治疗麻风。[3] 1956 年，甘肃刘牧之等发现替彼松为治疗麻风有效药物，尤其对结核样型麻风有效。[4] 1956 年，上海杨国亮和朱仲刚承担卫生部指定的"砜类药物以及氨硫脲对各型麻风的治疗效果研究"。[5]

4. 抗麻风药物的临床应用研究

20 世纪 80 年代初，我国开展抗麻风化学药物的临床研究。国内一些麻风专家开展了对抗麻风新药的临床应用研究，如遵义医院的纪宝宏、中国医学科学院皮肤病研究所的李文忠分别对价格比较便宜的利福霉素的一种半合成衍生物甲哌利福霉素和异丁基哌嗪力福霉素的对麻风的疗效进行临床研究，发现上述药物对瘤型麻风，临床细菌和病理学检均显示肯定的疗效，与利福平的疗效相似。[6]

20 世纪 90 年代，中国医科院皮研所的沈建平[7]、吴铁强[8] 在云南开展国产甲氟哌酸、氧氟沙星和二甲胺四环素对麻风的化疗和试验研究。[9] 发现上述国产药物对麻风有良好的疗效，从经过一个月治疗后的患者体内分离的麻风杆菌短期即丧失了在鼠足垫内繁殖的活力。

5. 砜类药物与利福平联合治疗

因氨苯砜单一治疗易引起耐药菌株出现，在国际上报告利福平对麻风杆菌有杀灭作用后，20 世纪 70 年代，云南、广东、江苏等地麻风专业机构，开始试用对麻风患者特别是瘤型患者给予利福平和氨苯砜两个药物治疗，期望获得叠加或协同作用。这种联合治疗一直持续到 WHO 推荐联合化疗实施之前。1980—1986 年李桓英等在云南采用利福平加氨苯砜治疗 7062 例麻风患者，利福平剂量为 600 ～ 1500 毫克 / 月，疗程为 2 ～ 6 年。[10]

---

[1] 尤家骏：麻风病的原因、传染、与治疗。《大众医学》，1954（2）：57。

[2] 山东医学院皮肤科教研室。《中华皮肤科杂志》，1956，1：50-51。

[3] 山东省立第二医院皮肤科教研室：初步国产氨硫脲治疗麻风 30 例。《中华皮肤科杂志》，1956，1：10。

[4] 刘牧之等：使用替彼松治疗麻风 14 个月的综合报告。《中华皮肤科杂志》，1956，1：46-49。

[5] 中华医学会上海分会皮肤性病学学会：1955 年工作总结报告。《中华皮肤科杂志》，1955，2：182-184。

[6] 纪宝宏等：甲哌利福治疗麻风的疗效观察。《中华皮肤科杂志》，1980，13：205-208；李文忠等：异丁基哌嗪利福霉素治疗瘤型麻风的疗效观察。《中华皮肤科杂志》，1983，16：223-227。

[7] 沈建平等：国产甲氟哌酸的抗麻风菌活性及其治疗多菌型麻风的疗效观察。《中华皮肤科杂志》，1992，25：25-28。

[8] 吴铁强等：国产氟嗪酸抗麻风的临床和实验研究。《中华皮肤科杂志》，1995，5：301-303。

[9] 沈建平等：国产二甲胺四环素抗麻风菌活性及其治疗多菌型麻风疗效的观察。《中华皮肤科杂志》，1998，31：189-190。

[10] 周晓鸿、杨丽娟、张晓红等：MDT 后与 RFP 加 DDS 治愈后的麻风复发。《中国麻风杂志》，1995，11：20-22。

6.麻风联合化疗研究

（1）联合化疗政策的制订

1981年11月23—28日，卫生部在广州召开"第2次全国麻风病防治工作会议"，会议提出：争取在20世纪末达到基本消灭麻风的奋斗目标。出席WHO 11月12—16日在瑞士日内瓦召开"麻风控制规划化学治疗研究组"会议的叶干运，回国后及时向大会传达该会议精神：五大洲20个国家29名代表与会，会议回顾世界性麻风治疗上存在的问题，制定联合化疗方案。我们是WHO的成员国，有了这么好的联合化疗方案，加上我们有优越的社会主义制度，若再搞好早发现、早治疗的工作，一定能在2000年以前达到基本消灭麻风的目的。[①]

1982年5月，卫生部印发了《麻风病联合化疗试行方案》等七个技术文件。"规定对麻风采取利福平、氨苯砜和氯苯吩嗪联合化疗，对拒服氯苯吩嗪的患者可改服乙硫异烟胺或丙硫异烟胺；多菌型患者使用3个药物治疗到临床痊愈，达到临床治愈后可继续上述方案巩固治疗3年，或用氨苯砜单疗巩固治疗5年，巩固治疗期满后随访10年，巩固治疗和随访期间，每年至少做1次临床和细菌检查；少菌型患者使用两个药物联合化疗半年，以后单用氨苯砜治疗直至临床痊愈，达到临床治愈后，继续用氨苯砜巩固治疗3年，每年做1次临床和细菌检查，连续5年。同时规定各地可根据具体情况，设计其他联合化疗方案。

（2）联合化疗的试点

自1983年上半年起，我国开展WHO麻风联合化疗试点工作。中国医科院皮研所在江苏扬州9个县和盐城东台共10个县，开展麻风联合化疗试点工作。1986年，李文忠等报告用利福平、氯苯吩嗪和氨苯砜联合治疗443例多菌型麻风1年，疗效可靠，副作用轻微，认为麻风联合化疗在我国普遍推广是可行和有效的。[②]1983年，北京热带医学研究所李桓英等先后在山东、云南、四川和贵州开展WHO麻风联合化疗试点。[③]

自1983年下半年起，广东、福建、湖南、浙江、山东、上海、湖北等地纷纷开展WHO麻风联合化疗试点。在WHO联合化疗试点初期，江苏省等地还摸索了利福平每月1次口服1200毫克/或900毫克的方案，后发现与世界卫生组织推荐的每月1次口服600毫克的疗效没有差别，且药物副作用轻微，于是普遍使用世界卫生组织的推荐方案。

联合化疗之初，由于当时市场氯苯吩嗪短缺，一些省份开展利福平、氨苯砜和丙硫或乙硫异烟胺联合化疗试点。[④]广东的陈均銮[⑤]、福建的邵康蔚[⑥]用国产的丙硫异烟胺与利福平和氨苯砜联合治疗麻风，发现丙硫异烟胺与其他药物合用，疗效可靠，但是对患者的药物副作用

---

① 叶干运：世界卫生组织关于麻风病联合化疗方案。《第二次全国麻风防治工作会议资料汇编》。中华人民共和国卫生部防疫局，1982年，第16—19页。

② 李文忠、叶干运、华克新等：利福平、氯苯吩嗪和氨苯砜联合治疗多菌型麻风——第一年小结。《中国麻风杂志》，1986，2：16—19。

③ 李桓英、于秀路等：山东、云南二省80例多菌麻风短程联合化疗治疗中和停药后33个月的疗效观察。《临床皮肤病杂志》，1989（6）：286–289。

④ 中国医学科学院皮肤病研究所麻风研究室：丙硫异烟胺合并利福平和氨苯砜治疗多菌型麻风的毒副作用的观察。《中华皮肤科杂志》，1984，17：81–84。

⑤ 陈均銮、林进毓、陈文献：麻风联合化疗副作用的短期观察。《中华皮肤科杂志》，1985，18：99–100。

⑥ 丙硫异烟胺、利福平和氨苯砜联用时的副作用及疗效观察。《中国麻风杂志》，1986，3：65–66。

严重。35 例麻风患者服用含有丙硫异烟胺的联合化疗后，发生肠道反应、转氨酶升高、精神症状等副作用。

1983 年 1 月，卫生部在昆明召开了"全国麻风防治研究咨询组第 2 次会议"。专家们认为丙硫异烟胺与利福平合用毒性太大，特别是肝脏毒性，不建议使用。

1984 年 2 月，第 12 届国际麻风大会在印度新德里举行。马海德率 10 名中国专家与会，我国学者在大会上报告了"联合化疗的肝脏毒性"等学术论文。

（3）联合化疗的推广

1986 年，我国通过联合化疗试点取得了丰富的经验。此时，WHO 西太区以及日本、意大利、比利时、荷兰等国家开始免费为我国提供联合化疗药物，在全国各省市推广 WHO 麻风联合化疗的时机已经成熟。

1986 年 3 月、6 月、9 月，卫生部分别在南昌、广州和西安先后召开了华东、华中五省、华南、西南七省及北方十一省市的会议，实行分类指导，酝酿全面推行 WHO 麻风联合化疗方案。同年 12 月，卫生部在四川成都召开全国联合化疗座谈会，总结了四年来联合化疗试点的经验，决定 1987 年在全国全面推广 WHO 联合化疗方案，并组织编写了《麻风病联合化疗手册》，规定不得自行更改治疗方案。凡出于研究目的使用其他方案，必须报请卫生部地方病防治局批准后方可实施。

1987 年 4 月，卫生部在盐城市举办"全国联合化疗现场管理学习班"。1988 年 11 月，在南京举办"全国联合化疗研讨班"。同时派员出席国外有关联合化疗的讲习班、研讨班、会议及进修考察，举办与联合化疗相关的如临床和病理分型、疫情监测、防治管理等全国性培训班。

1991 年 2 月，卫生部发布《1991—1995 年全国麻风防治规划》，要求以部颁方案及时治疗麻风患者，联合化疗覆盖率要达到 98% 以上，规则治疗率要达到 95% 以上，完成联合化疗后的监测期改为多菌型至少 10 年，少菌型至少 5 年。全国再次掀起推行联合化疗的高潮。

1991 年 10 月，卫生部在杭州召开全国麻风病联合化疗工作会议。会议对全国联合化疗实施 5 年的情况进行回顾，总结经验教训，研究改进方案。国际麻风协会秘书长、日本笹川基金会医务部长汤浅洋出席大会，WHO 法拉齐亚、贾可布逊、福兰克及阿贝洛等专家也参加大会。卫生部防疫司长戴志澄在工作报告中说："我国麻风联合化疗实施安全、疗效令人满意、近期复发率低，患者接受度良好，社会对麻风防治支持。在每年有 4000 多例新发现患者，复发患者 500 多例的情况下，截至 1990 年底，全国各省、市（区）已经普遍使用联合化疗治疗患者，累计接受联合化疗的麻风患者有 54345 例，完成联合化疗的有 40739 例，经联合化疗治愈 29739 例，联合化疗后复发 4 例，联合化疗覆盖率为 97.6%，规则治疗率为 95%。上述成绩是政府重视、社会参与、防治人员辛勤努力及国际合作的结果。"[1]

2012 年 5 月，卫生部印发《全国消除麻风危害规划实施方案（2012—2020 年）》，规定对少菌型麻风患者给药 6 个月、多菌型麻风患者给药 12 个月的治疗方案。

（4）"统一联合化疗"试点

2002 年，世界卫生组织在"消除麻风技术咨询专家委员会第三次会议"上提出，对麻风

---

[1] 戴志澄：总结经验，乘胜前进——在全国麻风联合化疗工作会议上的讲话。《中国麻风杂志》，1992，8：1-4。

患者给予 6 个月统一联合化疗试验的建议。2003 年 10 月，WHO 资助印度国家流行病学研究所组织 5 个现场试点。中国申请到一个分现场试点，沈建平等选择在贵州、云南对 166 例都给予多菌型方案治疗 6 个月的试验。中国的现场研究表明所有类型的麻风患者采取世界卫生组织多菌型方案治疗 6 个月，在停止治疗后随访 7 年，所有患者临床皮损消退，细菌阴转，只有 1 例患者复发。① 此方案未见 WHO 推广使用。

7. 中医药治疗麻风研究

新中国成立初期，部分卫生行政部门领导干部将中医看成是"封建医学"，认为随着封建社会的消灭，"封建医"也不应该存在。② 有的则认为"中医不是没有出路，只要面向农村，面向工矿"，在农村"先中医，后中西医合作，最后西医代之"③。当时，中央卫生部也在很多方面对中医采取了不同程度的限制，如中医师登记审查、中医师考试等等，严重影响了中医药事业的发展和提高。④

这种轻视、歧视、排斥中医的现象引起了毛泽东主席的重视。毛泽东一向关心和重视中医发展，早在延安时期就强调卫生工作要团结好中医，帮助中医发展。1949 年 9 月，在军委主持召开的第一次全国卫生行政会议上，毛泽东指出："西医数量甚少，只有把大量中医力量发挥出来，才能担负起全国人民的卫生保健任务。今后要团结全国中医，要帮助中医提高技术。"⑤ 1954 年春节座谈会上，毛泽东再次指示必须改进中医工作，他说："中医对我国人民的贡献是很大的……祖国医学遗产若干年来，不仅未被发扬，反而受到轻视和排斥，对中央关于团结中西医的指示未贯彻，中西医生真正团结还未解决，这是一个错误。"⑥ 同年 6 月，他又进一步指出："今后最重要的首先是西医学中医，而不是中医学西医……西医学中医是光荣的，因为经过学习、教育、提高，就可以把中西医界限取消，成为中国统一的医学，以贡献于世界。"⑦ 1958 年 10 月，毛泽东肯定了举办西医离职学习中医班的成绩，并批示"中国医药学是一个伟大的宝库，应当努力发掘，加以提高。"⑧ 此批示在《人民日报》发表后，各地掀起了西医学习中医的高潮。

此时，全国各地麻风院也纷纷探索以中医药或中西医结合治疗麻风。辽宁、山东、浙江、福建、广东、上海、北京等省市麻风院聘请中医医师，开设中医病床，精研古方并加以实践、创新，在中医药治疗麻风方面取得了较好的疗效。1958 年夏，中国医科院皮研所由马海德、叶干运、何达坝、张德屏等组成医疗队，赴河北保定，开展为期 3 个月的麻风中医治疗工作。"文革"期间，在大搞中草药群众运动中，各地又开展了多种单味中草药治疗麻风病的疗法，并制成片剂、胶丸、注射剂等不同剂型。当时对麻风的治疗并不限于一剂一方，不少单位在

① 沈建平、严良斌、余美文等：多菌型麻风患者统一联合化疗 6 个月停药随访 7 年结果分析。《皮肤性病诊疗学杂志》，2014，21：181-184。
② 王斌：在一定的政治经济基础上产生一定的医药卫生组织形式与思想作风。《东北卫生》，1950（9）：7-9。
③ 吕嘉戈：挽救中医——中医遭遇的制度和资本阴谋。南宁：广西师范大学出版社，2000 年，第 90-91 页。
④ 王成诚：建国初期文化建设中的中西之争——以中医政策为例。《中共四川省委党校学报》，2012（4）：67-70。
⑤ 冯彩章、李宝定：贺诚传。北京：解放军出版社，1984 年，第 146-147 页。
⑥ 王致谱、蔡景峰：中国中医药 50 年。福州：福建科学技术出版社，1999 年，第 10 页。
⑦ 梁峻：中国中医研究院院史（1955-1995）。北京：中医古籍出版社，1995 年，第 4 页。
⑧ 毛泽东书信选集。北京：中央文献出版社，2003 年，第 545 页。

探讨中医辨证论治麻风以及中医药治疗麻风反应、畸形、溃疡等方面，积累了一定的经验。在1976年出版的《实用麻风病学》中，对中医中药治疗麻风进行了详细阐述[①]。在使用复方中草药治疗麻风方面，主要有三类制剂：

（1）以攻毒药为主的方剂

①以大风子为主的复方制剂。1955年3月，浙江第六康复医院章立宸采用大风子、苍术、白附子等31种中草药制成"扫风丸"，治疗结核样型麻风患者，短期内收到显著效果[②]。陕西麻风病院介绍的民间验方"二号扫风丸"（以大风子、何首乌、白蒺藜等药组成），在辽宁麻风病院试用一年多，证明对各型麻风均有疗效，尤其对因神经受累产生的肢体机能障碍效佳[③]。此外，广东的"复方麻风丸"[④]、贵州的"杀菌搜风丸"等均重用大风子。[⑤]

②以苦参为主的复方制剂。辽宁麻风病院使用的苦参散、江苏高邮的参毛丸（苦参、白鹅毛）、湖北黄陂的苦参四物汤、广东省人民医院的加减大造苦参丸等，均以苦参为主药治疗麻风。[⑥]

③苍耳子为主的复方制剂。江西曾普遍使用单味苍耳子膏或丸剂治疗麻风，湖南桑植用复方苍耳丸治疗麻风，沈上洋《麻风病验方集锦》中的愈风膏丸，以苍耳全草入药。[⑦]

④以蛇类等动物性攻毒药为主的复方制剂。辽宁的白花蛇丸、旅大的蝮蛇酒、山东北坛医院的蛇部丸与蛇柏丸、江苏东海的退风散等多以毒蛇入药。此外，还有以全蝎、蜈蚣、蟾蜍、斑蝥等有毒动物入药治疗麻风反应及神经痛者，多取其以毒攻毒、搜风活络之意，如江苏无锡用蛇蝎散（祁蛇、全蝎等分为末），广东用眼镜蛇毒治疗麻风反应神经痛，止痛效果较好，可使粗大神经干缩小。[⑧]

（2）以活血通络、化瘀软坚药为主的方剂

福建麻风病院自制的以活血化瘀药物为主的元麝合剂治疗麻风，极少发生麻风结节性红斑（ENL）反应；广东报告用6903丸（含水蛭、当归、王不留行、丹参、虻虫、麝香等）配合氨苯砜治疗具有降低细菌指数、促进浸润吸收，控制反复发作的ENL反应的作用。河北地方病防治所的马钱子丸对早期瘤型麻风降菌效佳，能改善神经功能障碍；广东陆丰的番木鳖粉对结核样型神经痛有效。[⑨]

（3）以扶正药为主的方剂

广东报告用补气泻荣汤治疗瘤型虚证慢性麻风反应有效；广西亭凉医院以养荣汤内服，改善麻风患者因服用氨苯砜引起的头昏眼花、软弱无力、食欲不振、心慌气短等贫血症状；

---

① 《实用麻风病学》。江苏人民出版社，1976年，第3页。

② 章立宸：中医治疗麻风的疗效。《中华皮肤科杂志》，1956（1）：5。

③ 岳美中：对现代治疗麻风方剂的分析。《江苏中医》，1959（8）6-9。

④ 广东省稍潭医院：复方麻风丸治疗164例麻风疗效观察。《中医杂志》，1960（7）18-21。

⑤ 刘国才：中药秘方"杀菌搜风丸"治疗麻风疗效观察报告。《中华医学会福建分会麻风病学术会议论文汇编》，1964年，第118-120页。

⑥ 方大定：中医药治疗麻风病的历史现状和展望。《皮肤病防治研究通讯》，1977（3）：160。

⑦ 方大定：中医药治疗麻风病的历史现状和展望。《皮肤病防治研究通讯》，1977（3）：160。

⑧ 岳美中：对现代治疗麻风方剂的分析。《江苏中医》，1959（8）6-9；方大定：中医药治疗麻风病的历史现状和展望。《皮肤病防治研究通讯》，1977（3）：160。

⑨ 《实用麻风病学》。江苏人民出版社，1976年。

江苏皮肤病防治研究所与泰州市麻风病防治院观察到虚证患者经扶正治疗后，部分患者细菌指数下降加快，部分细菌指数长期停滞不降者，细菌指数继续下降。[1]

除上述自制复方外，多地麻风病院还灵活运用古方中的万灵丹、神应消风散、追风散、通天再造散、醉仙散、胡麻散、松香散、磨风丸、换肌散、补气泻荣汤、何首乌酒等治疗麻风；在临床应用中，各地医师将苍耳草丸、扫风丸、苦参丸、大麻风丸、元麝合剂等与西药氨苯砜、氨硫脲等药综合交替使用，以提高临床疗效[2]。广东用解毒汤、浙江武康疗养院用首乌合剂、山东海阳用麻辛附子汤和加减葳蕤汤，随证加减治疗麻风反应，效果较好。广东、浙江、江苏、山东、陕西、吉林、福建、云南、四川、广西等地将具有抗结核、抗肿瘤、抗疟、广谱抗菌等作用的中草药灵活运用到麻风治疗中，也取得了一定疗效。[3]

8. 雷公藤治疗麻风反应研究

随着对中医药学宝贵经验的不断挖掘与继承，现代麻风治疗的重要中草药雷公藤，在20世纪60年代初期，开始进入人们视野，登上现代医学治疗的历史舞台。

雷公藤，又名黄藤、黄腊藤、断肠草、红药、水莽草、黄虫药、菜虫药等，为卫矛科雷公藤属植物雷公藤的根，藤本灌木，主产于福建、浙江、安徽、河南等地。味苦辛，性凉，大毒，归肝、肾经。具有祛风除湿、通络止痛、解毒杀虫等功效。雷公藤在农村本为杀虫之用，但也常常成为自杀者的服毒之物，食其嫩芽三四个，即有致死之危。[4]

1962年，福建古田县麻风防治院老中医徐致銮，受民间用雷公藤治疗风湿病的启发，认为麻风反应引起的结节和疼痛与风湿病类似，开始试用雷公藤干根内服治疗麻风反应，取得了显著效果，率先开启了雷公藤用于麻风治疗的序幕。1964年，该院发生一起误服雷公藤致死事件，其临床应用一度被中止。

1966年，福建省白沙疗养院又开始谨慎地对雷公藤治疗麻风反应进行研究。为了解其毒性反应，摸索其合理剂量，经动物实验和多名职工亲身试药，对去皮和不去皮的根、不同剂量的煎剂，进行毒性试验，掌握了大量的第一手资料，探索出了雷公藤使用的适宜剂量和用药部位。

1972年10月，在江苏扬州举办的全国麻风病防治经验交流学习班上，福建代表宣读了《草药雷公藤治疗麻风反应的观察报告》，介绍了采用雷公藤单味去根皮（纯木质）的水煎剂、合剂、糖浆治疗麻风反应，取得良好疗效并大大减少了锑剂和激素的使用，引起了与会代表的重视。[5] 会议期间，江苏皮肤病防治研究所与福建代表商讨了引进植物药雷公藤开展合作研究的事宜，成立了江苏、福建雷公藤研究协作组，制定了由福建9所麻风病院和江苏部分麻风病院开展雷公藤提取物的药物临床研究计划。

1973年，湖北洪湖康乐医院也介绍了采用雷公藤带皮全根的复方制剂"黄藤露"治疗麻

---

① 《实用麻风病学》。江苏人民出版社，1976年，第293页。

② 林应增、张南、邵康蔚等：中西医结合综合治疗麻风病的初步观察。《中华医学会福建分会麻风病学术会议论文汇编》，1964年，第114-118页。

③ 方大定：中医药治疗麻风病的历史现状和展望。《皮肤病防治研究通讯》，1977（3）：160。

④ 王克辉：民间药与验方续编。《中医杂志》，1954（11）：19。

⑤ 福建古田县麻风病防治院：草药雷公藤治疗麻风反应的观察报告。《皮肤病防治研究通讯》，1972（4）：351-352。

风反应的显著效果。

1974—1977年间，江苏福建雷公藤研究协作组探讨了雷公藤煎剂对麻风反应治疗的规律，并与反应停进行了临床对比；同时，在研究中分离出了粗内酯、生物碱、雷公红等成分；计划进一步提取有效成分，验证雷公藤煎剂治疗Ⅰ型麻风反应和Ⅱ型麻风反应的疗效，分析雷公藤的药理成分和作用机理。此后，协作组相继发表了《草药雷公藤治疗80例（129人次）麻风反应疗效观察报告》《雷公藤与酞胺哌啶酮治疗麻风反应临床对比观察结果》等文。1978年6月，卫生部在北京召开全国医药卫生科学大会，协作组的"草药雷公藤治疗麻风反应"项目获全国医药卫生科学大会奖。此外，还分别获得江苏省科学大会奖和福建省科学大会奖。1979年9月，中国医科院皮研所、福建、江苏雷公藤研究协作组发表雷公藤治疗麻风反应的研究结果，有效率达到98.85%，而且对麻风Ⅰ型和Ⅱ型反应都有效[1]。此后，多地医师对雷公藤治疗麻风反应进行了观察报告，认为雷公藤对Ⅰ型和Ⅱ型麻风反应均有疗效，且此药宜与其他抗反应药合用（如沙利多胺或泼尼松），以减少其他抗反应药的剂量。雷公藤的不良反应主要有恶心、胃肠不适、白细胞和（或）血小板减少、月经不调和心、肝功能损害等。1984年2月，在新德里召开的第十二届国际麻风大会上，福建的邵康蔚代表协作组宣读了《雷公藤治疗麻风反应研究》一文。

1984年，中国医科院皮研所与南京药学院、江苏泰州制药厂协作，研制成功的雷公藤多甙（总甙）片，经多家医院临床验证，成为国内第一个上市销售的雷公藤制剂，受到市场欢迎。雷公藤多甙片又被世界卫生组织认定为"中国首创植物新药制剂"。2013年，沈建平等使用雷公藤多甙治疗麻风Ⅱ型反应方面获得显著疗效，该药物副作用轻微，但认为需要制定出一个缓慢减量的治疗方案以控制Ⅱ型反应。[2]

9. 抗麻风反应的药物治疗研究

20世纪50—60年代，多采用各种锑剂、普鲁卡因封闭、盐酸氯喹、解热镇痛剂或免疫抑制剂等治疗麻风反应。基层防治人员在日常工作中普遍应用，但少见文献报告。1965年，山东皮肤性病防治所的孙昭水发表斯锑黑克治疗109例麻风反应总结分析，有105例获得治愈及不同程度的好转。[3]

由于上述药物虽然有一定疗效，但疗效不显著，且锑剂毒性较大。60年代以后，随着皮质类固醇、沙利多胺、氯苯吩嗪治疗以及雷公藤治疗麻风反应的研究，改变了过去对麻风反应无能为力的局面，逐渐淘汰上述的一些老药。治疗麻风反应的药物主要转为皮质类固醇、沙利多胺、氯苯吩嗪以及传统中草药。由于皮质类固醇长期应用带来的副作用，以及怀孕女性应用沙利多胺的副作用，国外有学者应用己酮可可碱、环孢素、秋水仙碱、硫唑嘌呤、甲胺喋呤等免疫抑制剂治疗麻风反应。国内一些省级麻风医院也有少数学者，应用上述药物对一些难以控制的麻风反应进行治疗。国内王景权等曾经推荐各种麻风反应药物使用临床路径

---

[1] 中国医学科学研皮肤病研究所、福建、江苏省雷公藤研究协作组。《中国医学科学院学报》，1979，1：71-73。

[2] 沈建平、周敏、严良斌等：雷公藤多甙治疗麻风结节性红斑的疗效观察。《皮肤性病诊疗学杂志》，2013，20（3）：164-168。

[3] 孙昭水、毕宇文、汪冠农：斯锑黑克治疗109例麻风反应总结分析。《山东医刊》，1965，3：24-25。

来处理中重度Ⅱ型麻风反应，丰富了麻风反应治疗认识。[1]

10. 麻风治疗复发研究

（1）治疗复发的标准

1956年，张南首次报告用砜类药物治疗不足的复发2例病案报告[2]，是我国最早报告的麻风复发病例报告。1963年7月，中华医学会福州分会在福州召开的福建省麻风学术会议上，来自全国23个省份的皮肤科专家、麻风研究人员和防治干部共计118名代表讨论制订了9个麻风技术文件，其中"麻风的临床治愈暂行标准"中详细规定了各型麻风临床判愈标准，同时规定各类型的麻风患者在达到临床治愈标准后，临床症状、细菌和麻风反应又复出现者称为复发[3]。

1982年5月，卫生部以"（82）卫防字第37号"印发《全国麻风防治管理条例》和七个技术方案的函"，文中严格规定了麻风的治愈标准，同时规定各类麻风患者达到临床治愈标准后，上述活动性症状及细菌又复出现者称为复发。当时卫生部下发的关于麻风防治的文件是适用氨苯砜单疗时代的，得到广大麻风防治人员的认可，在联合化疗后初期的一段时期内，麻风治愈和复发的标准根据上述文件执行。

随着麻风治疗学的发展，对麻风复发有了新的认识。1989年马海德主编的《麻风防治手册》中规定复发的标准为，各型麻风患者经过一定疗程的抗麻风药物治疗后，显示正常的化疗效果，达临床治愈标准或病情静止后，又出现下列情况之一者可考虑复发：①出现新的麻风性皮损和/或原有皮损恶化；②重新出现麻风菌的繁殖，皮肤查菌阴转后又呈阳性或菌量增多；③组织病理学检查，又趋向于典型的特异性的麻风变化和/或抗酸染色阳性，或组织中麻风菌含量较前增加。由于全国在1996年底才开始普及联合化疗，上述治愈和复发标准没有提到联合化疗，但是已经与联合化疗后的治愈和复发标准非常接近。

全国普及麻风联合化疗后，2002年开始各地麻风防治工作者逐渐使用由陈贤义等主编的《麻风防治手册》中对联合化疗后麻风复发标准做出规定。[4]认为各型麻风患者经过规定疗程的联合化疗，显示正常的疗效，在监测期或达临床治愈标准后又出现下列情况者可考虑复发：少菌型麻风完成WHO PB-MDT方案治疗6个月后，至临床治愈标准后又出现新的麻风症状和体征者。多菌型麻风完成WHO MB-MDT方案治疗2年后，又出现下列情况者：①已达临床治愈标准后出现新的活动性麻风皮损，或虽未达到临床治愈标准，但其病情趋向静止后原有皮损再活动；②皮肤涂片查菌持续阴转后又重现抗酸杆菌，且任一部位查菌菌量≥2+者，或任一部位皮肤涂片查菌较前增加2+或2+以上，或有染色完整菌者；③皮损活检的组织病理学检查又显示活动性麻风特异性病理改变，或抗酸染色AFB较前增加和有染色完整菌者；④鼠足垫接种证实有活菌者。此时全国同行对复发的认识产生一个飞跃，即公认发生麻风反应不作为复发诊断的依据。这个飞跃与世界卫生组织以及国内高层麻风专家的推动有关。

（2）DDS单疗的复发

1986年，西安医科大学的邓云山等首先进行大样本研究，发现1955—1985年经氨苯砜、

① 王景权、归婵娟、谭又吉等：麻风结节性红斑的治疗。《中华皮肤科杂志》，2014，47（12）：907-910。
② 张南：用砜类药物治疗不足的复发2例病案报告。《中华皮肤科杂志》，1956，1：52-53。
③ 《实用麻风学》编写组：《实用麻风学》。江苏人民出版社，1976年。
④ 陈贤义、李文忠、陈家琨主编：《麻风防治手册》。科学出版社，2002年。

氨硫脲或异烟肼等药治愈的 328 例麻风患者中，复发率为 8.54%。认为治疗时间越短，复发率越高，治疗 1 ~ 2 年的复发率高达 15.39%。因此治疗期短和巩固治疗不规则是复发的主要原因[①]。福建发现氨苯砜单疗的复发主要发生在 70 年代以后，院内与院外治疗的复发率没有差别[②]。1999 年，中国医科院皮研所陈祥生等在《国际麻风杂志》上发表：全中国麻风患者氨苯砜单疗后总的复发率为 3.72%，其中多菌型和少菌型复发率为分别为 8.14% 和 1.25%，发现复发率多菌型明显高于少菌型。随着随访的时间延长，所有单疗治愈的患者复发率呈逐年减少的趋势。陈氏的研究，是国内首次大样本总结了氨苯砜单疗后复发的情况。[③]

（3）复发的耐药问题

1963 年，昆明金马疗养院的报告中指出："我们观察到一部分患者经治疗 2 ~ 3 年以后细菌检验已呈弱阳性，再继续治疗数年仍未阴转，或有时查菌阴性有时又出现阳性。也观察到部分病例治疗 2 ~ 3 年未治愈，以后治疗病情进步不大或停止进步。初步认为砜类药物长时间的应用能产生耐药性。"[④]同年，广东中山医学院在调查麻风治愈复发问题时也指出："有 4 例在治疗量以上的继续服药情况下出现的复发，实质上是耐药性的表现。"

1978 年 5 月 15 日，江苏皮肤病防治研究所麻风病研究室发表"耐氨苯砜麻风病例分析报告"一文，"本文报告了国内首次分离出耐氨苯砜菌株的麻风病例。在目前以氨苯砜为主要抗麻风药物的普遍治疗情况下，产生对氨苯砜的耐药性并不是一个罕见的现象，应当予以高度重视，同时要密切注意原发性耐氨苯砜的病例。"介绍了 1974 年以来，在江苏泰县、东台、泰州、泰兴、宝应、海安等地，对 6 所麻风病院在临床上疑为耐氨苯砜的 10 例麻风患者进行了临床调查和鼠足垫实验，其中 6 例分离出耐氨苯砜[⑤]的麻风菌株。[⑥]

1981 年，李文忠报告了 4 例麻风患者因氨苯砜耐药引起的复发。[⑦]1987 年山东于秀路对麻风患者复发的诱因进行分析，发现劳累、寒冷雨淋、酗酒、疾病、精神刺激、分娩可诱发麻风复发。[⑧]江苏顾昌林等报告经过 DDS 单疗后复发的病例与治疗时间不完全成比例，有 54.7% 的复发发生在巩固治疗期，15% 属于规则治疗的患者，提示有耐药菌株的感染病例。同时顾氏报告少菌型麻风复发后出现转型的问题，原来为少菌型复发后大多转为多菌型患者。[⑨]

1983 年，上海市遵义医院陈家琨等发表"麻风病原发性氨苯砜耐药一例报告"，陈家琨等在上海市遵义医院发现一例 63 岁男患者，1975 年发病，1980 年 11 月 18 日初诊，最后诊

---

① 邓云山、钱爱琚、惠敦成等：宝鸡市 599 例麻风治愈后的复发调查。《中国麻风杂志》，1986，2：12-13。

② 洪宝营、邵康蔚：福建麻风复发的调查报告。《中国麻风杂志》，1989，4：204-205。

③ Chen XS, Li WZ, Jiang C, et al: Study on risk of leprosy relapses in China: relapse after treatment with dapsone monotherapy. Int J Lepr Mycobact Dis, 1999, 67: 371-378.

④ 叶干运：关于麻风病化学疗法中的耐药问题。《皮肤病防治研究通讯（内部刊物）》，1974，3（2）：295-304。

⑤ 此系指继发性氨苯砜耐药。

⑥ 张德屏、王荷英、杨理合整理：耐氨苯砜麻风病例分析报告。《皮肤病防治研究通讯》，1978，7（2）：84-91。

⑦ 李文忠、叶干运、王荷英等：耐砜类药物麻风的临床和实验研究。《中华皮肤科杂志》，1981，14：75-79。

⑧ 于秀路：麻风复发 201 例分析。《中国麻风杂志》，1987，3：83。

⑨ 顾昌林、梁占梅、蔡笃等：769 例麻风患者复发相关因素的分析。《中国麻风杂志》，1991，7：22-24。

断为 BL 型麻风，有逆向反应趋势。1980 年 11 月 21 日入院，自皮损处取材接种小鼠足垫，根据临床和小鼠足垫试验，说明该病例的麻风菌株是原发性氨苯砜中度耐药株。必须引起高度重视，为防止出现耐药及耐药病例的进一步播散，麻风的治疗方案必须尽快由氨苯砜单疗改为联合疗法。并建议在国内有条件的地区开展系统的原发性氨苯砜耐药调查以估价这一问题严重性。[①]

1979 年旅大市第二传染病防治院陈炳南等报告：自 1973 年起他们开展鼠足垫接种人麻风杆菌实验研究，除用中国医科院皮研所提供从国外引进的 CFW 和 C3H 纯系鼠种外，同时试用野外捕获后驯养繁殖的国内华北地鼠（背纹仓鼠）观察对人麻风杆菌的易感性。结果：9 份标本中有 8 份接种鼠足垫后，有菌生长繁殖。并认为华北地鼠也可应用于鼠足垫感染实验。[②]

1986 年 9 月四川刘学明等报告：他们于 1982—1985 年间，对 10 例临床疑似耐 DDS 的患者，以 C57BL 鼠株进行了鼠足垫实验，证实 7 例耐 DDS，其中 4 例未接受治疗者为原发性耐药，另 3 例继发性耐药者均有不同程度的不规则治疗史。且认为：本实验所用的 C57BL 鼠株，虽能感染麻风菌，但不如 CFW 鼠株易感。[③]

（4）联合化疗后的复发

20 世纪 80 年代中期后，国内有学者开始关注联合化疗后复发的特点。山东省皮防所的李冰等总结国外的联合化疗经验，认为联合化疗后的复发因素有：①分型不准确，导致选用 MDT 方案不当；② MDT 不规则；③耐药菌繁殖；④持久菌导致复发；⑤麻风再感染。[④] 该文提出几个麻风联合化疗复发的原因，与现代的复发原因概念基本相同。同时提出联合化疗是否能减少麻风复发，尚难以定论，需要长期观察。

进入 20 世纪 90 年代后，陆续出现关于联合化疗复发的研究报告。1993 年，山东省防所的潘玉林报告联合化疗后的疗效和复发情况，这是较早论述麻风联合化疗后复发的文献。[⑤] 其后云南省皮防所的周晓鸿[⑥]，中国医科院皮研所的李文忠等[⑦] 和北京热带病医学研究所的李桓英等[⑧] 相继发表了关于多菌型麻风联合化疗后的复发研究。发现无论是联合化疗到细菌阴转还是固定治疗 2 年，联合化疗后复发率很低，且两者复发率相似，此为后来全国将多菌型麻风联合化疗的疗程统一规定为两年提供了科学依据。

目前对多菌型麻风复发原因的共识是持久菌繁殖或再感染所致，并且联合化疗后的复发一般是远期复发，即在停止联合化疗 2 年以后的复发。

（三）发展趋势

我国麻风治疗学的发展基本与世界麻风学科发展同步，在新中国成立初期开始使用 DDS

① 陈家琨、冯贤强、纪宝宏：麻风病原发性氨苯砜耐药一例报告。《中华皮肤科杂志》，1983，16（2）：124。
② 陈炳南等：鼠足垫接种人麻风杆菌的实验研究。《皮肤病防治研究通讯》，1979，4：197-199。
③ 刘学明等：耐氨苯砜麻风鼠足垫实验观察。《中国麻风杂志》，1986，2（3）：32-34。
④ 李冰、王磊：麻风联合化疗后的复发。《中国麻风杂志》，1992，4：247-249。
⑤ 潘玉林、赵天恩、王磊等：20091 麻风治愈后复发的调查。《中国麻风杂志》，1993，4：202-205。
⑥ 周晓鸿、杨丽娟、张晓红等：MDT 后与 RFP 加 DDS 治愈后的麻风复发。《中国麻风杂志》，1995，1：20-22。
⑦ 李文忠、沈建平、江澄等：157 例 MB 麻风 MDT 后的细菌变化及复发。《中国麻风杂志》，1998，14：6-9。
⑧ 李桓英等：麻风在 FDMDT 后的复发危险性。《中国麻风杂志》，1998，14：69-74。

单疗，同时积极完善麻风中医治疗方法，到了 20 世纪 80 年代推广联合化疗，当前正在试点的麻风统一联合化疗，抗麻风治疗的问题基本得到了解决，也取得了显著的效果。不过在麻风反应治疗方面仍然面临不少艰巨的挑战，新的高效的治疗麻风反应的方法需要不断试验研究，中国发现的雷公藤治疗麻风反应的方法给世界麻风反应的治疗做出了贡献，但具体治疗方案还需要进一步完善。寻找更高效短程的麻风治疗方案和麻风反应的治疗方案是今后中国麻风治疗学面临的主要任务。

五、麻风护理学

（一）学科概况

我国麻风护理学，起源于近代西方教会的麻风病院的护理实践，20 世纪 50 年代始，随着各地麻风病院的建立，由于护士的短缺，因地制宜，培训患者担任护理员，承担打针、换药及重患者的护理工作，配合医生系统、正规地治疗住村、住院患者，充实麻风护理队伍，开启了富有中国特色的麻风"病护"模式。"护理专业为麻风防治所不可或缺"，这是马海德夫人苏菲在全国第一届麻风护理讲习班开幕式上的祝词。她认为："现代护理学已取得前所未有的发展，已由护理疾病转变成一门护理患者、保护健康的完整而独立的学科。我国的麻风患者和消灭麻风的神圣事业正急需全面而又正规的护理服务。"[1] 她说，我国麻风护理工作者的地位是医生所绝对不能代替的。

1987 年 11 月，在昆明举行的中国麻风防治协会第三次理事扩大会上，确定 5.12 国际护士节为中国麻风护士节，每年举行庆祝活动和护理学术交流，表彰先进。1989 年 1 月，出版马海德任主编的《麻风护理手册》，据考证，它是国内外第一本关于麻风护理学的书籍，开启了中国麻风护理学的先河，它遵循现代护理学的基本理论，侧重于社会防治、康复护理、心理护理和麻风患者责任制护理，基本反映了我国麻风护理工作的自身特点和规律。

1988 年 5 月 12—14 日，卫生部地病局与中国麻协在广东肇庆举办《全国首届麻风护理工作座谈会》，时任党和国家领导人胡启立、习仲勋、康克清等分别为大会题词。1988 年 3 月 28 日，胡启立题词"麻风护士的献身精神是雷锋精神的具体体现"；1988 年 5 月 2 日，习仲勋题词"全心全意为麻风患者服务"；康克清题词："没有麻风护士的辛勤劳动与无私奉献就不能完成在我国基本消灭麻风的伟大任务"。马海德因病重，未能与会。来自全国 20 个省、直辖市、自治区基层单位，从全国 1300 多名从事麻风护理工作选出的 50 多名代表与会。广东省省长叶选平、卫生部副部长何界生、中华护理学会理事长林菊英、王琇英等亦分别写了题词。会议确定：中国麻风防治协会增设护理学专业委员会；在《中国麻风杂志》上开辟护理学专栏，引进国内外护理学界先进的学识、技能和道德理念，促进和提高麻风护理水平，使麻风护理成为我国护理学不可分的组成部分。

1991 年 11 月，中国麻风防治研究中心在广州举行了"全国第二届麻风护理研讨班"，应邀讲学的有：施钦仁夫人、施安丽女士、白宝珠小姐和闻路得女士、第 32 届南丁格尔奖获得者陆玉珍，郑逊生、杨理合主任医师和来自全国 22 个省市自治区的 79 名代表参加研讨班。研讨班围绕麻风一般护理、急救护理、康复护理、心理护理等进行深入研讨。

---

① 苏菲：护理专业为麻风防治所不可或缺。《中国麻风杂志》，1991，7（1）：1-2。

1994 年 5 月，中国麻风防治研究中心举办"全国第三届麻风护理研讨班"，来自 16 个省市自治区的46名学员参加了研讨班，研讨班以麻风护理、康复为主题，研讨交流工作经验。[①]

（二）科学研究

1. 麻风护理模式

1960 年 4 月 10—14 日，在江苏扬州召开的"全国性病麻风研究委员会第二次扩大会议"上，汕头市皮肤性病防治院黄玉銮从精神方面护理、轻患者护理、对残疾患者护理、对麻风反应护理四个方面，交流对麻风患者护理的体会，指出护理工作做得好，可以提高患者的治愈率、减少患者致残。[②]1965 年浙江武康疗养院倪春生从精神护理、轻患者护理、麻风反应患者的护理、溃疡保护、注意保护眼、鼻和咽喉及消毒隔离等几方面较早的详细介绍了麻风的护理，对今后开展更全面的麻风的护理提供了宝贵经验。[③]1982 年浙江武康疗养院叶宏芬等人从麻风临床护理（精神护理、生活护理、加强临床观察）、麻风对症护理（皮肤护理、眼部护理、鼻部护理、神经骨骼关节护理、溃疡护理）、麻风反应护理及出院护理等几方面对麻风的护理进行更加细致的阐述，内容涉及急性氨苯砜中毒护理及出院护理。[④]1995 年，叶宏芬在《中国麻风杂志》发表"改革开放后麻风护理的变迁"，提到了改革开放给科学带来生机勃勃，麻风防治也由住院隔离变为社会防治，有单纯治疗转为与康复相结合，从而麻风护理也起了深刻的变化。浙江武康疗养院护士于 1987 年取消"超级隔离"，公正地对待患者，恢复了他们做人的尊严，许多麻风患者回归社会，回归家庭。我国麻风护理进入了一个新的时代。[⑤] 随着对麻风护理工作的不断深入，2012 年沈训珍、杨丽萍等参与编辑的《麻风病防治手册》专门设立了麻风护理章节，从门诊、住院（村）患者护理，麻风联合化疗的护理，麻风反应的护理，眼、手、足的自我护理，假肢的护理，麻风患者的心理护理，麻风患者的社区护理，消毒供应的管理这几方面全面详细写了麻风的护理，这对现阶段麻风的护理工作起到一个承上启下的作用。

2. 麻风治疗护理

麻风治疗护理必须有整体观念，注重对药物毒副作用的观察，云南省文山县皮肤病防治所对家庭麻风患者建档管理，在治疗上给予联合化疗，辅以心理、饮食、功能锻炼和健康教育等护理。绝大多数患者均能坚持正规化疗，全部治愈，通过增加自我保护意识和技能训练，对原有畸残能够得到控制，没有出现新的畸残。[⑥]廖翠兰总结了麻风患者服用氨苯砜治疗后发生氨苯砜综合症的护理经验，对于 DDS 综合征的护理经验系统进行了阐述。[⑦]沈国丽等认为跌伤护理是麻风住院治疗护理重要内容。提出了全面评估患者跌伤风险，提高患者跌伤意识，改进病区环境设施，合理安排护理人员，以杜绝和减少麻风患者跌伤的发生的科学策略。[⑧]

---

① 黄彩玉：全国第三届麻风护理班结束。《中国麻风杂志》，1994，10（3）：157。

② 黄玉銮：对麻风患者的护理体会。《性病麻风防研通讯（内部刊物）》，1960，23：199。

③ 倪春生：麻风病及护理。《护理杂志》，1956，3（3）：108-111。

④ 叶宏芬、王银燕、詹幽梅、汪兰芳等：麻风的护理。《中华护理杂志》，1982，3（2）：93-95。

⑤ 叶宏芬：改革开放后麻风护理的变迁。《中国麻风杂志》，1995，11（2）：86。

⑥ 唐世琼：麻风的护理体会。《皮肤病与性病》，2012，34（2）：124-125。

⑦ 廖翠兰：一例氨苯砜综合征的护理体会。《中国民族民间医药》，2010，16（1）：193。

⑧ 沈国丽、潘美儿、谭又吉等：住院麻风患者跌伤的原因及护理对策。《护理与康复》，2010，9（7）：601-602。

3. 麻风反应护理

麻风反应是在麻风慢性过程中，不论治疗与否，突然呈现症状活跃，发生急性或亚急性病变，使原有的皮肤和神经损害炎症加剧，或出现新的皮肤或神经损害。发生麻风反应时往往增加患者精神和肉体的痛苦，麻风反应时的细致恰当的护理，不但可以减轻患者痛苦，及时控制麻风反应，还可以减少畸残的发生，提高麻风的治愈率。1983 年浙江武康疗养院芩尚贞阐述了麻风反应的护理要点，树立患者战胜疾病的信心，尽量找出并设法去除引起反应的诱因，在出现全身症状（高热，神经反应，急性虹膜睫状体炎）时应对的方法。[①]1989 年福建刘兰英从重视心理护理（激发患者与疾病做斗争、关心体贴患者、做好家属朋友的思想工作）、加强观察积极护理（高热护理、饮食护理、皮肤护理、神经痛护理、眼睛护理）、注意药物副作用几个方面更加深入的阐述了麻风反应的护理，可以作为借鉴，非常实用。[②]

4. 麻风残疾护理

麻风手、足、眼的严重畸残和毁容，往往造成终身的畸残和心灵的伤害，护理工作显得尤为重要，麻风残疾护理是防止麻风残疾进一步加重，预防新的残疾发生，提高麻风患者的生活质量。我国麻风残疾护理最早得益于英国麻疯救济会沃森女士在中国的大力提倡和呼吁，1990 年，中国医科院皮研所郑治菊等在上海、江苏、福建、广东、湖北、云南、四川对 856 名麻风畸残患者，统一采用 Watson 的方法，检查患者眼、手、足保护性感觉，并测定肌力，对麻风畸残患者进行强化训练，发放防护用品开展自我护理，取得满意疗效，为我国麻风畸残自我护理的开展，提供了宝贵的经验。[③]1990 年，郑治菊，将麻风畸残的自我护理大致可分为三个阶段，并详细地讲到手部、足部、眼部的护理方式，对今后进一步开展麻风患者的自我护理提供了很好经验。[④] 中国医科院皮研所韦晓宇等观察了 9995 例麻风患者自我护理 2 年的效果，证明大规模推进现场麻风残疾护理可取得显著效果。[⑤] 随着中—英和中—比麻风畸残康复试点工作在全国开展，麻风眼手足残疾护理在试点地区普遍得到培训和推广，相应促进麻风残疾护理的发展。

5. 麻风外科护理

麻风畸残康复外科护理对患者的恢复至关重要。1987 年李俊林撰写了麻风外科护理工作体会，详细论述了皮肤手术、肌腱移植术、骨手术、筋膜悬吊术等多种矫形手术前准备和手术后护理的方法，以使手术达到最佳效果。[⑥] 熊凌玲对麻风患者睑外翻围手术期护理有关经验进行了总结。[⑦] 1995 年韦晓宇详细的介绍了麻风患者截肢的术前护理、术前理疗、术后护理及假肢护理。[⑧] 2001 年张玉珍等探讨了麻风足底溃疡采取皮瓣移植前后护理的方法，取得了较好的效果。[⑨]2010 年浙江省皮防所潘美儿等将临床护理路径用于麻风足底溃疡，为制定全

---

① 芩尚贞：麻风反应的护理。《皮肤病防治》，1983，Z1 期。
② 刘兰英：麻风反应的护理。《中国麻风杂志》，1989，5（3）：163-164。
③ 郑志菊：《中国麻风杂志》，1995，9（3）：121-123。
④ 郑治菊：畸残麻风患者的自我护理。《中国麻风杂志》，1992，8（4）：230-231。
⑤ 韦晓宇等：9995 例麻风患者自我护理 2 年的效果。《中国麻风杂志》，1999，15（1）：37-38。
⑥ 李俊林：麻风外科护理工作体会。《中国麻风杂志》，1987，3（4）：216-217。
⑦ 熊凌玲等：麻风患者睑外翻围手术期护理体会。《中国现代药物应用》，2009，3（15）：176-177。
⑧ 韦晓宇：麻风患者截肢及假肢安装前后的护理和理疗。《中国麻风杂志》，1995，11（4）：228-230。
⑨ 张玉珍等：麻风足底溃疡皮瓣移植术 20 例护理体会。《山东医药》，2002，42（25）：22。

国麻风足底溃疡临床护理路径标准创造条件。①

6. 麻风心理护理

过去受社会传统观念的影响和治疗手段的缺乏，麻风曾被视为"不治之症"。现在由于科学的发展，虽然他们得到了有效的治疗，但社会对麻风患者形成的偏见还没有完全根除，在病程的不同时期，患者仍然表现有不同程度的心理障碍。因此，在合理规则治疗下，配合心理护理对本病的转归有重要的意义。1986年，谭代丽等强调麻风患者不仅需要医疗照顾，更需要精神治疗，医生和护士要设法去满足患者的这种需求。②2005年，任欣通过对麻风患者的心理观察、了解、疏导和调解，心理护理对本病的治疗、转归有非常重要的意义。③2008年，莫江玲等对麻风足底溃疡患者进行护理干预，通过护理干预麻风足底溃疡发生率分别下降了69.14%和46.75%，收到了很好的预防效果。④胡海琴把麻风的心理护理更加具体化，结合临床从入院患者的心理护理，麻风反应患者的心理护理和出院后的心理护理进行临床实践，从而使麻风患者在身体、心理、社会、职业和经济等方面得到康复，重新回归社会和家庭。⑤

7. 麻风家庭社区护理

麻风社区护理已经成为未来麻风护理的重要内容。1989年，张志麟等，从对调查保健意识入手探讨家庭治疗及其护理在提高麻风患者保健意识中的作用，这为研究麻风的家庭医疗护理应如何强化患者的保健意识提供了信息。⑥张连荣在《中国麻风杂志》上发表了论文"麻风患者的家庭护理"，介绍麻风患者如何进行家庭护理，强调了麻风患者的家庭护理的重要性。⑦李菊红等曾经对绍兴麻风受累者对社区护理的需求进行调查，显示121例麻风病受累者中，93例有基础护理的需求，86例有健康教育的需求，62例有康复护理的需求，需要大力开展麻风受累者的社区护理。⑧

（三）麻风护理代表人物

"南丁格尔奖"是红十字国际委员会设立的国际护理界最高荣誉奖。我国自1983年首次参加南丁格尔奖章评选至今，先后有68位优秀护理工作者获此殊荣，其中从事麻风护理工作的护理人员有6位。

陆玉珍，女，浙江人，1934年出生，1954年从上海第二护校毕业，分配到上海市麻风病院工作，陆玉珍将其一生奉献给了麻风护理事业并取得了成就，她多次被评为先进工作者，1980年被评为上海市优秀护士，1989年荣获第32届南丁格尔奖。

周娴君，女，湖南长沙人，1931年出生，1952年毕业于湖南湘雅护士学校。四十几年来，她扎根山区，一心扑在护理事业上，把毕生精力全部献给了患者。在她的护理工作生涯中，

---

① 潘美儿、张国成、王景权、金永刚、严良斌等：临床护理路径在麻风足底溃疡患者治疗中应用效果。《中国公共卫生管理》，2011，27（1）：48-50。

② 谭代丽、张志麟：浅谈麻风患者心理护理。《中国麻风杂志》，1986，2（3）：20-22。

③ 任欣：麻风患者心理特征分析及护理。《当代护士》，2006（7）：85-87。

④ 莫江玲等。《实用预防医学》，2008，15（3）：726-727。

⑤ 胡海琴：麻风患者的心理护理。《青海医学杂志》，2008，38（4）：52-53。

⑥ 张志麟、谭代丽等：麻风患者的保健意识与家庭医疗及护理。《中国麻风杂志》，5（4）：202-204。

⑦ 张连荣：麻风患者的家庭护理。《中国麻风杂志》，1990，6（1）：39。

⑧ 李菊红、黄国杨、王景权等：麻风病受累者对社区护理需求的调查与分析。《护理与康复》，2012，11（5）：408-410。

先后担任过护士长、总护士长、护理部主任、护理副院长等职。1969年她被下放到保靖县麻风防治站工作四年。先后获得"优秀共产党员""全国少数民族地区先进科技工作者""全国模范护士"等光荣称号,1989年荣获第32届南丁格尔奖章。

刘振华,女,山东人,1955年出生,1977年济南卫校毕业分配到济南市皮肤病防治院麻风院住院部处,用自己的一片爱心为麻风患者解除身体的疾痛,抚平心灵的创伤。被患者誉为"最可爱的白衣天使"。先后被评为马海德基金奖、济南市劳动模范、山东省优秀共产党员、济南市十大杰出职工、济南市第六届文明市民标兵、山东省红十字会博爱勋章、山东省卫生系统廉洁行医标兵、济南市"三八"红旗手、省"富民兴鲁"劳动奖章获得者,2005年获第40届南丁格尔奖。

泽仁娜姆,女,青海人,1968年出生,毕业于黄南州卫校。1994年调到青海省同仁慢性病防治院,服务的对象都是麻风患者。她以科学的服务理念尽快投入到护理服务麻风患者的第一线,通过精心的治疗和护理,为患者解除痛苦,并加强心理护理,使患者感到人间的温暖,从而树立战胜疾病和坚定治愈的信心。2006年11月她被提名当选为政协黄南藏族自治州第十一届委员会委员。2007年荣获第41届南丁格尔奖。

潘美儿,女,浙江德清人,1976年11月出生,1996年毕业于浙江省湖州卫生学校,现任浙江省皮肤病防治研究所护理部副主任、上柏住院部护士长。1996年,在上柏麻风住院部从事麻风护理工作。世俗的偏见,家人的不理解,没有把她击退,而是把全部的爱给了她的患者。十多年来,她默默坚守在大山之中,用爱心抚慰麻风患者疼痛的身心,把人生最美好的青春奉献给了麻风防治事业。曾先后获得"浙江省疾病预防控制先进工作者","浙江省爱心助残奖","感动湖州最具影响力人物","中国十大职业女性榜样","浙江省五一劳动奖章"等荣誉称号,2009年荣获第42届南丁格尔奖。

孙玉凤,女,上海人,1968年4月出生。1987年从上海市第一人民医院护校毕业,她自告奋勇到上海市遵义医院(现为上海市皮肤病医院)麻风科工作。历任麻风科护士、护师、主管护师、麻风科护士长和护理部副主任。二十多年如一日,默默无闻地坚守在麻风护理的岗位上。面对四肢残缺、容貌破损、肢体溃疡散发出阵阵异味的患者,她没有退缩,而是手把手地教患者自我护理的技能,帮助患者处理伤口和溃疡,了解患者的生活和心理需求,帮助患者进行功能性恢复锻炼。用实际行动弘扬了南丁格尔精神,把宝贵的青春年华和爱心奉献给了麻风防治事业。2010年荣获马海德奖,2011年荣获第43届南丁格尔奖。

(四)发展趋势

我国麻风护理学科在马海德博士的关心支持下,通过长期的积累发展逐渐发展成为麻风学科的一门独立分支学科,以1989年《麻风护理手册》的出版和1991年首届全国麻风护理讲习班的举办为标志,我国麻风护理学科基本完成了麻风护理知识体系的构建和麻风护理学科组织体系的网络化工作,特别是全国广大麻风院中的护理人员成为我国麻风护理学科的中坚力量。进入21世纪以来,随着我国麻风防治体系一体化改革的启动,我国麻风护理工作的重点从住院患者的护理开始向家庭和社区残疾护理方向转变,构建适合新形势下的中国麻风护理学科发展道路成了今后必须重点予以解决的问题。当前,我国麻风护理学界要重点解决麻风护理人员的配备问题以及麻风护理向家庭和社区护理转变的问题,在麻风防治形势变化的情况下，找到适合麻风护理学科发展的知识发展和人才培养道路，吸引广大社区护理人员投身麻风护理事业，在消除麻风危害及完全消灭麻风的新目标下，继续发挥麻风护理科学的作用，构建全国性麻风护理队伍网络，迎难而上，主动定位，发挥作用，从而促进我国麻风护理科学的长期可持续发展，造福全国 20 余万麻风受累者。

第四节　麻风康复医学

麻风如果治疗不及时，可导致严重畸残，而畸残是导致社会歧视的根本原因。对麻风患者和治愈者而言，如果能在疾病发生、发展、治疗及愈后的各个阶段，采取包括物理治疗、规则治疗、语言治疗、心理治疗、康复工程等多学科协同的手段或措施预防畸残发生，或是对已发生畸残，通过矫形手术、自我护理等康复手段恢复功能和改善外观，可以有效防止畸残的进一步加重。

一、学科概况

1960 年，WHO 第二次麻风专家委员会提出麻风畸残分级系统标准，将麻风畸残分为 6 级。此后，畸残预防的重要性被各国众多学者所认可和重视。在此国际背景下，我国的现代麻风康复医学逐渐建立和发展起来。我国麻风康复医学的知识体系主要来源于西方国家开展的麻风外科康复的有关实践与理论，以及中国麻风康复工作者的实践。

从近代开始，西方在印度、斯里兰卡等地的麻风外科理论开始陆续传入我国，我国的麻风防治工作者也开始了一些麻风康复外科的探索。1949 年以后，麻风康复外科工作得到了更多的发展。

20 世纪 50 年代，我国开始注意麻风所致畸形的治疗，但仅有少数麻风院作过垂足矫治、尺神经移位及足底溃疡的防治。60 年代初开始探索麻风畸形的治疗。1963 年医科院皮研所在北京举办了麻风修复外科班，学员来自医科院皮研所、积水潭医院、北京医学院附属整形外科医院的医师，当时在积水潭医院创伤骨科工作的英国骨科专家洪若诗、北京医学院四附院朱洪荫等参与指导。1964 年初，马海德陪同洪若诗到广州新洲医院开展麻风患者手部畸残的手术治疗，并于 1964 年年底和 1965 年 3 月再次到该院开展手术，并对之前手术的患者进行复查评估。

20 世纪 80 年代，随着我国麻风流行得到有效控制，国内麻风防治界开始更多地关注麻风残疾康复研究，在少数省的麻风院对工作人员进行了康复的培训，并开展麻风畸残调查。1983 年 10 月 1 日至 11 月 25 日，郑逖生前往美国、印度以及泰国进行了麻风畸残康复工作考察。他认为我国麻风畸残康复工作已经具备发展条件，如足底溃疡的治疗、感觉丧失肢体的保护、畸形矫治手术的引进等，应立即着手开展并积极创造条件进行理疗、体疗、职业康复、支具、矫形鞋及假肢的制作及佩戴等工作。[69] 1986 年 10 月及 1987 年 11 月，第一、第二届全国麻风康复培训班正式开办，普及康复医学知识，培养麻风康复人才。

1987 年 11 月，卫生部在昆明召开第三届全国麻风防治工作会议上强调康复工作的重要性，马海德指出应该把联合化疗与康复结合起来。郑逖生在《中国麻风杂志》发表"开展麻风康复医疗工作刻不容缓"的述评，提出全体麻风防治工作者将麻风康复医疗工作的开展作为一项职责，建议麻风一经确诊即应在开展治疗的同时开始康复医疗。[70]1987 年底，卫生部下发了"积极开展麻风康复工作"的文件。从 1987 年到 1989 年，郑逖生在《中国麻风杂志》连续发表多篇麻风康复方面的文章，系统、全面阐述现代麻风康复医学的基本理论和技术要点。1989 年 9 月举办了第三届全国麻风康复培训班。

1990 年 5 月，卫生部与国际麻疯救济会签订了麻风康复阶段合作计划（1990 年 5 月—1993 年 4 月），该项目先行试点，摸索经验，选择了 8 个不同地理、经济条件的省（市）作为试点，开展了周围神经炎的早期发现和治疗、防护鞋的研制和使用观察、假肢安装和随访、复杂性溃疡的综合防治、麻风畸形的手术矫治和眼手足的自我护理训练，麻风康复医学的理论知识体系在实践中不断得到检验与深化，为麻风康复工作在全国范围的进一步开展提供科学依据。1992 年 10 月 5—9 日，首届中日麻风康复研讨会在江苏苏州举办，70 名国内麻风康复界代表及 12 名日本麻风康复界代表就麻风康复医学有关知识技术进行了深入讨论，促进了麻风医学知识的发展。1995 年始，卫生部与国际麻疯救济会开展麻风康复第二阶段扩大试点，在 14 个省（市）的 13343 名麻风患者和治愈者中开展了麻风畸形防治及康复研究，该项研究获国家科技进步二等奖（1999 年）。

在国际理想协会（IDEA）的推动下，麻风社会经济康复的理念逐渐引入我国并推广。2001 年，沃森女士（Watson）在云南探索麻风社区康复工作，广东汉达康福协会、中国麻协、南京爱德基金会，在全国多个省份现场开展麻风社区康复和消除歧视等工作中发挥重要作用。

综上所述，麻风康复知识体系主要形成于 20 世纪 80 年代，通过 20 世纪 90 年代的残疾预防康复试点现场经验的积累以及 21 世纪初开始的麻风社区康复实践，其知识体系内容不断得到发展，主要包括：麻风畸残调查、神经炎防治、整复外科、麻风眼病防治、残疾预防、溃疡防治、心理康复、社区康复等内容。在麻风康复知识体系构建过程中，国家卫生计生委（原卫生部）、中国疾病预防控制中心麻风病控制中心、中国麻风防治协会、上海、江苏、浙江、福建、山东、湖北、广东、广西、四川、云南等诸多麻风防治机构及其康复专家均为我国麻风康复医学科的发展作出了贡献，特别是马海德作出了巨大贡献。

二、科学研究

（一）麻风畸残调查

1949 年以后，虽然一些地方也开展麻风畸残的调查，但是采用调查标准不一、选择样本较小，相对缺乏权威性。1987 年 4—5 月，郑逖生等对 WHO 1969 年制定的麻风残疾分级标准进行了修改，将麻风残疾分为 1、2、3 级，在广东泗安医院和肇庆地区皮肤病防治院的全部住院患者、汕头市区和江西南康县的全部现症及治愈者 1480 例麻风受累者中进行了畸残情况的描述性流行病学调查，结果显示麻风畸形残疾率高达 67.5%。[①]1988 年 3 月始，张国成等在江苏扬州、盐城东台进行"麻风畸残流行病学及社会医学调查研究"，结果发现 14257 例院内外麻风患者的残疾率为 56.97%，1 级残疾仅为 3.23%，残疾者中有 55.5% 其残疾发生于抗麻

---

① 郑逖生等：1480 例麻风的畸残调查。《中国麻风杂志》，1988，4（4）：198-204。

风治疗之前，在麻风确诊 2 年内发生残疾者占 61.54%，麻风反应、麻风型别、延迟诊疗和职业等因素对麻风残疾都有影响，该项研究获得卫生部科学技术进步三等奖（1994 年 12 月）①。1988 年 5—9 月，张丰厚等人在甘肃 2070 例麻风患者中进行了麻风残疾现况调查，残疾率为 71.69%，残疾率高主要是因为该地区当时尚无开展麻风康复工作以及一些社会性因素。②2002 年，严良斌等人发现 1989 年至 1998 年全国 22437 例麻风新发患者的畸残比较高（8964 例），2 级畸残比为 24.23%；麻风诊断延迟和反应处置不当是畸残的高危因素。③

随着对麻风畸形认识的深入，以及 1980 年国际残损、残疾、残障分类系统的启用，国内开始关注麻风畸残对于麻风患者生活自理能力以及社会功能方面的影响。李进岚等采用活动受限和安全认知筛查问卷（SALSA 问卷）对贵州省 125 例麻风受累者进行描述性研究，结果显示麻风受累者平均 SALSA 分数为 29.816±2.9898，提示绝大多数麻风受累者几乎没有畸残保护方面的安全认知。[71]王景权等使用参与量表对浙江 216 例麻风受累者社会参与受限情况的描述性流行病学调查，结果报告 124 例有中等及严重参与受限占 57.4%，其中严重受限者占 30.09%，为麻风社会康复对象的筛选和效果评定提供了参考。[72]

上述麻风残疾流行病学描述性研究，带动了全国各地麻风残疾调查工作，为麻风康复工作的开展以及制定全国麻风畸残预防措施提供科学依据。

　（二）麻风神经损害的防治

早期发现神经炎并进行皮质类固醇治疗，可防止大多数患者发生永久性神经功能损害；手术治疗对麻风神经炎的疼痛症状有明显缓解解作用。1987 年，郭昌盛等人开展了麻风急性神经炎的神经松解手术并取得良好效果。[73]1991 年，张国成在《中国麻风杂志》发表麻风性周围神经炎的病因、表现、诊断、治疗等进行了全面的阐述。④1992 年，赵子山等人对 91 例麻风患者神经炎监测观察研究中发现了 4 例麻风无痛性神经炎。[74]1993 年 11 月 29 日—12 月 4 日，全国麻风周围神经炎研讨会在南宁市举行，就麻风神经炎及其相应的功能检查、麻风神经炎的病理实验室研究进展、麻风性三叉神经炎和面神经炎的回顾调查、麻风神经炎的现场处理和发病机制、麻风分型和神经损害及周围神经粗大疾病等问题进行了学术交流，并介绍了近年有关麻风周围神经炎的一些文献，总结了麻风神经炎防治成果，基本统一了国内关于麻风神经炎防治的共识。[75]1995 年，王景权等人报告 1028 例 DDS 单疗治愈者了两年监测发现麻风无痛性神经炎患者 9 例，占 0.88%。[76]1996 年，蒋娟等报告康复试点项目 3571 例麻风现症和监测期的患者进行神经功能检查，发现无痛神经炎 151 例（4.2%），共累及 330 条神经，经 6 个月强的松方案治疗显示神经功能好转 235 条（71.2%），其中恢复优、良者 196 条（59.4%）。⑤1998 年，麻风畸残防治及康复现场试点效果报告 193 例麻风神经炎，及时按全国统一 6 个月泼尼松方案治疗，166 例（86%）患者神经功能获得恢复或改善。提示统一泼

　① 张国成等：麻风畸残的流行病学调查：麻风畸残的相关因素研究.《中国麻风杂志》，1991，7（1）：3-72。

　② 张丰厚等：麻风畸残调查报告.《中国麻风杂志》1990，6（2）：68-71。

　③ 严良斌等：中国 24128 例麻风新发现患者的畸残分析.《中国康复理论与实践》，2002，8（9）：68-71。

　④ 张国成：麻风性周围神经炎.《中国麻风杂志》，1991，7（3）：175-178。

　⑤ 蒋娟、张国成、韦晓宇等：麻风无痛性神经炎—康复试点报告.《中国麻风杂志》，1996，12（3）：159-162。

尼松方案可作为麻风神经炎常规用药以减少神经不可逆性损害。①2004 年，徐跃华等观察麻风 MDT 治疗期间的无痛性神经炎发生率明显增高（9%），定期检测周围神经功能，早期发现诊疗无痛性神经炎是防止畸残重要措施。②

临床实践表明，神经功能损害发现与治疗越早，其功能恢复概率越高。因此，研究敏感的方法发现早期神经功能的损害非常必要。

（三）麻风修复外科和理疗

众多医学家先后发明了手、足、眼、面畸残的手术矫治方法，并进行了实践改良，为麻风畸残的修复外科做出贡献。1959—1973 年期间，香港麻风院的 Grace Warren 在其住院治疗的 2000 例麻风患者中进行麻风整形外科手术，对整个亚洲地区麻风外科康复工作都带来了影响。1964 年初，洪若诗在广东新洲麻风医院开展麻风患者手部畸残矫正手术。1965 年，黄凤英在广西开始采用胫后肌移位的方法矫正麻风垂足。[77]1985 年 5—6 月，郑逖生等对江苏和浙江的麻风院曾经接受过麻风手、面及足部畸形矫治手术的患者，作了长期疗效的复查。[78]国内不少专家对麻风整复外科方法进行了改进，如江植霖采用伸拇短肌腱移位的简易方法重建对掌功能；[79]张国成采用桡侧伸腕长肌的半股肌腱来代替游离移植物，对 Brand 伸肌多尾移植术矫治爪形手术进行了改良，对麻风双侧面瘫使用阔筋膜条咬肌或颞肌束悬吊术的方法进行治疗，88.8% 效果良好，外观及功能得到改善，[80]采用 1/2 屈拇长肌腱背侧移位对尺神经麻痹拇指畸形矫治最适合作为常规手术。[81]1989 年，郑逖生总结了有关手术矫治麻风畸残的经验，为麻风整复外科知识体系的建立发挥了积极作用。③张国成对麻风兔眼、面瘫、爪形手等畸残的矫治手术方法进行改进，减少了术后并发症，于 1991 年 7 月获"国家科技成果完成者证书"。此外，毕宇文等人 1972—1985 年以单株毛发植眉术矫正麻风性脱眉 838 例，术后随访 662 例总有效率达 98.03%，如掌握得当术后与正常眉近似，形态逼真，深受患者欢迎。[82]2004 年，严良斌等随访评价了 1985 年至 1996 年手术矫治垂足的部分患者，提示胫后肌前移术加跟腱延长矫治麻风垂足可获得优良的远期效果。[83]

1995 年出版的《麻风理疗手册》详细阐述了麻风理疗及体疗的知识体系。在相关理疗实践方面，郑志菊等认为在进行麻风爪形指肌腱移位手术前，如不在强直发生之前对其挛缩加以矫治，则术后难以获得满意结果。[84]绝大多数瘫痪所致的畸形可通过修复外科的方法矫正，恢复功能，改善外观，如患者术后能加强功能锻炼并养成习惯，还可能防止继发性畸形的发生。

（四）麻风眼病防治

1954 年始，叶鹤亭陆续在《中华眼科杂志》《中华皮肤科杂志》《中医杂志》等发表"浙江麻风患者眼病之统计""麻风性眼病一般症状的认识""麻风患者的眼病治疗""应用链霉素治疗麻风性眼病的初步报告""针灸治疗麻风性眼病 20 例初步报告"等麻风眼病的临床试验研究和现况调查报告，对于麻风性眼病有关症状治疗进行了初期的探索，基本建立了国内麻风

---

① 张国成等：麻风畸残防治及康复现场试点效果观察。《中华皮肤科杂志》1998，31（6）：351–353。

② 徐跃华、郭振东、钟定华等：麻风无痛性神经炎早期发现的研究。《中国麻风杂志》2004，20（4）：332–333。

③ 郑逖生：麻风的康复医疗（六）：麻风畸残的外科治疗。《中国麻风杂志》，1989，5（1）：34–36。

眼病诊疗的初步知识体系[85]。山东青岛医学院眼科早在 1961 年就开展麻风眼病调查。① 之后
对麻风菌侵犯眼部的病变机制以及治疗后眼部组织学改变进行了探索，并在感染麻风的犰狳
的虹膜和睫状体中发现有抗酸菌。②80—90 年代，我国开始关注麻风眼病的防治，曾与国际
一些非政府组织（如 ORBIS，日本笹川财团等）合作，举办了数十期全国性和地区性麻风眼
病防治讲习班，并进行了眼病的流行病学调查，摸清了我国麻风眼病的现状。张峨等于
1984—1985 年在广东 6 所麻风院，对 1080 例住院的现症患者和治愈者进行眼病的十个方面
75 项眼科普查，患病率为 90.74%，这是我国最早的专业眼科麻风眼病调查。[86]严良斌等报
告扬州及东台 11 个县市 2114 例兔眼，少菌型麻风患者发生兔眼时，病期不超过 4 年者占
58.93%，以单侧兔眼为主；多菌型患者发生兔眼时，麻风期超过 10 年者占 69.95%，且以双侧
为主。③ 严良斌等人在江苏泰兴对 1045 例麻风患者进行了眼病的配对调查，全面的报告了麻
风眼病、麻风角膜病、麻风葡萄膜病以及麻风视力残疾分级等眼病结果。发现麻风患者眼病
者是配对者的五十倍，眼病率为 63.92%，以眼前部和外眼损害为主，视残率为 27.18%，盲占
12.07%。患者眼角膜病占 21.82%，因角膜病导致视力损害的占 41.76%。麻风性葡萄膜病好发
于现症患者、Ⅱ型反应、多菌型麻风及病期长的患者，损害以肉芽肿虹膜睫状体炎为特征，
多数并发白内障并导致视力损害。[87]。杨建文等人在四川麻风眼病流行病学调查发现 2145 人
中眼病患病率为 73.19%，麻风眼病占 21.68%，最常见是角膜感觉障碍和兔眼，与患者年龄，
文化程度，麻风型别，病期，细菌指数，麻风反应等密切相关。[88]

　　在 20 世纪 90 年代，张国成、严良斌等人对麻风兔眼、重度睑外翻、上眼睑下垂的手术
方式进行了改进，取得良好效果④。中国麻风防治研究中心在广东开展了大量的麻风眼病流行
病学调查，就各种麻风眼病治疗方法进行了探索，[89]。仅中心成立 5 年来，对 27 所麻风院详
细调查 2229 人，对眼病者均给药治疗，为需手术康复者 607 人 905 只眼做了 1114 次 14 种内
外眼手术，使 182 例可治盲人重见光明，解除了部分患者痛苦。1985 年 11 月，陆炳新等编印
《麻风性眼病学》教材，主办了 6 期全国麻风性眼病防治技术骨干学习班，对 10 省 43 家单位
共 76 人次进行了培训⑤。为麻风眼病防治知识体系的构建做出了积极贡献。

　　（五）麻风溃疡防治

　　在麻风溃疡药物治疗的探索中，结合中西医的特长。1957 年 11 月 22 日，健康报讯广东
东莞县金菊麻风村曾耀西等使用以当归等 13 味中药制成的溃疡膏治疗 65 例麻风溃疡，55 例
愈合，10 例近愈，广东省卫生厅麻风管理处进行推广。1990 之后全国兴起了使用中医中药治
疗麻风溃疡的高潮，如厦门市中山医院麻风门诊部开始试用中药蛋黄油与复方黄连油膏治疗
麻风营养性溃疡获得良好效果。1991 广州市皮防所使用贝复济治疗麻风溃疡，痊愈率和总有
效率分别为 55.6% 和 88.9%。1992 山东枣庄市北坦皮肤病防治院使用苯妥英钠粉剂均匀地撒

---

① 石珍荣：麻风性眼病的调查。《青医学报》，1961（2）。

② 周惠民等：对犰狳接种麻风菌后眼内病变为何不同的探讨。《中国麻风皮肤病杂志》，1990（3）。

③ 严良斌等：2114 例麻风兔眼的分析。《中国麻风杂志》，1993，9（1）：6-8。

④ 张国成等：颞肌束移位加阔筋膜条延长悬吊术矫治麻风兔眼 26 例报告。《中华整形烧伤外科杂志》，
1987，2（1）：14-15。

⑤ 陆炳新：麻风性眼病防治研究工作。《全国麻风学术交流会论文汇编》，中国麻风防治协会，1991 年，
第 218-219 页。

于溃疡处，多层消毒纱布加压包扎 3 ~ 4 天换药 1 次，治疗 3 ~ 4 个月，43 例患者中痊愈 23 例，好转 10 例，显效 8 例，无效 2 例。1993 广东省皮防所使用安信纳米溃疡贴促进麻风足部溃疡愈合均取得较好的效果，治疗 3 个月总有效率为 86.96%。[94]

手术治疗麻风溃疡的方法也在不断的探索中。1959 年王长宝使用局部扩创治疗麻风溃疡。[95] 1972 年广州市皮防所采用植皮的方法治疗麻风溃疡。[96]1978 年昆明市金马疗养院陈英杰认为治疗麻风溃疡应给予休息、控制感染、彻底清创和局部治疗。[97]这种综合治疗认识比 1981 年 Brand 的《麻风足病手册》的溃疡治疗思想还早。自 1977 年 9 月至 1982 年 10 月，董立闻等人先后应用 4 种不同类型的足背、下腹部、背部及膝关节内侧等游离皮瓣及肌皮瓣移植修复 18 例麻风足底溃疡，除 1 例因术后感染皮瓣坏死，1 例因垂足行走 6 个月后又出现溃疡外，其余 16 例获得较满意疗效①。这在当时具有国际先进水平，是我国麻风溃疡防治方面最杰出的成就。在这方面，钱坚革等人使用逆行足底内侧动脉蒂岛状皮瓣修复足底溃疡两例，随防 6 个月和 2 年溃疡没有复发。② 杨培基等人自 1987 年 10 月至 1989 年 4 月，采用小腿交叉皮瓣和局部转移皮瓣治疗 18 例麻风患者 19 只足部溃疡，有效率交叉皮瓣为 72.7%，局部皮瓣为 87.5%。[98]1994 年，严良斌等人在现场对 97 例麻风患者采用 ILEP 的足底溃疡防治方案三年，结果显示三年间溃疡减少 95%，47 例单纯麻木足发生溃疡仅 2 例。主要措施是让患者养成正确的自我护理习惯，包括穿底硬、帮高、垫软而合适的鞋，以及减轻劳动强度和改变劳动方式，加之必要的手术治疗等。③1999 年严良斌等在 12 个试点地区使用外科手术、石膏管型、支具、更换敷料、休息、防护鞋及改良的鞋垫等综合方法，对 1804 例麻风患者的 2599 个复杂性足底溃疡进行了治疗。结果 1055 例患者的 1446 个溃疡完全愈合（55%），治愈者中有 172 人 219 个溃疡复发（16%），院外的复发数超过 18%。减轻劳动强度、避免过度行走、加强足的自我保护知识教育、提供劳动救济、经济支持是预防溃疡复发的主要措施，提出了麻风复杂性溃疡的综合治疗理念并在现场试验中取得了较好效果，发展了麻风溃疡防治理论。④2009 年金永刚等人回顾分析 1950 年 10 月—2006 年 10 月采用不同外科方法治疗的 71 例麻风足底溃疡患者的临床资料，认为麻风足底溃疡手术治疗应消除足部高压力区，同时联合皮瓣移位修复，可获得较好的近期与远期疗效。[99]

在麻风溃疡发生机制方面，国内也进行了一些创新性研究，如 1994 年严良斌等人报告 1973 例麻风足底溃疡患者中有 2938 个溃疡，位于足前段者 1723 个（58.6%），同时有 2 个以上溃疡在足前段的占 80%，足底皮肤的感觉丧失是发生溃疡基本原因，溃疡好发于行走时承受压力大的区域。⑤1995 年余照璧等人自 1983 年对住院的 204 例 216 只足底溃疡患者进行了系统观察，发现有 102 例 112 只足合并慢性骨髓炎。[100]2007 年尤卫平等人对麻风溃疡的感染细菌进行了试验，31 份溃疡分泌物培养标本阳性率为 80.65%，感染菌株依次为奇异变形杆菌、肠球菌、金黄色葡萄球菌、类白喉杆菌、绿脓杆菌，查明了麻风溃疡的相关感染细菌。[101]2008 年王景权等人发现随足部残疾级别升高溃疡发生率增加，显示感觉障碍和运

---

① 董立闻等：游离皮瓣及肌皮瓣移植修复足底溃疡的进一步观察.《中国麻风杂志》，1987，3（3）：154-155。
② 钱坚革：逆行足底内侧动脉蒂岛状皮瓣及其临床应用.《中国麻风志》，1995，11（3）：116-117。
③ 严良斌等：防治足底溃疡研究三年的结果.《中国麻风杂志》，1994，10（1）：8-11。
④ 严良斌等：1804 例麻风复杂性足底溃疡的综合治疗.《中国麻风杂志》，1999，15（1）：24-26。
⑤ 严良斌等：1973 例麻风足底溃疡分析.《中国麻风皮肤病杂志》，1994，10（2）：76-80。

动障碍在麻风溃疡发生机制中相互作用，加深了对于溃疡发生机制的理解。①

（六）麻风残疾预防

1983 年，WHO 提出麻风控制的三个目标：降低麻风发病率、麻风的有效治疗及完全康复、预防麻风残疾的发生。1987 年，翻译编印了英国麻疯救济会 Jean Watson 女士的《麻风畸残的预防》一书，并举办多期培训班。1990 年，Jean Watson 等人阐述了预防麻风继发性残疾的相关技术。[102]严良斌等人对 6442 例麻风残疾者进行了预防残疾观察，提出要加强医务人员监督和免费提供防护器材，方能使患者养成自我护理习惯。②李进岚等人发现家庭成员的支持对于残疾预防持续是十分重要的因素。[103]王景权等人提出了麻风残疾预防中要注意预防各种伤害的理念。③褚利娟等人总结了麻风残疾预防的综合性护理的特征：减少劳作，物品供应，医患交流，外科支持，有限目标等 5 个特征，进一步证实了残疾预防的可行性。[104]

在康复资源相对紧缺的情况下，麻风畸残者的眼手足自我护理是一种操作较为简单，患者易于掌握，可预防畸残和阻止畸残加重的好方法。在现场实施，尚需要医务人员的反复讲解、示范、监督患者自己做以及适宜保护用品的供应等综合性康复干预措施，方可收到更好的效果。

（七）麻风支具和自助具的安装与使用

1991 年，严良斌等就利用辅助捏握塑形泥来协助麻风残疾者改善功能，53 例麻风患者应用辅助捏握塑形泥 Modulan，应用工具 15 种 649 件。使用者反映，塑形泥可加强手部功能的占 100%，有隔热保护作用的占 86%以上，认为简单、方便、耐用的占 74%，接受率达 95%。研究发现应用塑形泥的工具种类和数量与残疾程度和生活劳动能力的强弱密切相关。④1995 年，徐少梅等结合国外考察的经验，研制出了布鞋，解放鞋，旅游鞋，运动鞋，篮球鞋等 5 种防护鞋，经在湖北、四川、云南、泰兴试用，较之普通鞋都有程度不同的保护作用，其中以解放鞋最受欢迎。用解放鞋的 130 例患者 2 年溃疡痊愈率达到 60%，[105]经过湖北梁清平等的 1 年现场试验，220 例麻木足患者（包括溃疡和无溃疡者）有 1 例（63 岁）在 6 个月随访时发现溃疡，其余无溃疡发生，证实其对麻风溃疡有明显的预防作用。[106]贵州的包夏等使用贵州军工企业生产的防护鞋经过临床试验发现 571 例足底麻木患者使用防护鞋 3 年后足底皲裂由基础记录时的 165 例减到 5 例，溃疡数由 208 例减到 121 例，说明防护鞋对预防足底皲裂作用显著。也具有防止麻风溃疡的作用。[107]江苏的王标等曾经对湖北和上海研制的解放鞋与篮球鞋的防护效果进行了比较研究，发现上海产"篮球鞋"的患者满意度 66.5 %（389/585）明显低于湖北"解放鞋"92.80 %（543/585），湖北的解放鞋更适合麻风患者的需求。[108]张连华等使用市场上购买的符合麻风防护鞋特点的普通鞋进行临床试验研究，295 例足底麻木麻风残疾者使用市场购买的符合垫软、底硬、帮高等要求的防护鞋，同时进行足自我护理。随访 3 年，结果患者均能坚持使用防护鞋，足皲裂、溃疡人数分别下降了 96.15 % 和 32.81 %，骨缺失未增加。认为防护鞋能有效预防麻风麻木足溃疡的发生和复发；教给患者购买防护鞋和自我护理相关知识，是控制足溃疡发生的关键。[109]

---

① 王景权等：麻风患者足部残疾与溃疡关系的研究。《中国麻风皮肤病杂志》，2008，24（5）：397–398。
② 严良斌等：6442 例麻风畸残者自我护理 3 年效果评价。《中国医学研究与临床》，2003，1（7）：1–3。
③ 景权等：浙江省部分麻风病院伤害的定性研究。《中国公共卫生管理》，2010，26（5）：474–476。
④ 良斌等：辅助捏握塑形泥 MODULAN 在麻风患者中的临床应用。《中国麻风杂志》，1991，7（2）：76–78。

1996 年，韦晓宇等对全国麻风患者使用假肢情况进行临床观察研究，随访 256 例，在两年的时候对假肢满意者 66.6%，尚可者 27.2%，不满意者 6.2%，认为其效果与截肢时残端长度以及安装后维修保养情况密切相关。[1] 徐永强等人对于聚酯类和铁木类假肢效果进行了临床比较，共调查了穿用不同型假肢者 232 人，假肢 254 条；总体评价良好率聚酯类假肢为70/122（57.4%），铁木类假肢为 21 /132（15.9%）（P<0.05）。认为聚酯类效果较好，但是铁木类对于中国国情而言也有其作用和地位。[2] 陈文华等人研究自制假肢对于患者的使用效果，根据麻风的特点，对假肢的零部件及工艺进行了改进，经在 3 年中 70 条假肢全天穿戴者达 70%，半天穿戴的占 18.57%，综合评价良好者达 74.29%，尚可者占 25.71%，认为对于广大基层而言，当地自制假肢可以满足患者的需求。[3] 严良斌等人对于使用假肢者的残端溃疡问题使用手术方法进行临床干预研究，采用残肢缩短和增生骨组织切除手术治疗残肢溃疡 73 例。结果术后残肢创面 I 期愈合，随访 3 ~ 12 年，70 例患者残肢未见新发和复发溃疡；3 例残肢新发溃疡，经清创、休息、制动、维修假肢及更换内层垫，溃疡愈合未复发。结论外科手术切除残肢局部骨组织改变残端压力的分布，术后教患者掌握日常防护知识并坚持自我护理，可避免残肢溃疡的发生，取得了较好的效果。[4]

（八）麻风心理康复

麻风心理康复是麻风康复工作的重要组成部分。周达生等人开展了麻风患者自杀行为的社会医学研究。[5] 廖菁等人流行病学调查发现麻风患者普遍存在心理紧张，焦虑和抑郁在麻风患者中十分常见。[6] 梁军林等人调查发现 23% 的麻风受累者存在心理障碍、抑郁、焦虑、躯体化和人际关系敏感较多。[7] 麻风患者的心理咨询治疗是麻风康复的主要手段。1987 年，陈璧华等人呼吁对于麻风患者应该给予支持性精神治疗。[8] 1997 年，姚建军对使用医学心理学方法促进麻风患者康复。[9] 王彦华等对住院的麻风现症患者开展心理咨询服务有效改变了麻风患者的心理障碍。[10] 2010 年以来，广东汉达康福协会开展麻风社区心理干预康复项目，推动了患者自助组织的发展，提升了康复者的自信心和自尊心. 王景权等人的麻风患者心理障碍及其干预报告，发现麻风患者心理障碍的发生率较高，是生物和心理社会因素综合作用的结果，促进麻风患者精神卫生保健康复与综合性卫生服务体系的融合是今后应该加以努力的方向。[11]

（九）麻风整体康复与社区康复

我国麻风康复工作长期以来是单纯的医疗康复为主。1997 年，陈建德认为麻风患者的

---

[1] 韦晓宇等：392 例麻风患者及治愈者假肢安装的随访.《中国麻风杂志》，1996，12（3）：183-185。

[2] 徐永强：232 例麻风治愈者安装和使用假肢的调查.《中国麻风杂志》，1997，13（1）：21-23。

[3] 陈文华等：自制 70 条假肢用于麻风的效果.《中国麻风杂志》，1998，14（3）：160-161。

[4] 严良斌等：麻风假肢使用者残肢溃疡的手术效果.《中国康复理论与实践》，2009，15（11）：1078-1079。

[5] 周达生等：麻风患者自杀行为的社会医学研究.《中国麻风杂志》，1987，14：240。

[6] 廖菁等：麻风患者的心理分析.《中国麻风杂志》，1994，10（4）：217-221。

[7] 梁军林等：麻风治愈者心理健康状况及其影响因素.《中国心理卫生杂志》，2002，16（6）：396-401。

[8] 陈璧华：麻风患者的心理护理.《中国麻风杂志》，1987，3（3）：158-159。

[9] 姚建军：用医学心理学指导麻风康复.《中国麻风杂志》，1997，13（2）：97-98。

[10] 王彦华等：对麻风患者进行咨询服务的近期效果分析.《中国麻风皮肤病杂志》，2009，25（3）：184-186。

[11] 王景权等：麻风患者心理障碍研究进展.《中国麻风皮肤病杂志》，2012，28（6）：409-411。

康复不仅是身体康复，更重要的还是心理与社会功能的整体康复，他们不但需要治疗，而且需要全社会的关心和爱护。[110]张连华认为我国必须建立麻风康复工作新模式，即结合其他残疾人康复工作，利用现有资源，以政府为主导、以街道（乡镇）为基地、以居委会（村）为基础，以卫生、民政、残联为支柱，协调教育和财政等部门开展康复工作的"社会化模式"。[111]

促进麻风患者经济自立是麻风整体康复的重要内容。1996 年 3 月 25—30 日，我国首届麻风社会经济康复研讨会在广州召开，会上就如何帮助麻风治愈者发展经济、消除贫穷、回归社会等问题进行了探讨。2008 年，第 17 届国际麻风会议在印度海德拉巴市举行召开，提出关注麻风社会经济问题。冯福勤等认为关注麻风的贫穷问题，争取各种麻风项目与资金，开展麻风社区工作的试点以及经济社会康复工作，尤其是微型贷款，自助小组，教育培训等有明显效益的项目可优先开展。[112]浙江省首先报告了麻风经济康复方面社区干预试验的结果。[113]

在麻风整体康复中充分运用社区康复的形式来达到康复的目的是未来的发展方向。社区康复是在 1978 年国际初级卫生保健大会和《阿拉木图宣言》之后，由世界卫生组织发起的。马海德在 20 世纪 80 年代根据国内国际麻风防治进展，提出了四个转变的思想，与国际上社区康复的理念不谋而合。2001 年，Watson 女士创办了爱真社区康复团队，在云南 32 个麻风康复村和院外 600 多个自然村开展了包括麻风康复者在内的残障人士和慢性病患者服务的社区康复项目，以康复者自我互助为主，开展畸残预防工作。2007 年，陈志强参与世界卫生组织和国际抗麻风协会联合会《社区康复和麻风技术指南》的编写，为麻风社区康复工作提供了技术指导。

三、发展趋势

随着我国麻麻风的流行得到进一步控制，如何妥善处理麻风导致的残疾康复问题的现实意义日益凸显。我国麻风康复医学将更深刻体现学科交叉融合的特点，充分运用我国特有的中医养生康复理念，促进麻风患者与自然环境和社会环境的和谐统一，实现医院康复向社区康复的逐步转变。目前我国在麻风残疾预防及康复方面还有许多难题有待解决，现有麻风残疾康复的手段和效果还有很大的提升空间，麻风康复医学与其他边缘交叉学科的融合还不够紧密深入，麻风康复人才缺乏，服务水平和能力较差，这些都给麻风康复医学的发展带来了极大挑战。因此，不断加强麻风康复方面的基础理论研究，大力引进现代康复医学的新技术、新方法，在麻风康复中树立整体全面康复的理念，加强麻风康复医学的教育，全力推进麻风社区康复工作，建立与国际接轨的康复人才培养政策，充分整合国内现有医疗资源，为我国进一步消除麻风危害提供有力支持。

参考文献

[1] 曹松年，吴勤学，刘琦，等. 人麻风分枝杆菌体外培养的研究：Ⅰ. 从 13 例麻风患者 23 次培养出抗酸杆菌结果的总结. 中华皮肤科杂志. 1980，13（1）：12-19.

[2] 吴勤学. 人麻风杆菌体外培养的研究：Ⅱ. 用 12 种鉴别试验研究 21 株培养菌的特性. 中华皮肤科杂志. 1984，17（3）：184-187.

[3] 吴勤学，叶干运. 麻风杆菌的培养与鉴定问题. 中国麻风杂志. 1986，2（3）：61-65.

［4］吴勤学主编. 皮肤分枝杆菌病. 北京：中国协和医科大学出版社. 2012：30.

［5］叶顺章，唐美玉. 麻风杆菌细胞培养的研究:（Ⅰ）鼠麻风杆菌在小鼠腹腔巨噬细胞中的增殖. 中国麻风杂志. 1985,（创刊号）：21-25.

［6］叶顺章，唐美玉，芦婉乔. 麻风杆菌细胞培养的研究:（Ⅱ）鼠麻风杆菌的细胞培养模型可望用于麻风药物筛选. 中国麻风杂志. 1986, 2（3）：23-28.

［7］叶顺章，芦婉乔，唐美玉. 麻风菌细胞培养的研究:（Ⅲ）不同温度对鼠麻风菌生活力的影响. 中国麻风杂志. 1987, 3（4）：229-231.

［8］鲁熙贞，许秀娥，汤全贵. 鼠麻风菌体外培养的初步报告 中国麻风杂志. 1989, 5（3）：139-142.

［9］熊俊浩、喻林冲. 用 BALB/C 小鼠作抗麻风药物的实验研究. 中国麻风杂志. 1998, 14（3）：142-143.

［10］王荷英，张伟云，喻林冲，等. 麻风菌多途径接种裸鼠的研究. 中国麻风杂志. 1993, 9（4）：210-212.

［11］王荷英，叶顺章，刘季和，等. 麻风菌接种树鼩的研究. 中国麻风杂志. 1989, 5（3）：137-138.

［12］H. Wang J. Liu, S. Ye, et al. Preliminary observations on experimental leprosy in tupaias tupaia belangeri yunalis. Leprosy Review. 1990, 61（1）：12-18.

［13］王荷英，施美琴，王红春. 联合用药对裸鼠麻风杆菌的影响. 中华皮肤科杂志. 1996, 29（1）：25-26.

［14］王荷英，刘季和. 树鼩实验麻风的组织病理学观察. 中华皮肤科杂志. 1996, 29（4）：258-260.

［15］叶顺章，等. 干热法消除麻风杆菌菌体时间和温度的测定. 皮肤病防治通讯. 1980, 9（2）：15-17.

［16］叶顺章，等. 麻风菌血症的阳性率及几种查菌方法的比较. 中国医学科学院学报. 1985, 7（4）：323-325.

［17］叶顺章，等. 简易过碘酸染色法及其在麻风患者涂片检查中的应用. 临床皮肤科杂志. 1985, 14（1）：8-11.

［18］吴勤学，李新宇，魏万惠，等. 用 CAMS—A 做指示菌筛选抗麻风中药的初步研究. 中国麻风杂志. 1994, 10（3）：155-158.

［19］吕新民，孙红芳，蔡卫华. 27 例麻风患者组织液涂片的 3 种试剂处理方式染色效果评价. 中国麻风皮肤病杂志. 2013, 29（2）：110-111.

［20］斯胡曼，李家耿，邓云山，等. 麻风菌素试验对临床各型麻风诊断的价值. 人民保健. 1959,（3）：206-207.

［21］韩丹鋆. Wade 氏改良粗制麻风菌素的制造与应用 中华皮肤科杂志. 1958,（3）：202.

［22］刘吾初. 东莞县 12114 例健康者结核菌素及麻风菌素试验结果的统计报告. 性病麻风防研通讯. 1960,（1）：16-20.

［23］赵西丁，周惠民. 脾制麻风菌素反应的临床和组织病理学研究. 青岛大学医学院学报. 1963,（1）：1-3.

［24］吴勤学. FLA-ABS 试验的初步应用. 中国医学科学院学报. 1982, 4（6）：392.

［25］吴勤学，马兆祥，舒会文，等. 耳垂血荧光麻风抗体吸收试验的初步观察. 中国医学科学院学报. 1985, 7（1）：69.

［26］王荷英，张伟云，吴勤学. 用 ND-O-BSA-ELISA 检测小鼠血清中抗麻风杆菌 IgM 抗体的研究. 中华皮肤科杂志, 1999, 32（3）：168-170.

［27］高锦程，郑碧忠，虞海燕，等. 麻风治愈者血清中 SIL—2R 的研究. 中国麻风杂志. 1996, 12（4）：238-240.

［28］高锦程，郑碧忠，金刚石，等. MB 麻风患者血清中的 TNF～α↓和 SIL-2R, 中国麻风杂志. 1998, 14（1）：10-12.

［29］吴成，周晓鸿，李彩霞，等. 麻风病患者外周血中 Th1, Th2 和 Th17 相关细胞因子的检测. 中国皮肤性病学杂志. 2014, 28（10）：998-1000.

［30］夏理评、吴勤学. SDS—PAGE 的标化及麻风患者血清谱的初步研究. 中国麻风杂志. 1994, 10（4）：214-217.

［31］李涛，吴勤学. 以编码麻风菌 65KD 蛋白的基因为基础的基因扩增试验的建立. 中国麻风杂志. 1995, 11（1）：12-14.

［32］侯伟，吴勤学，等. 麻风菌 16SrRNA 基因扩增试验的建立. 中国麻风杂志. 1997, 13（2）：70-72.

［33］吴勤学，尹跃平，张良芬，等. 中国部分地区麻风菌的基因分型初探. 中华皮肤科杂志. 2000, 33（增刊）：60-62.

［34］杨荣德，谭福跃，邢燕，等实时荧光定量 PCR 检测石蜡标本中麻风菌 DNA. 中国麻风皮肤病杂志. 2013, 29（7）：429-432.

［35］翁小满，范建英. 鼻拭子中麻风菌 DNA 的蜇取与检测. 中国麻风皮肤病杂志. 2002, 18（1）：42-43.

［36］时玲，川津邦雄. 免疫组织化学和 PCR 在早期麻风诊断中的应用. 中国麻风皮肤病杂志. 2002, 18（3）：214-216.

［37］王洪生，吴勤学，刘琦. 麻风病患者皮损中分离出的分枝杆菌的分子鉴定. 中国麻风皮肤病杂志. 2007, 23（5）：282-283.

［38］刘健，王峥，温艳，等. 麻风分枝杆菌基因分型及其多个患者家庭内传播的研究. 中华流行病学杂志. 2007（7）：649-655.

［39］闫桢桢，姜海琴，孙建方，等. 皮肤感染性肉芽肿常见病原菌微孔板反向杂交检测法的研究. 中华皮肤科杂志. 2014, 47（9）：633-636. .

［40］尹跃平，吴勤学，侯伟，铃木定彦，等. 高效麻风菌基因组 DNA 库的建立及评价. 中国麻风杂志. 1998, 14（2）76-78.

［41］江澄. 麻风的家庭聚集性研究——负二项分布和 Poisson 分布概率模型的综合分析. 中国麻风杂志. 1986, 2（4）：12-15.

［42］洪宝营. 麻风病的家庭聚集性探讨. 中国麻风杂志. 1994, 10（3）：179.

［43］刘殿昌. 山东省麻风患者家庭聚集性分析. 中国麻风皮肤病杂志. 2013, 29（10）：631-633.

［44］何浩明，吴惠毅，苏彩女，等. HLA 抗原与瘤型麻风的相关研究. 中国麻风杂志. 1987, 3（3）：166.

［45］Wang LM, Kimura A, Satoh M, et al. HLA linked with leprosy in southern China：HLA-linked resistance alleles to leprosy. Int J Lepr Other Mycobact Dis. 1999, 67（4）：403-408.

［46］Yang D, Song H, Xu W, Long H, Shi C, Jing Z, Song W, Pei B. Interleukin 4-590T/C polymorphism and susceptibility to leprosy. Genet Test Mol Biomarkers. 2011, 15（12）：877-81.

［47］Yang D, Chen J, Shi C, Jing Z, Song N. Autophagy gene polymorphism is associated with susceptibility to leprosy by affecting inflammatory cytokines. Inflammation. 2014, 37（2）：593-8.

［48］Dong Wang et al. Mitochondrial DNA Copy Number, but Not Haplogroup, Confers a Genetic Susceptibility to Leprosy in Han Chinese from Southwest China. PLoS ONE. 2012, 7（6）：e3848.

［49］Zhang DF et al. Genetic variants of complement genes ficolin-2, mannose-binding lectin and complement factor H are associated with leprosy in Han Chinese from Southwest China. Hum Genet. 2013, 132（6）：629-40.

［50］Zhang DF et al. Mapping genetic variants in the CFH gene for association with leprosy in Han Chinese. Genes Immun. 2014, 15（7）：506-10.

［51］Wang D, et al. Association of the LRRK2 genetic polymorphisms with leprosy in Han Chinese from Southwest China. Genes Immun. 2015, 16（2）：112-9.

［52］是元甫，等. 麻风皮疹的直接免疫荧光观察. 中国麻风杂志. 1985 创刊号：26-28.

［53］陈祥生. 中国麻风流行病学状况的研究. 北京中国协和医科大学. 1998, 1-115.

［54］陈祥生. 分析性流行病学方法及其在麻风中的应用. 中国麻风杂志. 1991, 7（2）：108-110.

［55］覃正党，等. 桃源县社会干预防治麻风效果分析. 实用预防医学. 2013. 20（10）：1219-1220.

［56］邓云山，张自修，李凌岳，等. 氨苯砜预防麻风 20 年的观察研究. 中国皮肤性病学杂志. 1987, 1（1）：23-26.

［57］周森安，王世勇. 用电子计算器直线回归模型预测麻风流行趋势. 中国麻风杂志. 1991, 7（3）：156-157.

［58］周达生，陈祥生，唐萌，等. 麻风发病与死亡因素的研究——逐步回归与寿命表分析. 中国麻风杂志. 1987, 3（4）：237-240.

［59］陈祥生，李文忠，张国成，等. 麻风畸残流行病学调查——对其影响因素的逐步回归分析. 中国麻风杂志. 1992；8（2）：67-70.

［60］汪萌萌，王景权，张国成，等. 流动人口麻风病的认知及健康教育需求的调查. 中国公共卫生管理. 2011，27（1）：102-104.

［61］沈云良，许亚平，金刚石，等. 中学生麻风病团体检查及健康教育效果评价. 疾病监测. 2009，24（8）：609-611.

［62］向宇，徐芳，陈普成，等. 湖北仙桃职业学院开展麻风病健康教育的做法和成效. 公共卫生与预防医学. 2011，22（3）：98-99.

［63］王正华，吴继陶. 贵州兴义市学生麻风病健康教育效果评价. 中国社区医师（医学专业）. 2010，19：265-266.

［64］黄贵义，谢国龙，林雪峰，等. 互动式健康教育在农村人群中普及麻风知识的效果评价. 江西医药，2011，46（2）：165-167.

［65］欧阳烈，孙录，梁军林，等. 麻风治愈者的生活质量对照研究. 中国麻风皮肤病杂志，2003，19（4）：396-397.

［66］姚建军，严军华，许亚平，等. 运用SF-36表对浙江省麻风治愈者生存质量的调查. 中国麻风皮肤病杂志，2006，22（5）：453.

［67］茆青松，王来英. 麻风治愈者生存质量及影响因素的研究. 医学与哲学. 2010，31（8）：32-34.

［68］王超霞，王景权，谭又吉，等. 麻风患者生活质量影响因素研究进展. 中国公共卫生管理. 2013，29（6）：710-712.

［69］郑逖生. 麻风康复工作考察报告. 国外医学. 物理医学与康复医学分册. 1984，（2）：61-65.

［70］郑逖生. 开展麻风康复医疗工作刻不容缓. 中国麻风杂志. 1987，3（3）：135-136.

［71］李进岚，等. 麻风受累者活动受限及安全认知的评估. 中国麻风皮肤病杂志. 2011，27（3）：157-160.

［72］王景权，等. 浙江省麻风受累者社会参与状况及影响因素研究. 中国公共卫生管理. 2010，26（5）：455-457.

［73］郭昌盛. 用神经内松解术治疗麻风神经痛和预防麻风畸形的疗效观察. 中国麻风杂志. 1987，3（1）：8-10.

［74］赵子山，等. 麻风无痛性神经炎. 中国麻风杂志. 1992，8（1）：12-14.

［75］张洪银. 全国麻风周围神经炎研讨会在南宁举行. 中国麻风杂志. 1994，10（2）：114.

［76］王景权，高智勇，李红星，等. 以DDS治愈者中的无痛性神经炎. 中国麻风杂志. 1995，11（4）：184-185.

［77］黄凤英. 胫后肌移植矫治麻风垂足的护理体会. 中国麻风杂志. 1989，5（4）：212.

［78］Zheng TS, Zhang GC. Long-term effect of reconstructive surgery for leprosy deformities. Proc Chin Acad Med Sci Peking Union Med Coll. 1986, 1（3）：169-72.

［79］江植霖. 简易的对掌功能重建术. 中国麻风杂志. 1986，1（2）：36-37.

［80］张国成. Brand氏伸屈肌多尾移植术的改良法. 中国麻风杂志. 1988，4（1）：11-12.

［81］张国成. 尺神经麻痹拇指畸形的矫治. 中国麻风杂志. 1987，3（1）：4-6.

［82］毕宇文，等. 单珠毛发植眉838例. 中国麻风杂志. 1986，2（1）：67-68.

［83］严良斌，等. 胫后肌前移术矫治麻风垂足的远期效果. 中国麻风皮肤病杂志. 2004，20（4）：323-325.

［84］郑志菊，等. 麻风爪形指挛缩的理疗及体疗效果观察. 中国康复医学杂志. 2003，18（3）：177-178.

［85］叶鹤亭. 针灸治疗麻风性眼病20例初步报告. 中医杂志. 1958，（1）：49-50.

［86］张峨. 广东1080例麻风的眼病调查. 中国麻风杂志. 1985，1（创刊号）：9-14.

［87］严良斌，李文忠，叶干运，等. 麻风眼病—1045例的配对调查. 中国麻风杂志. 1995，11（4）：177-181.

［88］杨建文，等. 麻风眼病及其相关眼病的调查. 中国麻风杂志. 1996，12（2）：106-108.

［89］陆炳新，等. 麻痹性睑闭不合尼龙线矫正术. 实用眼科杂志. 1986，4（2）：82-83.

［90］曾耀西，等. 介绍治疗麻风溃疡有显著效果的中药方. 上海中医药杂志. 1958（3）：23.

［91］厦门市中山医院麻风门诊部. 蛋黄油与复方黄连油膏治疗麻风溃疡初步经验介绍. 福建中药. 1959（5）：12-14.

［92］罗静英. 贝复济治疗麻风溃疡疗效观察. 中国麻风皮肤病杂志. 1999，15（2）：37.

［93］柴印荣. 苯妥英钠治疗麻风溃疡的体会. 中国麻风皮肤病杂志. 2000，16（2）：136.

［94］黎明，等. 纳米敷料治疗麻风足部溃疡的疗效观察. 热带医学杂志. 2005，5：353-354.

［95］王长宝. 用局部扩创方法治疗 19 例麻风患者足底溃疡之疗效观察. 性病麻风防研通讯. 1959，1（1）：45.

［96］广州市皮肤病防治所. 植皮治疗麻风溃疡 77 例. 广州医药. 1972（6）：25-27.

［97］陈英杰. 麻风病足底溃疡及其防治. 皮肤病与性病杂志. 1978（2）：30-32.

［98］杨培基. 小腿交叉皮瓣和局部转移皮瓣治疗麻风足部溃疡. 中国麻风杂志. 1990，6（3）：149.

［99］金永刚，等. 不同手术方法治疗麻风足底溃疡的疗效分析. 中国修复重建外科杂志. 2009，23（10）：1183-1186.

［100］余照璧. 麻风足底溃疡合并慢性骨髓炎. 中国麻风杂志. 1995，11（2）：77-78.

［101］尤卫平，等. 59 例麻风下肢溃疡患者临床及细菌感染情况分析. 中国麻风皮肤病杂志. 2007，23（7）：595-596.

［102］WatsonJM. 赵西丁. 麻风残疾的防治. 中国麻风杂志. 1990，6（1）：53-56.

［103］Li J, Mu H, Ke W, Bao X, Wang Y, Wang Z, Zeng B, Cross H. The sustainability of self-care in two counties of Guizhou Province, Peoples' Republic of China. Lepr Rev. 2008，79（1）：110-7.

［104］褚利娟，等. 综合性护理干预对控制麻风继发性残疾的临床观察. 上海预防医学. 2013，25（3）：162-164.

［105］徐少梅. 麻风防护鞋的研制及应用. 中国麻风杂志. 1995，11（2）：82-83.

［106］梁清平. 220 例麻风患者应用防护鞋预防溃疡 1 年效果观察. 中国皮肤性病学杂志. 1995，9（4）：215.

［107］包夏，等. 571 例麻风足底麻木患者使用防护鞋 3 年的效果评价. 中国公共卫生. 2001，17（8）：731.

［108］王标. 585 例麻风麻木足患者使用防护鞋效果分析. 皮肤病与性病. 1998，20（3）：62-63.

［109］张连华，等. 麻风麻木足残疾者使用防护鞋并行足自我护理 3 年效果观察. 中国康复理论与实践. 2003，9（7）：439-440.

［110］陈建德. 麻风康复的整体观念及其社会性. 中国麻风杂志. 1997，13（3）：154-155.

［111］张连华. 我国麻风康复工作的现状与对策. 中国康复. 2000，15（4）：247-249.

［112］冯福勤，等. 如何帮助麻风患者进行生理心理康复. 地方病通报. 2010，25（1）：64-65.

［113］许亚平，等. 浙江省麻风社会经济康复（SECBR）试点项目效果分析. 中国麻风皮肤病杂志. 2004，20（4）：322.

第十六章 现代麻风学重要学术人物及主要出版物

新中国成立以后，在党和政府的重视下，中国麻风防治事业取得了显著的成就，麻风学科也得到了前所未有的发展，这其中，涌现出的一大批专家、学者与管理者对于现代麻风学科的繁荣做出了巨大贡献，他们出版的重要著作丰富了现代麻风学科的知识体系，推动了麻风学科的可持续发展。

第一节 现代麻风学科重要人物传略

在很多现代麻风学术重要人物中，尤家骏、张耀德、马海德、李家耿、叶干运、汪洋、纪宝宏、邵康蔚、杨国亮、于光远、胡传揆、曹松年、刘牧之等在诊断、治疗、基础实验、麻风健康教育、麻风现场控制研究等方面，为麻风学科的发展做出了重要的贡献。

黄祖浩（字祖三，1886—1965），山东省即墨人。政协山东青岛第一届委员会委员（1955—1959）。1910年毕业于齐鲁大学医科，自1915—1942年，历任中西医院医务长、山东医防所医务主任、胶澳南埠传染病院院长、胶澳商埠警察厅卫生科长、青岛市社会局保健股主任兼中医考试委员、济南陆军伤病医院上校院长兼麻风院院长。1948年在青岛自设上海路诊所行医。1951年受聘任青岛市麻风院院长，为青岛市的麻风防治工作做出了贡献。

穆瑞五（1897—1979），北京人。1925年毕业于北京协和医学院，赴瑞士留学。先后任教于北京协和医学院、山东大学医学院、青岛医学院。1949年后，任全国第二、五届政协委员及第三届全国人大代表；兼任中华医学会理事、中华医学会皮肤科学余副主任委员及山东省皮肤科学会主任委员等职；任《中华医学杂志》《中华内科杂志》《中华皮肤科杂志》编委，中国早期从事皮肤性病学医疗、教学、科研的学者之一，1952—1956年，赴工厂、农村进行麻风、职业性皮肤病的研究，因地制宜地制定预防和治疗措施。主编《麻风学》等多部著作。

尤家骏（字修之，1898—1969），山东即墨人。著名皮肤性病学家，一级教授，中国麻风学科主要奠基人之一。1926年毕业于齐鲁大学医学院，获医学博士学位。历任中华医学会皮肤科学会委员，全国麻风研究委员会委员，《中华皮肤科杂志》编委。1932—1933年留学于奥地利维也纳大学；1934年任齐鲁医院皮肤花柳科主任兼济南麻风院院长；1942年任济南市立医院院长。1947年赴美国哥伦比亚大学中心医院研修皮肤病及皮肤组织病理学。1948年代表中国出席在哈瓦那举行的第五次国际麻风会议，学术报告"麻风的分型"。1949 年从美国回国，任山东医学院附属医院皮肤科主任兼济南麻风医院院长，山东省皮肤病性病防治研究所首任所长（1955）；在《中华医学杂志》发表"现代麻风分类与治疗"（1950）；在《中华皮肤科杂志》，连续三次撰文"麻风病讲座"（1953—1954）、"麻风病的治疗"论文（1954）、"麻风病的病理学"（1956）、开展"麻风学术研究讨论"、发表"麻风病防治的新进展"论文（1957）；科普文章"麻风病的原因、传染与治疗"（大众医学，1954）；1956 年 9 月，随卫生部赴广东、陕西调研麻风流行防治情况；1951—1957 年间，主持全国麻风防治专业医师进修班 5 期，培养麻防人才 148 名。著有《麻风学概论》等 6 部专著；曾任全国麻风病研究小组组长（1957），多次荣获全国、省级荣誉称号。1969 年 2 月 13 日蒙难辞世，享年 71 岁。

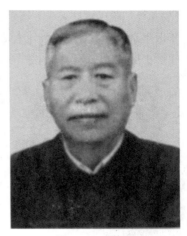

图 16-1　尤家骏

　　杨国亮（1899—2005），四川邛崃人。上海医科大学华山医院一级教授，博士研究生导师（1981），杰出的医学教育家、皮肤病学家、中国现代皮肤病学主要奠基人之一。1924 年入长沙湘雅医学院预科，1927 年 10 月入学、1932 年毕业于中央大学国立上海医学院，留校附属医院皮肤科工作；抗战胜利后，定期义务为上海中华麻风疗养院住院患者诊治。1947 年赴美国宾夕法尼亚大学、哥伦比亚大学、纽约大学等考察。历任上海医科大学皮肤病学研究所所长、华山医院皮肤科主任、中华医学会皮肤科学会名誉主任委员、卫生部教材编审委员会特邀编委、《中华皮肤科杂志》第一副总编

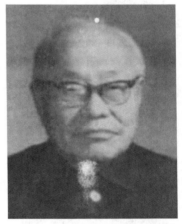

图 16-2　杨国亮

辑、美国皮肤病学研究学会荣誉委员。自编、主编、参编 10 余部著作，著有《麻风学》《临床皮肤科手册》《药物反应》《音频电疗法》《皮肤病学》和全国高校统编教材，1931 年以来发表学术论文数十篇，首报"中国隐球菌病、孢子丝菌病"，在"核黄素缺乏病、药物皮炎、稻农皮炎的防治"等方面成绩显著，为控制和消灭梅毒、麻风、雅司、头癣等疾病贡献突出。曾任全国麻风病研究小组成员，1959 年，参加卫生部组织的"江苏省麻风综合研究试点协作小组"，任副组长。

　　于光元（字炳仁，1899—1991），山东烟台人。著名皮肤性病学家，一级教授，中国麻风学科主要奠基人之一。1921 年毕业于奉天医科大学，1925 年获英国爱丁堡大学医学博士学位。先后任教于奉天医科大学、国立中央大学医学院、成都三大学联合医院、兰州医专、同济大学医学院、中美医院、上海第二军医大学、同济医科大学。1937 年任中华医学会研究委员会委员，1942 年任兰州医专教务长，1946 年任国立兰州大学医学院院长。历任上海市皮肤科学会主任委员、中华医学会皮肤科学会副主任委员、中华医学会湖北分会理事、湖北省及武汉市皮肤科学会主任委员、《中华皮肤科杂志》副主编等职。早年研究药理学，后从事皮肤性病学研究。著有《皮肤病及性病学》《麻风病学》等。主校译卡塔梅舍夫的《皮肤性病学》和

《安德鲁斯临床皮肤病学》第六、七版。在国内外发表重要论文40余篇，在1934年第4期《中华医学杂志》发表"满洲土著之麻风病"，在1949年《大众医学杂志》发表"大麻疯"，1975年第1期《国际皮肤性病学杂志》发表"第十次国际麻风会议的要点"，1976年第2期《国际皮肤性病学杂志》发表"对麻风的临床识别：导致延误诊断的某些因素"等麻风论文。

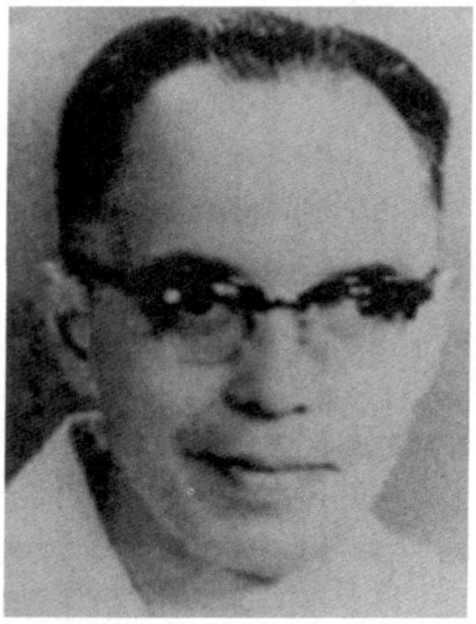

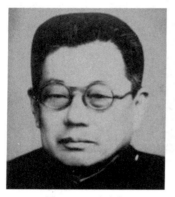

图 16-3　梁伯强

梁伯强（1899—1968），广东梅县人，一级教授。医学教育家、病理学家，1922年毕业于上海同济大学医学院，随后赴德国留学，1925年获慕尼黑医科大学博士学位。回国后任同济大学副教授，1932年任广州国立中山大学医学院教授和病理研究所所长。新中国成立后，任华南医学院、中山医学院教授及副院长、卫生部科学委员会常委等职。1955年，他被选聘为中国科学院学部委员，并当选为全国人民代表大会第一、二、三届代表。梁伯强早在20世纪30年代就提出："广东要与肿瘤、结核病和麻风病三大疾病做斗争。"他带领其团队曾开展麻风尸体解剖研究，对于麻风病理学的发展做出了重要贡献。他曾经在1937年的第1期《同济医学季刊》发表"病理解剖上麻风症的概要"的论文。

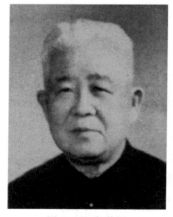

图 16-4　岳美中

岳美中（1900—1982），河北省滦县小岳各庄人。现代中医麻风学家。任全国人大常委会委员、全国政协医药卫生组副组长、国家科委科学技术委员会中医专业组成员、卫生部中西医结合领导小组成员、卫生部学术委员会委员、中华医学会副会长、中华全国中医学会副会长、中国中医研究院研究生班（部）主任、教授。受卫生部委托，深入到辽宁等地麻风院村考察。在此基础上，对历代中医麻风学文献进行整理研究，并长期担任全国性病麻风刊物的副主编。著有《中国麻风学汇编》等著作。曾经发表"祖国医学对麻风病的认识及其治疗"（《福建中医药》，1957年第4期），"麻风病诊断综述"（《江西中医药杂志》，1959年第2期），"对现代治疗麻风方剂的分析"（《江苏中医药杂志》，1959年第8期），"麻风方剂选解"（《福建中医药》，1960年第3期），"治疗麻风应采取综合快速疗法运用针灸术"（《哈尔滨中医》，1961年第3期）等麻风论文。

胡传揆（1901—1986），湖北江陵人。医学教育家、皮肤性病学家、麻风专家。1927年毕业于北京协和医学院，获医学博士学位。1932—1940年两次赴美国留学、考察。1946年任北大医院院长兼皮肤科主任，1948年先后任北京大学医学院（北京医学院、北京医科大学）院长、名誉院长、名誉校长达38年；卫生部性病麻风研究委员会主任委员（1958）；中央皮肤性病研究所所长（1954—1980）及名誉所长（1980—1985）；中华医学会副会长及皮肤花柳科分会（皮肤性病学分

图 16-5　胡传揆

会）第二、三、四届主任委员（1952—1982），北京生物医学工程学会理事长，国家科委委员，卫生部医学科学委员会委员，全国麻风病研究小组成员，全国性病麻风研究委员会主任委员（1959）；1953 年，创办《中华皮肤科杂志》《医学文摘·皮肤病学分册》；他注重皮肤病和性病的理论和实验研究，领导、组织开展头癣、麻风防治、控制和研究，1958 年 10 月，编辑《性病麻风防研工作》。在国内外发表论文 100 余篇，其中在《中华皮肤科杂志》曾经发表 "麻风病学概论"（1953 年第 1 期），"鼓足干劲加速消灭性病和麻风"（1958 年第 6 期），"大家来讨论：结核样型麻风应否入村隔离"（1960 年第 3 期），主编《皮肤病及性病学》《性病麻风雅司病防治手册》等专业书籍。

秦光煜（1902—1969），江苏无锡人。1920 年考入北京协和医学院，1930 年获医学博士学位。历任北京协和医学院，助教、讲师、副教授；1940 年秋赴美国，先后在哈佛大学、耶鲁大学医学院和蒙桑纳医院研究病理学；1942 年回国，任北京大学医学院病理科教授兼主任，1948 年 10 月任广州岭南大学医学院病理科教授兼主任；1953 年 8 月起，任广州华南医学院、中山医学院教授兼病理教研组主任。发表论文 40 多篇，对麻风等病理研究造诣较深。晚年在中山医学院工作期间，对麻风的病理诊断、分类、组织发生等作了深入研究，通过对大量资料的分析，从病变发生、发展与临床表现对照，提出不少独特的见解，曾发表 "界线类和瘤型麻风反应在内脏器官的麻风病变""结核样型麻风进展期和消退期组织学改变和它的临床意义""瘤型和结核样型皮肤麻风各临床肉眼亚型与显微镜组织改变的对照研究"等麻风经典文献，被国际麻风学界誉为 "创造性工作"，对广东省及全国麻风的防治做出积极贡献。

刘蔚同（1905—1982），河南太康人。1929 年毕业于上海同济大学医学院，1936 年获德国慕尼黑大学医学院医学博士学位，时任中华留德学生会会长。1937 年起，先后任河南大学医学院附属医院院长、附设高级护校校长及皮肤花柳科教授，西北大学医学院附属医院院长、皮肤花柳科教授，陆军军医学校第一分校皮肤花柳科军医教官及陕西卫生试验所所长等职。1949 年后，先后任西北医学院教授、皮肤性病学教研组主任和麻风病学研究室主任。曾任中华医学会皮肤科学会常委及《中华皮肤科杂志》编委、中华医学会陕西分会理事及皮肤科学会主任委员、《陕西新医药》杂志编委。1966 年，和邓云山领导组建陕西省麻风病防治研究协作组，在城固县文川地区对患者家属开展药物预防研究工作。20 年的努力，发病率明显下降。该项研究分别获得卫生部科学大会奖及陕西省政府科学技术成果二等奖。在麻风人才培养方面亦有贡献，曾经组织编写了麻风病学讲义，并举办各种类型皮肤科和麻风专业医师培训班、进修班。主编全国高等医学院校试用教科书《皮肤病与性病》，参加 1960 年高等医学院校教科书《皮肤病学》及《皮肤科临床手册》《实用皮肤科学》的部分编写和审稿工作。

张耀德（1906—1997），山西洪洞人。1934 年毕业于齐鲁大学医学院，获博士学位。毕业后先后在中央卫生实验处、药物研究所、湘雅医学院、浙江大学药理学院从事医药研究工作。1947 年为 WHO 访问学者在美国国立卫生研究院（NIH）进修、研究；1950 年任伍德基金会会副教授在 NIH 任客座研究员，1963 年任 NIH 药理研究员，1986 年获 NIH 退休科学家

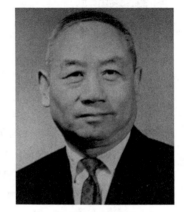

图 16-6　张耀德

殊荣。是国际著名的麻风专家，4次任世界卫生组织（WHO）麻风顾问，国际麻风协会理事，首先证实了氯苯吩嗪的抗麻风作用并获国际公认。1981年WHO将氯苯吩嗪列为麻风联合化疗的主要药物之一，世界各国普遍推广使用；其发明的巨噬细胞长期培养法，用以研究鼠麻风杆菌在巨噬细胞内生长繁殖过程，受到麻风学界广泛关注，为全球基本消灭麻风做出重大贡献。他身在海外，心系华夏，关心、参与中国麻风防治工作。著有《医药研究五十年·麻风新药和一些往事》等书。

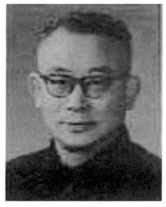

图16-7　钟之英

钟之英（1908—1998），著名麻风细菌学专家，中山医学院微生物学教授。从事医学微生物的教学与麻风和结核病的细菌学及免疫学研究多年。曾在中山医学院科学讨论会上报告"类结核麻风患者查菌新法"（1962年）；在福建麻风病学术会议上报告"人工接种后，麻风杆菌在小白鼠体内分布的观察"（1963年），在广东、山东、辽宁、湖北、江苏五省"麻风病科研协作第一次会议"（江苏泰州，1973）上，与曹松年一起详细介绍麻风杆菌动物接种的各种有关的理论性和技术性问题，并开展技术操作的讲解与观摩。在1951年的《广州卫生》发表"广州市组织疗法702病例初步总结"，1960年的《中华皮肤科杂志》发表"带菌与不带菌的结核样型麻风对其接触者有无传染性的调查""麻风菌素的研究：Ⅰ. 关于稀释麻风菌素做光田氏试验的实用评价"，1962年《微生物学报》发表《用萤光显微镜鉴别麻风杆菌和结核杆菌》，1964年的《中华皮肤科杂志》发表"试用细胞化学方法观察氨苯砜（D.D.S.）对麻风分支菌所引起的变化""木瓜液消化漂浮查菌法及结核样型麻风患者带菌问题"，1965年《中华医学杂志》发表"用微生物学方法测定异烟肼在麻风患者体内失效的速度"等麻风论文。

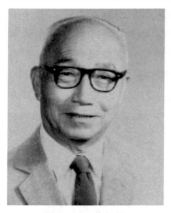

图16-8　蔡彭龄

蔡彭龄（字仰瞻，1908—2006），江苏泰州人。出身于中医世家，1927年毕业于泰州福音医院医训班，留校任放射科和医疗教学；抗战期间，自行开业；1950年，参加扬州专区中心卫生院（时在泰州）工作，奉派接管美国传教医生贝礼士在泰州的福音医院举办麻风门诊诊疗所，改名为"扬州专区中心卫生院麻风病门诊部"，地址在泰州小教场东南侧，有屋三间。1951年，参加尤家骏教授主持的"中央卫生部第一期麻风防治专修班"（1951年，济南）。1954年，政府投资18万元，其将门诊部改建为泰州市麻风病防治院，为该省最早建立麻风院之一。1956年起，受卫生厅委托，主持6期"麻风防治进修班"，培训学员120余名；曾在《中华皮肤科杂志》发表"传染性软疣样瘤型麻风的病例报告"（1959年），"反应性结核样型麻风10例分析报告"（1965年）等论文。20世纪80年代，曾致信马海德，为麻风基本消灭做出了贡献。

马海德（George Hatem，1910—1988），祖籍黎巴嫩，生于美国纽约州。著名的公共卫生、皮肤性病学专家，中国麻风防治事业开拓者之一。1933年毕业于日内瓦医科大学，获医学博士学位，同年赴中国上海行医。1936年经宋庆龄介绍参加中国工农红军，次年加入中国共产党。任第一方面军总部医生、中央军委卫生部医药顾问、华北军政大学外事学校医药顾问及教员。1950年6月24日，经内务部批准其为第一个加入新中国国籍的美国人。任卫生部参事、中国医学科学院皮肤性病研究所顾问、卫生部顾问；第五届全国政协委员，第六、七届全国政协常委；中国麻风防治研究中心主任，中国麻风防治协会首届理事会理事长和中国麻风福利基金会主席等职。主编《麻风防治手册》《麻风实验室手册》《麻风护理手册》。其先后荣获美国达米恩一杜顿麻风协会1982年度奖章、黎巴嫩国家勋章和美国1986年艾伯特一拉斯克医学奖、印度1987年国际甘地奖；1987年，获美国纽约州立大学布法罗分校名誉理学博

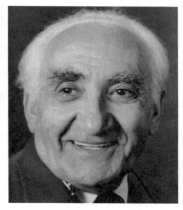

图16-9　马海德

士。1983年12月22日，"马海德来华工作50年庆祝大会"在北京人民大会堂举行，邓小平高度评价马海德为中国革命和建设所做出的贡献，1988年9月，卫生部授予其"新中国卫生事业的先驱"的荣誉称号。同年10月3日在京辞世，其夫人苏菲以他生前所获奖金于1989年设立"马海德基金会"，用以奖励全国在麻风防治、研究和管理方面做出贡献的杰出者。

白英华，曾用名鹏飞、福铭（1910—1990），满族，辽宁岫岩人。1938年10月参加革命，先后任司药、医生、卫生队长、军分区卫生处长、东满军区后方医院院长、安东省卫生科长。1948年10月，因患麻风携带家属入东北军区麻风隔离所（黑龙江省佳木斯市）。1950年8月7日，转至辽宁省庄河县小王岛麻风疗养院。1950年11月18日，东北卫生部任命白英华为该院负责人。先后任东北人民政府卫生部健康委员会小王岛疗养院、辽宁省麻风病院及旅大市麻风病防治院院长（至1968年5月8日），是辽宁省麻风病院创建人之一，1981年10月离休。任职期间，工作踏实，实事求是，积极发展专业防治队伍，努力改善医疗条件和休养环境，从孤岛隔离疗养，迁到陆地开展防治工作；挖掘传统医学验方，实行中西医结合治疗，送医送药，随访院外患者及家属；1956年，医院获省政府所授先进单位称号；1966年前，出院患者治愈率达82.2%，为辽宁省麻风防治事业做出了积极贡献。1990年11月，病逝于大连，享年80岁。

李家耿（1913—1993），安徽合肥人。1937年毕业于上海圣约翰大学医学院，获医学博士学位。任北京协和医院、苏州博习医院、上海同仁医院和中美医院皮肤科或内科医师。1947—1948年赴美国纽约市孟山勒医院研修皮肤病学，回国后，相继任上海第一劳工医院、宏仁医院及第六人民医院皮肤科主任。1956年始任上海麻风医院院长及名誉院长，组织全市麻风流行病学调查，指导和参与上海市麻风防治工作，建立基层防治机构，落实措施，使上海率先达到国家消灭麻风指标。任卫生部医学科学委员会皮肤病专题委员会委员、全国麻风病研究小组副组长（1957）、卫生部首届麻风专家咨询组副组长；1958年，斯胡曼班教研组主任兼翻译，培训麻风防治技术骨干和栋梁。1959—1964年，与中央皮

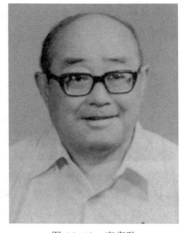

图16-10　李家耿

肤性病研究所等单位在江苏海安进行"麻风综合性防治措施现场研究"。1984年出席印度第12届国际麻风会议。首届《中华皮肤科杂志》编委，《中国麻风杂志》顾问；主编《麻风学》《麻风》《麻风图谱》《实用热带病学》等著作。曾在1987年第3期《中国麻风杂志》发表"上海市可在1990年前达到基本消灭麻风的指标"。

习仲勋（1913—2002），陕西富平县人。1949年9月任西北局第3书记兼西北军区政委，党委第一副书记。10月任中央人民政府委员，中国人民革命军事委员会委员。后历任中央宣传部部长，国务院秘书长。国务院副总理兼秘书长。"文革"受迫害，后任广东省委第一书记。5～7届全国人大常委会副委员长。1981年6月任中央书记处书记、兼全国人大法律委员会主任委员，11月兼全国人大法案委员会主任委员；1982年9月任中共12届中央委员、中央政治局委员、中央书记处书记；1988年4月，全国人大内务司法委员会主任委员。1985—1998年任中国麻风防治协会第1～3届理事会名誉理事长。1985年，为《中国麻风杂志》题写刊名，1985年11月25日中国麻风防治协会、福利基金会、防治研究中心成立大会暨中国第一届国际麻风学术交流会开幕之际，他向会议发出了贺电，"我衷心希望这次会议通过学术交流和友好往来，进一步推动我国麻风病防治工作的开展，并增强国际上的交流与合作，为消灭麻风病，造福全人类而做出贡献。"1988年为首届中国麻风护士节题词"全心全意为麻风患者服务"。

袁明忻（1914—2004），重庆开县人。1941年毕业于南京中央大学医学院，1941—1947年任南京中央大学医学院讲师，1947—1949年任四川省立医院代理皮肤科主任，1950—1960年任四川省人民医院医务部主任兼皮肤科主任（1958年，始在甘孜州泸定县磨西区省麻风院内筹建省皮研所）。1960年正式调入四川省皮肤病研究所工作，先后任副研究员、研究员、副所长、所长，1989年5月退休。曾任中华医学会皮肤科学会常务理事、全国麻风研究委员会委员等学术职务。袁明忻刻苦钻研业务，为四川省皮肤病性病特别是麻风防治工作培养一批骨干力量，带领性病麻风防治人员，深入现场和病家，检查治疗患者。完成与中国医科院皮研所合作的"胰蛋白酶及木瓜液消化漂浮法检查麻风杆菌"等科研课题。参编《皮肤性病防治手册》《麻风防治手册》等医学著作，发表论文80余篇。任《中华皮肤科杂志》《临床皮肤科杂志》《抗菌素杂志》《中国麻风杂志》《四川医学》等杂志编委，多次参加国际麻风学术会议。

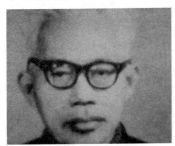

图16-11 俞慎初

俞慎初（1915—2002），福建福清人。出身中医世家，早年从秦伯未习医。1933年毕业于上海中医专业学校，1941年上海诚明文学院毕业。福建中医学院教授，当代中医学家，中医医史学家，教育家，国家级中医药专家，全国首批"继承老中医药专家学术经验指导"老师。任《现代医药》月刊主编、上海复兴中医专科学校教务主任。新中国成立后，历任福建省中医进修学校教务主任，福建中医学院医史教研室主任、教授，农工党第九届中央委员。从事临床、教学、科研60余年。擅长中医内科，兼通妇、儿科、中医药学、医史学。发表较高水平的学术论文160余篇，撰写专著20余部，1941年（民国三十年）6月出版《中国麻疯病学》，为人瞩目。

张南（1917—1977）1917年生于上海。我国麻风防治工作重要的奠基人和开拓者之一。

1939 年入上海圣约翰大学学习，1943 年获理学士学位，1946
年获医学博士学位。1948 年赴印度参加国际麻风协会举办的麻
风训练班学习，1949 年 6 月回福州，任闽北基督教麻风协会医
务主任，于当时的协和医院和柴井医院内创办福建省首批麻风
门诊。1950 年 7 月，首任福建省皮肤病性病防治院院长，直接
参与扩建和新建福州、莆田、仙游、古田、建瓯、南平、福
清、罗源、长乐和尤溪等 11 所皮防院，以及晋江、同安、上
杭、厦门、泉州等 15 个麻风门诊。1952—1957 年，为华东地
区及福建省举办四期麻风防治人员培训班；1958 年任斯胡曼班
教研组成员；在福建，率先组织采用中草药雷公藤治疗麻风反

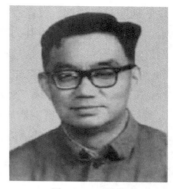

图 16-12　张南

应的研究，并取得成绩。在麻风分类学上在国内独树一帜，曾任《中华皮肤科杂志》编委、
全国性病麻风研究委员会副组长、全国麻风病研究小组副组长；先后编写《华东区麻风防治
人员训练班讲义》《福建省麻风防治人员训练班讲义》和《麻风讲义（上、下册）》等专著。
曾发表"局部涂用三氯醋酸对于麻风病皮损及细菌变化的疗效观察""促肾上腺皮质激素治疗
麻风反应二例报告""中西医结合综合治疗麻风病的初步总结""接线类麻风的初步观察（附
63 例病案报告）""玻璃醣碳基酶治疗麻风神经炎 11 例报告"等麻风论文。

　　施钦仁（Skinsnes Olaf Kristian，1917—1997），原籍美
国，1917 年生于河南信阳，患猩红热落下右腿残疾，18 岁赴
美国深造，1946 年获美国芝加哥大学医学博士学位，1947 年
获该校理学博士学位。1949 年接到山东齐鲁大学聘书，未能如
愿，滞留香港工作，开设西宁洲麻风医院，为麻风患者服务，
创建香港麻风协会，至 1958 年治愈 300 余名麻风患者，1960
年赴美国夏威夷 Kulopapa 岛为麻风患者服务，其足迹遍及印
度、韩国、泰国、巴基斯坦和日本等麻风流行国家。1968—
1978 年，荣任《国际麻风杂志》主编。1979 年，应邀中国中
山医科大学讲学，1984 年后定居中国，任中国麻风防治研究中

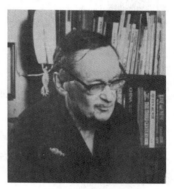

图 16-13　施钦仁

心顾问，《中国麻风杂志》副主编，中国麻风基金会顾问，WHO 顾问等职。在麻风病理学和免
疫学方面有很深的造诣。曾任中山医科大学博士研究生导师，为我国培养出第一位麻风学科
博士研究生；1987 年应江西省南康县邀请，授课麻风联合化疗学习班。1992 年 9 月 28 日，我
国外国专家局在北京授予其友谊奖和荣誉证书，以表彰其中国情和所做出的贡献。1997 年病
逝于美国，尊其遗嘱，骨灰一半在中国，一半在美国。

　　卢健民（1918—2003），生于河北盐山。毕业于哈尔滨医科大学。1935—1949 年，先后
在哈尔滨首善医院任助理医师，长春亚光医院、义和谦医院、武昌省立医院、汉口市立医院
皮肤科任住院医师，湖北省立郧县医院皮肤科主任，汉口市立医院皮肤科主治医师。1949 年
5 月 16 日，武汉市第一医院皮肤科任住院医师、主治医师，兼任门诊部主任及院工会主席。
1952 年，兼任武汉市麻风院第一任院长。1955 年任武汉市皮肤病防治所所长，同年加入中国
共产党，1988 年 5 月退休。先后任中国麻风防治协会理事、名誉理事；湖北省麻风防治协会
副理事长、名誉理事长；中国卫生部麻风性病专家咨询组成员。20 世纪 50 年代，筹建武汉市

皮肤病防治门诊部、黄花涝住院部、花山住院部、麻风研究室、麻风性病实验室。60 年代以后，协助组建湖北各市县的皮肤病防治机构。参加麻风普查普治，提出制定并实施了尽快控制麻风流行的综合防治措施；参与卫生部与中国麻风防治协会组织的全国麻风防治工作规划和治疗方案的编写制定工作，曾发表"武汉所见麻风 1280 例的类型及对分类基础条件应用的探讨""氨苯砜治疗麻风三十例初步报告""关于控制麻风传染的对策方面的探讨""关于麻风分类问题的几点意见""麻风的监测和防治质量考核""汉市防治麻风病的措施、效果及流行趋势的分析""麻风预防隔离措施的历史和现况"等论文 30 多篇，主编《麻风学》《古今中外话麻风》等著作。

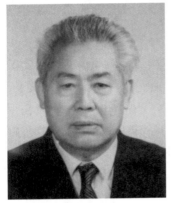

图 16-14　戴正启

戴正启（1918—2003），福建长汀人。1931 年 11 月，加入中国共产主义青年团，1932 年加入中国工农红军。抗日战争时期，历任鲁西军区卫生部三所所长、第二军分区卫生处处长、临时兵站医院副院长、院长等职。解放战争时期，历任晋冀鲁豫军区后方总医院二院院长兼政委、中原军区和平二院院长、第二野战军卫生部后方总医院院长等职。1949 年后，历任北京苏联红十字医院副院长、中央皮肤性病研究所副所长、党委书记等职。1969 年下放江西"五七"干校。1977 年后历任中国医学科学院药物研究所副所长、抗菌素研究所党委书记、中国医学科学院党委委员、院务委员会委员、中国麻风防治协会副理事长、顾问、中国麻风防治研究中心副主任、马海德基金会副理事长等职。1949 年到中国医科大学学习，1952 年毕业；1953 年底负责筹建中央皮肤性病研究所。重点开展防治研究性病、麻风，1956 年以卫生部麻风考察组组长身份，考察广东、陕西，协助卫生部起草"全国防治麻风规划"。1958 年赴江西宁都县开展麻风现场防治研究，并协助卫生部等在宁都召开"全国防治性病、麻风、头癣现场会"。1958 年他组织皮研所前往 8 个省开展麻风现场防治研究，取得良好成绩。该项研究成果获 1978 年全国科学大会奖。

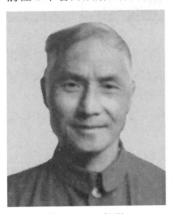

图 16-15　胡烈

胡烈（1919—2010），湖南省湘潭县人，早年就读于私塾，湘潭大学毕业后，于 19 世纪 40 年代初到昆明行医，在昆明景星镇卫生所任主任。1948 年 9 月，由国民党市政府任命兼任昆明麻风院院长。云南解放后，人民政府任命胡烈接管并担任"昆明市麻风病院"院长。1951 年 7 月到山东大学学习。1956 年 10 月，"昆明市麻风病院"改名为"昆明市金马疗养院"，胡烈仍任院长。1963 年，胡烈院长参加了全国在福州召开的首届麻风病学术会议，并首次提出了砜类药物的耐药现象。这也是国内首次提出的耐药菌株问题。1966 年，胡烈在医院创办了《麻风防治》双月刊，刊名由国务院副总理郭沫若题写，"文革"中停刊，1978 年复刊，同时改名为《皮肤病防治》，现已全国公开发行。胡烈"利福平（冲击疗法）对麻风杆菌作用研究"荣获市卫生局二等奖，"麻风杆菌小鼠足垫感染动物模型"获政府四等奖，市卫生局一等奖（1982 年）。胡烈自 20 世纪 60 年代开始，主持开办了十余期"麻风防治学习班"，为昆明市及全省培养了大批麻风防治专业人员。将一生都奉献给了麻风防治工作，是昆明市及云南省的麻风防治工作的奠基人。曾任昆明市第五、六届政协委员。享受国务院特殊津贴。

汪洋（1919—2008），山东淄博人。研究员。1944年毕业于满洲医科大学。曾任山东省皮肤病性病防治研究所所长，中国麻风防治协会第一、二、三届理事会理事、名誉理事，卫生部麻风防治咨询委员会委员，中华医学会皮肤科分会委员及山东省皮肤科分会副主任委员，《中华皮肤科杂志》及《山东医刊》杂志编委，日本癞（麻风）学会会员，山东省政协委员、民革山东省委四化工作委员会委员。在他主持皮研所的工作期间，在全省组织实施了"山东省1983—1992年麻风防治工作

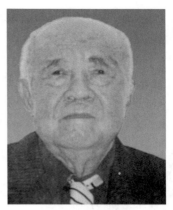

图16-16　汪洋

规划"，并主持制订了《山东省基本消灭麻风实施细则及验收办法》等防治技术性文件。为全省基本消灭麻风做出了重要贡献。1984年2月，他以中国代表团成员身份赴印度新德里，参加了第12届国际麻风会议、并随团做了短期考察。1985年3月，应邀参加了第58届日本麻风学会总会学术会议，在大会上宣读了"中国山东28年麻风流行病情况分析"论文，受到与会代表的赞扬。他先后发表"山东省麻风病28年的防治工作和流行情况的分析""胸腺素试治瘤型麻风的近期疗效观察""13例瘤型麻风接种死卡介苗的初步观察""界线种麻风二例报告"等论文30余篇，译文160余篇。他通晓日语，翻译《麻风学》《麻风眼病学》；参与编写了《实用皮肤病学》《皮肤病临床病理图谱》《山东预防医学历史经验》《中国现代医学》等著作。

刘牧之（1919—2004），吉林梨树人。1942年毕业于伪满长春法政大学。1951年6月任抗美援朝医疗队平凉荣军医院医师。参加尤家俊教授主持的"中央卫生部第一期麻风防治专修班"（1951年，济南），1952年2月1日，受派接收博德恩福音医院的麻风院，任代理院长兼医师。1952年初，负责新建吊滩乡松鸣岩麻风院刘牧之到该地建院工作，年底建成，1953年元月迁入新址。1953年10—12月举办甘南、临夏地区麻风学习班。多次跟随和协助尤家骏教授举办全国麻风专业医师进修班，为各地培养大批麻防专业技术骨干。参加尤家俊教授主持的"中央卫生部第一期麻风防治专修班"（1954年，济南）。多次深入山区参与麻风流行病学调查、接种卡介苗预防麻风等工作。1972年2月，参加省麻风普查队，8月奉调至新成立的甘南州卓尼疗养院，任卓尼疗养院副院长及甘南州政协委员、常委等职。先后在《中华皮肤科杂志》《皮肤病防治研究通讯》《慢性病防治研究通讯》、国外医学《皮肤病学分册》等专业杂志上，发表过"麻风在中国医学及历史上的记载""接种卡介苗预防麻风的初步探讨""封闭疗法治疗麻风患者发生的组织反应与溃疡""试用替彼松治疗麻风病14个月的综合报告""临床治愈麻风患者粗大神经病理变化的观察""三型麻风患者的临床症状"等20余篇论文和译文。

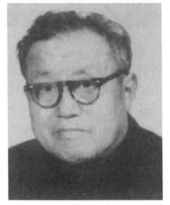

图16-17　金巩

金巩（1919—1992），辽宁大连旅顺口人。1954—1955年

任大连（猪岛）麻风防治所所长，为第一个登上中国蛇岛进行科学考察的中国人，1933年6月，即随日本老师对蛇岛进行考察。1955—1958年又率队对蛇岛进行了十四次考察。作为麻风医生，科考活动主要是捕蛇制药、医治麻风。蝮蛇粉治疗麻风之文献颇少见，其根据旅顺小竜岛居有10万条以上的蝮蛇，可利于治疗麻风。运用蝮蛇粉抑制麻风结节性反应15例当中，反应症状消失者12名，进步好转者2名，无效者1名。曾发表"试用旅顺小竜岛蝮蛇粉治疗麻风反应的初步报告""试用维生素B12治疗麻风反应的初步报告""蝮蛇酒治疗麻风病之初步报告"等论文。

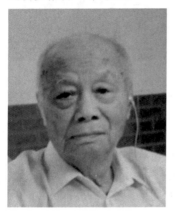

图 16-18　甲许南

甲许南（1920—2004），山东平阴人，中国共产党党员，1948年毕业于山东省立医学专科学校，就职于山东省立医院皮肤科，历任住院医师、主治医师。1952年奉调山东省第九康复医院（枣庄市皮肤病性病防治院前身）工作，任中华医学会山东分会皮肤科学会委员，中医医学会枣庄分会皮肤科学会主任委员、中国麻风防治协会山东分会理事。1953年，在滕县举办麻防专业人员学习班，培训麻风防治的骨干力量。1952年和1958年，两次参加由卫生部举办的麻防人员进修班学习。组织制订麻风院各项规章制度和有关医疗护理的技术要求，总结推广斯锑黑克治疗麻风反应神经痛，取得较好治疗效果，一度成为治疗麻风反应神经痛的首选药物。1956年，参加了卫生部组织的去广东陕西农村的麻风考察团，并参与了全国麻风防治规划的制订。

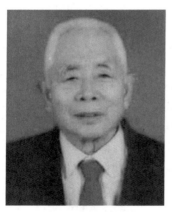

图 16-19　刘吾初

刘吾初（1924—?），广东东莞人，1945—1950年就读于中山大学医学院。毕业分配时，毅然申请去麻风院村工作。时在广东视察的马海德称赞："刘吾初为新中国大学生参加麻风工作第一人"。先后参加尤家俊教授主持的"中央卫生部第二期麻风防治专修班"（1954年，济南）、斯胡曼教授主持的"全国麻风防治专业医师进修班"（1958年，广州）1951年秋，来到东莞市郊的稍潭麻风院，开展0.25%普鲁卡因注射治疗急、慢性麻风皮肤反应和神经反应的疗效观察，在为期两年的临床实践中，取得可喜的疗效。1954年省卫生厅破格晋升其为主治医生。1964年4月28日—5月1日，其参加在佛山市召开"高等医学院校历届毕业生参加农村卫生工作积极分子座谈会"，受到中南局第一书记、中共广东省委第一书记陶铸、广东省省长陈郁等接见并合影。1972年，稍潭医院撤销，其毫不犹豫地选择赴东莞的泗安麻风专科医院，完成广东省麻风基本信息资料的整理。曾在有关期刊发表"泗安医院四年来入院患者临床观察分析""广东省麻风的复发调查——从几个方面看复发的严重性""金菊老残院麻风病复查报告""氨苯砜治疗麻风的服法和剂量问题""麻风病49例治愈报告""封闭疗法治疗麻风反应之初步报告""氨硫脲与大枫子油配成混悬剂治疗麻风25例初步效果报告""抗麻风药物临床试验治疗的研究方法""猴子接种麻风杆菌研究的一些体会""静脉注射苯丙砜治疗麻风病的初步经验附42例病案报告""东莞县12114例健康者结核菌素及麻风菌素试验结果的统计报告"等文章。

叶干运（1924—2013），福建福州人。研究员，博士研究
生导师，1991年享受国务院特殊津贴。1948年毕业于北京大
学医学院。历任中国医学科学院皮肤病研究所副所长、学术委
员会主任、顾问等职；兼任卫生部专家咨询委员会和麻风专家
咨询委员会主任委员、中国麻风防治协会理事长（第三届）、
名誉理事长（第四届）、中华医学会皮肤科分会常委、WHO专
家咨询委员、国际麻风学会理事、亚洲皮肤科学会理事等职；
全国第六、七届人大代表。参加斯胡曼教授主持的"全国麻风
防治专业医师进修班"（任班长，1958年，广州），长期从事
消灭性病和麻风防治研究工作，在防治策略、流行病学、临床

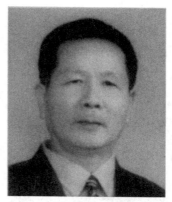

图 16-20　叶干运

诊疗、社会医学等方面取得研究成果，获国家科学进步奖、全国科学大会奖、卫生部科技进
步奖多项。主编《实用麻风学》等专著，在国内外发表"麻风血清学诊断的进展及其在免疫
流行病学的应用""荧光麻风抗体吸收试验及其应用""标准完整麻风菌素的制备""接种卡
介苗预防麻风病""麻风病的诊断和防治""麻风病社会医学研究（摘要）""我国对麻风病的
控制与监测""力争基本消灭麻风病"等论文60余篇，培养硕士、博士研究生8名。多次
参加国际学术会议和WHO麻风专家委员会会议，参与制订麻风联合化疗方案，予以推广
实施。

高鲁（1925—2008），山东诸城人。浙江省皮肤病防治研究所（浙江武康疗养院）主任医
师。1948年毕业于山东省立医学专科学校医疗专业。在青岛市立医院实习2个月后，借读浙
江医学院，派在广济医院实习，师从国际著名医学专家、77岁高龄马雅各博士，正式开始和
麻风患者接触。实习中，强大的责任感驱使其志愿"到人民最需要的地方去作医生"。病友受
其忘我工作之精神所感动，一致要求将他留在浙江杭州广济医院麻风分院工作。除麻风治疗
工作外，兼管广济肺病院的普通诊疗工作。开展浙江麻风的流行病学和社会性研究；结核病
与麻风之关联研究；大风子油皮内注射的技术改良研究。"麻风病的反应与治疗"，"绍兴县麻
风病流行概况"，"麻风联合化疗临床体会"等论文发表于《中华皮肤科杂志》《麻风防治简报》
《湖州医学》等刊物；记录整理"麻风病的免疫学——斯胡曼讲演""日本麻风病防治概
况——盐沼英之助讲演"发表于《中华医学杂志》。1950年，25岁的高鲁即成为医务模范，
事迹载于1950年6月中旬《杭州日报》"劳动模范介绍"版。2008年，因病逝世于浙江德清，
享年83岁。

康芳芬（1925—2008），江西南康人，中共党员。1950年6月江西医学专科学校医疗系
毕业。任宁冈县卫生院业务院长、江西省皮肤病专科医院医防科副科长、南康市皮防所麻防
工作负责人，赣州地区皮研所所长，主任医师，第七届全国人民代表大会代表。五十年代初，
开始对江西省原宁冈县麻风流行情况进行调查，1956年建立江西省第一个收治麻风患者的麻
风村。1957年上调到省里，1958年作为江西省皮肤病性病研究所、江西省皮肤病专科医院医
务科负责人，开展赣南南康、宁都等县麻风调查，发现麻风患者达2000多例。相继协助各地
市、县组建麻风防治专业机构，积极开展麻风调查工作。六十年代初，根据麻风防治理论，
结合自己多年的麻风防治实践，用两年时间，写成《实用麻风学》（后更名为《麻风学讲义》）

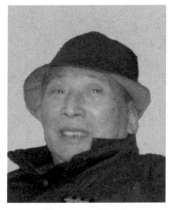

图 16-21 姚雨冰

1983 年、1987 年 分获"全国卫生先进工作者""全国麻风防治先进工作者"光荣称号；1992 年荣获第二届马海德基金奖。

姚雨冰（1926—2012），河北南宫人。新中国浙江省麻风防治事业的创始人和奠基者之一。1945 年 6 月，入华中医科大学（新四军）医科班学习，1946 年底毕业分配到新四军军部从事医疗工作，1948 年 3 月加入中国共产党。1951 年 5 月，遵照华东军政委员会指示，奉浙江省卫生厅和浙江省政府安排，负责筹建浙江省麻风病院（武康疗养院），年底建成，1952 年初投入使用，任副院长（主持全面工作），浙江省麻风病院代院长兼杭州广济麻风病院院长（1952—1954），浙江省麻风病一院、浙江省麻风病二院代院长（1954—1955），浙江省第六康复医院代院长等。其毕生致力于麻风防治事业的探索和实践，博学多才，治学严谨，编撰发表"华东麻风分类""浙江麻风大概""浙江绍兴麻风病流行概况""麻风病治疗的近代进展""麻风治疗中药汇编"等十数篇论著和多部《麻风防治》培训教材。

姚建军（1952—2006），原籍河北南宫，浙江杭州人。本科学历，眼科副主任医师，1968 年 3 月参加中国人民解放军，任南京 251 部队卫生员。1975 年 12 月进入省皮防所从事麻风防治工作，主要从事麻风的流行病学调查工作，麻风眼病的防治及麻风康复等工作，曾经至浙江大学附属第一医院及医科院皮研所专门进修眼科及麻风整形手术，1995 年 8 月以后，先后担任所党委委员、副所长、纪委书记、工会主席、党委书记等领导职务，牵头实施了中英麻风残疾预防康复合作项目（2000—2003），并与英国国际麻疯救济会合作开展了麻风患者社会经济康复合作项目（2000—2003）。曾举办过各类"麻风知识培训班"，"全国麻风眼科培训班"，"全国麻风病细菌检查培训班（2005）"等项目。1996 年获得了"马海德奖"。2005 年被聘为卫生部麻风专家咨询委员会委员。曾任中国麻风防治协会常务理事，在《印度麻风杂志》《中华皮肤科杂志》《中国麻风皮肤病杂志》《眼科研究》《浙江预防医学》等刊物发表"我国麻风眼病防治现状及其对策""麻风继发性白内障的外科治疗""标准视力卡的制作及使用""浙江省麻风病流行病学分析""运用 SF-36 表对浙江省麻风治愈者生存质量的调查""麻风康复患者的视残病因分析""兰溪市麻风健康教育的效果""使用医学心理学指导麻风康复工作"等 10 余篇论文。

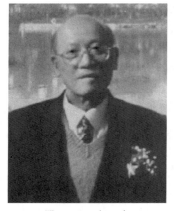

图 16-22 杨理合

杨理合（1928—2011），江西广丰人。1948 年 8 月，考进上海复旦大学生物系，1949 年 8 月，进大连医学院。1954 年分配到中央皮肤病性病研究所工作。参加斯胡曼教授主持的"全国麻风防治专业医师进修班"（任班长，1958 年，上海）；此后，受马海德指派带领医疗小组，走进贵州的麻风村。1960 年，在广东潮安开展麻风调查工作，并将发现的 1700 多名麻风患者集中进行治疗。常年奔波于全国各地，了解麻风防治进展、指导麻风防治工作、培训麻风防治人员。1985 年，参与建立"中国麻风防治研究中心"，并奉调该中心工作。1996 年 8 月 19 日，创建麻风受累者自治的组织——汉达康福协会，正式提出以四个康复——社会康复、心理康复、生理康复和经济康复作为汉达的服务宗旨。曾发表"中国麻风防治三十五年及展望""中国百万以上人口的城市中麻风的流行防治概况""广东省潮安县的麻风综合防治报告（1956—1984）""84 例多菌型完成 24 个月麻风联合化疗后，连续 5 年皮肤查菌结果分析""西藏麻风的流行与防治""中药治疗麻风病 133 例疗效调查报告"等论文。

苗宇培（1928—2005），吉林吉林人。1954 年毕业于大连医学院，1955 年调中央直属北京皮肤性病研究所（中国医科院皮研所）工作，从事麻风、性病、头癣等传染性皮肤病防治研究。1962 年初，调入云南省卫生防疫站皮肤性病防治科；1963 年代表云南省出席福州麻风防治专业会议，参与制定我国麻风防治规划及各项防治技术指标。1987 年任皮肤科主任医师。1981 年任云南省皮肤病防治研究所所长，任中国麻风防治协会理事、常务理事，卫生部麻风防治咨询组成员，中华医学会云南皮肤科分会副主任，云南中西医结合学会农村卫生人员学会理事，1992 年获国务院特殊津贴。长期深入云南各地调查麻风、性病疫情，培训麻风、性病骨干，开展麻风联合化疗，把毕生精力无私奉献给云南各族人民的卫生防病事业。

何达埙（1930—2000），湖南长沙人。"全国麻风防治工作先进个人"，享受国务院特殊津贴。1955 年 2 月同济医科大学医疗系毕业，分配到中央皮肤性病研究所，开始从事麻风防治工作。曾在江苏、广东等地开展麻风防治研究；1970 年 1月，去西藏江曲麻风院工作；1977 年 9 月调回中国医学科学院医学情报研究所、图书馆任研究员，1985 年 5 月任所长兼馆长，硕士研究生导师。完善《国外医学》40 个分册，创建《中国医学文摘》分册系统，建立中国 MEDLINE 检索中心。1988年 3 月，调中国麻风防治协会工作，历任首届理事会代理秘书长，第 2、3 届理事会副理事长兼秘书长，第 4 届理事会副理事长、《中国麻风皮肤病杂志》主编；中国科协第 4 届全委会委员、卫生部麻风专家咨询委员会委员；建议并设立中国麻协"麻风治疗"等 5 个专业委员会；

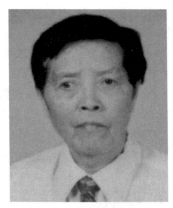

图 16-23　何达埙

创办编印《国外麻风资料文选》；组织编译《第 14 届国际麻风会议论文专题研讨会纪要汇编》《麻风眼病初级防护培训手册》《国际麻风防治流行病学会议论文汇编》《麻风防治指南》《麻风患者残疾的预防—实用指南》等书刊。翻译文章近 8 万字，审校译文达 70 多万字；为支持我国的麻风防治事业和宣传麻风的科普知识，邀请中央电视台记者一同到麻风村进行实地采访，在"世界防治麻风日"期间组织麻风治愈者登天安门，使我国的麻风防治工作产生轰动效应。

陈敏章（1931—1999），浙江杭州人。1949 年至 1955 年在上海震旦大学医学院医学系、上海第二医学院医疗系内科专业学习。先后任上海第二医学院助教、上海第二医学院附属广慈医院内科住院医师（1955—1956）；北京协和医院内科住院

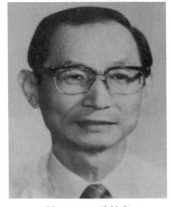

图 16-24　陈敏章

医师、内科总住院医师、代理主治医师、主治医师（1956—1964）；北京协和医院内科副主任、内科主治医师、副主任、副研究员（1965—1980）；北京协和医科大学副校长（1980—1983）；北京协和医院院长，中国医科院临床医学研究所所长、临床医学部主任（1983—1984）；卫生部副部长、党组副书记（1984—1987）；卫生部部长、党组书记（1987—1998）。在我国基本消灭麻风的攻坚阶段，任中国麻风防治协会第二届理事会理事长（1989）、第三届理事会名誉理事长（1994）。1988年9月，致信祝贺在荷兰海牙召开的"第十三届国际麻风会议"，并由我国代表团向大会宣读；为《中国麻风防治》中英文宣传画册题签，1993年9月，率中国代表团出席在美国奥兰多举行的"第十四届国际麻风大会"，并代表中国政府申办成功"第十五届国际麻风大会"。

张德屏（曾用名张德平，1931—1978），安徽寿县人。1955年毕业于北京医学院。中国医科院皮研所主治医师（1962）。大学毕业后，一直工作在麻风防治第一线，是该所麻风研究的主要骨干，深入到广东潮安、云南、河北保定、山东、苏北高邮泰县等科研现场；诊断疾病耐心细致，每份病历均详实记载着疾病类型、皮损大小、颜色和形态变化，绘有图形，方便复诊。其钻研学术，谦虚好读，尊重师长，团结同道，提携后辈，精通业务，尤擅英语，翻译、摘录、校对国外学术论文近70篇；"瘤型麻风坏死性反应""自愈麻风2749例""现代麻风免疫学的进展""牛皮癣及其治疗""麻风的诊断与治疗""药疹"等多篇论文发表于《中华皮肤科杂志》《性病麻风防研通讯》《国外医学—皮肤病学分册（现国际皮肤性病学杂志）》《中级医刊》《广西皮防通讯》《中国临床医生》《赤脚医生》等刊物，力作"耐氨苯砜麻风病例分析报告"载于《皮肤病防治研究通讯》1978年第二期，"本文报告了国内首次分离出耐氨苯砜菌株的麻风病例"；《实用麻风病学》主要撰写者；《江苏省麻风病流行病学调查分析》获1978年江苏省三等奖（第三完成人）；1978年10月，为该所第一批访问学者，赴英国伦敦Rees实验室（学习建立麻风动物模型），在和同道切磋语言与紧张准备期间，突发疾病，不幸英年早逝，年仅47岁。

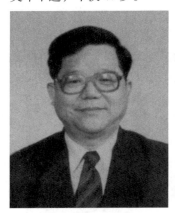

图16-25　邵康蔚

邵康蔚（1932—2003），福建建瓯人。1956年毕业于福建医学院，1984年获WHO奖学金赴比利时、印度留学。任福建省皮肤病性病防治院院长及名誉院长，主任医师，卫生部麻风和性病专家咨询委员会委员，中华医学会皮肤性病学分会委员及福建省分会主任委员，中国预防医学会理事及福建省分会主任委员，中国麻风防治协会常委，福建省第四至七届政协委员，《中华皮肤科杂志》《中国麻风杂志》等期刊编委。长期从事中国及福建省麻风、性病、头癣防治及研究，主编《麻风诊断和防治》等专著，发表近百篇学术论文，先后3次赴印度、荷兰及美国出席国际麻风大会并在会上宣读论文。组织并参与的"雷公藤中草药治疗皮肤病及麻风反应"和"麻风流行病学研究"获得全国医药卫生科学大会奖和省医药卫生一等奖。撰写以医学与文学相结合的科普文章400余篇，汇编成《医海夜话》。1991年获国务院特殊津贴，先后获马海德基金奖、全国先进工作者、福建省劳动模范及优秀专家。

纪宝宏（1936—2010），湖北黄梅人。1959年毕业于上海第一医学院。在上海市麻风防治院从事麻风临床和实验研究。1978年6月，与来沪的美国国立卫生研究院张耀德博士交流麻风学术。同年8月，任该院麻风研究室主任，兼任日本京都大学麻风研究客座教授。1979年受WHO资助开展氨苯砜耐药麻风的研究，国内首先建立人和鼠麻风菌动物感染模型和药物筛选试验方法的学者之一，相继报告在国内分离出经鼠足垫证实的原发性及继发性耐药麻风。1978—1982年，赴新德里、日内瓦、仰光、东京等地出席麻风的国际学术及工作会议，参访、考察欧美和日本等麻风研究。使用硫酰胺类、酚嗪类和利福平类药物，探索麻风药物交替和联合化学疗法；通过鼠麻风筛选200余种中西药物，尤以酚嗪Ⅰ号治疗麻风和抗麻风反应的效果良好；R-76-1（利福定）

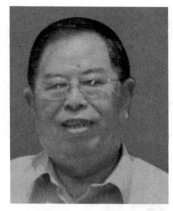

图16-26　纪宝宏

和甲肟利福霉素有明显的杀灭麻风菌作用。1984年4月，任上海市遵义医院院长，1985—1988年公派世界卫生组织工作；1989—1994年担任WHO官员和麻风化疗科学工作组（THELEP）指导委员会秘书；1989年受聘巴黎第六大学皮梯耶-利耶尔医学院微生物学教授，担任国际抗麻风协会联合会（ILEP）成员——法国佛勒豪麻风基金会（AFRF）科学顾问20多年。其毕生致力于麻风的临床、免疫、动物实验、化疗研究、疾病控制、康复和管理等研究，发表过60余篇专业文章。

刘国才（1937—1997），贵州毕节人。所长、副主任医师，享受国务院特殊津贴（1995）。1957年毕业于贵阳医士学校，分配至贵州省卫生厅医防科工作。参与筹建贵州省皮肤病防治研究所，1958年始一直在该所工作；中国麻风防治协会常务理事，卫生部麻风专家咨询组成员，中国麻风杂志编委，省麻风协会副理事长（兼秘书长），参加第12、13和14届国际麻风会议，任《卫生防疫人员的岗位考核指南》编委、《贵州省麻风防治手册》主编和《皮肤病性病实验》副主编，发表多篇论文。1995获马海德奖；其酷爱麻风事业，几乎踏遍贵州山山水水，对全省86个县市开展麻风流行病学调查；积极推进各地州市县皮防机构建立；主持建立毕节第二卫生学校，培养出一大批麻风专业技术人才；为使全省能在2000年达到基本消灭麻风的目标，与世界间组织协议，引进先进的技术、药品、医疗设备和交通工具。为实施国际麻疯救济会的康复项目，不顾身病体弱亲赴毕节高寒山区，因过度操劳而病发，于1997年1月19日不幸逝世，享年59岁。

周达生（1938—2012），江苏泰兴人。南京铁道医学院（现东南大学医学院）教授，硕士研究生导师，享受国务院特殊津贴。1962年上海第一医学院卫生系毕业至铁道部成都铁路局卫生防疫站，任卫生医师，1977年调任铁道部南京医学院卫生系任教，讲授"流行病学""卫生统计学""社会医学""医疗保险与卫生事业管理学"等多门课程，教学、科研并兼职学院研究生科科长，《中国社会医学杂志》首届编委会常务编委、《中国全科医学》特约编委等。著有《临床科研统计方法》《现代社会病》《卫生管理学教程》《心理统计学》《护理社会医学》等；发表有"重视开展我国的麻风社会医学的研究"（《中国社

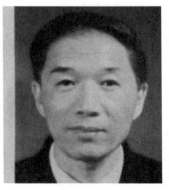

图16-27　周达生

会医学》，1985 年）、"国际麻风社会医学研究最新动态"（《国外医学社会医学分册》，1984 年）；1987 年，受中国医科院皮研所之邀，代表南京铁道医学院与江苏宝应县皮肤病防治院等共同合作，首次完成"中国麻风社会医学研究"项目，建立中国麻风社会医学分支，赶上和达到国际水平；该系统研究获得国家科技成果证书、卫生部科技进步奖。

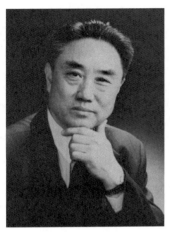

图 16-28 王立忠

王立忠（1940—2008）辽宁兴城人。1965 年 7 月毕业于沈阳医学院（现中国医科大学）医疗系。任卫生部办公厅秘书、副处长、副主任、妇幼卫生司副司长、地方病防治局副局长、人事司司长，中国红十字会党组书记、副会长、常务副会长、顾问等职。2002 年，当选为中国共产党第十六次全国代表大会代表 2001 年 11 月，当选为红十字会与红新月国际联合会领导委员会成员。2003 年 3 月担任政协第十届全国委员会委员。当选为中国麻风防治协会第五届理事会理事长（2003）、任《中国麻风皮肤病杂志》主编（2004）。作为全国政协委员，为我国麻风防治工作谏言献策；作为中国红十字会基金会理事长，为麻风患者募集医疗器械等物品；多次抱病深入麻风病院村，慰问麻风康复残老者及麻风防治人员，为中国麻风防治事业的进步和协会的发展积极贡献。

斯胡曼（S. Schujman），阿根廷人。阿根廷罗萨利欧医学院、加拉斯哥医院麻风科主任。1956 年 4 月，随阿根廷医学代表团来参观访问北京皮肤性病研究所，交流麻风诊断治疗学术。1957 年 10 月 10 日，在北京皮肤性病研究所报告"防治麻风的新概念"，后赴山东、江苏、浙江等地参观访问并交流学术，协作开展接种卡介苗预防麻风的研究试点。1957 年 11 月 19—22 日在济南举行座谈会，三次报告麻风专题学术。1958 年 1 月 14 日—1958 年 11 月，先后在广东、上海第一医学院主持"全国麻风防治专业医师进修班"，为全我国各省、市培养麻风防治专业骨干。曾在 1958 年的《中华医学杂志》发表"麻风病的免疫学""防治麻风病的新观念"，在 1959 年的《人民保健》发表"在麻风医院工作人员及其家属中体格检查和免疫学情况的调查研究""麻风菌素试验对临床各型麻风论断的价值"。

台镇元，南京市政协委员，南京青龙山麻风病院的创始人之一。1945 年 11 月间，受国民政府安徽卫生处委派，接收省立蚌埠病院，任院长。1951 年参加尤家骏主办第一届全国麻风病高级医师进修班，1961 年下半年，在南京市麻风防治院麻风病员中开展矫形、整形手术，近期疗效 96.7%，时居国内先进水平。[①] 曾在 1963 年 7 月 23 日举办的福建麻风学术会议上交流"在麻风患者中开展矫形整形手术的经验小结"论文。"在麻风病员中开展矫形整形手术初步经验"论文刊载于《中华医学杂志》[1964，50（11）：700-703]，并被《中华外科杂志》[1965，13（2）：190] 摘要转载。

①《南京市志》，第五节"医药卫生"。

第二节　主要的麻风刊物及专著

在现代中国麻风学科发展过程中，《中国麻风杂志》和《中华皮肤科杂志》为麻风学术交流和提高提供了一个良好交流平台。1952 年，在兰州举办的西北地区麻风防治专修班结束时，由尤家骏等编著印刷的第一本麻风教科书《麻风手册》，以及 20 世纪 80—90 年代马海德主编的《麻风防治手册》《麻风实验室工作手册》《麻风护理手册 》等为培养全国麻风基层防治人员发挥了重要作用。

一、主要的麻风专业期刊

（一）《中国麻风杂志》及《中国麻风皮肤病杂志》

1985 年 11 月，《中国麻风杂志》创刊（广东省期刊登记证第 304 号），由中国麻风防治协会、中国麻风防治研究中心出版，中国麻风杂志编辑委员会编辑，时为季刊。每年发行量 1000 册左右，部分为全国麻风防治单位赠送。历任主编：马海德、叶干运、李桓英，常务副主编赵西丁。

1999 年随中国麻风防治研究中心的下放，杂志面临更改主办单位的形势。中国麻风防治协会召开常务理事会，以投票的方式，在上海和山东中选择山东作为杂志新的主办合作单位。同年，科学技术部以国科发财字 1999 第 071 号文同意将《中国麻风杂志》更名为《中国麻风皮肤病杂志》，同意山东省皮肤病防治研究所作为《中国麻风皮肤病杂志》第二主办单位，将办刊地点由广东迁至山东，编辑部设在该研究所。1999—2000 为季刊，2001—2004 为双月刊，2005 年至今为月刊。历任主编：何达勋、肖梓仁、王立忠、张福仁，常务副主编赵天恩。

《中国麻风杂志》的发展史，是我国 1985 年后麻风学学科成长与发展的记录和见证。近 30 年来，《中国麻风杂志》设有论著、短篇论著、病例报告、综述与编译、继续医学教育、经验交流、中医中药、临床护理，实验室技术等栏目，内容涉及临床防治、继续医学教育、中医中药、临床护理、病例报告、技术与方法、卫生教育、防治措施管理、社会科学研究等方面，具有可读性、实践性、综合性、创造性。登载的文章反映、代表着我国麻风学科领域的学术水平和科研现状与趋势，对麻风、性病和皮肤病防治、临床诊疗、科研、继续医学教育、人才培养等发挥了作用。

《中国麻风杂志》中关于病例报告、医疗经验介绍，新药介绍，药物不良反应，临床误诊治疗，各类综合征等资料对临床疾病预防、诊断和治疗有相对的指导意义，同时为临床提供新理论、新技术和新知识，指导医务人员的临床实践。《中国麻风皮肤病杂志》亦着重注意解答医师在实际中的问题，设置有极具指导性的专栏文章。其中，文献综述反映国内外麻风领域的新知识、新技术及新进展，为麻风工作者提供不可多得的参考文献，对防治研究、学术交流有一定的理论指导意义与实践参考价值。医务人员可对此进行模仿、参照、验证、调整，取得相应的临床治疗效果。

《中国麻风杂志》介绍现代麻风及相关学科的新知识，使读者从其中汲取营养，丰富知识层次和知识结构。对促进学术交流及本学科的研究、促进争鸣、活跃学术气氛，加速消灭麻风都能起到推动作用。现在，《中国麻风皮肤病杂志》已成为我国皮肤科尤其是麻风学界百家争鸣的园地。根据统计，本杂志国家、省级机构科研院所的发文量占较大比例。

《中国麻风皮肤病杂志》及时传播麻风领域中的科研和临床实用的新理论、新知识、新技术、新方法，以继续教育的方式，不断更新传统的技术方法，改善麻风工作人员的知识结构。与省市医学会、麻风学会密切合作，借助相关活动推广继续教育项目，如"送医到基层""老专家义诊"等；与相关的医药企业合作，借助大型医药企业举办的各种学术活动、新药推广会议及在杂志封面上介绍新药、仪器等进行继续教育项目的推广工作；杂志编辑部自行组织专题学术会议，进行推广和宣传。

《中国麻风皮肤病杂志》是对现行的麻风类统编教材的补充和拓展，对于研究生教育上的优势尤其显著，为研究生进行相关领域研究提供最重要的资料来源；其具有规范的表达方式，可以引导研究生养成良好的思维表达习惯，并能为研究生提供进行麻风学术交流的平台；拓宽了麻风工作者的研究视野，为相关麻风工作和研究提供良好思路和重要依据。

据相关统计，从 1985 年到截至 2016 年第 47 卷第 2 期，《中国麻风皮肤病杂志》刊载麻风学科类论文 6500 篇。

（二）《中华皮肤科杂志》

1953 年 10 月 20 日，《中华皮肤科杂志》创刊，中央卫生部副部长、中华医学会总会会长傅连暲题写刊名，季刊。编辑者：中华医学会总会皮肤花柳科学会、中华皮肤科杂志编辑委员会；首任总编辑：北京医学院院长、中华医学会总会副会长兼皮肤花柳科学会主任委员胡传揆。出版者：人民卫生出版社。出版地：北京。1958 年改为双月刊。1960 年出版 3 期后停刊。1963 年 4 月复刊。1966 年出版 3 期后再次停刊。1980 年复刊，卫生部部长钱信忠重新题写原刊名，仍为季刊。编辑者：中华皮肤科杂志编辑委员会。出版者：中国医学科学院皮肤病研究所。出版地：江苏省泰州市。1986 年改为双月刊。2003 年改为月刊，现出版地：江苏省南京市，发行至今。

《中华皮肤科杂志》是中国大陆医疗卫生界最早刊登麻风学科类文章的核心期刊。胡传揆、王光超、杨国亮、尤家骏、于光元、叶干运等国内著名的皮肤病麻风学科大家和专业从事麻风防治研究工作的著名专家均有文献发表。1953 年创刊号即登载胡传揆"麻风学概论"、尤家骏"麻风讲座"和尤家骏、刘景祺"替彼松治疗麻风报告八病案"等三篇文章；1954 年第二卷登载关于麻风的知识讲座、病例报告、治疗经验、病例分析、译文、书评计 9 篇文章，每期均有刊录；1956 年《中华皮肤科杂志》第 1 期出版了一期麻风专号，1957 年第 1 期刊出尤家骏"读于光元同志'对麻风专号的意见'后提出的建议"、于光元"对尤家骏同志'读于光元对麻风专号的意见后提出的建议'的六点说明"、于光元"我对于 1956 年《中华皮肤科杂志（麻风专号）》的意见"等 3 篇对麻风专号的评论，提出有关意见和建议；1958 年第 4 期刊载："中国医学科学院皮肤性病研究所将近 60% 技术干部移向基层围歼性病麻风"的报道；1958 年第 4 期刊出杨国亮文章"大家行动起来共同为消灭麻风而奋斗"；1958 年第 6 期刊出胡传揆文章"鼓足干劲加速消灭性病和麻风"；1960 年第 3 期刊出了学术争鸣就"结核样麻风应否入村隔离"展开讨论；1963 年复刊后的第 2 期论著中首次出现武汉市麻风防治所刘坤等以动物为研究对象的研究报告"实验性结核病豚鼠麻风菌素反应的初步观察"，探讨结核与麻风的交叉免疫现象，从实验结果得出，"结核的感染，增加了机体对麻风的抵抗力"。亦是从此文始，《中华皮肤科杂志》逐渐有了实验室检查、病理检查及实验研究，探讨用实验方法诊断麻风等皮肤病方面的学术论文。1980 年复刊后的《中华皮肤科杂志》继续以科学的精神，注重刊物的出版是为了促进学术交流和学科发展，意识到基础理论的研究将在疾病的诊断和治疗中起到更为重要的作用。复刊后的栏目虽仍是论著、病例报告、经验介绍、综述等，但对疾病的病因及发病机制的研究内容有所增加。电子显微镜开始应用于观察各种皮肤病，探讨 HLA 与麻风、各种皮肤病包括麻风患者免疫功能、生化指标的测定，染色体异常、朗格汉斯细胞、细胞免疫、体液免疫、微循环等研究成为关注之热点。此后，《中华皮肤科杂志》刊载的麻风学术论著中，单纯的病例报道与分析减少，针对诊断与治疗、探讨病因及发病机制的科研论文日见增多，基础研究方见端倪。2000 年，为了真正实现"创建一个没有麻风的世界"，《中华皮肤科杂志》专门刊出一期增刊，集中登载了各地在麻风流行病学、发现患者方法、新发与复发病例分析、防治效果及科研方面的文章。《中华皮肤科杂志》所刊出的麻风论著为"全国控制和基本消灭麻风的策略、防治技术和措施研究"荣获国家科学技术进步一等奖提供了资料佐证。

据相关统计，截至 2014 年第 47 卷第 8 期，《中华皮肤科杂志》刊载麻风学科类论文 341 篇。

（三）《医学文摘》第十三分册《皮肤病学分册》与《国际皮肤性病学杂志》

1964 年 2 月 8 日，《医学文摘》第十三分册《皮肤病学分册》创刊（《国际皮肤性病学杂志》始名），由中国国外科学技术文献编译委员会、中国医学科学院情报研究室、中国医学科学院皮肤性病研究所联合主办，"皮肤性病学医学文摘编辑部"编辑，办刊地为北京，时为季刊，设有文摘栏目，分基础理论、新技术新方法、皮肤病、真菌病、职业皮肤病、麻风及性病 6 个子目。

1966 年，因"文革"停刊。1975 年复刊，刊名为《国外医学参考资料（皮肤病学分册）》，仍为季刊，由江苏皮肤病防治研究所主办，办刊地在江苏省泰州市。复刊后，除保留文摘栏目外，增设综述和译文栏目。

1979 年，第一期始更名为《国外医学皮肤病学分册》，由中国医学科学院皮肤病研究所主办。

1986 年，由季刊改为双月刊，主要栏目未变。

1993 年，第一期始更名为《国外医学皮肤性病学分册》，栏目不变，但增加了性传播疾病方面的内容。总编辑为叶干运。

1995 年，按国家有关规定将译文栏目改为编译，2003 年则取消了该栏目。

2001 年，该刊由 16 开本改为大 16 开本，重新设计了封面，纸张亦改为铜版纸和双胶纸，确保杂志的质量和美观。时任总编辑：徐文严。

2004 年成为中华医学会系列杂志，由中华医学会、中国医学科学院皮肤病研究所联合主办，封面套用中华医学会杂志社系列杂志的封面设计和版式。

2006 年，更名为《国际皮肤性病学杂志》，增设了专家论坛、论著、研究报道、临床经验、技术与方法、病例报告以及述评和讲座等栏目，刊登部分原创论文。2007 年取消文摘栏目，至此该刊已完全转向刊载综述、论著、研究报道、临床经验等文摘，栏目亦更加务实、鲜活而多样。2013 年 8 月始，王宝玺任总编辑。

据不完全统计，从 1975 年到 2014 年底，该刊发表编译麻风类文章 732 篇，为我国麻风学科的发展提供了大量的国内外信息资源。

（四）《皮肤病防治研究通讯》与《临床皮肤科杂志》

1972 年 4 月 10 日，《皮肤病防治研究通讯》创刊，主编：江苏皮肤病防治研究所（中国医科院皮研所下放江苏泰州时名）；编辑出版者：同前；出版地：江苏泰州邑庙街副一号。开卷创刊号即为"麻风病专辑"，除前言外，刊载有麻风防治专题报道 1 篇、经验总结 4 篇、治疗 10 篇、消息报道 4 篇、文摘 9 篇。1972 年，该刊出版第 1 卷计 4 期；1973 年，出版第二卷计 2 期；1974 年，出版第三卷计 3 期；1975 年，出版第四卷计 4 期；1975 年第四卷第三期发布"征订启事"：自 1975 年第三季度始，该刊改为季刊，由江苏省南京邮政局向全国发行，接受单位凭介绍信征订，每期人民币 0.30 元。1980 年 8 月 15 号，第 9 卷第 3 期封二刊载"本刊重要启事"，1981 年起更名。

1981 年第 10 卷第 1 期更名为：《临床皮肤科杂志》，季刊；编辑者：临床皮肤科杂志编辑委员会（地址：南京医学院附属医院皮肤科）；出版者：江苏医学杂志社（地址：南京汉中路 300 号）；印刷者：南京人民印刷厂；总发行处：南京邮政局；定购处：全国各地邮政局（江苏省期刊登记 23 号）；邮发代号：28 ~ 7；国内版定价：0.50 元。1983 年 2 月 15 日，第 12 卷第 1 期始，改为双月刊。

据不完全统计，从 1972 年到 2015 年底，该刊发表编译麻风类文章 366 篇，为我国麻风学科的发展提供了大量的麻风学术科研资源。

（五）《性病麻风防研工作》与《性病麻风防研通讯》

1958 年 8 月，中国医学科学院皮肤性病研究所在北京成立"性病、麻风、头癣防治研究组"；同年 10 月 31 日，主编创刊、出版《性病麻风防研工作》，"性病麻风防研工作"是中国医学科学院皮肤性病研究所主办的内部参考性质的刊物"，16 开 58 页，出版地：北京德胜门内甘水桥大街 23 号，至 1959 年 7 月，计刊出 4 期；1959 年 10 月，经卫生部批准更名为：《性病麻风防研通讯》（内部刊物），10 月 1 日总第 1 期创刊号面世，编辑出版者：全国性病麻风研究委员会，办公室地址：北京鼓楼甘水桥大街 23 号，16 开 72 页，全国相关性病麻风防治科研机构发行，至 1960 年 6 月，计刊出 5 期后停刊。

（六）《中国麻风防治简报》《中国麻风防治通讯》《中国麻风防治协会通讯》

中国麻风防治协会恢复成立后与中国麻风防治研究中心合编并发行内部刊物《中国麻风防治简报》，1985 年 12 月 26 日出版第 1 期。从 1990 年 7 月 15 日第 90 期起，改由中国麻协与卫生部卫生防疫司合编。1991 年 2 月申请了北京新闻出版署报刊出版准印证 Z0110-920198，从同年 2 月 15 日 97 期起更名为《中国麻风防治通讯》。1994 年 3 月决定该刊只由中国麻风防治协会编辑发行，从 1994 年 4 月 15 日第 135 期起更名《中国麻风防治协会通讯》。至 2015 年 12 月，均每月 1 期，共出版 395 期，一直无偿提供，现发至国内近 2000 个麻风防治单位。

（七）《麻风防治资讯》

系由卫生部疾病预防控制局，中国 CDC 麻风病控制中心及荷兰麻疯救济会主办的内部刊物，面向全国麻风防治工作者，每季出版一期。

（八）《汉达通讯》

系由广东汉达康福协会定期出版的内部刊物。地址：广州市天河区前进街丽都花园 A4 栋 D 梯 201。邮编：510660。该刊物受到国际理想协会及日本笹川纪念保健协力财团赞助。

二、麻风防治专业机构出版的其他相关刊物

（一）《岭南皮肤性病科杂志》及《皮肤性病诊疗学杂志》

为广东省皮肤病防治研究所出版，国内外公开发行的皮肤病专业季刊，双月刊，1994年9月28日创刊。设有多个栏目，主要读者对象为各级皮肤性病科的专业人员，2010年更名为：《皮肤性病诊疗学杂志》，由广东省皮肤性病防治中心、中华医学会广东分会皮肤科学会主办。国内统一刊号：44-1523/R。国际标准刊号：1009-8968。据不完全统计，从1994年创刊到2016年第3期，该刊发表编译麻风类文章188篇。

（二）《皮肤病防治》及《皮肤病与性病》

为云南省昆明市皮肤病防治院（昆明市金马疗养院），1978年出版的皮肤病专业内部刊物《皮防战线》（季刊），内部发行8年后，1985年转为全国公开发行。1985年12月19—25日，在昆明召开《皮肤病防治》杂志编委的第一次会议，确定名誉主编胡烈，顾问秦作梁，总编薛文昌。刊物面向基层麻风、皮肤病防治人员。《皮肤病防治》于1989年改名为《皮肤病与性病》，由昆明报业传媒集团主办。系由省科委、省新闻出版局上报国家新闻出版署批准的国内外公开发行的专科性杂志，为适应广大医务人员和专业人员的需要，内容以实用为主。设有栏目：论著、临床及实验研究、临床治疗经验、中西医结合的经验和成果、病例报告、专题综述、通俗讲座、美容整形、调查分析、性病之页、麻风之页、短篇报道、来稿摘登、流行病学资料、会议消息、信息通讯等。原为季刊，现为双月刊。据不完全统计，该刊从1978年创刊至2016年第1期共发表麻风论文628篇。

（三）《麻风防治资料》《皮肤病防治资料》及《山东省皮防简报》

中华医学会山东分会皮肤科学会及山东省皮肤性病防治所举办《麻风防治资料》，1966年停刊，1974年复刊，改名为《皮肤病防治资料》由山东省皮肤性病防治所出版，每年两期。

（四）广东省麻风防治机构主办相关刊物

广东省皮肤性病防治处1959年1月31日出版第1期《皮肤性病防治简报》，为月刊。广东省卫生厅皮肤性病防治处及中华医学会广州分会皮肤科学会1962年5月出版新1卷第1期《皮肤性病防治通讯》。

广东省卫生厅慢性病防治处不定期出版内部刊物《麻风通讯》。

广东省卫生局慢性病防治办公室编写《慢性病防治通讯》，曾经出版《慢性病防治通讯》《全国麻风病畸形手术矫治经验交流会资料选辑》，曾经刊载过中央军委聂荣臻副主席给卫生部长钱信忠的信（1979年6月4日）。

（五）《广西皮防通讯》

系由广西壮族自治区皮肤病防治研究所编编辑出版内部刊物。

（六）《安徽麻防通讯》

安徽省新河医院曾创办内部刊物《安徽麻防通讯》。

（七）《云南皮防》

CN-53-027/R，云南省皮肤病防治研究所、云南省麻风防治协会出版。自1989年创刊至2000年止，共出版18期，每期3000册。1992年，《云南皮防》在全国首次麻风性病宣传展评会上获得荣誉奖。1993年12月，《云南皮防》开展了首次优秀作品评奖活动，评出"学术园

地""防治措施""防治经验"及"通讯报道"4个栏目的优秀作品24篇。

（八）《云南省麻风病防治工作简报》

云南省疾病预防控制中心、云南省麻风防治协会编印。自2009年首次编印，每季度编印1期，每期8页，400本，截至2016年共编印了30期。共分为麻防要闻、疫情监测、简报和州（市）工作四个板块。《云南省麻风病防治工作简报》为通报麻风病防治工作信息，会员交流提供了平台。

（九）《文山州皮防简报》

由云南省文山州皮肤病防治所及文山州麻风防治协会编印，以报道文山州皮防工作开展情况和经验交流为主的内部刊物。自1989年创刊至今，每年编印4期。

（十）《浙江皮防通讯》及《浙江省皮肤病防治研究所（浙江省皮肤病医院）报》

《浙江皮防通讯》1983年5月创刊，由浙江省麻风防治协会主办，起初为季刊，后不定期出版，截至2002年5月共出版58期，发行30余万份，主要面向全省麻风、性病防治机构和卫生主管部门发行，重点宣传浙江麻风防治方面工作进展。2002年5月该刊由浙江省皮肤病防治研究所和浙江省麻风防治协会共同主办，改名为《浙江省皮肤病防治研究所（浙江省皮肤病医院）报》，该刊紧紧围绕浙江省麻风、皮肤病、性病防治研究工作编辑有关内容，以省所的有关医疗和防治工作为重点，2010年停刊，该刊物不定期出版，发行范围为全省各地政府、医疗、企业、学校、防治机构，每期发放7000份，共刊发18期。

此外，各省、直辖市、自治区的麻风防治单位内部编印的麻防通讯等不再一一列举。

三、现代重要的麻风专著

（一）《麻疯新知识》

何可编著，1950年10月出版第2版，广州市医师公会理事长徐日新为其题写书名1933年：7月出版第1版。

（二）《大麻风针灸特效疗法》

况乾五编著，1951年中国针灸学研究社出版（初版）。1939年，作者在成都师从承淡安研习针灸，运用"针灸出血、排毒、疏导经络、杀灭杆菌能治疗大麻风"的理论，在陕西南郑、洋县、城固一带，治愈不少患者。1951年5月，作者将积累的治疗经验集成编撰，其师作序文并充实内容出版。

（三）《中国癞病史》

赖尚和编著，1952年在台北自费出版。该书汇集其毕生研究麻风之成果。

（四）《麻风手册》

1952年9月20日在兰州举办的西北区麻风防治专修班结束时，甘肃省卫生厅请齐鲁大学医学院尤家骏教授、西安医学院邓云山大夫及甘肃刘牧之大夫，编著印刷了《麻风手册》，以备在工作中参考。省卫生厅刘允中厅长为该书作序，并指出："正确的知识教育了我们，麻风是可以预防和治疗的，并不可怕。"此系新中国第一本"麻风防治手册"。1954年2月17日，该书由省麻风第一院（后名省和政疗养院）增订再版、甘肃省麻风防治协会筹备处出版。省麻风第一院院长刘牧之医师作再版序，并由卫生部统一分发至全国各省麻风防治机构。

（五）《麻风学概论》

尤家骏编著，华东医务生活社出版。1953年3月出版。1950年8月，中央人民政府卫生部召开第一届全国卫生会议，决定了面向工农，预防为主，团结中西医三大原则。1951年春，召开防疫专业会议，对麻风防治的方法拟出了具体实施步骤。同年秋，中央卫生部调集各地医师24人，在济南麻风院开办了麻风防治专业进修班，尤家骏教授授主其事，并编辑该书。本书共分13章122页，根据中国材料并参考外文书籍杂志编写而成。书中插图甚多，全取材于我国，对麻风诊断极有帮助。麻风的分类、治疗及流行病学等章（即五、九、十二章），是完全根据第五次国际麻风大会的议决案写的，分类及各次类的症状比较原文详细些，其他两章则完全由原文译出。一、二、三、四、六、七、八、十、十一、十三章10章，是参考《柯氏实用麻风教科书》（1947年）及《毛氏麻风学》（1946年彩版，1948年再版）而写的。另外参考《国际麻风杂志》（所采取的卷数页数都写在书内）、1950年山东卫生厅调查麻风报告、1951年中央卫生部防疫专业会议议案及各地区关于麻风的报告。关于我国各麻风院的治疗情况，是根据广州中山大学李挺教授、杭州麻风院主治医师高鲁同志以及济南院所供给的经验而写的。在第五次国际麻风会议时所遇见的麻风专家很多，特别是柯氏、毛氏、印度代表团、夏威夷的少年麻风专家阿氏、加尔福尼亚麻风院的专家等；关于此次交流的经验，其要者也都写在这本书内。所有图片60幅是尤家骏在济南麻风院历年来所拍摄的各类麻风患者的照片、病理照片及其他常见的与麻风相似的皮肤病照片中选择出来的。

（六）《麻风学》

于光元编著。华东医务生活社1958年8月出版。1951年3月，华东区军政委员会卫生部举行防疫专业会议，讨论了麻风的防治工作，明确了从调查着手，推动和展开防治工作思路。根据需要，上海同济大学医学院皮肤科于光元教授汇集了相关文献和个人对于麻风将近三十年的经验写成了这本书。该书包括关于麻风的病理，预防和最新的治疗问题，特别着重预防。供麻风工作者一般医务工作和各医学院参考之用，也可以作为麻风防治训练班的教本。该书分为总论；麻风的分类、病状及病理；麻风的诊断及预防；麻风的预防调查及治疗四个章节，6万字，四十余幅图法。

（七）《新麻风学简编》

尤家骏主编，山东人民出版社1957年3月出版。该书为1949年以后最早的一部麻风学专著。后经修改补充，改名为《麻风学简编》，于1959年重新出版。全书112页，分12章，全面阐述了麻风的病原学、流行病学、症候学、诊断和治疗学，附图谱42幅、文图并茂，深入浅出，是广大医务人员学习麻风知识，掌握诊疗技术的一部重要参考书。

（八）《麻风图谱》

杨国亮、尤家骏主编。第一版由人民卫生出版社1959年12月出版。该书154页，载有242幅有代表性的麻风照片，分临床、X线肢骨检查、病理三部分。分类排列，附以说明。各图片的详细解说亦分类集中，自成系统。主要是供临床医务工作者，尤其是麻风防治工作人员参考。

（九）《性病、麻风、雅司病防治手册》

由胡传揆任总编辑，人民卫生出版社1957年6月出版。共140页，12万2千字。本书专论性病、麻风及在我国部分地区流行的雅司病，从各病的病因、症状、病例、诊断、检验方法起，以及特别注重的防治方法，都有适当的叙述。书内并规划出如何根据国家的保健政策，定出有关防治的方针和任务，可供性病麻风防治工作者及一般卫生人员在防治工作中有关调查方法、检查诊断、治疗技术和预防措施等方面的参考。麻风为第三章，分麻风的传染与流行、麻风的分型及其主要症状、麻风的检查和诊断方法、麻风的治疗、麻风的预防五节进行阐述。

（十）《苏联麻风考察团讲演选集》

孙纹绢、何达埙译，人民卫生出版社 1959 年 8 月出版。全书 64 页。1958 年冬，由苏联麻风学专家组成的麻风考察团前来我国访问，在广州等地为我国麻风防治工作者作了一系列的讲演。内容简明扼要，切合实际应用，篇幅虽然不多，但对于有关麻风防治工作的重要问题，如流行病学、临床学、诊断学、预防、治疗以及防治机构的组成形式等，都有扼要的叙述，包括苏联多年来麻风防治工作者在这方面的宝贵经验。本书供麻风防治工作者学习之用。此外，也供麻风地区的一般医师参考。

（十一）《麻风病的防治》

叶干运编，1959 年 11 月人民卫生出版社出版，38 页，为中级医务人员参考丛书，该书全面介绍了麻风病原、传染条件、病型、症状、诊断、治疗和地区的防治措施，其中对于诊断，中西医治疗方法和防治措施三部分，介绍尤其详细，文字深入浅出，切合实际。

（十二）《麻风防治手册》

尤家骏主编，人民卫生出版社 1961 年 5 月出版。该书为卫生部医疗预防司组织编写的。147 页，共 10 万 4 千字，书中除介绍麻风的病原、传染因素和发病机制外，着重阐述了麻风各类症状、检查、诊断及中西医结合治疗方法。另外还对麻风的预防、宣传教育、流行病学调查、麻风院（村）建设和管理等方面作了建设性介绍，该书分四个部分，分别为：有关麻风病基础理论的概念，麻风的症状及检查诊断方法，麻风的治疗，麻风的预防，还附黑白照片 20 幅，供基层防治人员参考学习。

（十三）《麻风学》

佐藤三郎、谷村忠保、樱跟太郎著。汪洋译，赵西丁校。山东省皮肤病防治所和青岛市麻风防治院 1962 年内部出版。本书为《日本皮肤科全书》的第九卷第一册，出版于 1954 年，为基础理论和临床两部分，全面地论述了麻风学的各个方面，尤其是在"麻风菌的培养和动物接种"一章中收集了大量的研究资料，在血清、免疫、病理和临床方面亦均有详细的描述。作者不仅勾画了这一学科的概貌，更从其历史方面展示了今后的发展方向。此外，书中引述我国古医籍中有关麻风之记载不少，并倍加称道，是为国外其他同类书所不及。

（十四）《麻风病学》

穆瑞伍、李家耿主编，卢健民、叶干运审阅，山东科学技术出版社 1980 年 4 月第一版。该书 282 页，共分十三章，主要介绍了麻风原菌、麻风免疫、病理、传染与流行、以及麻风的分类、症状、诊断与鉴别诊断等知识。以基础理论和临床诊疗技术并重，并注意吸收了国内外科学研究和防治措施的新经验、新成就，文字通俗易懂，还附有部分技术插图，可供专业技术人员和基层医务工作者参考。

（十五）《麻风》

丘钜世、刘子君、李家耿、陈家琨、凌绍贤主编，上海科学技术出版社 1983 年 10 月出版，该书编写注意理论联系实际，总结防治工作经验，又特别着重于麻风基础理论研究的论述，包括麻风病原学，病理学和临床学三部分，全书 337 页，特别反映了中山医学院病理教研室多年来收集的大量麻风病人尸体解剖和活检资料,这是本书的一大特色。

（十六）《麻风病防治》

广东省皮肤病防治院编,人民卫生出版社 1976 年 9 月出版,全书 156 页,11 万字,共分 11 章,分为基础理论,防治措施和方法以及临床等三个部分,主要供县、公社级医药卫生人员和基层麻风防治人员参考。

（十七）《实用麻风病学》

由《实用麻风病学》编写组编,江苏人民出版社 1976 年 12 月出版,全书 417 页,编写单位有江苏皮肤病防治研究所、泰州市麻风病防治院、南京市青龙山医院、海安县创新医院、南通医学院附属医院等,以临床诊疗技术和预防措施为重点,同时介绍了有关的基础理论和科研工作的新进展,供广大麻风防治人员及有关临床各科医务人员参考。全书共分 16 章。

（十八）《麻风防治手册》

马海德（Dr. G. Hatem）主编,江苏科学技术出版社 1989 年 5 月由日本笹川纪念保健协力财团赞助出版。1981 年召开的全国第二次麻风防治工作会议明确提出"在本世纪末全国实现基本消灭麻风"的目标,这是一项十分艰巨而又具有重大历史意义的光荣任务。为了把各项防治措施真正地落到实处,取得实效。著名麻风学专家马海德博士担任主编,组织有关专家编写了这本《麻风防治手册》。目的在于促进我国麻风防治工作的深入开展,提高麻风防治专业人员和基层防治人员的业务水平,统一必要的技术标准与操作方法,为在我国早日基本消灭麻风做出贡献。本书容简明扼要,切实可行,侧重实用,面向基层。同时,为了便于参考,也将近年来麻风学的新进展、新理论编入有关章节中。

（十九）《麻风实验室工作手册》

马海德主编,科学普及出版社 1990 年 10 月出版。全书 365800 字,共 14 章,本书由中华人民共和国卫生部卫生防疫司、中国麻风防治协会组织有关专家编撰而成,日本笹川纪念保健协力财团赞助出版。该书重点介绍了当前国内外麻风实验室各种检查技术的操作方法,规范标准,试验原理、临床意义、试剂配制、注意事项等。内容侧重于实际应用、便于基层防治单位及麻风科研机构使用,也可供医学院校教学时参考。

（二十）《麻风护理手册 》

马海德主编,科学普及出版社 1990 年 10 月出版。本书由中国麻风防治协会组织有关专家编撰而成。该书遵循现代护理学的基本理论。总结我国麻风防治临床经验。介绍了具有我国特点的社会防治、康复护理、心理护理和麻风患者的责任制护理—门诊病房护理等内容,为从事麻风护理专业工作者,提供了一本护理规范性书籍。

（二十一）《麻风理疗手册》

张国成编著,中原农民出版社 1995 年 3 月出版。该书由叶干运教授作序。是一本理论联系实际,适用基层麻风防治人员使用的工具书。该书涉及麻风周围神经炎,麻风导致的各种畸形与残疾的认识和处理,常用的理疗技术,修复手术前后的理疗方法等。内容简明扼要、实用、并附有较多图表、图文结合,使读者一目了然,便于操作。正式出版这方面专著当时在国内属于首见,对各地开展麻风畸残预防起到积极作用。

（二十二）《麻风患者残疾的预防—实用指南》

人民卫生出版社 1998 年 6 月出版。这本实用指南的依据是世界卫生组织关于麻风残疾预防和康复的专家咨询会（1987 年 3 月 9 日—11 日，日内瓦）提出的建议。由 Dr. H. Srinivasan 写出了初稿和图解。为了有助于开展这项工作，在世界卫生组织同意下，在日本笹川纪念保健协力财团、英国国际麻疯救济会和荷兰麻风协会的赞助下，中国麻风防治协会组织何达埙等专家翻译出版该书。该书内容丰富、全面具体，对麻风周围神经损害、致残的机理、各种畸残的临床变化与检测，特别是对预防措施、防护用具、矫治办法以及自我护理等方面，都作了详细的讲解，并配合大量的示意图，易学易懂，便于掌握和运用，尤其是对工作在麻风防治第一线的医务人员，有助于提高对麻风畸残重要性的认识，熟悉预防畸残发生的技能，了解麻风康复工作的方法，当能运用到日常防治工作中。

（二十三）《新编麻风学》

沈进进主编，第二军医大学出版社 2001 年 7 月出版，全书 160 页，共 10 章，本书系作者总结多年麻风防治工作经验及参考国内外最新文献资料的基础上编写的麻风专业著作，全面系统地介绍了麻风的发病机制、临床表现、诊疗技术、康复手段、防治措施等有关知识。其介绍的麻风健康教育，社区参与，社会康复较有先进性。

（二十四）《麻风防治手册》

陈贤义等主编，科学出版社出版。2002 年 2 月第一版，2005 年 4 月第四次印刷。该书面向基层、侧重实用，简明扼要，图文并茂，并能指导现场防治工作，提高防治人员的业务水平，统一必要的技术标准和操作方法，促进我国麻风防治工作的持续发展。适合各级卫生行政干部、麻风防治及管理人员、卫生防疫人员、皮肤科医师、基层医务人员、医学教学工作者及医学生使用。

（二十五）《麻风和其他分枝杆菌感染》

沈建平、张国成主编，江苏科学技术出版社 2005 出版，荷兰麻疯救济会资助出版，全书 280 页，本书介绍麻风和其他分枝杆菌感染的防治知识，内分"总论""麻风杆菌感染""结核杆菌感染""其他分枝杆菌感染"4 章。其内容新颖，注重实用，面向基层，主要从临床，治疗和流行病学角度阐述分枝杆菌感染。

（二十六）《看图辨病——麻风》

中国麻风防治协会编，人民卫生出版社 2006 年 1 月出版。本书由原卫生部党组副书记、副部长王陇德作序，经李桓英、陈家琨、赵天恩审核，潘春枝、申鹏章负责编辑，由世川纪念保健协力财团资助，《中国麻风皮肤病杂志》编辑部、山东省、四川省贵州省皮肤病防治研究所、江西省麻风指导组、青海省健康教育所等提供真实的图片。本书以面向基层，侧重实用为原则；言简意赅、深入浅出，以条目和图片为主，介绍麻风各型的早期皮肤损害和神经症状，并与其他常见皮肤病相鉴别，易于读者理解而开卷得益。作为科普刊物，同样可以作为医学院校和各大医院皮肤科医生的工具书。该书出版，适逢中国麻风防治协会恢复成立 20 周年，以此为献礼。

（二十七）《现代麻风病学》

李文忠主编，上海科学技术出版社 2006 年 8 月出版。为了发展我国麻风防治和研究工作，加速全国基本消灭麻风的进程，根据从事麻风防治、研究和教学的医务人员及相关的皮肤科临床工作者的要求，特编写了这本比较系统、实用、能反映近年来最新进展且又适合我国情况的麻风学参考书。本书共分 17 章，附实验、临床和病理图片 100 余幅。由老、中、青专家根据长期临床防治和研究经验，并参考国内外文献编撰而成。内容较系统全面，力求切合我国麻风防治实际，反映国内外临床防治研究的最新进展，同时也反映各家学说，是一本适用于皮肤科医师，尤其是从事麻风防治、研究和教学的中高级医务人员阅读的参考书，对其他有关学科也有一定的参考价值。

（二十八）《实用麻风防治手册》

魏中和、丁忠普编著，200页，2006年10月湖南科学技术出版社出版，本书详细介绍了麻风的简史、细菌学、病理学、分类、诊断与鉴别诊断、麻风反应与处理、麻风的治疗、畸残的康复及护理、疫情监测、麻风的社会医学和管理。因其反映了麻风的防治最新进展，具有科学性、实用性、易操作性，是麻风防治专业人员，特别是基层医务人员必备的参考。

（二十九）《麻风病防治ABC》

郑寿贵、尤卫平、郑伟主编，2006年12月由浙江科学技术出版社出版，面向基层防治人员，共49页，分4章，本书主要介绍了麻风病的一般知识、如何早期发现麻风、如何早期治疗麻风、如何预防麻风。图文结合是其特色。

（三十）《基层医生麻风病防治手册》

沈建平，严良斌编著，62页，江苏科学技术出版社2010年7月出版，本书以图文并茂的形式介绍了麻风的流行特征、分类、临床表现、诊断、鉴别诊断、治疗、反应处理、畸残预防等内容。适合基层防治医生使用。

（三十一）《麻风病学学科发展报告（2010—2011）》

中国科协技术出版社2011年4月出版。受中国科学技术协会的委托，由中国工程院副院长、中国医学科学院院长刘德培院士任顾问，张国成教授任首席科学家，中国麻风防治协会组织21名专家编撰成该书。《麻风学学科发展报告》含综合报告和7个专题报告，每个报告的整体框架均按照学科现状、研究成果、存在问题以及发展趋势等部分构成，对近几年来我国麻风学学科的发展做了全面的回顾和总结，根据世界卫生组织2010年第8次麻风专家委员会会议提出的2020年全球麻风防治规划，结合我国麻风防治情况，提出今后麻风防治工作的建议和展望。该报告具有思想清晰、语言简洁、重点突出、综合性强等特点，涵盖近几年麻风学科国内外最新进展、实践应用及研究动态，体现了麻风学科进展的科学性、前瞻性。

（三十二）《云南省麻风病防治简明手册》

主编胡守敬，副主编熊立，云南人民出版社2012年3月出版。该书作为麻风防治专业人员、管理人员、皮肤科医师、乡村医生等麻风防治工作指南。

（三十三）《全国消除麻风危害规划实施工作指南2012年版》

张国成等主编，江苏科学技术出版社2013年3月出版。该书以全面落实《全国消除麻风危害规划》为目标，详细论及我国麻风现状、目标和策略、防治业务服务体系、实验室检查、病例发现和治疗、麻风反应及处理、畸残预防与康复、病例管理、药品管理、健康教育、培训、督导与评估、信息管理等内容，力求使广大麻风防治管理人员能更好地了解麻风控制相关政策与措施，掌握麻风控制的基本知识，提高开展麻风预防和控制的综合能力。

（三十四）《麻风：一种疾病的医疗社会史》

梁其姿著，朱慧颖翻译，商务印书馆2013年5月出版，该书首先从包括该疾病的描述在内的帝制时代的典型记录入手，进而追踪了该疾病与中国社会、政治领域的关系；宗教传统和不断演化的医学话语。作者还将麻风本身的历史置于殖民主义、种族政治学以及"帝国危机"的全球性大背景中来加以考察。该书将中国关于麻风病的历史经验和公共卫生的大历史以及西方医学权力体制联系起来,从中探索中国对待疾病的中西视野中的文化和政治含义,是一部具有划时代意义的麻风医疗社会史巨著。

（三十五）《中国首家麻风医院：北海普仁医院医史再发现》

刘喜松著,广西人民出版社 2014 年 5 月出版。该书是国内第一部纪录麻风医史学术专著。

该书作者为将第一手麻风资料刊载入书,数次赴英国档案馆搜集 1840 年至 1952 年北海普仁麻风院散佚和尘封的史料,从这些史料中层层剥离出麻风医史精华,又从国内外麻风医史著作中找寻北海百年普仁麻风医史的脉络,将这些史料逐一梳理成章。该书与同类书籍显著不同的特点是在第一章和第二章详细交代了麻风近代发生的时代背景、国际背景以及一些社会文化因素与麻风治疗的互动;第三章至第五章详细的将百年前治疗麻风的思维、技术、设备与现代诊治方法比对、衡量,从中得出属于历史也属于现代的有人文色彩的结论,同时,对北海普仁麻风医院近代麻风防治历程和其中规律性的东西等都进行了阐述揭示,从北海普仁麻风医院这个独特视角对当时中国整个社会政治,文化,经济,卫生等方面都有所反映。该书独家持有大量首次披露于世的史料,图片,全景式地记述了中国首家麻风医院在广西、北海建立、发展、疗治病患的过程,用翔实真切的笔触描写了西方先进文化与东方古老文明融会贯通后造福社会、恩惠于民众的历史场景。

作者还著有《提灯女神的笑靥：北海普仁医院百年护理史略》,广西人民出版社 2015 年 6 月出版,书中刊有大量护理麻风患者的实例。

（三十六）《麻风病诊断与鉴别诊断图谱》

杨荣德、龙恒等编著。云南科技出版社 2015 年 7 月出版。该图谱以图文形式阐述了麻风诊断与常见皮肤病的鉴别诊断,内容系统,可读性强,开卷得益,是基层卫生防患者难得的工具书。

第十七章 中国麻风学科的评价、趋势与展望

中国麻风学科是在面对着我国麻风流行的现实情势下，经过广大医家及防治工作者的共同实践探索以及与西方现代麻风学科思想相互交融而产生的一门学科，中国麻风学科的产生与发展带有很强的任务导向，是服务于中国麻风防病治病的实际需要，面对着今后中国麻风疾病负担性质的新变化，中国麻风学科只有不断优化麻风学科的人才队伍，开展具有创新思想和交叉领域的研究项目，加强对于麻风学科发展起突破性作用的麻风理论和方法探讨，加强对于中国麻风防治特有的麻风防治问题的研究，加强学科综合交叉和国际化步伐，在麻风学科发展的广度和深度上都有所突破，才能在彻底解决中国麻风问题的实践中找到学科未来可持续发展的道路。

第一节 学科评价

中国麻风学科的萌芽、建构和发展经历了一个较为漫长的历史过程，它来源于中国古代医家对于麻风救治的长期实践，同时又深深受到19世纪中期开始的西方现代麻风学科思想的影响，随着20世纪上半叶中华麻疯救济会的成立以及全国性麻风救治运动的开展，中国麻风学科在知识层面和社会层面基本完成了建制化，新中国成立以后我国大规模麻风防治运动的展开及大批麻风防治科研机构的建立，使我国麻风学科进一步得到了发展。进入21世纪，麻风一体化的控制体系建设以及麻风学科与分子生物学、康复学、社会学、历史学等学科的交叉融合日益加深，不断丰富发展着麻风学科的理论体系和职业化、建制化进程。

一、古代麻风学科的萌芽

我国古代积累了丰富的麻风防治知识，在战国秦汉时代，在中医古籍《内经》《神农本草经》《金匮要略》中已经有了对麻风的初步认识，并提出了麻风病因的"风"的概念，还探索出了使用针刺放血的疗法，并出现了我国最早的以矿物药为主的"治大风方"用于临床；到了晋隋唐时代，对于麻风的认识已经比较详尽，有关麻风的论述散见于晋代葛洪的《肘后备急方》、隋代巢元方《诸病源候论》、唐代孙思邈《千金要方》与《千金翼方》及王焘《外台秘要》，这个时代提出了麻风病因的"虫"的学说，对于麻风也开始分为"恶风候"与"诸癞候"两类，麻风药物疗法逐渐发展，如《外台秘要》记载用单味葎草治疗麻风，唐代柳宗元《捕蛇者说》中用蛇治疗麻风等，医圣孙思邈堪称世界上最早的麻风专家，他亲手治疗过600

多例麻风患者；到了宋元明清时代，我国麻风学科发展到一个新的高度，在宋代陈言及明代沈之问等医家倡导下，麻风传染的观念已经得到确立，大风子开始在我国得到一定程度使用，麻风辨证论治思想得以普及，特别是明代沈之问的《解围元薮》，薛己的《疠疡机要》及清代肖晓亭的《疯门全书》和释传杰所撰《明医疠疡全书指掌》四部麻风专著的出版，是我国古代麻风知识高峰的一个标志。[1]明清医家认为正确处理好扶正与攻毒，散风与活血的关系对于成功治疗麻风十分重要。对实证患者施以攻毒之法，对虚证患者以扶正为主。肖晓亭认为对麻风治疗以凉血活血为主，祛风驱湿为佐。这些都是麻风治疗的重要学术思想。特别是释传杰认为，治病若博而不精，不如专而取效。疠疡一病，集诸疾之苦，故而专注。其学术价值，在于将麻风作为专科，并著"专科之学"，明清的四大麻风专著为古代明清即将麻风学列为专科之佐证，从而奠定了麻风学科史。

二、近代麻风学科的构建

1847年挪威学者Danielssen和Boeck出版了《论麻风》及《麻风图谱》，通过临床观察及尸体解剖研究，对于麻风知识进行了系统总结，并系统介绍了19世纪中叶关于麻风的主要观点及有关学说，标志着近代麻风学科生物学知识理论体系体系构建的开始。随着西学东渐运动的开始，1861—1894年的洋务运动和清末新政的推行，西方现代麻风知识逐渐在我国得到传播，特别外国教会在我国开始广泛建立麻风院，促进了现代麻风知识的普及与融合。1873年挪威学者汉森发现了麻风分枝杆菌，现代细菌学的思想与中国古代麻风传染观念的结合及最终在中国的完全确立，现代麻风科学思想在中国的传播更加深入。1897年第一次国际麻风会议在德国柏林召开，我国学者郑豪参加，标志着国际现代抗麻风运动开始，我国麻风防治活动开始置于国际化的大背景下进行。1926年中华麻疯救济会在上海成立，1927年该会机关刊物《麻疯季刊》出版发行，中国以民间组织为主体，政府机关为辅助的近代抗麻风运动启动，在救济会总干事邬志坚的带领下，通过支持在中国各地设立麻风诊所、病院及支持其开展麻风治疗活动，中国麻风防治人员的职业化进程加速，麻风流行病学研究、大风子油无痛制剂的开发、麻风预防控制规划等方面都做出了不凡的业绩，现代麻风知识理论体系及学术共同体的构建基本完成。在构建过程中，1931年国际麻风协会在马尼拉成立和1933年《国际麻风杂志》在美国出版也间接促进了中国麻风学科的确立。

三、现代麻风学科的发展

1943年Faget等报告了在美国卡维尔使用砜类药物治疗麻风的良好效果，标志着麻风化学治疗继大风子油注射疗法以来取得了突破性进展，我国杭州麻风院、济南麻风院及香港麻风院等在20世纪50年代前后较早开始使用氨苯砜治疗麻风，对于国内麻风学科的发展起到了较大的推动作用，1947年Cochrane所著《麻风的理论与实践》出版，成为有关麻风的权威性参考著作，对我国麻风学科的发展也起到了重要影响。随着1956年1月中共中央颁布的《全国农业发展纲要（草案）》中提出的麻风应当积极防治的要求，中国麻风防治科研体系的建设明显加速，麻风防治人员的队伍得到加强，麻风防治的力度在历史上绝无仅有，对于麻风学科的发展提供了极大的助力。1983年受卫生部委托，中国医学科学院皮肤病研究所李文忠大夫和北京热研所的李桓英大夫为首的科研小组在国内分别在江苏和云贵川部分麻风流行县区开展了利福平、氯苯吩嗪和氨苯砜治疗麻风的联合化疗试点，试点结果在全国予以推广，麻风化学治疗理论体系趋于成熟。20世纪80年代末，张国成等和英国麻疯救济会联系，提出详细的康复计划，获得大量资金资助。该项目为我国20000多名麻木足患者获得防护鞋，6000多患者获得义肢，并摸索到了我国麻风畸残康复和眼手足自我保护的经验，在全国15个省（市）推广，初步形成了适合我国的麻风康复模式，取得了良好的社会和经济效益，为实现我国基本消灭麻风的目标发挥了重要作用，麻风学科的重要分支麻风康复学也完成了理论体系构建任务。[2]

第二节　学科发展存在的挑战

中国的麻风学科发展到今天这个阶段，目前在学科发展方面已经呈现出一种减速下滑的趋势，学科可持续发展面临着一系列的困难和问题，具体表现在以下方面。

一、疾病负担的减轻制约麻风学科的发展

中国麻风学科的发展从根本上来说是建立在中国既往庞大的麻风疾病负担基础上的任务导向型的发展战略，在近代中国麻风流行是世界之最，出于中国的实际情况及国际麻风控制的需要的双重的影响，民间人士在政府的支持下成立了中华麻疯救济会，与外国教会举办的麻风院等携手，开展麻风防治及研究，构建了中国麻风学科的建制体系，新中国成立以后，在强大的政治意愿支配下，中国建立了史无前例的麻风防治研究队伍体系，并加强与国际的合作与交流，使中国麻风学科以前所未有的速度发展，在2000年以后，随着我国麻风流行程度的明显下降，继续维持庞大的麻风垂直服务体系已经越来越不具有相应的效益，中国也开始启动了麻风防治服务体系一体化进程，在综合性服务体系中，麻风防治的优先地位很难保证，加之麻风负担降低的实际以及麻风对于社会危害的减少，必然导致政府重视和资源投入的减少，导致麻风学科建设的停顿及消减，从全国实际来看，目前专业的麻风防治机构已经不占麻风控制体系的主流，专业的麻风防治人员数量随着退休和缺乏补充而日益减少，中国麻风防治协会的会员数量逐渐下滑，协会的学术交流质量及频次下降，协会机关刊物刊登的麻风专业学术论文已经占很少比例，学术影响力有所下降。谋求中国麻风学科发展的新的战略需要高度重视学科体系建设问题，加大政策、人才、资金等对麻风学科发展的支持力度。

二、麻风学科与其他学科的交叉综合不够深入

科技进步发展的动力在于学科的交叉与融合，中国的麻风学科在发展过程中除了其主干的病原学、症状学、诊断学、治疗学等学科外，还通过与其他学科的交叉融合产生了麻风康复学、麻风护理学、麻风流行病学、麻风社会医学、麻风健康教育学等分支学科，但是从总体上来看，这些分支学科从形成之日起，后续的发展深入方面进展有限，未能起到原有的繁荣发展麻风学科的目的，如麻风流行病学，目前在国际上分子流行病学成果已经日益深入地渗透到麻风防治研究实际中去，地理流行病学已经在麻风预防控制中投入实际的运用，血清流行病学在国外麻风控制中不少国家已经成为临床实验检查常规，而中国尽管在这些方面也进行了一些尝试，比如中国医学科学院皮肤病研究所20世纪90年代初，李文忠和沈建平等应

用血清学方法在云南麻风高流行村庄人群中开展了现场应用的研究，吴勤学等还建立了麻风分子生物学诊断方法以及麻风菌基因分型方法，在我国首报检测到了麻风菌基因型的区别，四川刘杨英大夫使用地理信息系统对四川麻风流行情况进行了探讨，但是总体而言，研究还不够深入，与国际水平相差较远，距离实际使用还有很大的距离，离建立单独的分支学科还有很大的距离，目前整体中国流行病学的主流还是麻风描述性和分析性流行病学，这影响了麻风学科的发展进步。当前国际上科学技术呈现高度综合的趋势，开始出现多学科综合集群，新兴学科不断涌现，交叉学科不断产生，中国麻风学科在这方面需要迎头赶上。这方面中国CDC麻风中心、山东省皮研所、北京热带医学研究所、浙江省皮研所做出了一些成绩，但还需要发动整个学会及相关学会力量联合攻关，促进麻风学科向综合化整体化方向发展。

三、麻风学科解决防治实际问题的脚步滞后

中国麻风防治研究的重点是结合麻风防治中的实际问题开展应用研究，对于基础理论和尖端的研究也给予一定程度重视和安排，在这个科研方针指导下，中国麻风研究工作取得了丰硕成果，中国CDC麻风中心的基本消灭麻风的策略技术和效果研究获得国家科技进步二等奖，麻风科研对于我国麻风防治工作的指导和推动作用也明显呈现，我国在麻风流行控制方面取得了举世瞩目的巨大成就，在1998年北京召开的国际麻风大会上，我国卫生部向世界宣称中国解决了作为公共卫生问题的麻风，将麻风流行控制1/万以下。但是，近年来，随着麻风防治科研指导思想的变化及科研重视程度的下降，我国麻风学科在指导解决麻风防治实际问题的力度上下降较大，目前我们国家制定了到2020年消除麻风危害的规划目标，全球也提出了创造一个没有麻风世界的终极目标，这就需要我们要根据这些目标寻找我们麻风学科新的增长点，比如麻风的实验室诊断问题，除了麻风查菌这一手段以外，基层迫切需要在麻风实验室诊断方面要有新的突破，以助力麻风例发现工作；再如麻风反应的控制问题，目前临床上最佳的麻风反应控制的方案及二线方案都十分缺乏，需要开展联合攻关；中国有10多万麻风残疾患者，如何在社区更好地实现残疾预防目标，使患者在社区得以最大限度地康复，目前中国这方面的探索很少；麻风问题要最终解决，麻风要完全消灭，只有依赖有效的麻风疫苗，这需要加大麻风免疫学的研究深度，开展麻风疫苗的研制工作，而中国这方面成绩有限。面对这样的形势，麻风防治界的决策管理阶层需要高瞻远瞩，根据国家需求结合麻风学科自身发展的规律找准适当的结合点，在解决麻风防治实际问题中实现麻风学科理论体系的发展与进步。

四、麻风学科的整体水平依然不够理想

一个国家知名麻风专家的数量和麻风论文的发表水平与数量代表了一个国家麻风学科的综合实力和其研究成果的被关注程度。目前我们国家世界知名的麻风专家具有世界影响的麻风专家较少，这就要求我们要加大麻风学科人才培养的力度，加快我国麻风专家走向世界的进程。从论文发表情况来看，我国麻风领域在PUBMED数据库收录的论文主要集中于中国CDC麻风控制中心、山东省皮研所、北京热带医学研究所等少数单位，在发表高质量论文的单位覆盖面上还不十分理想，同世界麻风流行国家相比我国还有不少差距，急需加大各麻风防治研究单位学术科研的力度，提升中国麻风学术的水平。从国内麻风论文发表情况来看，

使用主题词麻风在中国知网数据库可以搜索到 8885 篇论文，发表于 1953—2015 年，这说明我国麻风学科研究和创新能力还要大幅度提升。

第三节　展望

麻风由于至今还没有开发出有效的疫苗，要想实现完全消灭麻风的目标仍有很长的路要走，尤其现在国际人员流动交流比较密切，要想单独在一个国家实现没有麻风的目标，显然困难较多，因此，对于麻风学科发展我们必须树立长远的观点，立足国际背景，把握学科发展脉动和趋势，发展繁荣我国麻风学科事业。

一、继续争取麻风防治研究纳入国家发展规划

我国麻风学科的发展之所以能够有所作为，发展成为一个专门的学科，政治的重视与承诺是重要的原因和前提。在政府的统一领导下推动规划实施，1957 年，我国印发实施了第一个麻风防治规划，之后陆续制订和颁布了全国"七五""八五""九五""十一五"麻风防治规划，提出阶段工作目标，并将工作目标分解到各省，各省根据实际情况，制订并实施本省麻风防治规划，使有限的人、财、物产生更大的社会效益和经济效益，为我国麻风学科的发展奠定了坚实的实践基础。今后，我国麻风学科要发展，必须树立危机意识，继续加强对政府领导的倡导，继续将麻风防治纳入国家规划，加强政府承诺，保证国家对麻风学科的有效扶持，通过卓有成效的麻风防治实践及研究活动来促成我国麻风学科的可持续发展，当前，我国麻风的历史遗留疾病负担仍然十分严重。目前，全国仍有麻风治愈存活者约 22 万人，其中 12 万人具有不同程度的畸残，劳动能力完全丧失近 4 万人，滞留在各地麻风院村者近 2 万人。根据 2007 年的调查，全国滞留在麻风院村内的 18 715 名治愈者中，71.7% 有 ≥ 2 级畸残，47.6% 丧失了生活自理的能力。畸残给麻风治愈者的精神和生活带来极大的痛苦，加之社会的歧视和偏见，麻风治愈存活者的处境十分困难，迫切需要医疗和生活的关怀，要解决麻风问题依然有很长的路要走，大力发展我国的麻风学科，为麻风防治实践提供指导，是今后一项重要的国家任务。

二、大力拓展麻风基础研究的深度

麻风是一种与人群特异性细胞免疫缺陷有着密切关系的慢性传染病，研究麻风菌及其与人类的作用机制对于我们充分理解人类的免疫系统具有重要的意义。当前分子生物学、细胞学、免疫病理学等学科的发展非常迅速，使用这些学科的研究方法，将麻风作为一个绝佳的研究模型，对于我们了解自身及促进麻风问题的彻底解决长远效应不容低估。因此，尽管全球麻风流行已经得到明显控制，但是，在许多发达国家和发展中国家研究麻风的热情依然高涨。从麻风防治的实际需求来看，麻风流行病学的许多方面我们至今仍然不十分清楚，麻风有效疫苗的寻找困难重重，要做到麻风免疫预防仍然有很遥远的距离。麻风特异性抗原的寻找及其免疫诊断工具的建立，包括细胞免疫或血清学的诊断应用工具距离实际使用仍困难重重。麻风神经损害的微观病理机制研究进展不够，要寻找到有效的干预措施以改善神经功能

和预防残疾还没有进展。麻风反应作为麻风残疾的最重要的原因，如何应用分子生物学和免疫学手段寻找到能够预测发生反应的生物标记的需求也十分迫切；麻风耐药问题的监测也是全球十分关注的问题，这项工作的开展目前是使用分子生物学检测方法，但是该种方法对于判定是否是活菌感染仍难以下定论，加强这个领域的攻关对于及早避免日后全球麻风防治体系的全面的崩溃影响深远。当前，精准医疗的理念在我国大力提倡，山东省皮防所张福仁等在内的中国同行在麻风易感基因测定方面已经做出了可喜成绩，但中国作为世界第二大经济体，作为最大的发展中国家，如何在麻风基础研究领域获得与此相对应的地位，是摆在全体麻风防治工作者面前的重要课题，能否将未来麻风学科发展的重大方向聚焦于基础研究领域，解决与麻风相关的一系列科学问题，是我国麻风学科战略性发展存亡的关键所在。

三、加快麻风应用研究步伐，催生新的发展领域

我国目前仍有 10 多万麻风残疾患者，解决麻风残疾问题及患者在家庭和社会的最大限度的康复是今后必须解决的问题，因此麻风康复工作大有可为，这就为麻风康复学的进一步发展提供了现实的可能性；麻风患者往往面临着许多社会问题和贫穷问题，引入社会工作的机制，发展麻风社工事业，这为麻风学科与社会学的交叉融合催生新的分支学科注入了新的动力，也为麻风社会康复学发展提供了一个难得的机遇；麻风历史资料和文化遗迹的保存收集整理可以为今后麻风防治工作的开展提供许多值得借鉴的经验和教训，加强麻风学科与历史学的交叉融合，对于麻风这个有着悠久的历史和丰富人文含义的疾病来说尤其具有特别的意义，催生中国麻风史学的诞生可以为麻风学科发展增添新的成分；麻风在社会上还存在着不同程度歧视、偏见，如何运用现代健康教育的理论，更好地提高人们对于麻风的知识，改变社会人群对麻风的态度，促成社会各阶层支持麻风控制的行动，这是麻风健康教育学需要深入研究的课题；当前麻风治疗仍然使用的是世界卫生组织的联合化疗方案，一旦麻风菌对于利福平的耐药达到一定程度，使用新的联合化疗方案就成为必须的行动，因此，目前加大开发性的联合化疗药物和方案的力度，未雨绸缪，也是麻风治疗学急迫的任务。总之，麻风学科发展的动力在于学科交叉融合，紧密结合现场防治工作需要，开展应用研究，将为麻风学科提供许多新的热点领域，丰富整体麻风学科的理论体系，在进一步稳定麻风学科主干学科的基础上，大力发展交叉学科，是麻风学科发展的历史所名归宿和必然选择。

四、促进麻风受累者及社会工作者和高等院校加盟麻风防治队伍

我国麻风防治人员通过学校培训及在职教育与研究生教育等多种形式培养了一支全国性的人才队伍，60 多年来，全国麻风专业人员从 1949 年的不足 100 名增加到 2011 年的 1 万多名，为我国消除麻风的防治事业打下坚实的人才基础。当前，我国实行麻风防治专业机构与综合性医疗服务体系相结合的一体化战略，这可能是我国麻风防治能力建设的关键节点，我们必须大力解放思想，下大力气，采取各种灵活的方式，促成各地疾病预防控制人员与综合性医疗机构人员介入参与麻风防治事业，实现我国麻风防治人才队伍建设的历史性转变和质的飞跃。目前在世界范围内促成麻风受累者以各种不同方式参与麻风防治工作已经得到认可，从本质上来说，要解决麻风问题，最终还是要靠人自身，我国广东汉达康福协会作为麻风受累者组织在这方面也进行了许多有益的尝试。[3] 我们应该站在较高的历史角度，促进优秀的麻

风受累者投身麻风防治事业。此外，党中央国务院已经做出要大力发展我国社工事业的战略部署，麻风残疾者作为社工工作的对象之一，为社工溶入麻风防治队伍提供了政策依据；麻风作为一种基础研究和宏观研究的绝好的模本之一，许多高等院校在这方面表现了浓厚的兴趣，吸引高等院校研究人员加入麻风防治队伍的大家庭对于提升麻风学科发展的品质的潜在意义不容忽视。麻风学科发展的基础在于麻风防治队伍的职业化和集群化，加强队伍建设方面的相应的引导是今后麻风学科的重要任务。

五、加强麻风防治协会及其学术交流国际化进程

中国麻风防治协会是在原卫生部顾问马海德博士的倡议下，于 1985 年 3 月 5 日恢复成立的（原名中华麻疯救济会，成立于 1926 年 2 月），出于麻风防治协会可持续发展考虑，建议成立麻风协会各亚专业委员会，培养和扶持青年人才，同时参照西方发达国家有关麻风协会及组织的发展经验，为了更好地为麻风学科发展服务，中国麻风防治协会应该面向国际，争取融入有关麻风的国际组织。还建议与我国周边国家如缅甸、越南、尼泊尔的麻风民间或政府防治机构多交流，从而为自身未来的发展增添新的动力。中国麻风防治协会的学术交流也应该在交流的广度和深度上有所突破，除每年的学术年会交流要稳步提高质量以外，还要在与国际合作开展麻风学术交流上下功夫，在举办大型麻风国际学术会议上下功夫。2016 年 9 月在北京召开的第 19 届国际麻风会议是我国举办的第 2 次大型的麻风国际会议，今后要加大这方面的探索力度，加强我国麻风科技人员与世界麻风防治人员交流的力度，为麻风学科人才的发展和国际化的进程打下良好的基础。

参考文献

［1］赵石麟. 麻风专书《解围元薮》《病疡机要》《疯门全书》的学术成就. 陕西中医. 1984，5（11）：31-32.

［2］Zhang G，Zheng T，Li W，et al. Prevention of disability and rehabilitation—results from a collaborative project in China. Chin Med Sci J.，1996，11（3）：136-41.

［3］王景权，吴李梅，谭又吉，等. 全球麻风控制策略述评与展望. 中国预防医学杂志. 2014，15（8）：775-778.

大 事 记

约前 1066 年

商，箕子避祸，漆身为厉（lài）。

约前 1000 年

周，青铜器铭文记载厉、疠、癞。

约前 883 年

周夷王（前 885 年至前 878 年在位）患愆（qiān）；

约前 722 年

楚鄂王熊挚（前 799—前 791 年在位），患恶疾、愆。

约前 544—前 478 年

《论语·雍也篇》记："伯牛有疾，子问之，自牖执其手，曰：'亡之，命矣夫！斯人也而有斯疾也！斯人也而有斯疾也！'"冉耕，字伯牛，后以"伯牛之疾"借指麻风。

约前 500 年

《五十二病方》记载冥病。

约前 425 年

《战国策》载：豫让漆身吞碳伪厉，刺杀赵襄子，为主报仇的侠义之举。《史记》亦有记载。

约前 400 年

《黄帝内经》记载大风、癞风、疠。

约前 222 年

睡虎地秦墓出土竹简，秦律竹简中记载法律条文，"疠迁所"处死；同时有载"厉"病案竹简。

前 2 世纪—前 131 年

平阳侯曹寿，妻平阳公主，病疠，回封地休养，载于《史记》《汉书》。

100 年

甘肃武威出土医药简牍，载治疗大风的药方。

196 年

《金匮要略》记载恶疾、大风，并立治疗方。

葛洪撰《肘后救卒方》，首用"癞"名词。记述患者赵瞿自疗病案，首创松脂、蛇酒等治疗方药，为后世沿用。

452 年

北魏太武帝拓跋焘（408—452）患恶疾，常侍宗爱借机，进送过量丹药（汞剂）将其毒死。

521 年

《千字文》作者周兴嗣（469—521）患疠疾，梁武帝亲自慰问，并为其开秘方。

556 年

道宣《高僧传》载：北齐天保七年，北天竺（今印度）僧那连提黎耶舍来华，于河南汲郡（今卫辉市）西山霖落泉寺中，设"疠人坊"，"收养疠疾，男女别坊，四事供给"。

577 年

北齐大臣崔谌患恶疾，麻风家族史历 200 年，被人戏称"崔家疾"，记载在《北史》中。

610 年

隋巢元方撰《诸病源候论》，总分大风、恶风、癞，细分癞 12 种，提出"毒虫"致病学说。

643 年

道宣《高僧传》记载释智岩前往石头城（今南京清凉山）"疠人坊"，为患者说法并为其"吸脓洗濯"，治疗溃疡。

652 年

唐孙思邈撰《备急千金要方》记载"恶疾、大风、疠疾"，并亲治患者 600 余，含卢照邻。

6 世纪

吐蕃三十代王仲年德如，系松赞干布曾祖父，罹患"灾病、龙疫"，为王室延续，自行住进墓中，藏语墓名"阿切东波"，汉语意为"圆形活尸林"。

752 年

唐王焘撰《外台秘要》记载治大风、癞方 26 首，主张内服外结合。

763 年

西藏玉妥·宁玛云丹贡布撰《四部医典》（ རྒྱུད་བཞི ），详述"灾病、龙疫"的病因病机、辨证用药。

978 年

宋《太平圣惠方》首次记载"顽麻风"名词。

约 1080 年

宋刘攽（1023—1089）患疠，苏东坡与其交厚，常相谐谑。

1279 年

元罗天益撰《卫生宝鉴》记载"麻风为疠风、疠疾"。

1481 年

元朱震亨及弟子撰《丹溪心法》，继《太平圣惠方》再次用麻风名词。将麻风分上下两型辨治。

约 1500 年

明薛己撰《疠疡机要》问世，认为"疠疡、大麻风"是南方的地方病。

1518 年

周鸸在福建闽县东门外建养济院。

1550 年

明沈之问撰《解围元薮》，称"大麻疯、风癞"，提出传染性，女患者能经性交将病过给男性，即"过癞"。列方药 249 首，总结大风子治疗，提倡施治行六经辨证。

1575 年

明李梴撰《医学入门》记载"天刑、癞风"。

1576 年

明萧晓亭撰《疯门全书》记载疠风、癞疾，列 36 种疯的病症。

1578 年

李时珍撰《本草纲目》记载"大麻风、大风癞疾、恶风、恶疾、风癞"，并记载大风子油等。

1569 年

葡萄牙人在澳门创办麻风院，是在中国创办的第一所教会医院。

1629 年

张介宾撰《景岳全书》记载"大麻风、麻风"。

1675 年

释传杰撰《明医诸风疠疡全书指掌》六卷，另附《内外杂症要方》二卷。

1742 年

清《医宗金鉴·外科心法要诀》载"大麻风、麻风、疠、大风、疠风"名词。立神应消风散、追风散等治疗方 9 首。

约 1835 年

美国传教医师伯驾（Peter Parker）1835 年来华，在华南发现 416 例患者。

1847 年

挪威 Daniellssen 和 Boeck 出版《论麻风》。

1854 年

在印度工作的孟加拉医科大学的 F. J. Mouat 在《印度医学年鉴》发表论文"Notes on native remedies：No 1.The Chaulmoogra"（"大风子对麻风的治疗作用"）始得西方关注。

1855 年

合信在广州使用大风子油口服治疗麻风。

1866 年

吴威凛（Dr. William Gauld）在汕头创建福音病院，在特殊位置特别设置 12 张床位，收治麻风病患。

高尔德（Gourd）在汕头福音医院开设麻风门诊部，并设癞病收容所。

1873 年

挪威学者汉森发现麻风分枝杆菌，论文于 1874 年公开发表。

1877 年

宣瘦梅撰写《麻风女邱丽玉》，由上海申报馆以仿聚珍版印行问世，后改编成多种剧本，影响及于全国。

英国传教医师德贞（John Dudgeon），在《格拉斯哥医学杂志》发表"中国的麻风"，叙述中国麻风史和流行病学。

1879 年

德国皮肤病专家 Alebert Neisser 首次染色证实麻风杆菌。

1887 年

梅藤根创办杭州广济麻风病院。

1889 年

广东北海（现广西北海）麻风医院落成。

1899 年

埃及的医生 Tourtoulis Bey 首先在开罗使用大风子油皮下和肌肉注射治疗麻风。

1889 年

柯达医生在广东北海创办普仁麻风病院。

1892 年

英国传教士杨格非（Griffith John）在湖北孝感建癞病收容所。

1894 年

傅乐仁创立湖北孝感麻风病院。

1897 年

第一届国际麻风会议在柏林召开。

1897 年

11 月 8 日，英籍专业护士波顿（Amy Agnes. Bolton）来到中国北海普仁麻风医院工作。

1903 年

美国麻疯救济会成立。

1905 年

广东石龙麻风病院成立。

1909 年

第二届国际麻风大会在挪威卑尔根举行，清政府委派郑豪博士参加。

1915 年

刁信德在上海虹口医院创建麻风科。

1918 年

道德贞女士创办山东滕县麻风病院。

1926 年

2 月 1 日，中华麻疯救济会（Chinese Mission to Lepers）在上海成立。

刁信德等设上海虹口建立皮肤病诊疗所为诊疗麻风专业机构。石美玉、陈鸿康等曾就职于此。

1927 年

1 月，《麻疯季刊》（*The Leper Quarterly Journal*）在上海创办，全球发行，分中、英文版。为世界第二份麻风杂志。

1928 年

12 月，国民政府卫生部在南京召集五省行政会议上，通过《取缔癞病患者》及《规定设立麻风院办法》决议案。

1929 年

中央卫生实验处制药室冯志东，研制出一烷困麻黄素与大风子油的无痛大枫子油注射剂。

1932 年

10 月 5—6 日，中华麻疯救济会在上海李斯德研究所召开"第一届全国麻风大会"中国代表 87 人，外国代表 9 人，讨论呈报中央政府法律厘订等问题。

1933 年

中华麻疯救济会牵头，胡文虎等捐资兴建海口琼崖麻风院。

大衾麻风院自行出版《大衾》院刊，宋子文等名人为其题词。

12 月 14 日，中华麻风疗养院（China Leprosy Sanatorium）在上海落成。该院由中华麻疯救济会负责管理。

1934 年

1 月，湖南新化麻风院建立。

1934 年

12 月，海南琼崖麻风院成立。

1935 年

11 月 8—9 日，第二届全国麻风大会（The Second National Leprosy Conference）在广州举行，讨论全国麻风情况。

12 月，中华麻风疗养院在上海成立。

1936 年

9 月，江西南昌麻风院成立。

1937 年

J. L. Maxwell 著述，英文版麻风专著 *Leprosy, A Practical Text-book for Use in China* 在上海出版。

4 月 7—8 日，中华麻疯救济会与中华医学会在上海医学院联合召开第三届全国麻风大会（The Third National Leprosy Conference），1000 多人参加。

4 月，广州军警当局在白云山横枝岗，集体屠杀 300 多名麻风患者，激起全国公愤和谴责。

中华医学会麻风救济委员会（China Leprosy Relief Association）在上海成立，李元信首任会长。

1938 年

3 月 21—27 日，海深德代表中国参加在开罗举办的第 4 届国际麻风大会。

1940 年

4 月 15 日《晨光季刊》（*The Morning Light Quarterly*）在中华麻疯救济会出版，总编辑为麻风患者庄剑雄，为世界第一份患者自办的麻风杂志。

1941 年

6 月，俞慎初撰《中国麻疯病学》出版。

1948 年

4 月 3 日—11 日，尤家骏代表中国出席在哈瓦那举行的"第五届国际麻风会议"并作"麻风的分型"学术报告。

1949 年

"中华麻疯救济会"改名为"中华麻风协会"。

10 月 27 日中央防疫总队成立。编组九个大队,分赴各地开展卫生防疫,含麻风。

1950 年

2 月,蒋德芳(旅大市工人医院)在《新医周刊》(第一卷第二期)发表"麻风的流行病学及管理法"一文。

贵州安龙麻风病院由安龙县人民政府接办,改为安龙疗养院。

1944 年起停刊的中华麻疯救济会的《麻疯季刊》,改名《中国之麻风》复刊。

5 月 1 日,《中华人民共和国婚姻法》颁布。《婚姻法》第五条规定:"男女有下列情形之一者禁止结婚:……三、患花柳病或精神失常未经治愈、患麻风或其他在医学上认为不应结婚之疾病者。"

6 月 5 日,卫生部发布《关于管理麻风应行注意的通报》。《通报》指出,防治麻风是各地医务工作者的责任,并提出管理麻风应行注意事项。

6 月 24 日,内务部批准马海德加入中华人民共和国国籍。马海德成为第一个加入新中国国籍的外国人。

7 月 23 日,政务院文化教育委员会批准成立"全国卫生科学研究委员会"。

8 月 7—19 日,卫生部和军委卫生部联合在北京召开"全国第一届卫生行政会议"。

8 月,"中华全国自然科学工作者代表会议"(简称科代会)在北京举行,决定成立"中华全国自然科学专门学会联合会"(简称全国科联)和"中华全国科学技术普及协会"(简称全国科普),中华麻风协会与中华医学会、中华防痨协会等 36 个学会、协会第一批加入全国科联。

10 月,广东何可编著《麻疯新知识》(第 2 版)出版,广州市医师公会理事长徐日新为其题写书名。

12 月 29 日,中央人民政府政务院颁布了《关于处理接受美国津贴的文化教育救济机关及宗教团体的方针的决定》。

12 月 30 日,政务院又发布了《接受外国津贴及外资经营之文化教育救济机关及宗教团体登记条例》。

12 月 30 日,卫生部发布《交通检疫暂行办法》。《办法》将麻风列为 10 种(鼠疫、霍乱、天花、斑疹伤寒、黄热病、流动性脑炎、鹦鹉热、雅斯病、麻风、炭疽)之一,应进行检疫传染病。

1951 年

4 月 10—23 日,卫生部在北京召开"第一届全国卫生防疫会议",会议拟定:危害人民的 19 种传染病(含麻风)的防治方案。

5 月,"中华麻疯救济会"改名为"中华麻风协会",遵照人民政府的规定办理外资津贴登记,并改组董事会,推刁信德为董事长。

8 月,中华麻风协会奉令由中国人民救济总会上海市分会领导。

受卫生部委托尤家骏教授先后举办 5 期麻风防治高级医师进修班。

1952 年

8 月初—9 月 20 日，西北军政委员会卫生部在甘肃兰州市主办"西北区麻风病防治专修班"，西北五省 27 名医师参加，邀请尤家骏，邓云山、刘牧之等授课。

9 月 20 日，甘肃省卫生厅请尤家骏、邓云山、刘牧之等编著《麻风病手册》。此系新中国第一本麻风防治手册。

12 月，第二次全国卫生行政会议讨论麻风防治问题。提出要扶助麻风患者生产，给予生活救济。

1953 年

2 月 6 日，卫生部医疗司鲍敬恒撰文呈王副部长："根据全国第二届卫生行政会议通过的《积极防治麻风案》中防治办法第一条，拟充实中华麻风协会，并由卫生部、内务部救济总会加强领导，使其负责麻风的防治，协助培养干部，宣传教育以及交流经验等工作。在中南、华东、西南、西北可组织分会等事。"

7 月 15—18 日，卫生部在北京召开"全国麻风防治座谈会"，提出"防治结合"的原则。

尤家骏编著《麻风学概论》出版，胡传揆发表书评。

1954 年

2 月 17 日，甘肃省麻风防治协会筹备处出版《麻风病手册》。由卫生部统一发至全国各省麻风防治机构。

3 月 10 日，卫生部致函中央人民政府内务部：再次提出改组"中华麻风协会"为"中华麻风防治协会"，应由中央人民政府卫生部及内务部领导。目前会址仍设上海，可由华东行政委员会卫生局、民政局代管。至此，各省市区也在积极筹备成立"中华麻风防治协会分会"。

3 月 10—23 日，卫生部在北京召开第二届全国卫生防疫工作会议。

4 月 14 日，全国卫生科学研究委员会更名为：卫生部医学科学研究委员会。

4 月 24 日，中央人民政府内务部函复卫生部：基本上同意中华麻风防治协会改组方案。但领导关系因系一学术上的研究团体，应由卫生部门领导。

5 月 15 日，中央皮肤性病研究所成立。

11 月 2 日，在中华麻风防治协会会所，召开董事会议。会上，除听取政府对协会改组的指示外，讨论及通过了中华麻风防治协会改组方案草案；最后推定麻风工作者会议准备工作组名单。

11 月 6 日在协会召开工作组第一次会议。起草了《中华麻风防治协会工作总结》,《中华麻风防治协会 1955 年工作任务（计划草案）》,《住院常规（草案）》,《中华麻风防治协会分会暂行组织通则（草案）》。

12 月 6 日，卫生部电报至上海市卫生局关于中华麻风协会改组问题，经研究决定：不作为全国性的学会改组，而改为你市范围内的协会，今后完全由上海市卫生局领导。如何改组由该局确定，改组后报卫生部备查即可。

1955 年

1 月 5—11 日，卫生部在北京中央皮肤性病研究所召开全国皮肤病防治座谈会，讨论制定了麻风防治方案。

8 月 11 日，卫生部将中央卫生研究院改为"中国医学科学院"，增加临床医学，加强预防医学和基础医学研究。

9月，卫生部麻风专家工作组赴陕西，为制定《全国麻风病防治规划》开展调研。

1956年

1月，中共中央公布《全国农业发展纲要（修正草案）》，提出对麻风"应积极防治"。

6月，"全国首次麻风防治会议"在山东济南召开，100多人参加会议。

9月30日，应中华医学会邀请，阿根廷麻风专家斯胡曼教授（Schujman）抵京，为中国训练防治麻风的高、中级干部。

1957年

6月，在第一届全国人民代表大会第四次会议上，谢觉哉、罗瑞卿、钱英、邓颖超、廖鲁言、胡耀邦、李德全等7位代表提出《建议各有关部门分工负责，密切合作，以积极开展麻风病防治工作》提案，获通过落实。

6月28日，《健康报》发表社论"积极防治麻风"。

7月，卫生部在济南召开"全国第一届麻风防治工作会议"。会议讨论、修改《全国麻风病防治规划（草案）》及技术方案等。

10月，卫生部正式发布《全国麻风病防治规划》，确定"积极防治、控制传染"的方针。

12月25日，根据卫生部（57）卫厅秘张字1084号令，北京中央皮肤性病研究所划归中国医学科学院领导，更名中国医学科学院皮肤性病研究所。

1958年

1月，4月，卫生部先后在广州中山医学院及上海第一医学院举办"全国麻风医师进修班开班"，阿根廷麻风专家斯胡曼主讲，培养全国各地60余名学员。

4月，全国性病麻风研究委员会在北戴河召开第一次会议，74人参加会议，胡传揆主持会议。

7月，中央皮肤性病研究所创刊《性病麻风防研工作》（*The Prevention and Research of Venereal Disease and Leprosy*），由中央皮肤病研究所出版，胡传揆任主编。

中央皮肤性病研究所成立性病、麻风、头癣防治研究组。马海德任组长，叶干运任副组长。该所组成56%的技术力量赴全国各地开展麻风和头癣的现场防治研究工作。

1959年

1月13日，内务部、卫生部批转贵州省卫生厅、民政厅关于麻风患者收容治疗工作情况和今后意见的报告。

2月25日—3月3日，卫生部和内务部在江西宁都召开"全国性病、麻风、头癣防治经验现场交流会"。

中华医学会在福州召集麻风防治学术会议，制定《麻风病治疗方案》和七项相关技术指标文件，决定在全国范围普遍推行"查（病）、收（容）、治（疗）、管（理）、研（究）"五位一体的综合性防治措施，力争早日实现收治所有瘤型患者的目标。

10月1日，卫生部医学科学研究委员会性病麻风研究委员会主编《性病麻风防研通讯》（*Venereal disease and Leprosy Prevention Research Communication*）创刊。

1960年

4月10—14日，在江苏扬州召开卫生部医学科学研究委员会性病麻风研究委员会第二次扩大会议，做出有关麻风学科研究方向的决定，制定麻风三年（1960—1962）研究规划、1960年麻风研究协作方案。

1961年

5月，卫生部医疗预防司主编《麻风防治手册》，由人民卫生出版社出版发行。

1963年

7月，中华医学会在福州召开"全国麻风学术会议"胡传揆主持会议，制订麻风治疗方案等技术性文件。

1964年

2—6月，麻风矫形外科手术在新洲医院开展，洪若诗技术指导，39例患者进行47次手术。

12月，中华医学会在广州召开全国麻风学术会议召开，重点讨论界线类麻风问题。

1970年

7—8月，卫生部军管会指令中国医学科学院皮肤病研究所全所下放到江苏泰州市，更名为"江苏省皮肤病防治研究所"。

1971年

2月6日，周恩来总理接见全国中西医结合会议代表和全国中草药新医疗法展览会工作人员时说："下面是52医院搞麻风的。这件事了不起，很多人都怕这个病。敢于为麻风患者治病，是集中了为人民献身精神。"

10—11月，卫生部军管会在四川泸定县医院（麻风院）举办"全国用毛泽东思想指导防治麻风病经验交流会"。

1972年

10月，卫生部在江苏扬州举办"麻风病经验交流学习班"。

1975年

3月，国务院、中央军委国发（1975）50号《批转卫生部、公安部、财政部、农林部、商业部、总后勤部关于加强麻风病防治工作和麻风患者管理工作意见的报告》。

卫生部发文指定江苏皮肤病防治研究所承担全国麻风研究任务。

1977年

12月18日，中央机发（77）403号文，任命王文鼎、马海德为卫生部顾问。

1978年

江苏皮肤病防治研究所（原名中国医学科学院皮肤性病研究所）李文忠等发表"耐氨苯砜麻风病例分析报告"（《皮肤病防治通讯》）一文，报告1974年在江苏发现国内首次分离出经鼠足垫证实的耐氨苯砜麻风。

3月18—31日，全国科学大会召开。江苏皮肤病防治研究所（原名中国医学科学院皮肤性病研究所）等"改进防治措施，发动群众大规模地消灭头癣的研究和控制麻风的研究"（其中有"以县为单位控制麻风综合措施的研究"）和海安县仇湖防治院的"海安县17年麻风综合防治研究"获全国科学大会奖。

1979年

1月，经国务院批准，江苏皮肤病防治研究所收归中国医学科学院建制领导，更名为"中国医学科学院皮肤病研究所"。

12月，卫生部委托中国医学科学院皮肤病研究所召开："全国麻风科研协作会议"。

1980 年

1月23日，卫生部下发"关于麻风病专业人员技术考核标准的意见"。

8月4日至1981年5月6日由日本笹川保健协力财团资助，李桓英作为世界卫生组织热带病规划访问学者，赴美国、英国、印度、马来西亚、缅甸、泰国等国的麻风病实验研究室和防治现场学习访问，为期9个月。

9月，国家颁布的《中华人民共和国婚姻法》，在禁止结婚的条件规定："直系血亲和三代以内的旁系血亲；患麻风病未经治愈或患其他在医学上认为不应当结婚的疾病"。

11月，国务院国发（1980）278号《国务院批转卫生部关于麻风病防治工作情况的几点建议》。

1981 年

2月22日—3月8日，WHO麻风科主任桑萨里克等3名官员首次来中国考察麻风与科研工作，先后到江苏、上海、广东等地访问和交流。

3月，国际麻风学会主席勒夏教授访华（Professor Lexia），为期18天，黄树则副部长接见，并与马海德等讨论确定协作意向。

5月，"全国麻风病院管理班"在杭州举办，马海德顾问出席并讲话。

9月8—18日，国际麻风专家施钦仁在中国医学科学院皮肤病研究所举办麻风实验研究讲习班授课45人参加。

10月，叶干运出席WHO在日内瓦召开的"麻风控制规划化学治疗研究组会议，讨论多种药物联合化疗方案。"

11月18—20日，WHO麻风免疫与化疗科学会议在缅甸仰光召开，24个国家的代表参加会议，叶干运、李桓英、纪宝宏出席。

全国第二次麻风防治工作会议在广州召开，黄树则、马海德等150人参加会议。

1982 年

春节，马海德携家人赴河北省望都麻风院给麻风患者和工作人员拜年。

3月1—6日，全国麻风防治工作技术座谈会召开（National Technical Symposium of Prevention and Treatment of Leprosy was held）在南京召开，全国28个省市自治区及卫生部有关负责人出席会议，讨论通过7个技术性文件，对"麻风病防治管理条例"作了进一步补充和修改。

5月14日，卫生部以（82）卫防字37号印发《全国麻风病防治管理条例》和7个技术方案。

3月13日，卫生部印发"关于麻风病防治工作情况和今后意见"的通知。

4—7月，马海德、叶干运、苏骏瑞等赴日本、加拿大、英国、比利时、瑞士、印度、泰国等八国考察麻风防治与科研。

8月11日，卫生部麻风专家研究咨询组成立，叶干运为组长，李桓英、李家耿为副组长，办公室设在中国医科院皮肤病研究所。

1983 年

3月21—31日，卫生部与WHO在广州举办"中国麻风流行病和统计学讲习班"。WHO

麻风负责人 Dr. H. Sansarricq. 比利时专家 Prof. M. F. Leachat、挪威麻专家 Dr. L. Irgens、WHO 统计专家 Mr. T. K. Sundaresan 和麻风科 Dr. Lopez Bravo 授课。

4月15日，美国驻华大使恒安石授予马海德 1982 年度 "达米恩·杜顿麻风协会奖"。

11月7—11日，李桓英作为 WHO 专家，赴瑞士日内瓦参加 "麻风流行病学与防治会议"，更改了 WHO 以我国流行区推算全国麻风流行程度的做法。

12月22日，"马海德来华工作 50 年庆祝大会" 在北京人民大会堂举行，邓小平高度评价马海德为中国革命和建设所做出的贡献。

1984 年

2月20—25日，第 12 届国际麻风大会在印度新德里科学宫举行。来自 91 个国家和地区的 1300 名代表参加会议。马海德为团长等 10 名麻风专家与会。甘地夫人会见马海德。

9月，世界卫生组织西太区顾问加尔维斯博士来我国考察麻风防治工作。

10月24—29日，马海德、李桓英赴菲律宾马尼拉参加 "WHO（西太区和东南亚）麻风病防治 MDT 方案研讨会"。

12月，卫生部发布《1985—2000 年全国麻风病防治工作试行规划》。

是年，卫生部以（84）卫防字 75 号发布 "关于建立中国麻风防治研究中心的通知"。

1985 年

3月5日，国家体改委批准，中国麻风防治协会恢复成立。

6月12—15日，卫生部在南京召开全国麻风宣传工作会议。

8月10—12日，中国麻风防治协会在广东顺德召开的 "第一次全国会员代表大会"，马海德当选为理事长。

11月26日，卫生部在广州召开中国麻风防治协会、中国麻风福利基金会及中国麻风防治研究中心成立大会暨中国第一届国际麻风学术交流会。

是年 4 季度《中国麻风杂志》(*China Journal of Leprosy*)（季刊）创刊发行，编辑部设在中国麻风防治研究中心（广州）。

1986 年

3月，卫生部在南昌召开华东五省麻风联合化疗座谈会。

3月14日，黎巴嫩总统阿明·杰马耶委托黎巴嫩驻华大使法里德·萨马哈授予马海德 "德科芒德尔国家勋章"(Deco Mundell –National Medal)。

5月23—25日，"全国地方病防治工作会议" 在北京召开，同时召开 20 部委负责人协调会，讨论制定地方病防治工作有关部门的职责。

10月，叶干运赴瑞士参加 WHO 麻风治疗组工作会议。

11月21日，马海德在纽约获 1986 年度 "艾伯特-拉斯克医学奖"(Albert Lasker Award)。

12月20—21日，卫生部在成都召开 "麻风联合化疗座谈会"，决定 1987 年在全国普遍推行 WHO 麻风联合化疗方案。

是年，卫生部在广州召开华南 7 省麻风联合化疗座谈会 9 月，卫生部在西安召开东北、西北十一省份麻风联合化疗座谈会。

1987 年

1 月 25 日，为庆祝"国际麻风节"，卫生部在北京举行记者招待会，何界生、马海德等出席并答记者问。

5 月，中共中央政治局委员，人大常委会副委员长习仲勋为《中国麻风杂志》题写刊名。

5 月 15 日，在第 40 届世界卫生大会上，中国代表团首次递交《走向消灭麻风》的提案，由 23 个国家联名，大会一致通过，形成 WHO 40.35 号决议，这是我国第一次在国际组织上独立提交提案。

11 月 26—30 日，卫生部在昆明召开第三次全国麻风病防治工作会议。

11 月 27 日，中国麻风防治协会一届三次理事会决定："自 1988 年起，将国际麻风节（每年 1 月的最后一个星期日）定为中国麻风节；将 5 月 12 日国际护士节作为中国麻风护士节及关于设立麻风研究奖金"的决定。

1988 年

1 月 20 日，印度总统文卡塔拉曼在新德里授予马海德 1987 年度国际甘地奖（Gandhi International Leprosy Award）。

2 月 15 日，首届中国麻风节联谊会在北京科技会堂举行。胡启立、陈慕华、周培源等出席。

2 月 20 日，马海德致全国卫生厅局长公开信，提出各医院的皮肤科医生每年要听 30 分钟到 2 个小时的麻风诊断课程。

3 月，卫生部第二届麻风专家咨询组由 11 名专家组成，叶干运任组长。

5 月，卫生部地病局与中国麻风防治协会共同委托贵州毕节第二卫校承办"全国麻风在职医生培训班"。

5 月 12—14 日，中国麻协在广东肇庆市举办"全国首届麻风护理工作座谈会"。

8 月，卫生部在北戴河召开麻风援外工作座谈会，马海德抱病主持。

9 月 11—17 日，中国麻风代表团 31 人出席在荷兰海牙召开的第 13 届国际麻风大会。陈敏章、马海德向大会致贺信。叶干运当选国际麻风协会理事。

9 月 23 日，卫生部授予马海德"新中国卫生事业的先驱"荣誉称号。

10 月 3 日，马海德在北京逝世，享年 78 岁。

1989 年

5 月 1—2 日，美国飞行眼科医院（ORBIS）Dr. Paul Courlrighl 及夫人 Dr. Susan Lewallen（眼科医生）到北京，了解我国麻风眼病防治问题，并拟定"中国麻风眼疾预防项目"。

6 月 28 日，马海德基金会（Ma Haide Foundation）成立，陈敏章任名誉理事长，马海德夫人苏菲任理事长。

8 月 31 日—9 月 1 日，中国麻风防治协会第二届全国会员代表大会在北京召开，陈敏章当选为第二届理事会理事长。

是年，上海市皮肤病医院（原上海市遵义医院）陆玉珍，原湖南保靖县麻风防治站护士，时任湘西自治州人民医院副院长周娴君，获红十字国际委员会第 32 届南丁格尔奖。

1990 年

1 月 20 日，马海德基金会首届马海德奖颁奖大会在北京举行。

6 月 6—10 日，8 月 13—17 日，澳比斯国际眼科飞机医院（ORBIS）资助经费 USD 20000，眼科专家 Dr. Paul 和 Dr. Susan Courtright 为麻风工作者和眼科医生实地培训两次。四川凉山州的麻风工作者每次 20 人参加了培训，开创一般医院较大规模地参加防治麻风眼病的先例。

6 月 11 日，卫生部印发确认上海市以县（区）为单位基本消灭麻风的函。这是我国第一个以省（区、市）为单位基本消灭麻风的直辖市。

7 月，卫生部卫生防疫司在医科院皮研所建立全国麻风疫情监测总站，以县为基本监测单位，应用全国统一个案登记表（4 种表格），回顾性收集 1989 年前登记在册的所有患者个案资料以及 1990 年新发复发患者个案资料。

10 月 21—23 日，卫生部在江西南昌召开"第四次全国麻风防治工作会议"。

1991 年

5 月，卫生部在南京召开"基本消灭麻风考核验收讨论会"。

8 月 31 日，卫生部、民政部和公安部以（卫防发［91］第 17 号）联合发文，"关于加强麻风患者管理工作的通知"。

9 月，卫生部/WHO 麻风联合考评组对广东、广西、福建、浙江、湖南、湖北、山东、江苏 8 省（区）联合化疗实施情况进行了现场评估。

11 月 3—7 日，李桓英、赵天恩为 WHO 临时顾问应邀出席在韩国汉城举行的"国际麻风防治研讨会"。

1992 年

9 月，卫生部与荷兰专家赴陕西等 10 省（区）评估麻风联合化疗实施情况。

10 月，"卫生部麻风专家咨询组"改名为"卫生部麻风专家咨询委员会"，由 15 人组成，叶干运任主任委员。

卫生部与日本世川基金会在江苏苏州举办首届"中日麻风康复研讨会"。

11 月，卫生部召开全国麻风宣传展评会。

是年，卫生部在杭州召开"第一次全国麻风病联合化疗工作会议"。

1993 年

8 月 31 日—9 月 4 日　陈敏章率中国代表团出席在美国奥兰多召开的"第 14 届国际麻风大会"，并在开幕式会议上发表演讲，争取并获得"第 15 届国际麻风大会"在北京召开，叶干运再次当选国际麻风协会理事。

是年，"韩国釜山防麻会北京办事处"在我国建立，成为改革开放后，在全国卫生防病系统第一个正式设立的、合法的、非营利性的机构。

1994 年

1 月 28 日，马海德基金会、中国麻风防治协会在人民大会堂举行"庆祝中国麻风节联谊会"。

2 月 5 日，殷大奎率慰问团赴河北望都麻风院慰问麻风患者及工作人员。

4 月，卫生部印发："确认山东省以县（市）为单位基本消灭麻风病的函"。

4 月，全国性病麻风病控制中心成立办公室设在医科院皮研所，叶顺章任中心主任。

4 月 11—13 日，中国麻风防治协会第三届全国会员代表大会在北京召开，叶干运当选为理事长。

7 月 2—9 日，WHO 在越南河内举"第一次国际消除麻风会议"。通过并发表了"河内宣言"。

1995 年

1 月 24 日，陈敏章率慰问团赴河北望都皮肤病院慰问麻风患者和工作人员。

3 月 2—4 日，卫生部在桂林召开"第五次全国麻风防治会议"，制订 1996—2000 年全国麻风防治规划。

4 月 8 日，卫生部与日本笹川纪念保健协力财团签订援助西藏麻风防治工作（1994—1995）的备忘录。

5 月，第四届卫生部麻风专家咨询委员会由 15 人组成。叶干运任名誉主任委员，李文忠任主任委员。

11 月 12 日，中国残疾人联合会印发"关于给因麻风病致残者发放残疾人证"的函。

1996 年

10 月 9—15 日，殷大奎出席 WHO 在新德里召开的"第二次国际消除麻风大会"。

12 月 3—6 日，卫生部在昆明召开"第二次全国麻风联合化疗工作会议"。

是年，赵天恩等完成的"山东省加速消灭麻风病的综合防治措施和实施研究"获国家科技进步二等奖。

1997 年

5 月 16 日，卫生部检疫局印发《关于立即撤销旅客健康申报卡中申报麻风病一项规定的通知》。

12 月，中国麻协所提建议："为麻风残疾人按一般残疾人发放残疾人证"，获中国科学技术协会 1997 年"优秀建议奖"一等奖。

1998 年

5 月 15 日，卫生部印发"关于确认江苏省以县（市）为单位基本消灭麻风病"的函。

9 月 7—12 日，第十五届国际麻风大会在北京召开。国家主席江泽民为大会题词："消灭麻风病，造福全人类"。大会的主题是：创造一个没有麻风病的世界。

9 月 13 日，中国麻风防治协会第四届全国会员代表大会在北京召开，选举第四届理事会，叶干运任名誉理事长，李桓英、苏菲任名誉副理事长，肖梓仁任理事长。

12 月，张国成等"麻风畸残防治及康复研究"项目获国家科技进步二等奖。

1999 年

1 月 31 日，张文康等领导到南京青龙山麻风病院慰问住院者。世界防治麻风病日的主题是"社会关怀——麻风康复者的希望"。

3 月 9 日，科学技术部同意将《中国麻风杂志》更名为《中国麻风皮肤病杂志》（*China Journal of Leprosy and skin Diseases*）。

8 月 23 日，新闻出版署报刊司以新报刊［1999］Z037 号文给科技部条财司发出"关于同意《中国麻风皮肤病杂志》增加主办单位并迁址的批复"，同意山东省皮肤病防治研究所作为《中国麻风皮肤病杂志》第二主办单位并将办刊地点由广东迁至山东，编辑部设在该研究所。

2000 年

11 月 9—13 日，"亚洲麻风会议"在印度阿格拉（Agra）召开，李桓英、杨理合及各省市区 53 位代表出席会议。

2001 年

4 月 18 日，吴阶平为《中国麻风皮肤病杂志》题词："办好杂志交流经验，提高麻风防治效果"。

4 月 10 日，国务院批转《中国残疾人事业"十五"计划纲要（2001—2005）》，首次将"为现有 12 万麻风畸残者实施矫治手术或配备辅助用具，改善其生命质量。"纳入"十五"规划中。

12 月 19 日，医科院皮研所等单位暨李桓英、李文忠等共同完成的"全国控制和基本消灭麻风的策略、防治技术和措施研究"项目，获 2001 年度国家科技进步一等奖。

是年，卫生部下发《全国麻风病防治规划（2001—2005）》。

2002 年

11 月 23 日，北京天主教爱国会、中国麻风防治协会、马海德基金会联合在北京王府井天主教堂内举办"关注弱势群体——为中国麻风患者献爱心"募捐义演及科普宣传活动。吴阶平副委员长参加。

2003 年

杨理合荣获 2003 年度的日本社会贡献激励基金奖的最高奖项——社会贡献奖。

10 月 26 日，中国麻风防治协会第五届全国会员代表大会在南京举行，王立忠当选第五届理事会理事长。

2004 年

7 月 6 日，韩国釜山防麻会无偿援助湖北荆州"八岭山麻风康复村"正式落成。

12 月 12 日，傅铁山、王陇德出席首都五大宗教界在北京文化宫举行的"为麻风患者献爱心募捐义演活动"。

2005 年

4 月，第五届卫生部麻风专家咨询委员会由 13 名专家组成，张国成任主任委员。

济南市皮肤病防治院刘振华获第 40 届南丁格尔奖。

11 月 8 日，"北京市李桓英医学基金会"成立。

2006 年

11 月 15 日，李桓英获何梁何利基金科学与技术进步奖。

2007 年

青海省同仁慢性病防治院泽仁娜姆，获红十字国际委员会第 41 届南丁格尔奖。

2008 年

6 月 2 日，中国麻风防治协会致函国家质量监督检验检疫总局，建议："取消奥运会期间不准麻风患者入境的规定"。

6 月 18 日，第 8 次联合国人权理事会会议通过《销除对麻风患者和麻风治愈者及其家属的歧视》决议案，强调："麻风病患者应当与普通人享有同等的权利。中国政府签署了该决议案。为了履行承诺，体现中国政府关爱麻风患者和消除歧视的实际行动"，决定自 2008 年 7 月 20 日起，允许患有麻风的境外人员及其家属入境。

2009 年

3 月 21，中国麻风防治协会第六届全国会员代表大会在广西北海召开，张国成为理事会理事长。卫生部陈竺部长向中国麻风防治协会第六届全国会员大会致贺信。

浙江省皮肤病防治研究所潘美儿，获红十字国际委员会第 42 届南丁格尔奖。

12 月 8 日，《健康报》刊登"我国科学家发现麻风病易感基因"，张福仁团队与有关单位合作，历时 3 年完成，该成果发表于《新英格兰医学杂志》，定位麻风的 6 个易感基因和 1 个可能的易感基因。

是年，中国台湾社会学者梁其姿编著《中国麻风史》英文版 Leprosy in China：A History 在美国哥伦比亚大学出版。

是年，马海德获"感动中国双百人物"。

2010 年

4 月，国务院第 108 次常务会议分别修改、通过《中华人民共和国国境卫生检疫法实施细则》第九十九条的规定和《中华人民共和国外国人入境出境管理法实施细则》第七条第（四）项的规定。取消对患有艾滋病、性病、麻风的外国人的入境限制。

9 月 26 日，纪念马海德诞辰 100 周年座谈会在人民大会堂举行。

10 月，卫生部成立卫生部疾病预防控制专家委员会，结核病麻风防治分委会。王撷秀任主任委员，张国成任副主任委员，负责麻风防治。

2011 年

上海市皮肤病医院（原上海市遵义医院）孙玉凤获红十字国际委员会第 43 届南丁格尔奖。

2012 年

中华希望之翼（台北）会长张平宜入选 2011 感动中国十大人物。

2013 年

梁其姿著 Leprosy in China：A History 中译本《麻风——一种疾病的医疗社会史》出版。

2014 年

2 月 15 日，张国成获印度 2013 年度国际甘地麻风奖。